JN284866

# 胎児の危機

## 化学物質汚染から救うために

T・シェトラー
G・ソロモン
M・バレンティ
A・ハドル

松崎早苗・中山健夫監訳
平野由紀子訳

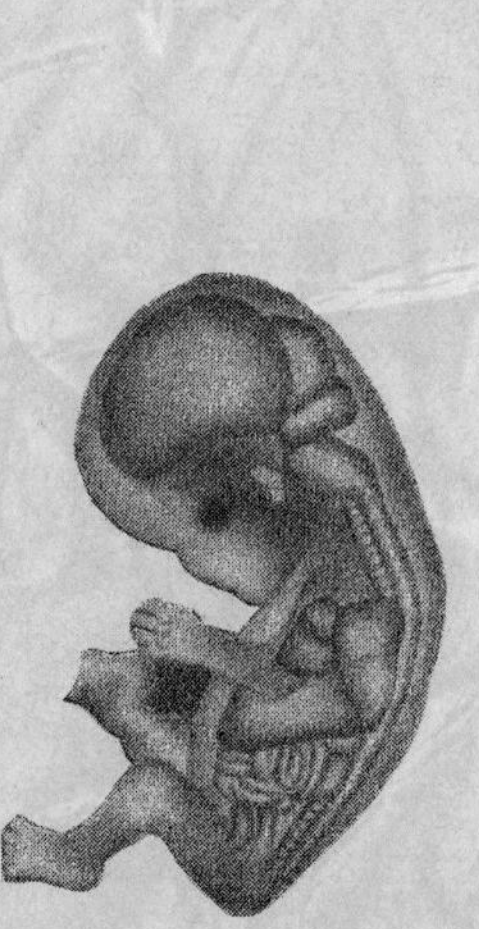

藤原書店

GENERATIONS AT RISK

Reproductive Health and the Environment

by Ted Schettler, Gina Solomon, Maria Valenti, and Annette Huddle

Copyright ©1999 by Massachusetts Institute of Technology

This translation published by arrangement with
The MIT Press
through The English Agency (Japan) Ltd.

あらゆる思案において、我々は七世代先の人々に及ぶ影響を
十分考えなければならない。

——シックス・ネーションズ　イロコイ連邦
〔米国北東部の先住民六部族による連合体〕

## 第二部　主な物質と人間の曝露――生殖と発達への影響

## 第三部　生殖に対する環境の脅威——調査の手引き

# 謝辞

本書の各所には次の方々が原稿を寄せてくださった。ポール・バーンズ、テリー・グリーン、サラ・ハンディサイド、ジョン・ロレッツ。この方々に感謝申し上げる。

本書の初期の草案やそのもととなった報告書を校閲してくださった以下の方々にも謝意を表したい。ただし、それらの校閲者が必ずしも本書の提言や結論の責任を負うわけではないことを付記しておく。フランク・ボウブ、ポール・バーンズ、シーア・コルボーン、マキシン・ガルボ、キャロライン・ハートマン、ハワード・フー、ジョナサン・カプラン、マイケル・マッコーリー、ローリー・モット、ポール・オラム、ローリー・シェリダン、エレン・シルバーゲルド。彼らの思慮深いコメントによって、本書はより簡潔で内容の濃いものとなった。またその他に五名の方々が匿名で洞察に満ちたコメントと提案をくださった。その方々にも感謝する。

社会的責任のための拡大ボストン医師会（ＧＢＰＳＲ）の理事会には、最終的には本書として形をなした研究の初期の段階でご支援をいただいた。この理事会メンバーに感謝申し上げる。もとの報告書と本書の執筆の過程でも、多くの人々が議論に参加し、諸問題に対するより多くの洞察と情報を提供してくださった。そうした意見や情報をくださった次の方々に感謝する。ラス・ヘニング、シンシア・ロペス、エドワード・マクニコル・ジュニア、ペギー・ミドー、シンシア・パルマー、レイチェル・ポール、シャナ・スワン、ギャリー・ティム。

本書のもととなった当初の報告書に対し多額の資金を提供してくださったジェシー・Ｂ・コックス公益信託とジョン・メルク基金にも謝意を表したい。コックス信託はＧＢＰＳＲの生殖健康・環境曝露プログラムへの資金提供を継続してくださった。また本書とその内容についての人々の認識を高めてくださったＷ・オルトン・ジョーンズ財団、もとの報告書に対し早い段階で支援してくださったピュー公益信託とＣ・Ｓ・モット財団にも心よりお礼申し上げる。

# 凡例

一　原文でイタリック体となっている箇所は、書名、定期刊行物の場合『　』で括り、論文名は「　」で括った。但し、その箇所が強調ないし概念表現である場合、傍点を付すか、場合によっては「　」を補った。

一　原文にある［　］(原著者の引用への補足など）は［　］のままとした。

一　訳者による訳註、補足は〔　〕で括った。

一　原文において（　）となっている箇所はそのまま（　）とした。

一　訳出上、原語を補うことが適切であると判断される場合、該当する日本語の後に小活字にて補った。

一　原文において大文字で始まっている語は、団体・組織名の場合は日本語に置き換えるのみとしたが、場合によっては略称を用いた。

# 序

一九五〇年代初頭、後には環境や健康に対する影響への懸念から歩調は緩やかになったが、戦後の急激な工業発展がまだ盛んであったころ、ある奇妙な神経系の病気が日本の村から伝えられた。特に乳幼児・子どもに現われたこの症状は脳性麻痺に酷似していた。事態が明るみに出るにつれ、ある有毒化学物質が胎児の発達に害を及ぼしていることが次第にはっきりしてきた。調査を行ったものたちは、塩化ビニール原料製造工場が何年にもわたって水銀を水俣湾に垂れ流していたことを発見した。この有毒金属は、湾内の沈殿物の中で有機水銀に形を変え、人が食べる魚の中に危険なレベルにまで蓄積していた〔主要には、メチル水銀が直接工場から排出されていたことが原因である〕。有機水銀は脳の機能と発達を妨げる。この病気の局地的な大発生は、人間の生殖と乳児発達が有毒化学物質の影響にきわめて脆弱でありうることをいち早く我々に示したのである。

一方米国では、やはり有毒金属である鉛がガソリンに添加されていた。米国中で、鉛は自動車の排気管から放出され、空気を汚し、水や土壌に蓄積し、知らぬ間に米国に住む一人一人の血液、骨、脳に入り込んでいた。この毒物が胎児や乳児の脳に与える微妙な影響からくる障害の蔓延については、その後三〇年もの間認識されなかった。

水俣の悲劇以来数世代経っているが、化学毒物への曝露を原因とした生殖・発達機能不全の障害は他にも多くある。

一九六〇年代には、水銀に汚染された穀物が原因となって、水俣病と似た疾患がイラクで大発生した。日本と台湾では、ポリ塩化ビフェニル（ＰＣＢ）に汚染された食用油のために、幼い子どもが深刻な健康被害を受けた。

一九七〇年代には、米国の殺虫剤製造に携わった労働者たちが、ＤＢＣＰという化学物質によって生殖能力を奪われた。また妊娠中にジエチルスチルベストロール（ＤＥＳ）を服用した母親から生まれた娘は、成長してから膣ガンなどの生殖器系の問題を抱えることになった。一方、ベトナム帰還兵は、枯葉剤（オレンジ弾）に曝されたことが自らの生殖能力とその子どもたちに影響するのではないかと疑っていた。そして、ニューヨーク州ラブカナルやマサチューセッツ州のウォーバーンなどの住人は、新たな草の根環境運動を起こしつつあったが、その理由の一つは生殖と子どもの発達における問題の原因が、その町の中で被曝した化学物質にあると考えたからである。

こうした事例はその後も次々に起こっている。しかし、本書の執筆に我々を何より駆り立てたのは、化学物質に被爆しその生殖機能障害に不安を抱く人々との日々の出会いであった。いくつかの出来事が思い出される。

・若い女性が相談に訪れた。彼女は妊娠しているのに、仕事で溶剤に曝されたと心配していた。雇い主は彼女が願い出た配置転換を拒否した。その後化学物質の流出事故でその女性は大量の曝露を受けた。数週間後、彼女のお腹にいた子は死産となった。

・ある人が弟のことで我々の一人に尋ねた。弟と妻の間には子どもができず、弟の仕事が不妊と何らかの関係があるのではないかと思っていた。弟の働く会社は、グリコールエーテルを大量に放出していた。この物質は、動物の精巣への毒性を引き起こすことが知られている。

・ある妊婦が、鉛中毒とわかる程の高濃度の血中鉛で診察を受けた。環境調査では明確な発生源は発見できなかった。鉛が胎児に害を与えるのではないかとの恐れから、彼女は中絶を考えていた。担当医師は、曝露の発生源を特定できないことに苛立つとともに、この両親が迫られていた決断に苦悩した。

・一人の女性が、昔、在宅ビジネスを営んでいたころ台所で大量の溶剤を取り扱っていたと申し出た。その頃彼女は流産したが、流産と化学物質との間に関係があったのかもしれないと気づいたのは何年も経ってからだった。

・妊娠中の仲間が連絡してきた。彼女の不安は、その自宅から数マイル離れただけの空港で飛行機の墜落事故があり、窒息しそうな煙に彼女の家が長時間覆われたことからきていた。プラスチックなどの材料を燃やすと危険な化学物質が出ると聞いたことがあり、お腹の子どもに危険がないかどうか知りたいと思った。

こうした個々の具体的事例から、人々がどのような状況におかれているか、またどのような疑問を抱くかを知ることができる。上述の事例では、ほとんどすべての状況において、特定の結果を特定の曝露に帰することはほとんど不可能であり、それと同様に、一回の被曝から個々のリスクを確定することもほとんど不可能である。それでも、生殖に影響するかもしれない物質に人々が曝されていること、そして彼らが生殖健康の問題を抱えていることは、わかっている。米国では一二組のカップルのうち少なくとも一組が不妊に悩んでいる。妊娠の三五パーセントから五〇パーセントが自然流産となり、重い構造的先天異常は、出生児の二パーセントから三パーセントを占める[1–3]。生殖問題の増加傾向を裏付ける根拠もある。多くの地域で精子数が減少していること、ある種の先天異常の発生率が増加していること、胎児期に発生したと考えられる小児ガンもまた増加していることなどである[4、5]。

生殖健康と発達健康の問題は、既に知られているリスク要因、特に遺伝子、アルコール摂取、喫煙と薬物の使用、放射線・感染・熱・ストレスといった化学物質以外の要因への曝露などによっては説明できないことが多い。本書では、環境および職業による化学物質への曝露と、生殖・発達健康に関わる問題との関連に焦点をあてた。ある化学物質への曝露と、生殖・発達障害との因果関係が、動かしがたい証拠によって裏付けられる場合がある。他方、科学的にはあまり明確ではないが、進展中の証拠が何らかの示唆を与えている場合もある。多くの場合、決定的な情報が欠落しているばかりに、断定的な結論が出せない。このようなデータの欠落を招いた原因としては、不完全な毒性試験、不適切な、または中途半端な疫学研究、個人的または研究の持つバイアス、資金不足、さらには研究方法の誤用すらもある。

環境からの曝露が健康にさまざまな害を及ぼすことは数十年前、あるいは数世紀前から知られていたが、社会の議論の大勢はガンに向けられてきた。しかし、ガン以外の健康被害を心配する理由は大いにある。それらは、とらえにくく遅発性で診断が難しく、特定の曝露に原因を結びつけるのは簡単ではないかもしれない。生殖と発達への影響が懸念されるのは、妊娠しようとする夫婦にとっては重大な結果になるかもしれず、また胎児または乳児の発達のきわめて重要な時期に化学物質に曝露すると、その影響は一生、あるいは次世代にまで及びかねないからである。

環境に起因する疾患に対しては、治療法はもちろん、それを認識する知識さえない医師が多い。医療教育が健康と環境との間の関係に適切な注意を払っていないからである。その関係を総合的にとらえるには、病気を単に患者個人の状態としてではなく、公衆衛生上の問題であると認識する必要がある。より広い公衆衛生の観点から医療を行えば、個人にとっても社会にとっても必要な健康に貢献できる知見と機会がいっそう広がる。このアプローチでは人間の健康を守る手段としての適切な政治行動をためらってはならない。

多くの人が、環境に関わる疾患を医者は診断し治療することができると思い込んでいる。同様に、政府機関が環境面の危険から彼らを守ってくれているはずと決めてかかっている。化学物質が商品に入って売られているなら、あるいは空気、食品、水などの中に存在するなら、これらの物質は適切な試験を経て安全が確認されたものと思い込んでいる。しかし実際には、消費者の手に渡る製品を含めた工業化学物質に対する政府の管理は、概して不十分である。化学物質が安全であるという証明は、それを環境中にばら撒いている産業自身の責任とはされず、その物質への曝露が安全でないと証明する責任が規制機関の側に負わされることが多い。その結果、経済的、政治的理由から、まったく試験が行われないか試験が不十分な物質に、人間が曝されることになる。

科学、社会、経済、政治の各システムが無意識に手を貸し合ってこの人体実験を行っていることを、我々の研究は明らかにした。それに加え、生殖毒性を持つと疑われる物質ほぼすべてについて、その健康影響の科学的データが欠けていることも明らかにした。健康影響についての情報が組織的に隠蔽された結果、不妊のような悲しい結末を招いた恐怖の事例、問題の大きさに対応するにはもはや不適切な旧態依然の科学・政策モデル、公衆の健康を守ってこなかった規制機関・制度の分断や失敗や弱点などもこの研究で明らかにした。

情報を踏まえた意思決定を行うのに必要な情報は、何を知っているかと同時に何を知らないかによって規定される。将来に続く世代を守ろうとするならば、過去の過ちを正し、既に機能しないモデルを現在の課題にふさわしい新たなモデルに置き換え、我々の社会と公衆衛生の優先順位をあらためて問い直すため、大胆に行動しなければならない。

## 本書の使い方

本書は、公衆衛生の専門家、医師、環境教育者、政策提唱者が共同作業した成果である。本書は科学的な情報を読みやすい形で一般の人々に伝えつつも、医療、公衆衛生、活動家、政策決定者、産業に対する情報源として役立つよう書かれている。コミュニケーションの不足と一貫性・統合性の不足に悩んだこれまでの公衆衛生活動を継承するのでなく、活動家、医療専門家、規制担当者がお互いに語り合うことができるように共通の言語と科学的基礎とを追求した。

本書は、社会的責任のための拡大ボストン医師会とマサチューセッツ公益研究グループ教育基金によってマサチューセッツ州で出版された一つの報告書が原型となっている。環境中にある生殖毒物の、既知の、また疑わしい脅威についての意識を向上させ、また広い公衆衛生の視点を臨床医学、科学的研究、規制活動に持ち込むというもともとの報告書の目標は、本書でもそのまま継承している。

本書を通じ、情報は詳しく記したところとそうでないところがある。適切と思われる場合には、その情報の意味、欠けているもの、それはなぜかという分析を加えた。本書は完全な答を提供するものではないが、全体として科学の現状を概説し、情報に基づく意思決定を行うための情報を提供する。ある種の化学物質の健康へのリスクを読者が評価するのを助け、健康を守る行動のための手段と方策を示すように工夫されている。単元形式をとっているので、本書は始めから終わりまで通して読むことも、また特定の問題に関する参考資料として使うこともできる。

第一部は、生殖に関する生理学と毒性学の考え方、そしてヒトの生殖と発達における脆弱な部分について概説する。第一部の各章は、読者によっては重要な基礎知識を得られるが、不要な復習となる読者もいよう。次は意思決定における科学の役割と限界についての議論であり、毒性学、疫学、リスク評価の議論と批判を行う。

第二部では、金属、溶剤、農薬を概説する。人間が被曝しているかもしれないすべての物質の生殖毒性を指摘することは不可能である。米国環境保護庁の化学物質目録には七万五〇〇〇種類以上が挙げられているので、作業は膨大である。多くの場合、これらの化学物質が健康に及ぼす影響は研究されておらず何もわかっていない。そのため我々は、人間が常時さらされている物質に焦点を絞った。内分泌攪乱物質（環境ホルモン）に関する章では、きわめて多くの化学物質類を取り上げ、懸念の高まるこの重要な新分野について、我々が現状で理解するところを大まかに説明する。

健康に有害な影響を受けるリスクは、危険な物質が存在するかどうかだけで決まる問題ではない。その物質に人々が曝されてはじめて影響を受けるのである。人間がどの程度曝露しているかを正確に評価できない事例は余りに多く、その場合には害が及びそうかどうかを推測することは不可能である。人間の曝露について述べた第7章では、前章までに議論した化学物質のたどる道筋を追跡する。生産・販売のデータから始まって、環境への放出、食品、水、空気中における濃度、呼気、血液、尿、脂肪、母乳中の化学物質の研究まで取り上げる。

第三部は、規制制度への手引きである。その歴史、主要な規制機関、規制法などを紹介する。ここでは公衆衛生を危険に曝す結果へとつながる制度上の弱点を明らかにする。最後に、二つの実用的ガイドがある。職場、家庭、地域社会で起こりうる曝露を懸念する一般市民を対象としたもの（第9章）、そして医療従事者を対象としたもの（第10章）である。これらは、個別の問題に取り組もうとする人々を対象とした詳細な手引きである。

本書では、生殖・発達毒物であると既にわかっている、またはその可能性のきわめて高い、あるいはそう疑われるいくつかの物質への、現在も絶えず起きているある曝露パターンを特定した。こうした日常曝露の結果起こりうる被害は、一般の人々にも、職業上曝露する労働者にも、医療従事者にも、多くはわからない。我々の目標のひとつは、情報に基づいて意思決定を行いたいと願う人々のために、こうした重要な問題に幾ばくかの光をなげかけることである。それ以上に本書は、環境毒物への人間の曝露を分析し防止するための、予防的、公衆衛生指向の展望を求める一つの試みであると我々は考えている。

# 第1章　生殖・発達の生理学

生殖系は、新たな世代の誕生を可能にする複雑な系で、相互に連携しあう一連の器官や組織、ホルモンから成る。生殖系が環境中の物質に曝露すると、その構造だけでなく機能も被害を受けるおそれがある。生殖毒性をもつ物質は、直接に卵巣や精巣など決定的に重要な器官を傷つけ、精子や排卵、ホルモン・レベルに異常をもたらすこともある。個人の遺伝子構造（遺伝子型）は、胎児・乳幼児期の発達の道筋のごく一部を決めるにすぎない。最終的にその遺伝子構造が発現してどのような外形になるか（表現型）は、遺伝子型と環境との相互作用の結果である。発達毒性のある物質は胚や胎児の発達過程を変えることがあり、その結果先天異常から神経行動障害やガンに至る、さまざまな問題が発生する。

人間や、人間にきわめてよく似た発達過程を持つ他の哺乳類動物の観察から、正常、異常それぞれの生殖と発達を我々は学んできた。生殖系は、その発生の最初の瞬間から絶妙に調整されているが、時としてきわめて脆弱にもなる。同様に、正常な胎児の発育は、精妙に調整された一連の出来事であるが、その過程には撹乱に対して弱い時期が何度かある。こうした生殖・発達を正常に遂げるためには、器官や組織の間の連絡が不可欠だが、それを伝達するのが、ホルモンを含めた化学物質である〔ケミカル・メッセンジャーと呼ばれる〕。

人間の正常な生殖と発達、および危険物質への曝露に対するその脆弱さについて、これより簡単に述べる。これは後に続く各章の基礎となる。さらに詳しい情報を望む読者は、生殖に関する生理学、内分泌学、毒性学の一般的な教科書を参考にしてほしい(1–4)。

## ホルモン

生殖が成功するためには、生殖系の諸器官の機能に調整がとれていることが不可欠である。血流に乗って体内をめぐる伝達物質であるホルモンが、これらの機能を調整するフィードバック・ループを作り上げる。フィードバック・ループには、正の方向と負の方向がある。室温を調整するサーモスタットは、負のフィードバック・ループの一例である。室温が上がるとサーモスタットが暖房を止め、設定温度まで冷えるのを待ち、そこで再び点火するよう合図を送る。ホルモン系の負のフィードバック・ループは、循環する化学物質の濃度をある一定範囲に維持するように働く。一方正のフィードバック・ループはこれと違って、ホルモンの濃度が上昇すると、その結果さらに多く産出されるように働く。正のフィードバック・ループは負のループほど多くみられるわけではないが、一部の生殖プロセスにおいては不可欠である。たとえば、排卵直前に起こる現象がそれである。

ホルモンは、細胞の表面あるいは内部にいる特定の分子レセプターに結合して力を発揮する。細胞内部の生化学的な仕組みにホルモンが影響を及ぼす能力は、それがレセプターに取り付くことができるかどうかにかかっている。鍵が鍵穴におさまるように、ホルモンがその特定のレセプターにおさまると、レセプターの形が変化し、連続した生化学的反応を起こす。この連続反応は、微量のホルモンが数少ないレセプターに結合した場合でも起こりうる。

　ペプチドホルモンは、一列のアミノ酸からなるタンパク質で、下垂体から出される黄体化ホルモン（ＬＨ）と卵胞刺激ホルモン（ＦＳＨ）がこれに含まれる。ペプチドホルモンは細胞表面にいるレセプターと結びつく（**図１－１**）。性ホルモンのテストステロン、エストロゲン、プロゲステロンなどはステロイドホルモンで、コレステロールを基にして作られる。ステロイドホルモンは細胞膜を通過し、細胞内にあるそれぞれ決まったレセプターに取り付いて、細胞核まで運ばれる（**図１－２**）。ホルモン＝レセプター結合体は、細胞核内でＤＮＡと直接に作用しあい、遺伝子のプログラムが指定する化学物質（遺伝子生成物）の合成を始動させるのである。

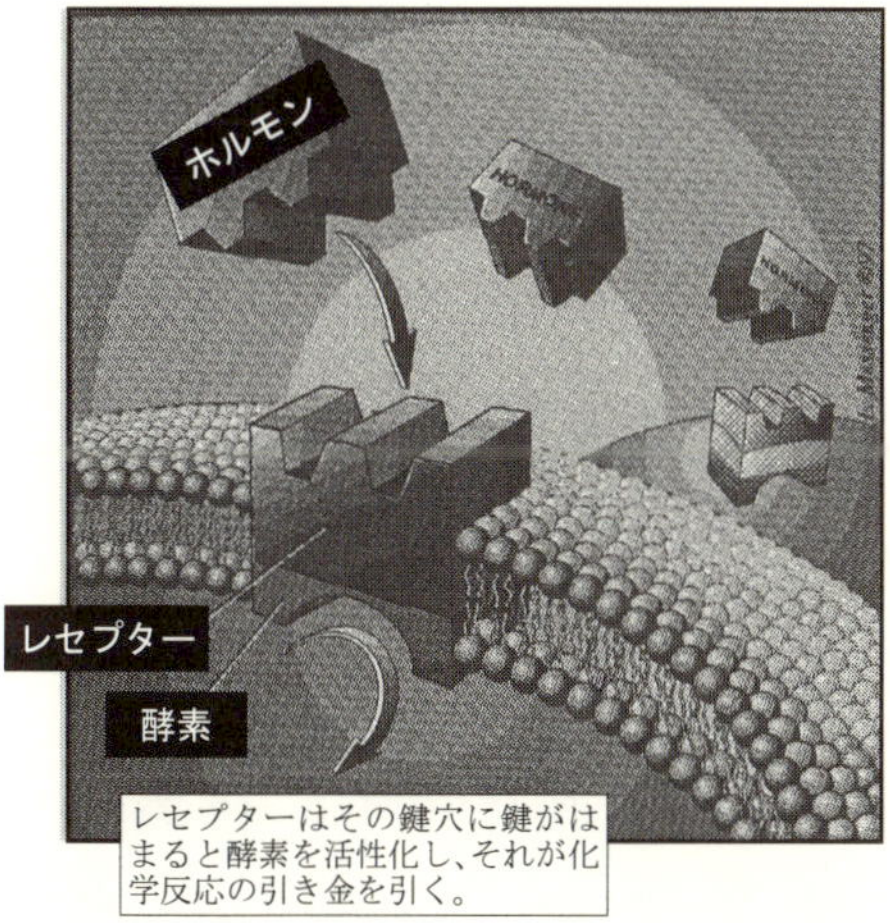


**図１－１**　ホルモンとレセプターの相互作用を示す鍵と鍵穴のモデル。この相互作用はホルモンが細胞内で生化学的な働きを起こすために必要である。

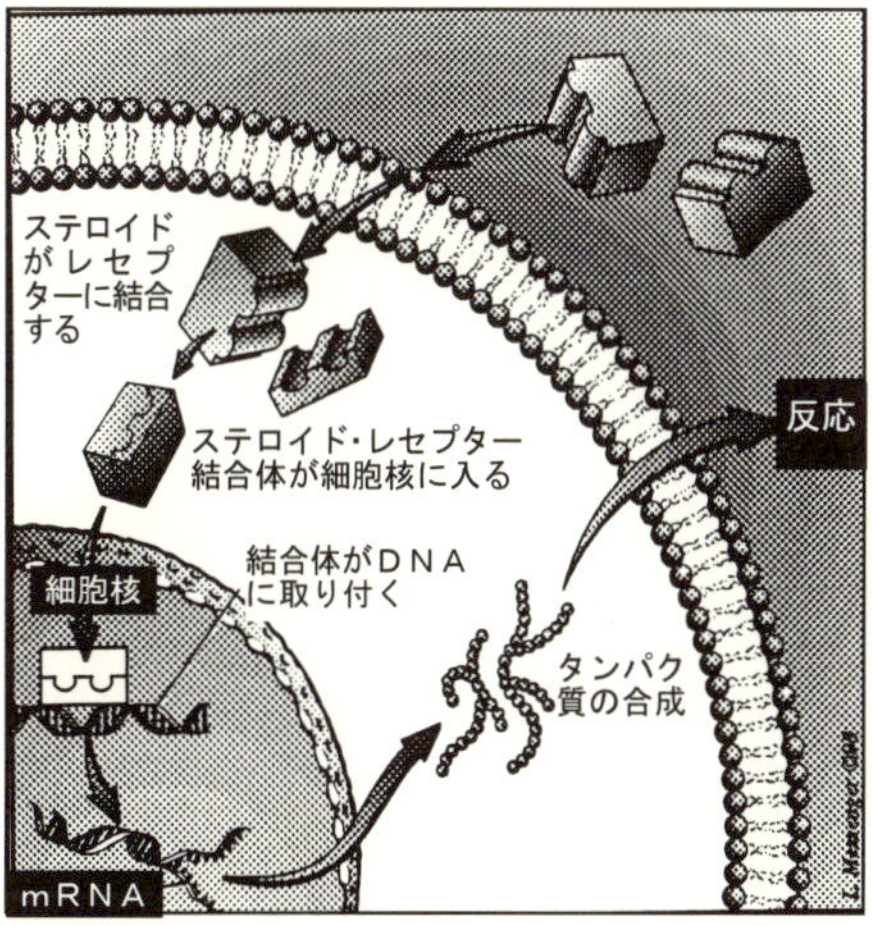


**図１－２**　ステロイドホルモンは、細胞内のレセプターと結びつく。ホルモン=レセプター結合体は次にＤＮＡに取り付いて、遺伝情報の転写と生化学的反応を開始させる。

## 視床下部・下垂体・性腺系

脳の基底部をなす視床下部は独自のホルモンを生成し、そのホルモンは下垂体のホルモン分泌に大きな影響を及ぼす。女性では、性腺刺激ホルモン放出ホルモン（ＧｎＲＨ）がパルス状に放出され、これが脳の真下に位置する下垂体のＦＳＨとＬＨの生成を制御する。ＦＳＨとＬＨは卵巣を刺激してエストロゲン産生と排卵を促し、あるいは精巣を刺激してテストステロンと精子を作る。

この系のバランスを保ち制御するために、エストロゲンとテストステロンはフィードバック・ループを巡って視床下部と下垂体にもどり、下垂体ホルモン濃度を微調整する（図１－３）。化学物質、薬物、栄養不良などホルモン産生を変化させる要因があれば、フィードバック・ループの正常な機能は、ループ上のどの点においても攪乱されうる。

男性では、テストステロンと下垂体ホルモンの濃度は、このループによってかなり一定に保たれる（図１－４）。しかし女性では、エストロゲン濃度がある臨界点に達するとフィードバック・ループは正のループに転じ、下垂体ホルモンが急増して卵巣を刺激し卵子を放出させる。その卵子はその後、受精することもある（図１－５）。卵子を放出する卵胞はこの段階では黄体と呼ばれ、エストロゲンと、もう一つのホルモンであるプロゲステロンを産生し続ける。この二つのホルモンは、再度下垂体の働きに抑制をかける。卵子が受精しなければ黄体は退縮し、子宮の内壁は月経として流れ落ちる。下垂体は、次の月経周期に入ると、再び卵巣への刺激を開始してエストロゲン産生を促す。

プロラクチンはもう一つの下垂体ホルモンで、さまざまな作用を持つ。その主要な、そして最もよく知られた役割は、授乳期に乳房からの乳汁分泌を維持することである。プロラクチンの分泌は刺激を必要とせず、常に出ている。視床下部から下垂体へと送られる化学物質ドーパミンの抑制作用によってその量は調節される。この場合、ドーパミ

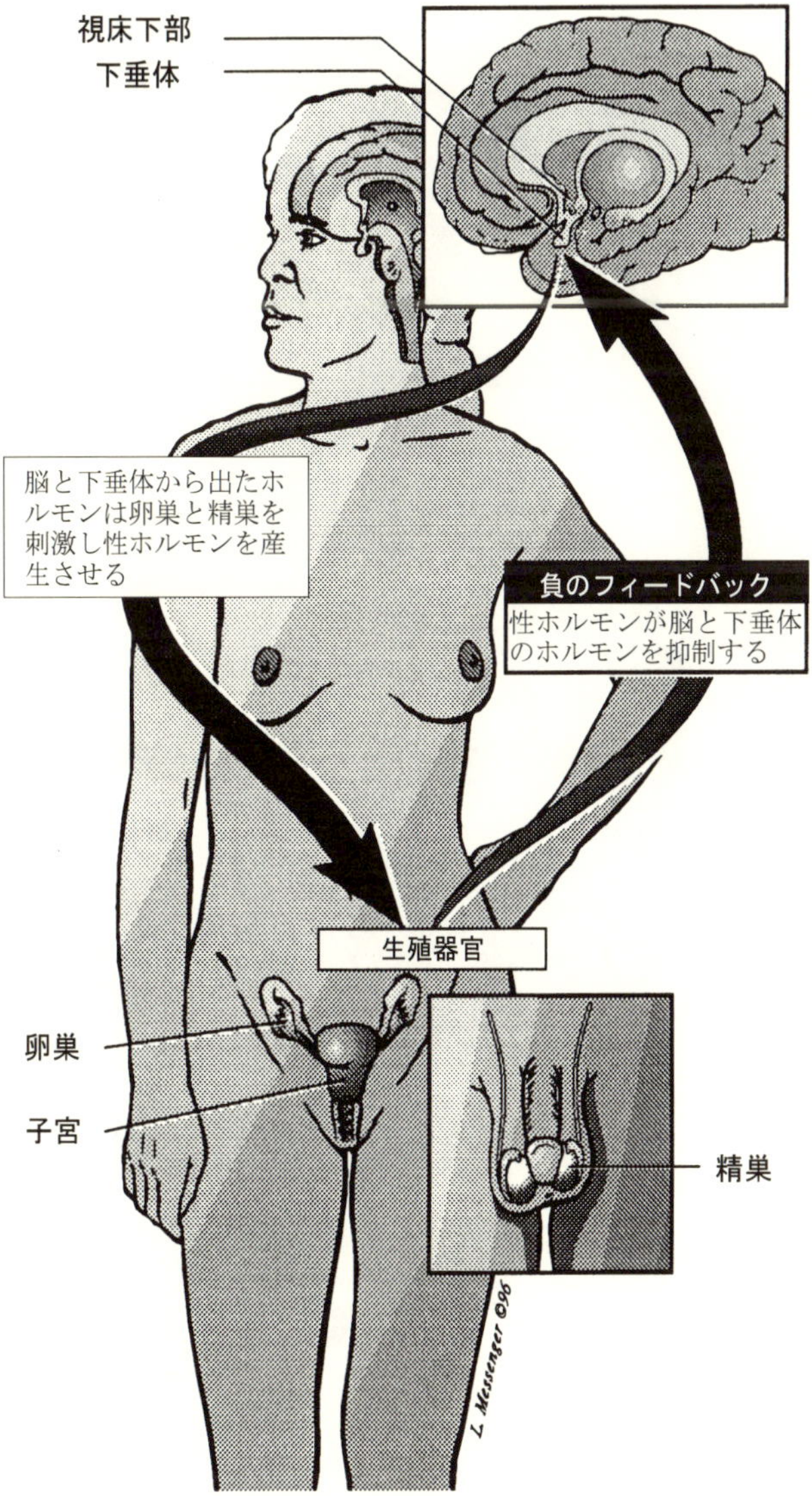


**図１−３**　視床下部・下垂体・性腺（ＨＰＧ）系のホルモン伝達における負のフィードバック・ループは、性ホルモンのレベルを一定に保つよう働く。男性では、フィードバック・ループは常に負の方向に働くが、女性の場合は負・正の両フィードバックの間を変動する。

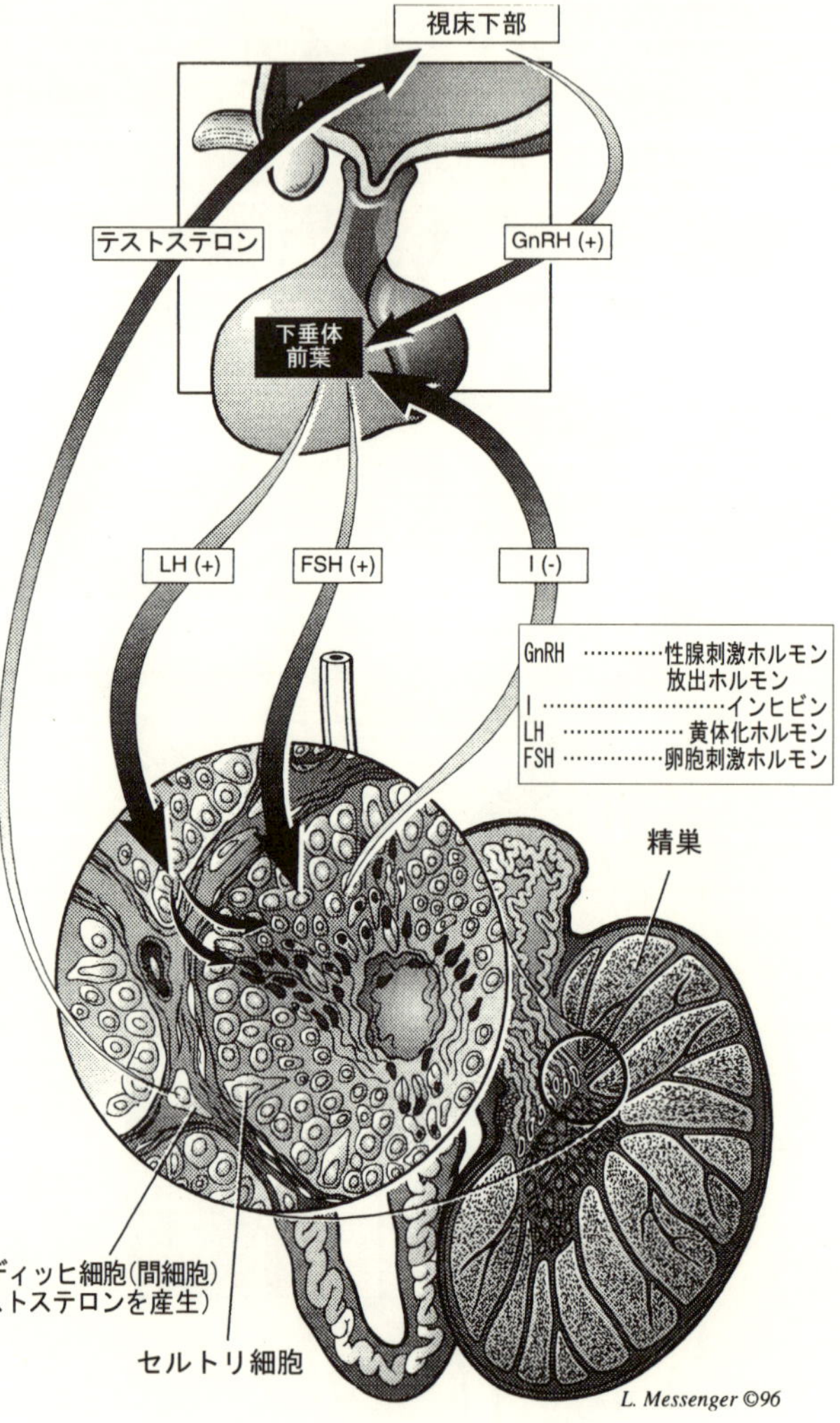


**図１－４**　負のフィードバック・ループが、男性の視床下部・下垂体・性腺系の特徴である。＋は刺激、－は抑制を意味する。

ンの濃度が下がるとプロラクチンの産生量は増加する。プロラクチンの機能はすべてがわかっているわけではないが、オスの哺乳類の精巣にあるライディッヒ細胞のテストステロン産生にも関わっている。プロラクチン濃度の上昇は、ＦＳＨとＬＨの分泌減少に関与し、排卵障害や不妊の原因となる可能性がある。

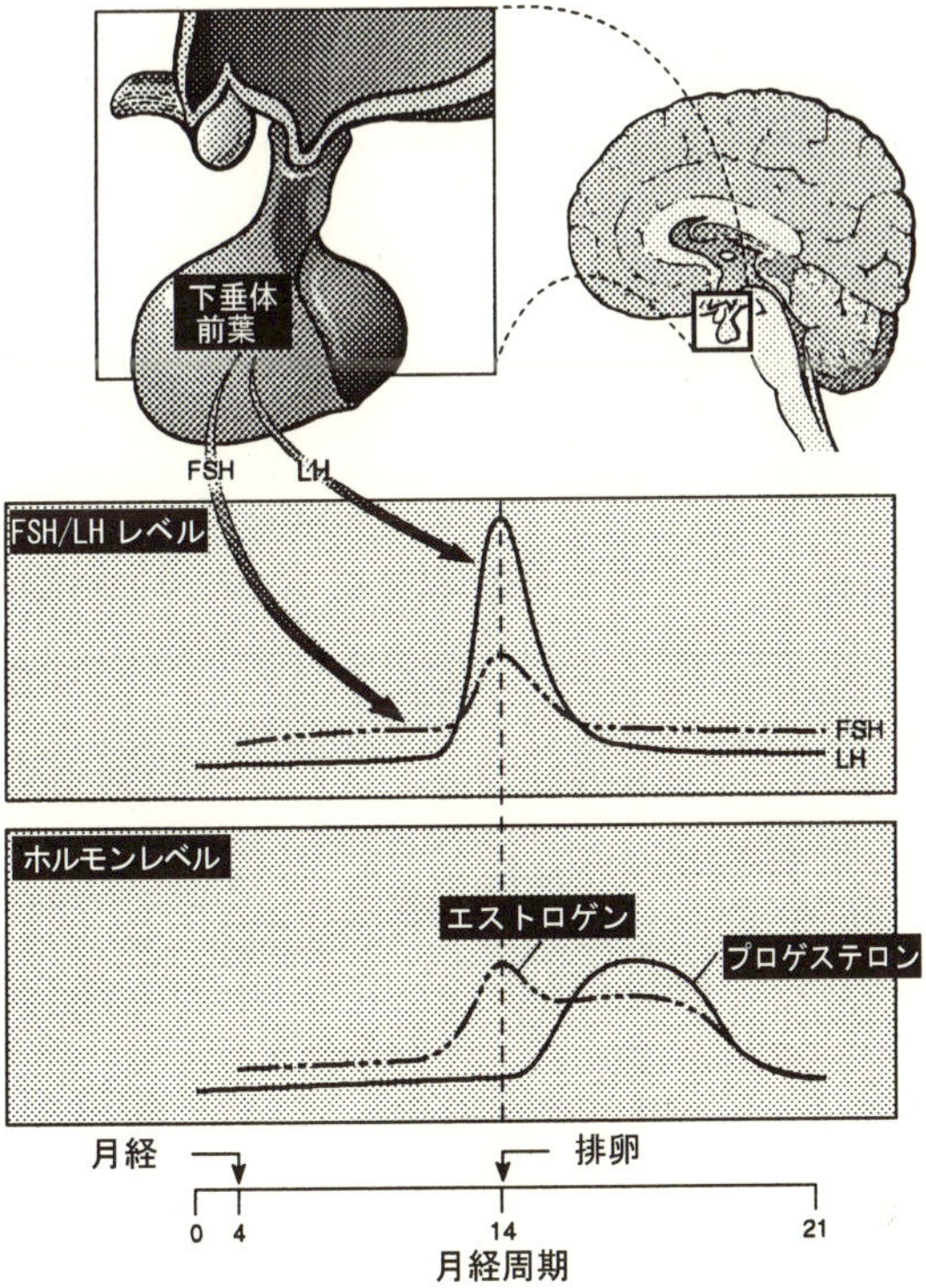


**図１－５**　下垂体・卵巣ホルモンのレベルは、女性の月経周期を通じ変動し、正負両方のフィードバック・ループを示す。ＦＳＨ（卵胞刺激ホルモン）とＬＨ（黄体形成ホルモン）は下垂体から、エストロゲンとプロゲステロンは卵巣から放出される。

## 卵　巣

卵巣の二つの主要な機能は、卵子を作ることと、エストロゲンとプロゲステロンの両ホルモンを産生することである。女児はその生涯に持つすべての卵子を未成熟な形で卵巣の中に持って生まれる。卵巣は卵胞から成り、それぞれの卵胞にはホルモンを産生できる細胞に覆われた未成熟な卵子（胚細胞または卵母細胞）が一つずつ入っている。毎回月経周期の始まりとともに、そして下垂体からのホルモンによる刺激に反応して、いくつかの卵胞が卵巣の中で成熟し始める。やがてそのうちの一つが、排卵の時期に卵子を放出し、他は退縮する。

卵子が受精した場合は、新しい受精卵の細胞は分割しながら、黄体を維持するホルモンであるヒト絨毛性ゴナドトロピン（ＨＣＧ）を産生して、着床に備えて子宮の準備を継続させる。

## 精　巣

精巣は、精子を作ること（精子産生）とホルモンの産生という、二つの重要な機能を果たす。精巣はいくつかの異なった種類の細胞から構成されている。（１）胚細胞または未成熟の精子、（２）ホルモンのテストステロンを産生する細胞（ライディッヒ細胞）、（３）発達中の精子を保護し栄養分を与える細胞（セルトリ細胞）等である。セルトリ細胞は、発達中の精子を有害な物質から隔離する血液 - 精巣関門の形成を助ける。ＬＨはライディッヒ細胞のテストステロンの産生を刺激する。ＦＳＨはライディッヒ細胞へのＬＨの効果を強化し、また精子産生に必要なセルトリ細胞を維持する。セルトリ細胞はまた、ＦＳＨの産生を抑えるホルモンであるインヒビンを生成し、負のフィードバック・

ループを形成する。

男性は、未成熟な胚細胞（幹細胞）が健康である限り、生涯を通じて精子の産生を続ける。未成熟なヒト精子は、細精管の中で約七〇日間で成熟する。

## 正常な胎児の発達

### 一般原理

新生児は、受精卵というたった一個の細胞から出発して出来た何百万種類もの細胞から構成されている。これらの細胞は、通常しかるべき時期に、しかるべき場所で、正常に機能するよう形成される。この驚くべき一連の諸現象は、数多くのメカニズムによって成し遂げられる。成長する間に細胞や器官が交わしている物理的、電気的、化学的信号もそのメカニズムの一部である。

発生の初期には一個一個の細胞に柔軟性があり、さまざまな方向へと発達する可能性を持っている。たとえば、心臓、腎臓、腸はいずれも同じ種類の原始細胞から発達したものである。胚の発達の早い段階では、一つ一つの原始細胞がこの三つの器官のいずれにも発達する能力を持っている。発達の後半では、細胞が分裂を繰り返しより特化されるにつれ、この幅広い可能性は失われる。したがってごく早い時期の胚は、化学物質や放射線への曝露による致命的損傷が大きく、それに比べると、構造的な欠損は起こしにくい。化学的・物理的な損傷が、胚を死なせるまでに至らなければ、胚はなお正常な赤ん坊に発育する可能性がある。なぜなら、初期胚の細胞にはまだかなりの柔軟性があるので、傷ついていない細胞が、傷を受けた細胞の役割を引き継いで、損傷を修復できるからである。

## 器官の形成（オルガノジェネシス）

身体の形成は、すべての部分が同時に行われるわけではない。最初に目と脳の発達が始まり、その数週間後に口蓋と生殖器が作られる。有毒物質や薬物の代謝に重要な生化学的酵素系や、生殖系、免疫系の成熟は、妊娠期間を通じて、また出生後もしばらくの間は継続する。基本的な脳神経の接続が完成するのには、妊娠初期から出生の数年後までの長期間を要する。

体と脳の性分化は、早い段階で始まる。男性の性的発達は、もう一つのセルトリ細胞ホルモンであるミュラー管抑制物質（ＭＩＳ）が、女性の特徴へとつながる一連の現象を抑制することによって進められる。

ごく初期の胚は、男女いずれにも発達する能力があるが、遺伝子によって決められたホルモンによって特に男性へと方向付けられない限り、女性として発達する。男性になるのは、Ｙ染色体が存在（遺伝子型）しなければならない。しかし男性の遺伝子型が正常に現れる（表現型）かどうかは、さまざまな器官や組織を雄性化して内分泌機能と性的行動を制御する、ＭＩＳとテストステロンが十分にあるかどうかにかかっている。ＭＩＳまたはテストステロンの産生が十分でないと、男性の胎児の雄性化は不完全となることがある。

脳の性分化も胎児の発達中に行われる（**図１－６**）。胎児の精巣はテストステロンを産生し、このホルモンを化学的に変化させて、生殖器の雄性化をさらに進めるジヒドロテストステロン（ＤＨＴ）を作る。脳内では、テストステロンは酵素アロマターゼによってエストロゲンに転換される。神経と視床下部・下垂体・性腺系の雄性化には、他のホルモンも関わるとはいえ、エストロゲンが大きな役割を果たす。エストロゲンは女性ホルモンと考えがちだが、胎児や小児の脳では男性型の脳の発達に欠かせない。生まれて間もないメスのラットにエストロゲン様の化合物ジエチルスチルベストロール（ＤＥＳ）を投与すると、視床下部は雄性化する[5]。エストロゲンのレセプターは視床下部だけにあるのではなく、脳の他の部分、たとえばより高度な神経機能をつかさどる大脳皮質にも存在する。

胎児期から幼児期にかけての視床下部の発達は、決定的に重要である。視床下部はそのホルモン制御物質で下垂体を浸し、発達中に、下垂体ホルモンの生涯を通じた基準濃度を設定するのである。

大人の脳は、血液‐脳関門によって有毒物質から部分的に保護されている。血液‐脳関門は、血液中を循環する多

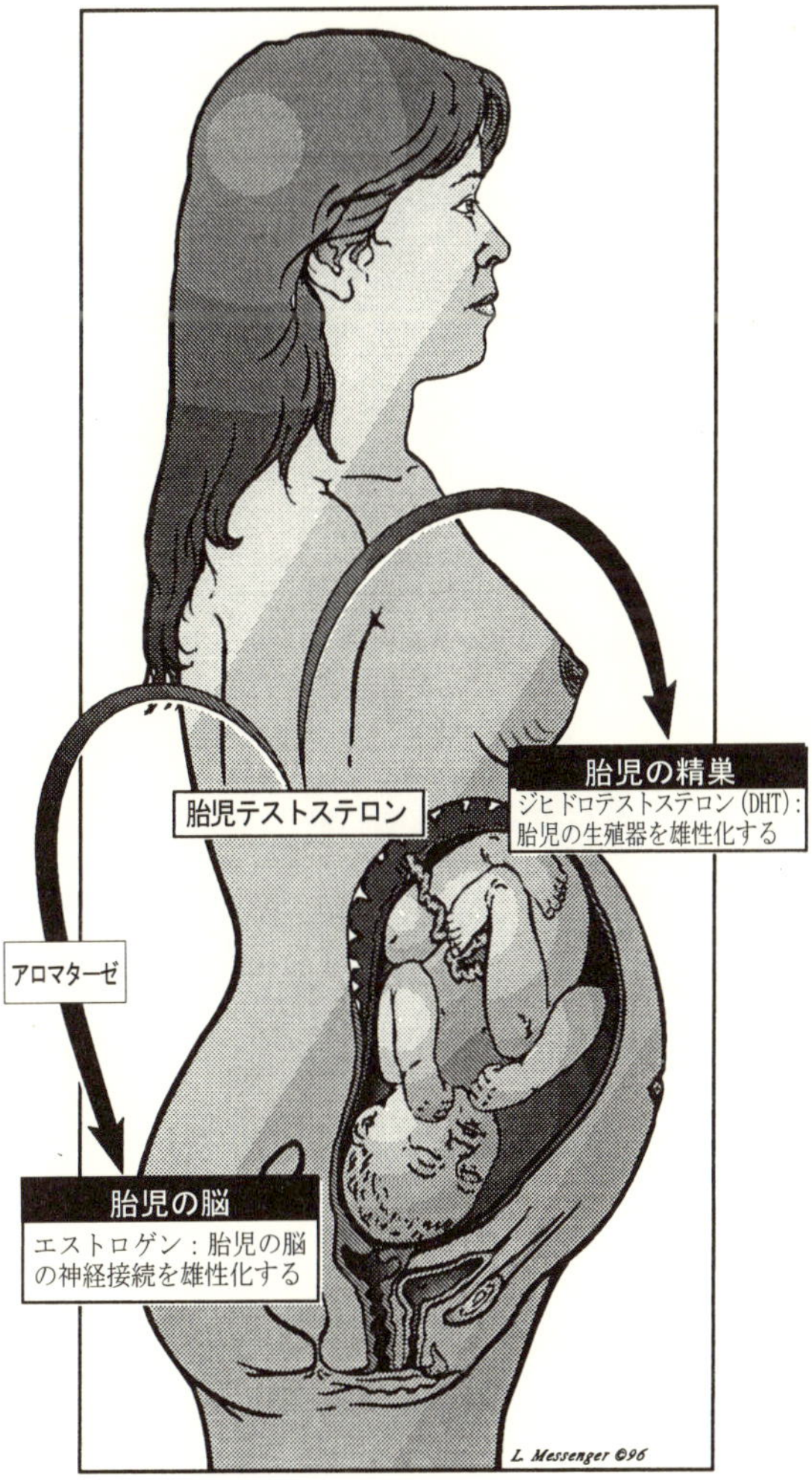


**図1－6**　胎児の精巣から出されるテストステロンの化学的変化は二通り行われる。一つは、酵素によるエストロゲンへの転換である。エストロゲンは男性胎児の脳の雄性化に、テストステロンとともに必要である。もう一つは、別の酵素によるジヒドロテストステロン（DHT）の変換で、DHTは男性生殖器の発達を進めるために必要である。

くの化学物質が脳組織に接触するのを防ぐ仕組みである。しかし胚には血液-脳関門はない。人間では、生まれて六か月ほどたたないとこの関門は完成しない（ラットでは三週間で完成する。げっ歯類の脳は、ヒトの乳児に比べ早い時期から血液-脳関門によって保護される。化学物質の毒性試験をするとき、この差は重要である）。しかし血液-脳関門が完成しても、視床下部にはこの関門がない。視床下部は、無防備なまま生涯を過ごすのである(6)。

この一連の現象は、人の性的な成熟にともない、成長してから完成に近づく多くの機能も、実は胎児期から幼児期にかけておおむね決定されてしまうことを示唆している。この早い時期、脳はレセプターとホルモン濃度の一生の傾向を決定しつつある一方、毒物への曝露に対する血液-脳関門の保護は、まだ十分ではないのである。

## 毒物はどのように生殖と発達に影響するか

どのような器官やプロセスでも、その調整のとれた機能が正常な生殖とそれに続く受精卵の発育に必要なものなら、それら器官やプロセスはいずれも、有毒物質への曝露によって被害をこうむるおそれがある。正常な生殖機能には、受胎時から生殖可能な全期間を通じて、タイミング、バランス、適切に設定されたフィードバック・ループ、細胞や器官の間の情報伝達が必要なのであり、胎児、乳児、幼児いずれも、その正常な発育には、遺伝子構成と健全な環境、そしてその間の相互作用が不可欠である。攪乱の機会は、無数に存在するのである。

### 生殖毒性学

有毒化学物質は、細胞の構造や生化学的機能を直接傷つける場合があるが、他の化学物質をより毒性の強い物質に変換する酵素を産生するきっかけとなる場合もある。複数の化学物質が混じり合った状態が、個別の曝露より有害でありうることは、よくこのメカニズムが説明する。代謝か分解を経て別の化学物質にならなければ害を及ぼさない物質もある。こうした場合、代謝の条件を整えていない試験管の研究では、毒性を暴き出すことはできない。

化学物質が、天然の物質に似ているために、有害な影響を及ぼす場合もある。たとえば、ある化学分子の一部が構造的にあるホルモンに似ていると、そのホルモンのレセプターを刺激して、本来はあるはずのない反応の連鎖を引き起こすか、逆に遮断して正常に機能するために必要な反応を妨げることがある。ホルモン類似物質または拮抗物質はたとえ微量でも、個々のホルモン=レセプター結合体の効果を増幅することによって機能するようなシステムには、影響を与える恐れがある。

### 卵巣への毒性効果

卵巣の基本細胞類はいずれも有毒物質に曝されると損傷を受けて、その結果ホルモン産生と排卵という卵巣の二大基本機能のいずれかが妨げられるおそれがある。ヒトでは排卵しないと、月経周期の異常か受精能力の低下を引き起こす。もちろん、これらには有毒物質への曝露のほかにも原因はありうる。女性は誰でも、その生殖可能な期間を通じて使う卵胞と卵子のすべてを予め持って生まれてくるので、卵子や卵胞の破壊をもたらすような毒性は、早期の閉経を招く。しかし月経周期ごとに退縮する卵胞の数は常に相当数あるため、それを毒物作用の結果と区別することは難しい。有毒物質に曝露した後、顕微鏡を使って卵巣を調べることができる動物研究においてさえ、失われた卵胞が多すぎたのかどうかを判断することは難しい。

ホルモン産生異常は、卵胞内の細胞が受けた損傷が原因となって起こることもある。この場合、黄体機能の異常が起こる。黄体の主な役割が、受精卵の子宮内着床と胎盤と胎児の初期の発育に必要なホルモンの産生であることを思い起こしてほしい。それゆえに、黄体の機能異常は、きわめて早期の流産を招くおそれがある。黄体の機能を妨げる物質には、たとえばプロゲステロン産生を低下させるエストロゲンとエストロゲン様物質、またタバコの煙や燃料の燃焼生成物に含まれる多核芳香族炭化水素などがある。

**精巣への毒性**

精巣に有毒な化学物質は、精子数の減少、精子の損傷、不妊、ホルモン産生異常などを起こす可能性がある。各種ある細胞の種類のいずれも標的となりうる。ライディッヒ細胞への毒性は、テストステロンの産生を減少させる。セルトリ細胞は未成熟な精子を健やかに保つために必要なことから、この細胞への毒性は間接的に精子数の減少を招く。胎児の発達中に形成されるセルトリ細胞の数を減らす有毒物質は、その子どもの精子数を生涯にわたって減少させる(7)。

血液‐精巣関門が攪乱されることもある。この関門は、部分的には、セルトリ細胞同士の密な結合から成り立っている。この結合が保たれていれば、未成熟な精子は有毒物質への曝露から守られる。しかしそれが崩れると、精子の損傷を招きかねない。ある程度以上の量があると、鉛、コバルト、カドミウムなどの有毒物質は精巣内の血管に害を与え、またライディッヒ細胞や細精管にも傷をつける(8)。発達の段階が進むにつれ、精子細胞が成熟すると、その毒性への感受性は変化する。

精巣内の精子形成や細胞の相互作用については、あまり多くのことはわかっていない。毒性研究では、通常、精子の数と質が調べられる。精子の形（形態学）と運動能力のいずれが、生殖能力異常と妊娠の結末をより良く予想できるかについて、毒性学者の意見は分かれているが、この二つが重要な因子であることは間違いない。

ホルモンを攪乱する性質をもつ化学物質に胎児期に曝露すると、その人は何年か後に精巣ガンになりやすいという証拠も、現れ始めている。

**視床下部・下垂体・性腺系への毒性**

視床下部または下垂体に毒性を持つ化学物質は、卵巣や精巣への直接の毒性によるものと同様の機能不全を引き起こすことがある。例としてトルエンなどの有機溶剤、多くの種類の医薬品、マリファナ、そしてホルモン様環境化学物質などがある(9)。

## 発達毒性学

卵子が受精前あるいは受精後に有毒物質に曝されると、胎児の発達異常が起こりうる。精子または卵子の染色体上の遺伝子を改変する化学物質は、発達異常の原因となるおそれがある(10)。あるいは、胎盤を通過した化学物質に胎児が曝露すると、直接、発達が妨げられることがある。その結果、胎児死亡、成長異常、構造的または機能的欠損などが起こりうる。見ただけでわかるような奇形(口唇裂、口蓋裂など)や、追加的な健康診断(先天性心疾患など)、あるいは解剖で見つかる奇形は、構造的な欠損である。〔従来は「奇形」という用語が一般的に用いられてきたが、現在は一般社会において用語の見直しを求める動きが起こりつつある。しかしまだこれに代わる学術用語は確立していないため、本書では文脈に応じて検討した上で訳語を決定した。〕その原因ははっきりしないことが多い。ヒトでは、重大な奇形のうち、遺伝的、つまり親から継承した異常によるものが約五〇パーセントで、特定の、素性を確認しうる毒物によるものが三から四パーセント、四〇パーセント以上は原因不明である(11)。

機能に関する発達障害は、必ずしも目に見えるわけではないが、さまざまな器官やシステムの働きに現われる。正常に見える脳や下垂体、甲状腺も、胎児の有毒物質への曝露、または遺伝的異常によって、正常に機能しないことがある。たとえば、胎児が鉛や水銀に曝されると、神経系機能が妨げられるおそれがある。動物研究では、微量のダイオキシンでもある決定的な時期に曝露すると、ある種のホルモン値の異常は生涯にわたって続く[12]。小児ガンの原因が、胎児被曝にある可能性を示す証拠もある（第5章を参照）。

機能的損傷の一種である、発達神経毒性は、重要な研究テーマである。大人には一時的な、または弱い影響しか与えなくても、発達中の脳には生涯消えることのない影響を及ぼし、知能や性分化、行動などに影響を及ぼす化学物質がある。ホルモンやホルモン類似物質は、大人であれば何の影響もないレベルでも、胎児期に曝露すると生涯にわたってホルモン産生・ホルモンレセプターの基準レベルを異常な値に設定してしまうことがある。胎児期の曝露は、免疫系の発達と能力にも、生涯続く影響を及ぼす場合がある。

## 発達異常の法則

奇形学（発達異常の研究）のいくつかの法則が、化学物質の発達毒性を理解する上での基礎となる。

一、発達異常は、胎児の死亡、発育異常、奇形、機能障害という結果をもたらすおそれがある。

二、発達異常の起こりやすさは、胚の遺伝子構成、胚の環境、そして両者の相互作用に依存する。

三、有毒物質が異常を引き起こす可能性は、その曝露の時点で、胎児が発達のどの段階にあるかによって異なる。さらに、有毒物質が胚または胎児に害を及ぼす最低量も、発達の段階によって変化しうる。物質によっては、発達のある段階では胚を死に至らしめるが、別の段階では構造的または機能的欠損を及ぼすにとどまるということもある。受精時、あるいは受精卵の着床前に母親が曝露しただけで、その子どもに構造的欠損をおこしうる物質もある[13]。最近の研究から、特定の器官では、発達上の害に特に感受性が高くなる時期が複数回ありうることが実証されている[14]。

四、毒性を持つおそれのある物質が、発達中の組織にまで達するかどうかは、その物質の物理的・化学的性質によって決まる。環境中の物質が発達中の胎児に直接影響を与えるには、胎盤を通過しなくてはならない。母親に投与された物質の大半は胎盤を通過する可能性を持つが、その速さは、物質の化学的性質によってさまざまである[15]。有毒物質は、吸収、摂取、吸入などの方法で体内に取り込まれ、標的となる組織にたどり着いてから、ようやくその悪影響を発揮する力を持ちうる。妨害されることなく、または無害な物質に代謝されず、量が十分にあり、曝露のタイミングと期間がちょうどよく、そして標的となる組織がその損傷を修復できなければ、その時その物質は悪影響を及ぼす。

## 悪い結果を特定し理解する

生殖面の悪い結果は、特定しにくい。そして多くは複数の要因からきているため、特定の結末を特定の原因や現象に帰することはさらに困難になる。たとえば、初期の流産は、母親が不妊気味であるとか、生理が少し遅れていると思い込んでいると、当の母親にさえ気づかれないことが多い。さらに、流産は全妊娠件数の三五から五〇パーセントにいたるほど、普通におきている[16]。遺伝子の研究から、認識された初期の流産でもっとも多い原因は、胎児の染色体異常であることが示されている。その他の原因には、有毒物質への曝露、母親の生殖管異常、母親の病気、免疫異常などがある。したがって、いろいろな検査を行っても、流産の原因を特定することはきわめて難しい。

不妊、または受精能力の低下を招く要因は、母親にも、父親にも、またその組み合わせにもある。どのカップルの場合も、原因を調べる時はこれらの可能性の一つ一つを調べなければならず、有毒物質への曝露は、考慮すべき原因の一つにすぎない。

有毒物質に曝露した場合に起こりうる、発達への悪影響には、胎児または乳児の死亡、未熟児、奇形、発育遅滞、神経・代謝・免疫の異常、性分化の異常、ガンなどがある。出生人口全体では、男女比の変化を、有毒物質への曝露が男女の胚に対して異なる影響をおよぼしていることをわかりやすい兆候と見ることもできる。生殖異常の結末には、直ちに容易に明らかになるものもあれば、すぐには現れないものや、微妙でとらえにくいものもある。診断が遅れると、発達上の悪影響を、以前の毒物への曝露に結びつけることは難しくなる。それぞれの結果に対し考えられる原因は複数にわたるため、有害と疑われる曝露がどのような役割を果たしたかを明確に特定するのは困難である。

## 毒性研究を解釈する

生殖毒性物質に関する研究の大半は動物を用いて行われてきたが、動物実験からどれほどヒトへの毒性を予測できるかについては、不確実性が多い。生化学的経路も発達の道筋も種によって異なり、時にはそれがどのように異なるかもよくわかっていない。胎児期・乳児期で脳がもっとも盛んに成長する時期は、哺乳動物種の間でさえ大きく異なる[17]。活発に成長し分裂を続けている細胞は、休止期にある細胞より、化学的あるいは環境による損傷を受けやすいため、無防備時間帯（脆弱性の窓）のタイミングもまた、種によってさまざまである。したがって動物のデータをヒトに解釈する場合は、慎重に行わなければならない。

特に発達毒性の研究においては最終的なさまざまな症状、あるいはエンドポイントのどれが相対的に重要かについて、生殖毒性学者の間にコンセンサスはない。ある生物種における一つの異常から、別の種の別の異常を予測できると考える科学者もいる。またある異常だけを特別に問題にする科学者もいる。たとえば、動物を用いた発達実験では軽度の骨格異常が時々見られるが、この異常の重要性について一般に一致した見解はない。

曝露量が多ければ動物への生殖・発達毒性を持つことを、ある程度の証拠により示されている物質は多い。しかしこれらの結果は、それより低用量で長期間ヒトが曝露した場合にも、特に母胎中で始まり生殖可能期間を通じて継続される場合にも、該当するのかどうかの問いに答えているわけではない。

月経周期、卵子・精子の形成、受精、着床、胎児の成長と発達という複雑な過程の中で、低用量曝露に対し特に感受性が強いと思われる、多くは短時間ながらはっきりとした時間帯が何回かある。しかしこれは適切に設計した研究でなければ検出することはできない。たとえば妊娠一五日目に低用量のダイオキシンに一回曝露したマウスから生まれたオスの仔は、睾丸下降が遅れ、精子産生、前立腺重量、テストステロン濃度がそれぞれ減少していた(12)。妊娠中の別の時期に曝露させると、同じ結果を出すにはより多くの量が必要であったか、あるいは同じ用量であれば何の影響も見られなかった。さらに、発達に関する試験でも、神経、行動、免疫系の変化に対する注意深い調査が含まれない場合、その化学物質はヒトが曝露しても安全であると、誤った判断をされる可能性がある。

このような不確実性を認識して、米国環境保護庁と食品医薬品局は、殺虫剤と医薬品のための動物実験手順に、絶えず重要な修正を加えている。しかしそれでも、大きなデータの欠落への対策は依然として講じられていない。懸念は高まっているにもかかわらず、殺虫剤の神経毒性試験は今日になってもまだほとんど義務付けられていない。工業用および消費者製品用の化学物質は、環境中に広くばらまかれてしまったものも多いが、それらのほとんどについて、毒性情報はよくてもごくおおまかなものしかなく、まったく存在しないことも珍しくない(18)。商業用に使われる化学物質の多くが、生殖毒性試験・発達毒性試験を受けたことはないのである。しかも、行われる試験もその重点は化学物質ごとの解析に終始し、現実の姿である累積的・複合的曝露には注意が向けられていない。

# 第2章　公衆衛生の意思決定における科学の役割

個人の健康や公衆衛生の方針決定に指針を与える明確な答えを科学は差し出してくれるものと、多くの人々は考える。しかし実際には、科学は重要な道具ではあるものの、一定の狭い範囲の質問にしか答えられない、なまくらな道具である。科学の強みと限界を理解せず、またこの長短をいかに利用し上手に扱うかを知らずにいれば、我々は自らの、また公共政策の判断を誤り、我々の子どもたちと我々自身を守ることはできない。

本章ではまず、科学と科学的調査研究に何ができ何ができないか、またどのような答えを出せ、どのような答えは出せないかを検討する。次に、環境中の生殖毒性物質に関する意思決定に対して中心的役割を果たす、科学的調査の二つの形、動物を用いた試験と疫学研究を検討する。最後に、科学的知見と不確実性の両方を織り込むことにより、意思決定能力を向上させる一つの手段とされている、定量的リスク評価について検討する。

## 科学的方法と証明の問題

科学とは、世界を見る一つの方法であり、世界についての知識を増やすための一つのシステムであり、またこの世界でどのように行動するかを決めるための一つの道具である。基本的に科学は探索のための一つの体系を提供する。それは科学的方法、つまり、科学的知見獲得のための基盤と世界中の科学者が認める、よく定義されたシステムである。科学的方法は仮説を立ててそれを試して行くという体系であり、使うのが実験室の科学者であろうと、疫学者であろうと、野生生物学者やその他であろうと、方法自体は同じである。科学者〔訳注　原著に従ってこの科学者は女性ということにして、彼女と呼ぶ〕が初めに抱くのは、ある特定のトピックについての好奇心と疑問である。そしてそれまでの観察と経験にもとづき、ある特定の現象が、なぜ、どのように起こるか、あるいは起こるか起こらないかについての仮説をたてる。次に、その仮説が、証拠に耐えられるかどうかを見極めるために、彼女は試験、または実験を計画する。このとき彼女は、実際には二つの仮説を試験している。もう一つの仮説は帰無仮説と呼ばれるもので、本質的にはその科学者がたてた仮説の否定である。たとえば彼女の仮説が、(1)ラットに溶剤のトルエンを投与すると先天異常を持った仔が生まれる、というものであれば、その帰無仮説は(2)ラットにトルエンを投与しても、先天異常は起こらないと宣言する。直観に反するように思われるが、科学者は帰無仮説が正しいとする仮定から出発する。

科学者でない人々の多くは、科学的方法における帰無仮説の役割に気づいておらず、それが科学者とそうでない人々との間に誤解を生むことがある。科学的方法の論理では、ある仮説を支持する証拠を求めている科学者は、それを、対応する帰無仮説を反証することによって行わなければならない。言い換えれば、実験を行い、トルエンを投与したラットが産んだ仔に、事実、投与しないラットが産んだ仔より多くの先天異常が見られたならば、彼女はもはや、ラットにトルエンを投与しても先天異常に結びつかないとはいえない。そこで彼女は帰無仮説を棄却する。その実験結果は、本来の仮説を証明したのではないが、支持したことになる。

科学者が帰無仮説を否定できるかどうかを決める際、その実験結果を評価する特定の統計的手法を使って、実験結果が統計的に有意かどうかを決める。統計的有意さは、その結果が単に偶然によって起きたのではないという確からしさ（尤度）の尺度である。彼女がその結果は統計的に有意でないと判断すれば、帰無仮説は否定できない。彼女は、その実験で本来の仮説を支持するだけの、統計的に有意な結果は出なかったと宣言し、別の仮説を立てるか、今ある仮説の改良に取り掛からなければならない。

もしその科学者が、その実験結果が統計的に有意であると判断した場合は、帰無仮説を否定する。するとこの科学者は妙な立場におかれる。自分の仮説を支持はしたが、それを証明したわけではない。単にもとの仮説と食い違う結果は得られないということを示したに過ぎない。これが科学者のジレンマである。仮説を支持できるだけで、証明することは決してできないのである。さらに研究を重ね、実験を繰り返すことによって、もとの仮説は洗練され、さらに支持され、一つの理論へと格上げされることはありうる。しかし結局のところ、仮説の真偽は、証明でなく判断の問題なのである。

一般の人々は、科学者が絶対的な答えを出そうとしないことを、いらだたしく感じることがある。そのような絶対的な答えを証明できないことが、科学的方法の限界の一つなのである。科学者は、世の中の出来事を研究するその科学的方法が、仮説を絶対的には証明できないことを知っているので、仮説が正しいと述べる時はつい控えめになりがちである。さらに研究を続ければ、その仮説が何らかの意味で不十分であることが明らかにされるかもしれず、その科学は不完全だと言われることを知っている。自分の仮説を支持する研究が数多く行われ、他の大勢の研究者もその結果を確認していれば、彼女は自分の仮説が正しいことにかなりの自信を持つかもしれないが、それでも絶対に確かだとは言い切れないのである。意思決定のプロセスに科学を使うことの難しさの多くは、このように科学的方法の性格そのものに根ざしているのである。

## 統計的有意性と統計的検出力

これまで見てきたように、科学的研究は帰無仮説が正しいという仮説から始まる。たとえばある科学者は、「母体がトルエンに曝されることと流産との関連はない」を、帰無仮説として仮定する。この問題を調べる研究を計画し実施した後、科学者は統計的に有意であるかどうかを見る試験を用いて、その結果が帰無仮説を否定する理由に足るかどうかを判断しようとするだろう。統計的有意性の試験は、ある研究の結果がどれほど帰無仮説から予測される結果から外れているかを評価するものである。こうした統計的方法は、ある特定の結果が正しいか誤りかについては、何も述べない。こうした方法は単に、曝露と問題にされる結果との間に実際に何の関係もないという結果が偶然だけで起こる確率を示すのである。

疫学でもっともよく使われる統計の一つは、$p$値である。これは百分率の値だが通常小数点で表記される。$p$値は、帰無仮説が本当に正しければ、観察された結果が極端である確率を示す。たとえばある研究の結果、妊娠中にトルエンに曝された母親にははるかに多くの流産が見られ、その結果の$p$値は〇・一〇未満であったとする。これは、もしこの研究に系統的誤差がなく、そして実際に流産とトルエンへの曝露との間に何の関係もないとすると、それにもかかわらず流産が多いというような結果を得る確率は一〇パーセント未満であるという意味である。科学者でない人々には、この結果がトルエン曝露と流産との関係を支持することを示すものと受け取られよう。しかし科学者は、彼らの研究をもっと高い基準におく。慣例によって、科学者は、この$p$値が〇・〇五、または五パーセント未満でなければ、彼らの結果が「統計的に有意である」とは報告しない。

統計的有意の基準を、五パーセント未満とした判断には、絶対的な根拠があるわけではない。五〇パーセント未満としてもおかしくないと主張する人もいるだろう。五〇パーセント未満ならば、その結果が偶然だけで得られたものではないと、言いやすいからである。あるいは、一パーセント未満という基準を設けて、ここまで高い基準にしてこそ、その結果が偶然によるものでないと確信が持てるのだと主張することもできる。科学界は多くの理由から、慣例として五パーセントを選んだ。しかしこの理由が、公共政策上の意思決定の状況に、常に当てはまるとは限らない。

時には、研究の結果が「九五パーセント信頼区間」で表されることがある。信頼区間とは、実際の結果が高い確率で該当すると見込まれる一定の区間を定めるものである。この統計的手法から、科学者は、その実験にバイアスのもとがなければ、科学者が一〇〇回同じ実験を繰り返したとき、その結果のうちの九五回はこの範囲内に入ると見込まれることと理解する。もしある研究で、トルエンが流産のリスクを三倍に高めることがわかった場合、研究者は、二〇パーセント増から六倍増までが、九五パーセント信頼区間だとして報告することができる。統計の表記法では、これは次のように報告される。OR=3.0 [1.2 − 6.0]、ただしORはオッズ比といって、起こりやすさの統計的な尺度すなわち確率を示す。確率が1であれば、リスクが上がりも下がりもしないことを意味し、この場合は帰無仮説を表す。九五パーセント信頼区間内に数字1を含んでいれば、統計的に有意ではないとみなされる。たとえば今の例のように、もしその範囲内に数字1がない場合は、その結果は統計的に有意であると報告される。起こりうる結果の範囲について、九五パーセント信頼区間表示は$p$値より情報量は多いが、それでも有意とみなされるためには$p$値が〇・〇五未満であることという慣例に束縛されている。

$p$値が五パーセントを超すか、九五パーセント信頼区間が、無を意味する1を含む場合は、その研究は否定的なもの、または関連性の有意な証拠を見出せなかったと報告されるのが常である。慣例上、統計的に有意とされる基準に至らない否定的な研究は、しばしばその特定分野での研究を終了するための理由になると考えられる。前記の例では、トルエンに曝露した母親の間に、より多くの流産の例を見出しはしたが、統計的有意を示しえなかった研究は、人々にはトルエンと流産との間に何の関係もないことを示す、否定的研究と理解されるかもしれない。しかしこれは科学と統計学についての誤った解釈である。実際には、トルエンと流産の間には、関係があるかもしれないし、ないかもしれないのである。その研究は、関係なしという仮定をたてた（帰無仮説）。そしてその研究が得た結果は、五パーセントを超える起こりやすさで、偶然だけで起こるかもしれないものであり、その限りにおいて帰無仮説を否定しえなかったのである。このような統計的概念は混乱を招きやすい（時には科学者さえ混乱させる）ので、ある関連が、たとえ統計的には有意でないとしても、公衆衛生上は依然大きな意味を持ちうるという事実を、我々は見失いがちである。

ある結果が統計的に有意であると科学者が判断したときには、数多くの可能な解釈が存在する。わずかとはいえ、それが偶然におきたという可能性も残っており、研究計画に偏りがあったために、一見もっともらしい関連性が見られたという可能性もある。あるいは、実験結果が曝露とその結果との間の真の関連性を示しているのかもしれない。その関連は因果関係、つまりその曝露が原因となって、観察された結果が実際に引き起こされたのかもしれない。しかしまた、二つの要因の間の関係はあまり明確でなく、実際には、研究では認識されていない第三の要因が働いている可能性もある。たとえば、コーヒー摂取と心臓発作のリスクの関連性は、因果関係を示すものと仮定されるかもしれない。しかし、もしコーヒーを大量に飲む人は喫煙もする傾向があるとすれば、心臓発作とのつながりは、コーヒーでなく喫煙による可能性もある。このような第三の隠れた変数は、交絡因子とよばれる。

結果が統計的に有意ではないと判断した場合も、数多くの可能な解釈が存在する。曝露と結果の間には、本当に何の関係もないのかもしれない。あるいは、偶然や研究のバイアスのせいでそれが認識されないだけで、実は関連があるのかもしれない。しかし、考慮すべき重要な点は、その実験が、十分な統計的検出力を持っていなかったという可能性である。

統計的検出力は、研究または実験が、検討している影響を正しく検出する能力のことである。たとえば、まれにしか起こらない事象であれば、その発生率が変化しているかどうかを判断するために、科学者は多数からなる母集団を必要とする。もし、通常一〇〇〇回に一回しかおこらないような先天異常であれば、実験動物一〇〇匹で行った研究ではその欠損が倍増しても検出できそうもない。同様に、疫学研究でも、病気の発生率のわずかな変化を認識できるだけの、多数からなる母集団が必要である。母集団の少ない研究でも、発生率が三倍増加するといった大きな変化なら検出することができるかもしれない。しかし病気の二〇パーセント増を検出するには、やはり大きな母集団が必要になる。

## 科学の限界

科学的方法は、明確に異なる、二つの目的のために使われる。多くの科学者にとっては、その主な使い道は真理の探究、つまり我々の世界で起きる諸現象を、より完全・正確に理解するために使うのである。真実から逸れるような誤った主張を避けるため、科学者たちはその結果を判断するための厳格な基準を持つ。科学者の視点から見れば、誤った結論を出すよりは、結論を出すことを避けるほうがよいのである。しかしながら、科学者でないものは、どのように行動するかの判断の助けとなる情報を作るために、この同じ道具を当てにする。それは個人的な判断であろうと、社会全体の判断であろうと同じである。決定を行う立場にある者が求めるのは、絶対的真理ではなく、指針となる情報である。一つの行動方針が別のものより正しいと理由付けるための証拠なのである。

科学者は結果の報告において、きわめて慎重な言葉を選ぶため、決定を下す人はしばしば難しい立場に立たされる。必要な情報はほとんどいつも不完全だが、それでも健康を守るために、行動を起こすべきかどうか決断しなければならない。科学者は知識の追求において注意深いが、決定を下す人は、健康を守るために注意深くありたいと思うだろう。科学的方法の限界をよりよく知ることが、健康を守る決定を下すために今ある科学的データをよりよく使う道である。

科学的方法そのものの限界のほかに、数多くの要因が、科学的研究の有効性、あるいは適切さを制限する可能性がある。科学的研究は、特定の分野への人々の好奇心と関心が原動力となって進むプロセスであり、その好奇心が研究を形作る。その最初の一歩から、科学的方法は数々の人間的要素に完全に依存している。たとえば、科学者が抱く疑問の性格は、それまでの仕事や、概念と概念の間に新たな関係を見出す自分の能力、対象分野での既に確立された内容の理解度、部門長の関心、研究所の資金提供などによって決まる。科学は、実際に問われた疑問についてのみ答えることができる。問われていない疑問が、答えられることはないのである。

ある疑問が問われたとしても、答えの解釈は個々の人間の視点や先入観に影響される。科学的客観性という考え方は、科学的努力の最も重要な特質だが、科学者を含め、人は誰しも既に知っていること、信じていることに基づいてその世界を解釈するものである。ある科学者には、器官の機能の変化が良性に見えても、別の科学者にとっては、その動物への損傷と見えるかもしれない。思いがけない結果が出ても、十分に検証されることなく、誤り、汚染、偶然などと片付けられる可能性もある。この理由から科学者はその研究について、他者がその者なりの判断ができるように、その仮定と所見についてきわめて明白にしておかなければならない。

要するに、科学は多くの面で我々に情報をもたらしはするが、科学自体が、我々の代わりに判断できるというものではない。このことを我々は認識しておかなければならない。科学は道具である。科学が正しく使われれば、我々が健康を守れるだろうと判断するために必要な情報を示してくれる。

## 動物毒性学

動物実験が長い間、生殖と発達への化学物質の影響について知見を得る基礎であった。一九三〇年代には、早くも動物試験を用いて、いくつかの食品添加物と殺虫剤の研究が行われた。しかしこうした研究は生殖・発達毒性の全領域を実証するには不十分であった。その後、動物試験はかなり向上してきたが、今日使われている多くの化学物質の試験にはなお大きな欠落部分がある。科学者は実験には主に小型の哺乳動物を使う。ラット、マウス、ウサギは比較的ライフサイクルが短く、一度に複数の仔を産むので、生殖・発達への影響を探る作業が簡単になる。動物たちの感受性を高める、あるいは低める一定の特性を持たせるように、特別の交配を行う場合もある。一つの種が受けた影響から、別の種、つまりヒトへの影響を推定することは、難しく不確実なプロセスである。危険な影響を見逃す可能性を下げるため、試験は少なくとも二種類の動物種を使って行わなければならない。

### 研究の種類

一般的には、生殖毒性を調べる動物実験は、区分研究と複数世代研究の二つのカテゴリーに分けられる。区分研究は、生殖プロセスの特定の一部に注目し、化学物質への曝露が一定の特性へ与える影響を評価する。たとえば、メスの生殖サイクルや、オスの精子の発達に対する化学物質の影響を調べる試験などである。オス・メスそれぞれの生殖機能を調べることに加え、区分研究は、曝露した親から生まれた子どもの発達を調べるのにも使われる。

多世代研究では、動物に何らかの物質を曝露させてから繁殖させる。そして以降の世代の仔を観察し、生殖の成功を示す各種の尺度が追跡される。これらの尺度には、受精能力、妊娠の満期まで仔を胎内で育てる能力、出産と育児、一腹で生まれる仔の数と性別、仔の器官の試験などが含まれよう。連続飼育研究は、多世代研究の一つの形である。この研究では、物質を動物に投与した後、交尾させる。生まれた仔が成長して交尾するようになる間も、その物質の投与は続けられる。そして最後の一腹の仔に、離乳後同じ物質の投与を行い、その生殖能力を調べるために交尾させるのである。

時には、発達中の神経系への毒性を試験する。妊娠中、または授乳中に曝露を受けた仔は、その運動活動性、音驚愕反応、認知と記憶、あるいは脳と神経系の物理的状態の変化について調べられる。これらの影響はきわめて重要ではあるが、この試験は常に行われるわけではない。

## 研究の弱点

動物を使った実験から得られたデータはヒトの曝露基準を設定するために使われる。生殖・発達毒性の評価では、一般に研究者は、ある曝露レベルまたは投与量では健康への影響は起きないが、それより多くなると見られる、そのような一定の曝露レベルなり投与量が存在するという前提に立って考える。これが閾値であり、それ以下なら、その動物にとって曝露は「安全」と考えられる。次に規制担当者が、ヒトにとって安全であると彼らが考える曝露レベルを決める。実際には、彼らは不確実性要因を加味するのがふつうである。これは通常、種間差についての不確実性として一〇分の一、特に感受性の高いケースを考慮してさらに一〇分の一を考え、全体では一〇かける一〇、つまり一〇〇分の一の調整が加えられる。その結果、動物で影響の出なかった曝露レベルの、さらに一〇〇分の一の曝露なら、その物質はヒトに安全であるという結論が導かれる。

表面的には、これは人間の健康を守ってくれるに違いない、慎重なアプローチに見える。しかし、使われた前提条件には数多くの問題がある。まず、「安全」な閾値が存在することに、科学者すべてが確信を持っているわけではない(1、2)。

実験動物に対し安全と考えられる曝露レベルも、実際には影響を及ぼしているのに、まれにしか起こらないか微妙な影響であるために、限られた試験の中では検出できないだけかもしれない。比較的まれな影響を検出するには、膨大な数の動物を試験しなければならない。十分な数の動物を使わない試験は、曝露の安全性の閾値についての、誤った仮定に結びつきかねない。

もう一つの問題は、種間差が、必ずしも一〇分の一の範囲に当てはまらないという点である。場合によっては、代謝の微妙な差によって、ある物質について一つの種の感受性は比較的低く、別の種のそれはきわめて高いということもありうる。たとえば、ヒトの先天異常の悲惨な症例を大量に発生させた医薬品サリドマイドの場合、ラットを使った試験では問題の兆候は何も見られなかったのである。しかしもともとの試験担当者が、ウサギを使っていたら、サリドマイドの潜在的危険性はいち早く認識されていただろう。後の研究によると、ラットはウサギやヒトと違って、仔に損傷を与えない方法でサリドマイドを代謝する。

動物を使った試験結果をヒトに当てはめることのもう一つの問題は、実験室の条件と現実との間の違いに関係する。たとえば、実験用動物は、人間とは異なる経路で化学物質に曝されるかもしれない（たとえば注射など）。また、実験用動物は通常一回に一種類の化学物質に曝露されるのに対し、人間はさまざまな物質の混合物に曝されている。人類には幅広い遺伝子の多様性があるが、毒性試験で使われる動物は、遺伝子的には均一となるよう交配されている。そして、人間は栄養や健康の状態も、生活条件も一人一人が異なるのに対し、実験用動物はそのような差が最小限になるよう、注意深く飼育されるのである。

しかし現在の生殖・発達毒性の動物実験で、おそらく最も重要な問題は、起こりうる多くの影響が、単に研究されていないという点である。神経系発達が受ける影響は、重度の脳の損傷から、行動や認知の微かな変化にまで及ぶ幅広いものだが、この試験を求めている規制担当者はほとんどいない。免疫系の機能の変化は動物の健康に重大な影響を及ぼすが、それが評価されることもまれである。器官の構造上の異常は認識されても、機能上の異常は見過ごされる。規制担当者は、内分泌系への化学的攪乱の重大さにようやく気づき始めたばかりである。科学者たちが想像したこともない影響が、おそらくあるだろう。何らかの問題が起きて科学者たちがそれに気づくまで、それは見過ごされたままとなる。

こうした限界があるとはいえ、動物実験は、ヒトをはじめ環境中の動物に特に危険を及ぼしうる化学物質を検出するための、一つの重要な早期警告システムであることに変わりはない。動物実験での陽性は、懸念すべき理由であり、調査や行動を進める必要を示している。

## 基準の設定に動物試験を使う

動物毒性試験は、ヒトの化学物質曝露への基準を設定するときの基礎となる。規制担当者の関心は、化学物質への曝露のどのレベルで、研究対象となった動物の健康に悪影響がなかったかである。このレベルをもとに、規制担当者は、ヒトにとって安全と思われる曝露レベルを推定する。悪影響が見られなかった最大投与量ＮＯＡＥＬ（No Observable Adverse Effect Level）は、試験に使った動物に悪影響が見られない、化学物質への最大曝露レベルをいう。時々科学者は、曝露レベルがごく低いために悪影響が見られないという条件を試験手順に含めないことから、ＮＯＡＥＬを特定できない場合があり、その場合には、そこまでは悪影響が観察されたという最低投与量ＬＯＡＥＬ（Lowest Observable Adverse Effect Level）を報告することがある。

この曝露の「安全」レベルの決定は、かなり単純なことのように思われるかもしれないが、解釈の問題がことを複雑にしている。ＮＯＡＥＬの決定には、悪影響となりうるものは研究者がすべて認識できるとの前提がある。しかし、科学者はある種の影響だけに注目していることが非常に多く、予想していない影響についてはまったく見落としてしまいかねない。また、動物への影響があることは認められても、それが実際「有害な」影響なのかははっきりしない場合もある。影響が悪いものかどうかを決める前にその程度と性質を考慮すべきであると主張し、曝露が有益な影響をもたらすこともありうると指摘する者もいる。また、化学物質が動物の正常な形や機能を変えるのなら、それがどのような変化であれ、その物質は毒のおそれがあると考えるべきだと主張するものもいる。ある動物種への影響をもとに別の動物種への影響を正確に推定する我々の能力が限られている以上、動物実験で見られる影響はそれがどんなものであれ、対象物質の潜在的毒性を示すものと考えるのが、健康を守る姿勢である。

## 用量反応曲線

科学者は、ある物質の健康への影響について語るとき、よく用量反応曲線の考え方を口にする。用量反応曲線とは、化学物質の投与量と、ある生物の健康影響との間の関係を示すものである。もっとも単純な形の用量反応曲線を**図2－1**に示す。この図では、投与量と健康への影響が正比例している。もう一つの型の用量反応曲線では、一定のレベル、つまり閾値に達するまで、健康への影響はほとんど、あるいはまったくない（**図2－2**）。三番目の型は、影響が投与量とともにある点まで増加し、その後再び減少するもので、ある種のフィードバック依存型の系に特徴的といえる（**図2－3**）。用量反応曲線の型は他にもある。特定の物質と特定の影響の用量反応曲線を明らかにすることは、化学物質の規制における重要で困難な作業である。

一般に、発ガン性物質の大半は、**図2－1**に示されるような、閾値のない用量反応曲線を描くと考えられている。最も少ない量でも、ガンのリスクはあるという意味である。一方、ほとんどの生殖毒性物質は、**図2－2**のような、閾値のある用量反応曲線を描くと考えられてきた。ある一定の曝露レベル以下ならば、その物質は健康への影響を及ぼさないという意味である。この想定は限られた証拠に基づくもので、その証拠を注意深く考察すれば別のモデルを裏付けることになるかもしれない。

考慮すべきもう一つの要素は、比較的大量の曝露は、ごくわずかな曝露とは、まったく異なる影響でありうるという点である。たとえば、妊娠中に高いレベルで鉛に曝露すると、死産か流産を引き起こすことがある。低レベルの曝露では妊娠そのものに支障はないが、子どもの脳の発達を妨げるおそれがある。これらの健康影響には、それぞれ固有の用量反応曲線がある。高レベルの曝露の影響だけを調べる動物試験では（これが一般的であるが）、それよりずっと低いレベルでの曝露によって起こる微かな影響を完全に見逃してしまう可能性がある。

物質の潜在的な健康影響を見極めるためには、その投与量の変化だけを見るのでは十分ではない。生殖と発達への

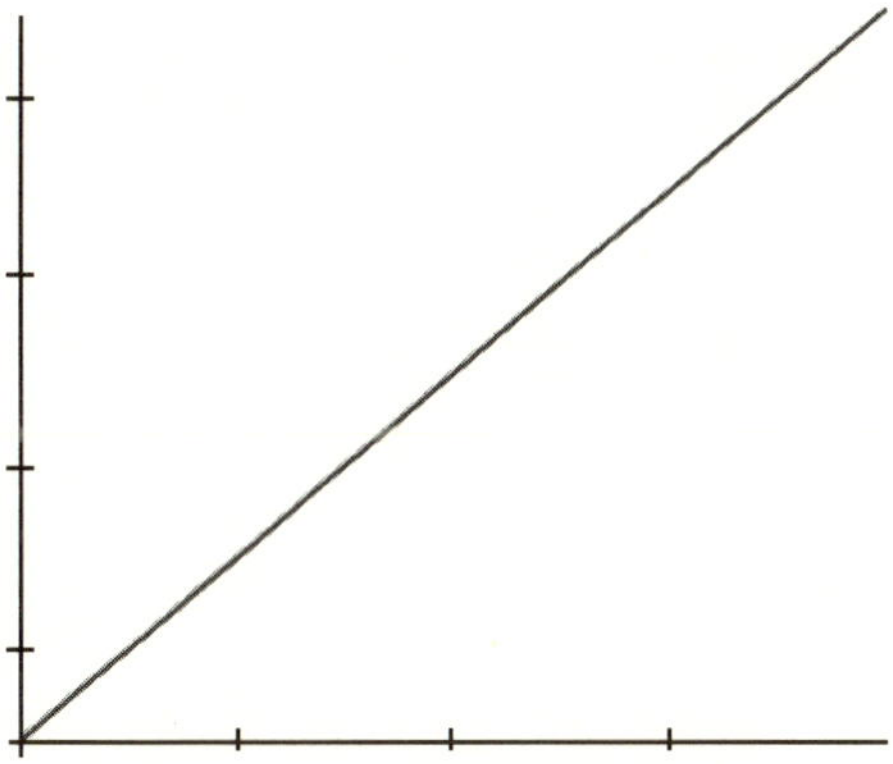

**図２－１　線形の用量反応曲線**

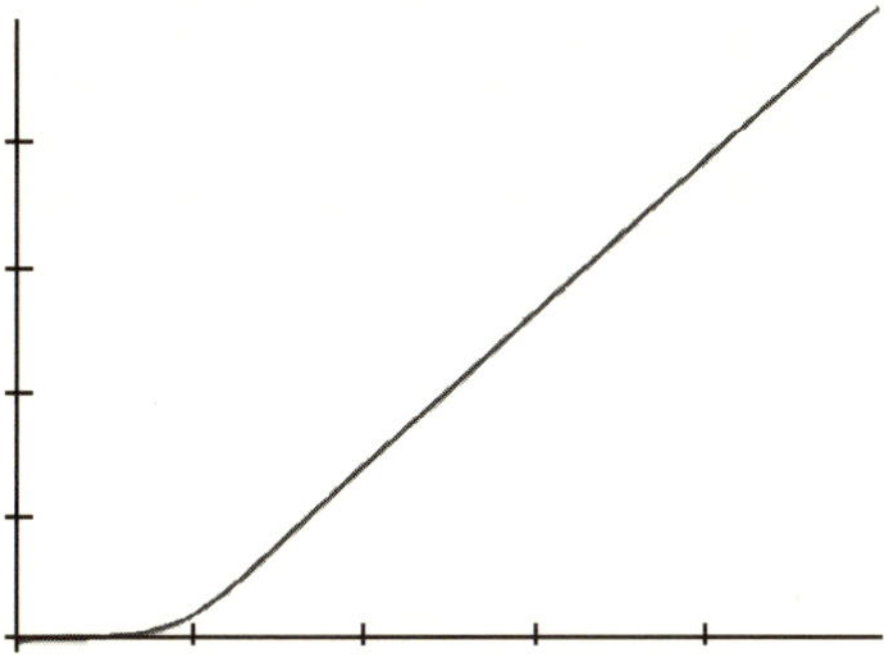

**図２－２　閾値を持つ用量反応曲線**

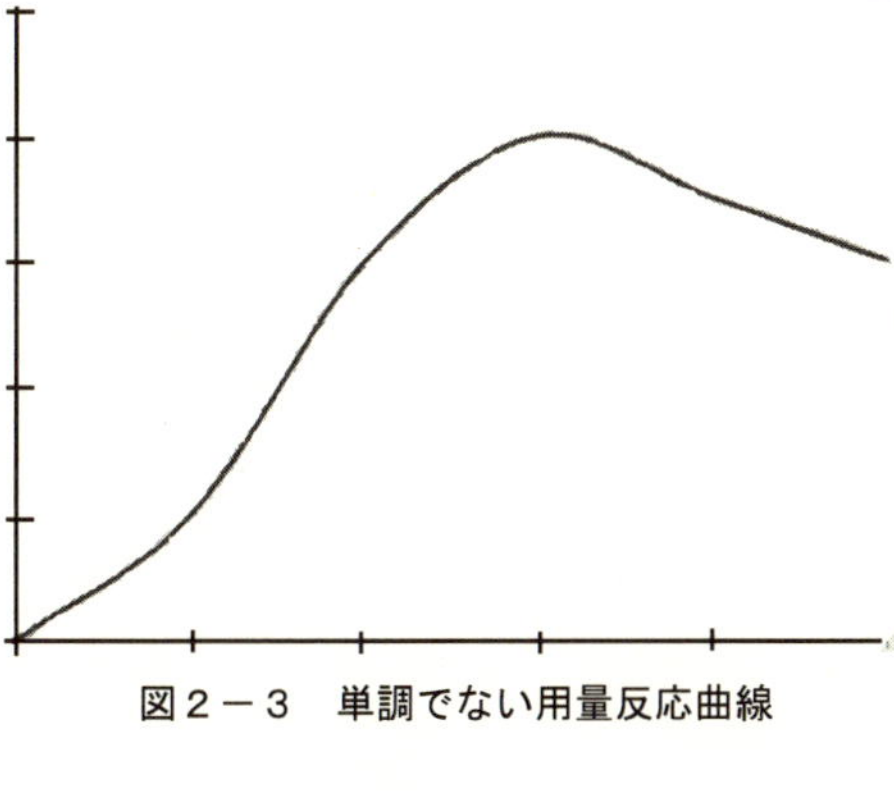

**図２－３　単調でない用量反応曲線**

影響に関する研究では、曝露のタイミングとその期間を調べることが、特に重要である。特に影響を受けやすい時期（脆弱性の窓）では、決定的な時期に物質を微量でも投与すると、その時期以外に与えても検出可能な影響を及ぼさない量であっても、その物質に対する胎児の感受性が高まる場合がある。

発達毒性学では、胚細胞が発達の方向を定める時期が、曝露による損傷の発生確率、程度、型を決定する。胚細胞が即死しない限り、早い時期の曝露影響は修復される可能性がある。胚細胞は、損傷を受けた、あるいは破壊された部分に取って代わる柔軟性をもっているからである。たとえば、殺菌剤のカルベンダジムを妊娠の中期から後期にかけて投与すると、一部のラットの胎仔に先天異常をおこす。しかし妊娠初期に投与すると、そのような効果は見られず、若い胚は、損傷をより容易に修復あるいは補うことができるらしいことを示している(3)。

一方、いったん胚細胞が分化して特定のものになると、曝露されるタイミングによって、結果として生ずる異常の種類が決まるようである。妊娠五週目から八週目に微量の医薬品サリドマイドに曝された子ども達は、その手足に悲惨な異常を抱えて生まれてきた。しかし曝露の時期がそれより遅かった子ども達には影響がないか、あってもまったく異なる影響が現れた。四肢が活発に発達していたこの時期が、サリドマイド薬にきわめて感受性が高いことが実証されたのである。

## 疫学

動物試験に加え、環境中における生殖・発達毒性に関する知見の主な源は、曝露した人間集団についての研究である。健康への影響と、考えられる曝露との間の関係を評価するため、さまざまな研究が行われる。

**疫学**は、人間の集団における、病気のパターンと原因を研究するものであり、曝露とその結果の関連を調べたり、ある影響に対するリスクが高いグループを特定するのに有用である。疫学は個々の人間でなく、集団を対象とした研究であるため、個人が受ける影響の予測にはほとんど役に立たない。したがって、有機溶剤に曝露すると流産の危険が二倍から五倍高まるということはできるが、曝露した女性が流産した場合、その特定の流産の原因が有機溶剤だとも、また他の要因によるともいうことはできない。

生殖・発達への悪影響が出る場合、その大半は複数の原因を持っており、それらのすべてがわかっているわけではない。疫学は、複数の関連を細かく分け、それら一つ一つがどれほど原因の一部になる可能性があるか、またその集団での、その病気の全体的負担にどれほど寄与するのかを明らかにしようと試みるが、そこまで明らかにできないことが多い。

## 疫学研究の種類

病気と曝露の関係を調べるために使われる研究にはさまざまな種類がある（図2－4参照）。それぞれの種類に強みと限界があり、一つの研究の重要性を評価する時にはそれらを考慮しなければならない。

**相関研究**は、考えうる原因とその結果についての理論を打ち立てるため、強い関係を示す証拠を探すものである。特定の健康影響の変化を、考えうる曝露の変化に対してプロットし、その関連の強さを評価する。たとえば、第二次世界大戦以降の化学物質製造の増加に対して、世界中の精子数の減少を曲線に示し、その顕著な相関を実証する研究もあろう。相関研究は、時間が経過する間に多くの変数が関与してくる交絡ケースには対処できない。しかしそれでも、実験を継続するための仮説立案にはこの手法が役に立つ。

**横断研究**は、かなり迅速に、低コストで実施できるため、頻繁に使われる。そしてこの研究からは相関研究より多くの情報が得られる。横断研究は、ある時点での集団の健康状態と曝露を評価する。精子サンプルと曝露量の測定値

| 時間 | 過去 | | 現在 | | 未来 |
|---|---|---|---|---|---|
| 症例対照 | 曝露← | ………… | 結果 | | |
| 前向きコホート | | | 曝露 | ………… | →結果 |
| 後ろ向きコホート | 曝露 | ………… | 結果 | | |
| 横断 | | | 曝露と結果 | | |

図２－４　疫学研究の種類

が同時に調べられるような労働者と精子数の調査は、この種の研究である。横断研究は、ある一時点だけに注目するため、科学者はその結果の前に曝露があったかどうか（つまり、男性の精子数が曝露が起こってから、そしておそらくそれを原因として、減少したかどうかは）判断できない。

**症例報告および症例集積**（症例集積は症例報告の集合）は、真の疫学研究ではないが、一人または複数の個人に見られる、特定の健康影響を報告するものである。深刻な医学的問題の多くは、はじめは症例報告として登場するので、こうした報告は重要である。たとえば、ジエチルスチルベストロール（ＤＥＳ）曝露がもたらした影響の最初の報告は、『キャンサー』誌に掲載された症例集積であった。この記事は、ボストンのマサチューセッツ総合病院で発見されたきわめてまれな膣ガンに罹った複数の若い女性について報告した[4]。

**症例対照研究**は、病気の考えうる原因を特定しようと試みるため、さらに有用である。特に対象としている健康影響をもつ人々を特定し、その影響を受けていない、比較のための（対照）グループを選び、「症例群」が「対照群」に比べ、何らかの危険要因に曝露した可能性が高いかどうかを振り返って検討する。最近流産した女性（症例）の一群と、健康な赤ん坊を出産したことを除けば症例と類似した女性（対照）の一群との比較がその一例である。両方のグループの女性には、妊娠中の曝露について質問を行われる。この種の研究は、調査する人数が比較的少なくてすむので、まれな事例を調べるのに特に有用である。

**コホート研究**は、曝露された集団と、曝露されなかった比較用の集団を決め、研究対象となっている結果に注目して長期間の追跡調査を行う。研究者は、たとえば胎児期に大量の鉛に曝露した子どもの一群と、ほとんど曝露しなかった子どもの一群とを特定する。次に、両方の集団の間に、行動や学習の面で差がないかどうかを、何年もかけて追跡する。コホート研究の中には、後ろ向きコホート研究がある。これは古い記録を調べ、曝露した人々の集団と、比較用集団を何年も前にさかのぼって特定する。この種の研究は、労働者が化学物質に曝露した工業で、社内記録の調査により行われる。可能ならばこの労働者たちの追跡調査と現在の健康調査が行われる。

## 疫学研究の弱点

特定の化学物質への曝露を不妊や流産、行動上の問題、あるいは小児ガン等、特定の結果に結びつけようと試みる疫学研究は、数多くの大きな困難を抱えてもいる。最も大きな問題はバイアスと交絡である。

症例対照研究と後ろ向きコホート研究は、過去の曝露を取り上げるので、実際に起きた化学物質の曝露量や正確なパターンが特定できることはまれである。曝露の量的な把握が困難であるために、曝露の誤った分類によるバイアスがおきる。つまり個々人を、曝露集団と非曝露集団とに分ける際に誤りが生じる。これがどのようにして起こるかを理解するのは簡単だ。特に、曝露した人としない人とを判別するのに、職種や住所が曝露の代用に使われれば誤りは簡単におこる。植物の育苗圃で働く人のすべてが大量の殺虫剤に曝されるわけではないし、逆に事務所勤務の人が曝露される場合もある。ほとんどの研究で、曝露の誤分類は頻繁に起こる。影響を受けた人と、受けなかった人の分類にも、同様に誤りがおこりやすい。このことがバイアスとなって曝露と影響とは無関係という結果を導く傾向を作り、また、誤って否定したり、リスクを過小評価することにつながる。

研究の対象となった人々の記憶に頼ることは、想起バイアスを生み出す。たとえば、妊娠が不幸な結果に終わった両親は、考えうる化学物質への曝露の記憶をすべてたどろうとするのに対し、健康な妊娠に恵まれた両親は何か月も前の曝露のことなど忘れてしまうかもしれない。これが問題になるのは、通常は、曝露の判断を記憶に頼る症例対照研究だけであるが、実際には何の関係もないのに曝露と影響の間に関連があるとする方向へ研究を偏らせることがある。

特定の危険因子を正確に指摘する能力を曇らせ、実際には存在しない関連があるかのように見せる要因がある。これを交絡因子と呼ぶが、曝露と結果のそれぞれに対して独立に関連をもつ要因である。たとえば、ある特定の産業で働く女性は、そうでない女性に比べ喫煙することが多いとし、喫煙する女性は、しない女性より低体重児を産む確率が高いとする。その場合は喫煙の差をまず考慮したあとでなければ、その産業での労働が低体重児の原因であると想定するのは誤りである。

## 因果関係

一つ一つの疫学研究は、一般に因果関係を解くことはできない。すなわち特定の曝露が特定の健康影響を実際に引き起こしたかどうかを判断することはできない。そうではなく、それぞれの研究は、特定の曝露とある結果との関連を報告するのが一般的である。たとえば、ある研究で、トルエンへの曝露とある種の先天異常との間に明らかな関連を見出したとしよう。このような関連は、純粋に偶然かもしれないし、交絡因子のせいかもしれない。研究の計画のバイアスによるかもしれない。あるいは、因果関係を表しているのかもしれない。

疫学研究者は、二つの要因は関連があるというところから出発して、一定の条件が満たされれば一方の要因が他方の原因になる、と述べる方向に向かう。次の基準は、もとは感染症のために考えられたものだが、環境疫学でも使えるように整備された(5−7)。

一、動物とヒトで結果が矛盾せず、関連性が再現されること。

二、関連を説明できる、生物学的にもっともらしいメカニズムがあること。

三、　結果が現れる前に一貫して曝露があったことを示す、論理的な時系列があること。
四、　摂取量の増加に伴ってリスクあるいは深刻度が増加するという、用量反応関係を示す証拠があること。
五、　その関連性は、説得力を持つに足る強固なものであること。

判定にはその他に多くの因子が考慮されることになろう。例えば、その関連性が特殊なものであるか、要因を除去した際の効果、その関連性から導かれる仮説がどれほどのことを予想できるか、など。こうした条件が満たされたなら、科学者は特定の曝露が原因となってある結果が起きたと、進んで発表するだろう。しかし条件が十分満たされたかどうかの決定も、やはり判断の問題であって、証明の問題ではない。

こうした判断を下すべき立場にあるのは、ひとり科学者のみではない。我々社会全体が、証拠に十分説得力があるのはいつの時点かを決めなければならない。証拠の重みが、健康上有害な影響を食い止めるであろう行動を起こすに十分になるのはいつかを判断しなければならないのは我々である。場合によっては、科学的にはかなり不確実であっても、曝露の危険性は、行動を起こすに足る大きさであると、我々は決断しなければならないかもしれない。ある曝露が原因となってある結果を生むと「証明」するためには、さらに多くの研究が必要だと主張する科学者は常にいる。研究を続ける必要があることは確かだが、健康を守ることが目的なら、科学が証明してくれるまで待つわけにはいかない。ある科学者も指摘するように、「予防においては、病気の最終的な原因を必ずしも特定していなくても、曝露を特定することは必要である(7)。」我々が科学の働きを十分に理解したならば、その科学的データが健康を守る行動方針を提案するに十分なものかどうかを、我々自身のために判断することができるだろう。

## 化学物質災害の後に行われた研究

一九七六年夏、イタリアのセベソに近い化学工場で起こった爆発は、2、3、7、8‐四塩化ジベンゾダイオキシン（2,3,7,8-tetrachlorodibenzodioxin）を含む有毒化学物質の毒雲を放出した。この地域には、一二万人を超す人々が住んでいた。事故の二週間後、最も汚染の激しい地域から七三〇人が、またそれ以外の汚染地域から子どもと妊婦が避難した。

事故直後から、曝露の影響を評価するため複数の調査チームが疫学研究を開始した。生殖・発達への影響についての研究結果は失望させるものであった。調査担当者たちは、流産件数が異常に多いと報告したが、基準となるデータ（ベースライン値）が存在しなかったため、こうした報告は割り引いて考えられた。ある研究チームは流産と選択的人工中絶の胎児を調査したが、曝露を原因とする異常があったとの証拠は見出さなかった(8)。流産や中絶の処置後には、評価に使えるほどの組織が残されないので、この研究には限界があった。事故後、先天異常の登録制度が設けられたので、研究者は曝露した地域としなかった地域でその発生率を比較することができた(9)。大量に曝露した住民での発生率は高かったが、その差は統計的に有意ではなかった。母集団の規模が小さかったため、統計的に信頼のおける差を検出できるのは、発生率に際立って大きな差がある場合だけだろう。事故翌年には出生数の減少が記録されたが、おそらく流産が増加したからか、当局が避妊を奨めたせいであろう。

今日まで、事故後の生殖面の影響を明確に示す唯一の証拠は、曝露した母親から生まれた子どもの男女比の変化を調べた研究から得られたものである(10)。事故後七年間に、曝露した母親から生まれた女児の数は、男児のほぼ二倍であった。この場合、ベースライン値ははっきりしている。通常の性比は、女児一〇〇人に対し男児一〇六人である。

セベソの事件は、生殖・発達への影響と環境からの曝露を研究することがどれほど難しいかを示している。ベースラインとなる情報がなくては、曝露の前と後の状況を比べることは不可能である。事故の経験が、その人の妊娠に関わる選択に影響する場合もある。自分が危険な状態にあると感じた人々は、人工中絶を選んだり、始めから妊娠を避けたりしたかもしれない。さらに、曝露した住民の数は恐ろしいほど多いとはいえ、先天異常のような、まれな現象を効果的に研究するには、その数は依然少なすぎるのである。

## サーベイランスと先天異常登録制度

サーベイランス（監視測定）とは、一定の病気の発生数（新規の症例）や、一定の原因による死亡数を集計して、母集団におけるその病気の基礎的（バックグラウンド）な発生率を確立し、長期間にわたる傾向を見つけ出すプロセスである。数多くの感染症のサーベイランスが、地域や州の保健機関、米国疫病管理センター（ＣＤＣ）、世界保健機関（ＷＨＯ）によって行われている。こうしたサーベイランスは、病気の大量発生の速やかな発見や、病気の脅威への素早い対応に非常に役立っている。ガンや殺人、労働中の怪我や病気、先天異常など、感染症以外の健康問題でも、サーベイランスが用いられている。

サーベイランスには受動的なものと能動的なものがある。受動的サーベイランスの特徴は、症例の報告を医師や病院に依頼または要求するもので、これにはその要求に従うよう報告側を教育する努力が伴う。能動的サーベイランスは登録機関を持っていて、病院や医療センターを調査し症例を特定して情報を集める。一般には医療記録の精査による。能動的サーベイランスのほうが、受動的なそれに比べはるかに信頼度が高いが、人やモノの集中的投入を要し、高額の費用がかかり、実施も難しい。

健康問題ではサーベイランスシステムが整っていないと、長い間にその問題が本当に増加していることを見いだす可能性はきわめて低くなる。たとえば米国には流産のサーベイランスシステムがない。流産は既に一般的になってしまっているので、本当に増加したことが見つかるのは、増加がかなり著しい場合以外はありそうにもない。報告数が少なめになりがちで信頼性も低い受動的サーベイランスのように、弱い調査では事態はほとんど改善されないだろう。大規模で、よく設計されたサーベイランスが存在しない状況では、病気パターンの重要な変化が見すごされる恐れがある。

米国では、連邦政府が運営している先天異常の登録センターが二つある。メトロポリタンアトランタ先天異常プログラム（MACDP）と、先天異常モニタリングプログラム（BDMP）である[11]。州レベルでも、また国際レベルでも、先天異常のモニタリングプログラムはある。これらの中で最も包括的なプログラムは、おそらくカリフォルニア先天異常モニタリングプログラム（CBDMP）であろう[12]。ACDPとCBDMPは、きわめてよく設計されている。これらはいずれも、治療記録調査や、その他多数の情報源の調査による症例確認を行う、能動的な登録制度である。一歳より前に診断された異常と、妊娠二〇週以降の胎児死亡の情報をすべて含む。一方、自主的な報告に頼っているBDMPは必ずしも全体を代表してはおらず、結果として、全国規模の先天異常の情報としては不完全になっている。

先天異常のための有効なサーベイランスシステムの維持運営は困難な作業である。それでも、データは収集されなければならないし、何らかの健康上の危険が生じているかどうかを見つけるために迅速に分析もされなければならない。しかしデータを迅速に収集し処理することのために、重要な情報が失われることがある。病院の記録を詳細に調べるシステムもあれば、出生証明書か退院記録だけに頼っているシステムもある。この二つは余り信用できないとされている。わずかな、あるいは機能面の先天異常は、出生後しばらくの間は発見されないことが多く、結局見すごされる。軽度の異常は記録されないかもしれないし、死産の子どもの先天異常を記録する登録センターはごく一部である。それでも、異常の真の増加を見いだすためには、質の高い先天異常の登録制度が決定的に重要であり、曝露と先天異常の関連を調べる疫学研究のための資源である。

一九六〇年代初期、ヨーロッパとオーストラリアではつわりの治療のため、妊婦の約一パーセントに医薬品のサリドマイドが処方された。サリドマイドは、四肢が極端に短くなるまれな奇形のリスクを、一七五倍高めた。これらの奇形は一見して分かり、またそれ以前にきわめてまれであったにもかかわらず、この薬と奇形の関係が確立するまでに、六年の年月が流れ、六〇〇〇人の奇形児が生まれた(13)。その当時、先天異常の定常的なサーベイランスは行われていなかったのである。

サリドマイドとは違って、本書で取り上げる環境中の曝露は、一〇〇倍を超すリスク上昇を招くような類のものではない。ほとんどの場合、我々が懸念しているのは影響が二倍から三倍高くなる曝露である。こうしたわずかな増加を検出することの難しさを理解するため、生まれる子ども一〇〇〇人に約一人の割合で発生する口唇裂・口蓋裂のような一般的な先天異常を仮定してみよう。さらにそのうちのおよそ半数が、環境中の新しい毒物が関与するメカニズムが原因だと仮定する。この毒物はこの種の先天異常のリスクを五倍高め、また、全人口の一〇パーセントの人々が曝露されているとしよう。その結果となるこの奇形発生率の変化を計算すると、全体で一・四倍の増加となる。〔九〇〇人は曝露なしであるから該当する奇形発生は〇・四五人。それに対して曝露されている一〇〇人からは〇・二五人の奇形が生じる。全体として〇・七人となる。全員曝露なしとした場合は〇・五人と予測されるから、結局一・四倍となった。〕年間約四万件の出産の情報をもっている、米国で最も信頼できる先天異常登録制度で、この奇形の発生は、年に約四〇症例から約五六症例へと増加すると予想されるが、この程度の増加は統計的に有意とはならない。実際、一年間でこの増加を、従来から使われている $p$ 値〇・〇五で検出するためには、二〇万件の出産をモニタリングする必要がある(13)。

悪影響の増加が、母集団がかかえている病気の中に「隠れる」こともありうるので、資金や人材を集中的に投入してサーベイランスを整備し、病気の傾向をつかむことが緊急に必要である。先天異常等の病気を注意深く追跡していなければ、公衆衛生の観点から重要な増加を見逃してしまうことになる。そうしなければ統計的には隠れたままになってしまう。

## 先天異常の集団発生

一九九〇年代の初期、米国テキサス州ブラウンズビルのある病院で、三六時間の間に三人も脳のない赤ん坊が生まれたとき、医療スタッフたちは不安を感じた。神経管欠損症と呼ばれるこの種の先天異常がこれほどの頻度で発生したのは、メキシコでの発生率よりは低いものの米国の平均値の三倍になっていることが、保健局の調査でわかった(14)。

ブラウンズビルはテキサス州の国境沿いにあり、メキシコのマタモロスに隣接している。早くから、ブラウンズビルの住民達は、マタモロスにあるマキラドーラ（米国向け組立工場）工場から放出される汚染に不安を感じていた(15)。マキラドーラ工場群のほとんどは外国資本の所有で税の特別優遇を受け、環境・業務上の規制は緩かった。エレクトロニクス、織物、プラスチック、電池製造など、多数の産業部門がその中で操業している(16)。近年は、危険な労働条件と、施設から排出される危険な化学物質に対し、国際的な関心が高まっている。

テキサス州保健局は、かなり徹底した疫学研究から、ブラウンズビルの神経管欠損症発生が統計的に多いことを確認したが、有意な関連性は何も見出せなかった。研究者たちは、人口統計、遺伝子、栄養、職業、環境の各要因を調べたが、いずれもこの先天異常の集団発生を説明するとは思われない。神経管欠損症は痛ましく、しかし興味ある疾患である。というのは、他の多くの先天性疾患と違って、明確な原因がいくつか特定されているためである(17)。神経管欠損症の主要原因として知られているのは、栄養中の葉酸の欠乏である。この他に遺伝、ヒスパニック（ラテンアメリカ系）の遺伝継承、および母親の年齢がリスク要因であることもわかっており、また癲癇の治療に使われるバルプロ酸が原因となることも知られている。母親の溶剤や殺虫剤への曝露、また父親の殺虫剤、溶剤、イオン化放射線への曝露も、いくつかの研究で神経管欠損症と関連付けられている(18)。

ブラウンズビルでは、はっきりした答えが出ていない。保健局が何らかの曝露との関連を一つも見出せなかったことは、この先天性疾患の集団発生が単に偶然によるものであったということかもしれない。しかしこの研究が、わずかに二八件の症例と二六件の対照群を基にしていたことから、意味のある関連を検出するだけの統計的検出力に欠けていたとも考えられる。ブラウンズビル住民のマキラドーラに関する心配には十分な根拠がある可能性もあり、また遺伝や栄養など他の要因がこの連続発生に寄与した可能性もある。科学の限界を考えれば、我々にはまだ答えはわからない。

## 定量的リスク評価

過去二〇年間、毒性のおそれのある曝露に限界値を設定する担当者が、定量的リスク評価（QRA、quantitative risk assessment）を、道具とすることが増えてきた。この手法は、入手した科学的データを、モデルと最善の推定法に組み合わせて化学物質への曝露による危険（リスク）を推定する。近年、この手法の限界は、より明確に認識されるようになったが、どんな形にせよQRAは、依然として我々の規制システムの基本部分に貢献していることは間違いない。

QRAは、特定の化学物質あるいは汚染物質の、人間や生態系への影響を、数量的にとらえようとするプロセスである。対象となるのはほとんどガンであるが、どんな健康問題にも応用することができる。リスクを定量化するために、まず対象物質への実際の、あるいは起こりうる曝露を評価する。これは測定した曝露モニタリングデータでなく、モデルによって行うのが一般的で、この曝露評価では、物質すべて含めるのでなく、特定の一つだけに限って検討することが多い。次にその物質の毒性を定量化するために、用量反応モデルを組み立てる。健康影響の型それぞれについて、別々の用量反応モデルを用意しなくてはならない。生殖・発達影響は、閾値のある用量反応モデルに当てはまるとされている。次に、ヒト影響の尺度を作るため、推定された毒性値と推定された曝露量とを掛け算する。

実際の計算は、この他に多数の要因も含めるため、これよりは複雑になる。たとえば、もし用量反応曲線が動物のデータに基づくものであれば、動物の反応と人間のそれとの差を考慮するために、不確実性係数を加えることがある。またもし、人間の曝露量が推定排出量に基づいて推定した値であれば、データの不確実性としてもう一つの係数を含めることになろう。データが十分でない時は、リスク評価者は現実世界の状況を表わすモデルを使わなければならない。モデルはその性質上、必ず現実より単純であるため、完全に正確にはならない。

ＱＲＡに使われる数学的モデルは、専門家を除けば誰にも批判できないような複雑な数学データの塊を生み出すが、しばしばまだ認められていない科学知識と確かさの幻想を創り出す。このように、結果としてのリスク計算は、不十分な科学情報と多大な不確実性に基づいたものであり、迂闊な人は、これが科学的真実を表していると、誤って信じるおそれがある。

## 定量的リスク評価の限界

今日行われているリスク分析には、特に生殖・発達への有害性の分野では、有効性を制限する多くの問題がある。第一に、ＱＲＡは生殖・発達への脅威をほとんど扱っていないので、ＱＲＡを基に作られた規制はいずれも、この問題分野をまったく見落としている可能性がある。しかしたとえ定量的リスク評価がこれら生殖・発達の問題に応用されたとしても、やはり問題がある。たとえば、ＱＲＡの結果は、数値で表される推定値である。数値は正確さを匂わせるが、この計算過程で使われたデータを考えれば、根拠はない。この計算には、あまりにも多くの不確実性が取り込まれているため、リスクについて一般的なこと以上は何も言えない。それでも規制担当者は、まるでそれが実際のリスクの正確な評価であるかのように、得られたリスク推定値を使うのである。

リスク評価に登場する不確実性には、いくつかのはっきりした出所がある。第一は、我々が科学的に知らない要因から生ずる不確実性である。つまり、今後の調査によってはやがて埋められる可能性のある、知識の欠落部分である。こうした要素を推定、あるいはモデル化する知識は十分あるかもしれないが、それは所詮、最善の推定に過ぎないのであり、ある程度の本質的不確実性を伴っている。さらに我々がまったく知らない、考慮する必要さえ気づいていない要素もある。リスクの評価に関係の深い要因に、我々はまったく気づかないことがある。言い換えれば、我々が予測もしえない変化が、将来起こるかもしれない。そして最後に、不可知の事柄――最高の科学的取り組みによってさえ、測定することも定義することもできない要素がある。

仮に絶対的確実性をもったリスク評価ができるとしても、やはり考慮すべき重要な問題がある。リスクがどれほどのレベルかが決まったら、次に直面するのは「受容可能な」リスクのレベルはどの程度かという問題である。生殖・発達毒性物質の場合、先天異常や不妊、あるいは流産の「受容可能な」増加を示すことは難しい。国民のいかなる層に対しても、情報に基づく合意なしに、あるいは曝露した人々がもともとその曝露を作り出したこととは無関係の場合、規制担当者がリスク増加を押し付けることは倫理に反すると主張する人々もいるだろう。考慮すべきもう一つの事実は、リスクが人口全体にわたって均一に広がっているわけではないという点である。有毒化学物質への曝露が増えたために、その物質から人一倍大きなリスクを背負う集団、たとえば自給自足の漁師や特に汚染の激しい地域に住む人々などがいる。加えて、生殖・発達への悪影響は、乳児、子ども、両親、そして妊娠しようとしている者たちに集中する。

リスク評価は、一般的に、一つの化学物質あるいは化合物が、ある発生源から排出または放出された時、及ぼしうる影響を判断するために使われるものである。実際には、人々は日々、さまざまな発生源から出される化学物質の複雑な混合物に曝されている。今日行われているリスク評価は、こうした複数の曝露を考慮に入れておらず、化学物質の混合物が相乗作用的にリスクを高める可能性はもちろんのこと、相加的リスクさえ検討できていない。ある特定の発生源からの、ある特定の化学物質への曝露が引き起こすリスクが「受容可能」であるという決定は、多くの点で無意味である。

リスク評価は、意思決定のための他のツールと同様に、十分認識し、確認されるべき一定の限界とバイアスをもっている。前提条件を明らかにし、科学の不確実性を認め、結果の性質を明記して説明することが必要である。公衆衛生政策の決定のためのツールとしてＱＲＡが役に立つかどうかは、現在でも議論されている問題である。適切に使われた時のみ、我々はその最終的な有用性を評価できるだろう。

## 科学的ツールの再検討

科学が純粋に科学のために行われる時は、科学界が決めた厳密な基準に従うことは望ましく、むしろ必要でさえある。しかし、公共政策の決定を助けることが科学に求められるときは、自らを守りたいという我々の望みを考慮に入れた、別の基準を適用するのが適切ではないだろうか。犯罪を扱う法体系と民事事件を扱う法体系の二つがあるように、科学にも二つの体系があってよいはずである。刑法では、絶対的な真実を追究しようとするため、ある行為に対し責任があるということを、一点の疑いもなく証明しなければならない。一方、民法では、ある行為への責任がないよりも責任があるという方がもっともらしいことを示すように求めている。場合によっては、特定の曝露による健康への悪影響は、どちらかといえばありそうだと科学が示すならば、我々は健康を守るような方向で行動したいと望むのではないだろうか。現実社会の意志決定では、証明されたことでなく、ありそうなことに基づいて、人々は行動しているのだから。

不幸なことに、この常識に沿ったアプローチは、現状維持を好都合とする人々によってたびたび批判されている。彼らは「健全な科学」は原因と結果の一点の疑いもない証明を求めており、それができないものは「クズ科学（ジャンクサイエンス）」でしかないと主張する。しかしこれまで見てきたように、科学とは進行中のプロセスであり、そこでは証明の確固たる基準（至適基準）などはない。その代りに、証拠を注意深く比較考察するうちに、その証拠の重みが科学者間のコンセンサスに育っていくのである。ある判断の科学的基礎が健全であるかどうかを尋ねたいと思うとき、本当に知りたいことは、その判断の基礎となった科学のプロセスが健全かどうかである。尋ねなければならないのは、科学的ツールが適切に用いられたか、科学的方法のルールが守られたかである。もしルールが守られ、方法、前提条件、結果が明確に報告されているなら、その科学は健全である。ルールが守られず、報告も十分でなければ、その科学は健全ではない。

政治、社会、経済の面での特定の目的を追求する者たちは、ジャンクサイエンスのような、思惑を込めた、定義のはっきりしない言葉を使うことによって、政策決定者の心に一瞬にして疑念を吹き込むことができる。一般国民や政策決定者が、自ら科学を評価するだけの、科学の基本ルールについての知識がなければ、不正確な偏った表現に動かされやすいだろう。もし「健全」ということばが、科学的プロセスが適切であるという意味ならば、ある政策判断に使われた科学的基礎が健全であったかどうかを問うのはまったく正しい。残念なことに、「健全な科学対ジャンクサイエンス」の論争は、ほとんど悪口雑言の応酬になる。

行動決定に際しては、ある原因がある結果を導くという絶対的な証明がなければ行動に移れないと主張するより、証拠の重みとその行動が正しかった場合または誤った場合の影響を考えるほうがよいと考える。ある決断に直面すれば、ある程度の科学的情報は、どんなときでも手に入る。証拠の重みを考えるためには、ある問題に関して存在する科学的研究を評価し、その研究の健全さと結果そのものの両方を考慮に入れつつ、曝露と結果の関連を支持する傾向があるかどうかを判断する必要がある。将来出てくる証拠が、現状についての我々の理解を変えることになるかもしれないと認めつつも、科学的証拠の重みを検討することによって、我々は意思決定の指針を得ることができる。

健康を守るという目的のために、違った方法で科学的ツールを利用することもできる。研究の結果を新しい方法で提示すると、今行われている通常のデータ提示方法よりもはるかに多くの情報を提供できる。$p$値の範囲、すなわち信頼区間をグラフで表現すると、読者は自ら科学的判断を行うという観点から、結果を解釈することができるようになる。たとえば、信頼区間を示す別の方法として、結果の周辺の九五パーセント信頼区間だけでなく、五〇パーセント、七五パーセント、九〇パーセント信頼区間も、同時に入れて示すことができる。このような方法で結果を示せば、その関連の強さと統計的な有意性を見ることができ、その証拠が懸念するに足る強さを持つものかどうかを自ら判断できる。

科学的ツールを、より健康保護的に使うもう一つの方法は、帰無仮説の反転を考えることである。科学者は通常、「ある曝露がある結果を引き起こす」という仮説を立てる。これに対する帰無仮説は、「曝露は結果を引き起こさない」となり、次に、きわめて高い水準の科学的証明が初めの仮説に課される。我々が仮説を切り替えようとするなら、曝露は影響なしとする仮説の方に高い水準の証明を課すことになる。たとえば化学物質の試験に適用すれば、高い水準の証明を必要とするのは、「化学物質への曝露は健康への悪影響を引き起こさない」ことであって、引き起こすことの方ではない。これは、事実上、化学物質は無罪が証明されるまで有罪であると主張していることになる、すなわち刑法の基準の反転である。有罪が証明されるまで無罪という刑法の基準は、人権の保護を目的としたもので、化学物質の権利ではない。

科学的ツールの一つである定量的リスク評価は、慎重に使う必要がある。この評価法の焦点は、この計算過程に本質的な不確実性に気づき、認めることになければならない。当然、不確実性を認めるということは、リスク評価が出す答えを何らかの判断に使うことが、それほど簡単ではないことを意味する。結局、リスク評価は我々が望んだほどには役立つ情報を提供できないこと、このツールの応用が実際にはきわめて限られたものであることを、我々は見出すことになるかもしれない。

個人として、また社会としての我々につきつけられた意思決定に意味のある方法で参加するためには、その判断の基盤を作るために使われるツールについて、もっとよく知らなければならない。科学のプロセスは、長い歴史の中で確立されてきたものであり、真実の追求に役立つことが認められている。人々の健康を守るため、どうすればこのツールを最もよく使えるか、我々はさらに考えていかなければならない。リスク評価という準科学は、生まれたばかりの、まだ十分実証されていないツールであり、その有効性は依然論争の中にある。このツールが実際に役に立つ情報をもたらしうるものかどうかを判断するために、そのプロセスの評価を続けなければならない。我々の誰もが科学者や研究者になれるわけではないが、これらのツールの強みと限界を認識し、我々が問うている疑問にそれらをどう応用するかを理解することは誰にでもできる。その時ようやく、真に我々の利にかない健康を守ることのできる判断を、我々は望めるようになるのである。

# 第3章　金　属

鉛と水銀は最も広範にわたって研究されている生殖・発達毒性物質である。鉛、水銀とも、環境中に広く散らばっており、誰もがそれに曝露している。この二つの他に、カドミウム、砒素、マンガンという三つの一般的な金属もまた、生殖毒性物質の可能性があり、クロムとニッケルも動物実験で、胎児の発達に害を及ぼすと示唆されている(1)。その他の金属、たとえばテルル、ガリウム、インジウムなど、ごく最近、最先端技術に応用され普及してきたものにも、生殖・発達毒性を持つと思わせる徴候がある。以上の金属は将来世代に危険をもたらすおそれのあるものだが、まだその危険を定量化することはできない。本章では、鉛、水銀、カドミウム、砒素、マンガンを取り上げる。

鉛は、これに曝露した男性では不妊の、また高濃度で曝露した女性では流産の原因となる。有力な証拠から、鉛に曝露すると、神経へのわずかな影響、発達遅滞、行動異常などが示されている。この子どもは他の点では正常である。

水銀は、ヒトに流産と奇形を大量に発生させた。有機水銀化合物は、発育中の胎児の脳に損傷を与えて、小脳症（脳が小さい）、脳性麻痺、精神遅滞を引き起こす。

これとは対照的に、カドミウム、ヒ素、マンガンの生殖影響については、ヒトにおける研究はあまり行われていない。動物においては、カドミウムは精巣を損傷し、精子産生を妨害する。また正常な肺の発達を阻害し、新生仔呼吸窮迫症候群の素因になる可能性がある。またカドミウムがヒトの胎盤にとって有毒であり、そのために流産と先天異常を引き起こすかもしれないと示唆する証拠もある。ヒ素は、高用量で曝露した実験動物に対して、一連の特徴的な奇形を発生させる。またヒトの研究は、ヒ素に被曝すると流産と死産を招き、神経の発達、特に聴覚の発達に影響する可能性があると示唆している。マンガンは最近ガソリンに添加されるようになり、今後いっそう環境中に広がる可能性があるため、重要な金属である。動物研究とヒト研究から、マンガンがホルモン産生に干渉して男性の生殖機能を損なう可能性があると示されている。さらに、マンガンは胎児の脳にとっても有毒である。

## 鉛

鉛は自然の状態では地殻中にのみ存在する。人類が何千年にもわたって鉛鉱石を掘りだして使った結果、水、大気、土壌の鉛汚染が発生した。今や鉛は、地球上のあらゆる生き物の体内と、北極南極の氷雪まで含め、環境中にくまなく見いだされる。米国で最近みられる環境からの鉛曝露は、含鉛塗料を原因としたものだが、通常水道管からの鉛漏出によって水道水からも曝露する。それ以外にも、鉛釉薬を使った陶芸、さまざまな民族が使うある種の薬用・化粧用調剤、そして汚染された土壌で栽培された食物などから、人々は鉛に曝露する。また職業や趣味の中にも鉛曝露を起こすものがある。例えば次のようなものである。

塗装

古い塗料の剥離
建設
バッテリーの製造・またはリサイクル
自動車修理
電子工業
陶芸
印刷
溶接・はんだ
銃火器の射撃、清掃
宝石類の製作・修理
ステンドグラス窓の製作

ガソリンからの鉛の段階的除去と市販食品缶詰の鉛はんだの使用中止は、米国での鉛曝露を大きく低減した。しかし有鉛ガソリンは現在でも世界中で使われており、今後何年にもわたって膨大な数の人々の被曝が続いていく。

## 体内での分布

鉛は体内に入ると、脳を含めあらゆる器官に散らばり、また胎盤も簡単に通り抜ける(2)。胎児の血中鉛濃度は、母親の最大九〇パーセントにもなっている。鉛の一部は排泄されるが、残りは骨に蓄積して、その排泄は何か月も、何年もの後になる。妊娠期は、母体が子のために栄養分を動員するときである。胎児のカルシウム必要量のうちの一部は、骨回転亢進と呼ばれるプロセスを通して母親の骨のカルシウムによってまかなわれる。もし母親の骨に鉛が貯蔵されていれば、この毒性金属もまた胎児に、あるいは出生後には母乳で乳児に引き渡される(3)。

鉛への曝露は、血液検査、尿検査、骨のエックス線蛍光分析によって測定できる。血液検査は最も一般的ではあるが、この方法で調べられるのは過去三か月間の曝露に限られる。誕生以来の鉛曝露量は、骨エックス線蛍光分析か、鉛の排泄を促すキレート剤を投薬した後の尿検査で測定できる。こうした検査は、通常、学術的な医療センターにおいて、研究目的で行われる。

## 鉛の用量と健康への影響

鉛は過去に有害と思われてきたものよりはるかに低い曝露レベルでも、健康に深刻な影響をもたらしうることを示す証拠が、過去一〇年間に増加している。本書で取り上げた物質の大半は、論争中の生殖・発達毒性物質か、毒性は分かっていても用量反応曲線が明確でない物質である。しかし鉛は、用量・反応の関係も十分に研究された毒性物質である（図3―1）。

現在、米国民の平均血中鉛濃度は、生殖年齢の女性で約二・〇ppm、同じ年齢層の男性は四・二ppmである(4)。一九七〇年代には、この血中鉛濃度が一歳から五歳までの子どもで一三・七ppm、生殖年齢の女性で一一ppmと、現在よりはるかに高かった(5)。一九九〇年の政府調査では、「母親の血中鉛濃度が一〇ppm以上の場合は、すべての妊娠にリスクがある」と述べている。この調査の著者らは、生殖年齢にある女性の四四〇万人が一〇ppm以上の血中鉛濃度を持つと推定し、今後一〇年間に米国では、母親の鉛曝露量によってリスクを抱える胎児は四〇〇万人を超えると予測している(6)。ＥＰＡは胎児と乳幼児について、一〇ppmを最大許容血中鉛濃度として位置付け、米国疾病管理センターは、これ以上の鉛濃度の子どもに対しては、監視し濃度を下げる対策をとるよう勧告している。現在、一歳から二歳の黒人の子どものほぼ二二パーセントの鉛濃度が、一〇ppmを超えている(6)。

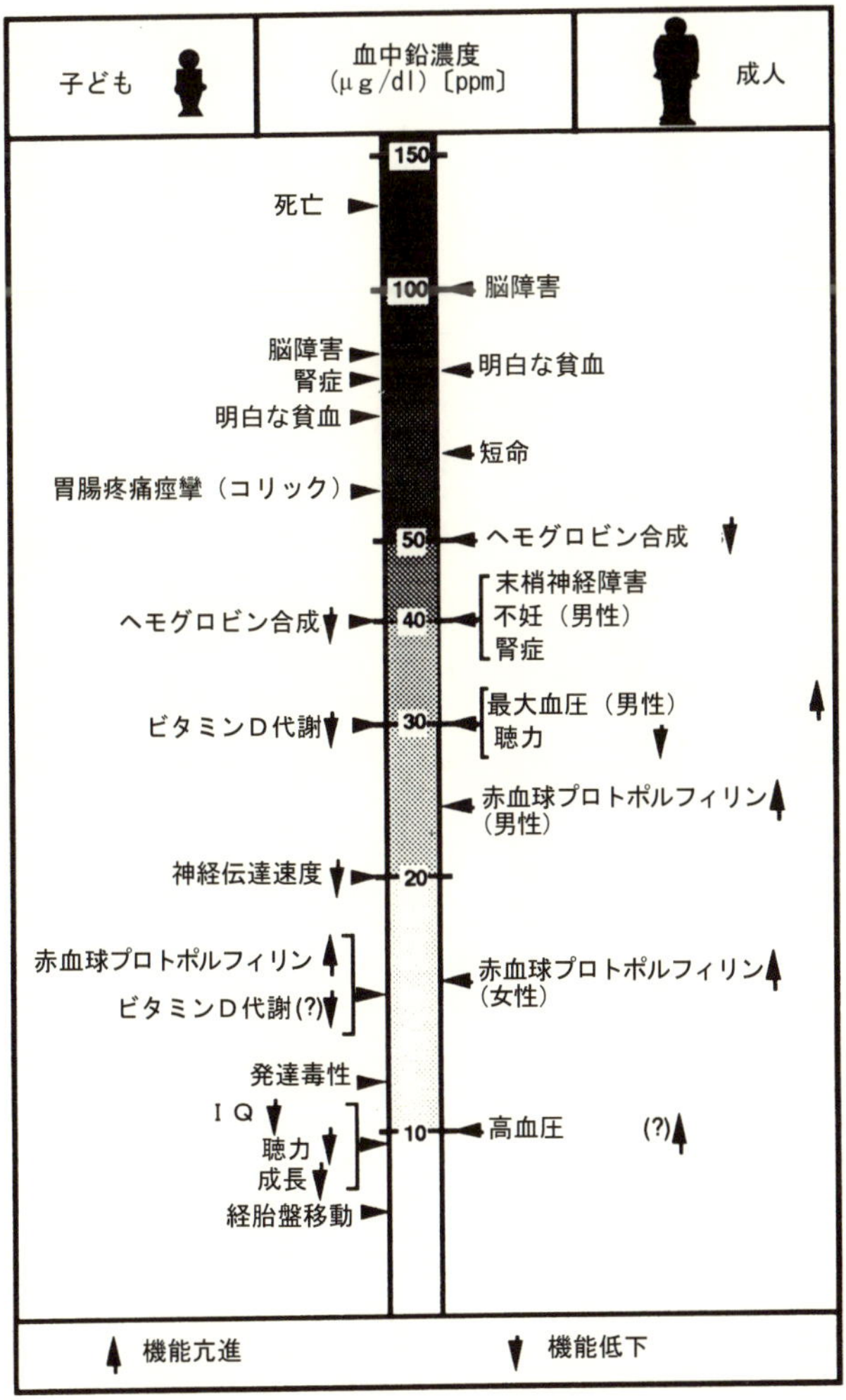


図３－１　血中濃度の段階による健康への影響。ATSDRの鉛に関するケーススタディから再録。

## 高用量での生殖・発達への影響

### 男性

鉛の血中鉛濃度が五〇ｐｐｍを超えると、男女とも生殖能力が低下する[7-11]。男性では、鉛は直接精巣に作用して精子数を減少させる。事実、過去には鉛が避妊用の殺精子剤として使われていた。男性労働者についての最近の調査で、血中鉛濃度がほぼ四〇ｐｐｍで精子の機能と量に影響が現れることがわかった。血中鉛四〇から五〇ｐｐｍという濃度は、職場環境ではふつうにみられるレベルである。従業員の血中鉛濃度が五〇ｐｐｍを超えない限り、従業員から曝露を取り除く義務はない。鉛が内分泌系に干渉するという証拠は、激しい鉛中毒になった男性のテストステロン濃度と視床下部ー下垂体軸への影響との関係から得られた[13-14]。残念ながら、集団の規模が小さいことと、曝露量に関する研究をほとんどしていないことから、どの程度の鉛量で男性の生殖影響が出るかについて結論するのは困難である[15]。

### 女性

職場環境で時折遭遇する程度か、それより少し上の曝露でも、鉛は流産・死産の原因となる[16]。過去には、流産を誘発するために鉛が用いられた。一五ｐｐｍ程度までの低濃度では流産リスクの上昇は見られないとする研究もいくつかある[17-18]。四〇年前、子どものときに鉛中毒に冒された女性を追跡し、彼女らの生殖に関する履歴について質問した調査から、流産リスクが六〇パーセント上昇していたことが判明した[19]。この調査は、小規模で結果も統計的に有意なものではないが、幼い頃の鉛曝露が長じて後の生殖能力に影響を及ぼしうることを示している。骨に鉛が蓄えられることを思えば、これも不思議ではない。

## 低用量での影響

米国での平均的な曝露レベルで、最も気掛かりな鉛の影響は、胎児への発達毒性である。それは、神経・行動の発達への永続的な影響である。血中の鉛濃度の上昇と、早産、出生時低体重、胎児発達遅滞との間には明らかな関係がある[16、20]。この関係は、血中濃度が一〇ppm以下の低濃度でも明らかに存在する。軽度先天異常と臍帯血中鉛濃度との関連性を実証している研究があるが、全体としては、鉛が先天異常の原因になることを示す証拠はほとんどない[21]。鉛の胎児に及ぼす主な影響は、発達遅滞と神経毒性である。

血中鉛濃度が一〇から二五ppmの母親から生まれた子どもには、行動・知能への長期的な影響が見られる。鉛に曝露した子どもの発達遅滞は、少なくとも五歳になるまで残る。子どもが成人するまで追跡を続けた調査によれば、幼児期に鉛に曝露した子どもでは、高校中退のリスクが七倍、読解障害のリスクが六倍に上昇することがわかった[22−24]。すべての研究が、低用量で精神発達上に影響があるとしているわけではないが、低用量で影響を見出した研究は、きちんとした方法で実施されたもので説得力がある。最近行われたいくつかの総説では、鉛曝露は、血中濃度が一〇ppm以下であっても、神経・行動の発達、出生時低体重、子宮内発育遅滞に結びつくと結論している[25、26]。

最近の報告二件からも、鉛曝露が、攻撃的、破壊的、非行行動と密接な関連があることがわかった。一つは、一一歳の少年における研究で、曝露の尺度として骨中の鉛を調べた。もう一つの前向き研究は、曝露の総合的尺度として、妊娠中の母親と三歳までの子どもの血中鉛濃度を用いた[27、28]。鉛の脳への影響は、出生の前後いずれの曝露でも起きているようであった。サルの血中鉛濃度が一五ppmに保たれるような用量で鉛を出生時から曝露すると、転導性の亢進（注意力維持の困難）、刺激に対する反応が不適切、対応戦略の変更困難の割合が増大した[29]。これらの証拠は、鉛はきわめて低濃度でも脳の発達にわずかながら害を及ぼすことを、説得力をもって示している。

## まとめ

鉛は、十分に認識されている生殖毒物である。職業上で大量に曝露する労働者では、生殖能力が低下し、流産の原因となる。低濃度の鉛が男性の生殖系や被曝した男性の妻の妊娠に及ぼす影響は、十分には研究されていない。子宮内で低濃度の鉛に被曝した子どもは、胎児期の発達遅滞や、未熟児、そして集中力・学習能力・行動における、永続的な障害をこうむる。こうした影響が起きない閾値曝露量についての証拠はない。米国での鉛の使用量は減っているにもかかわらず、世界各国で有鉛ガソリンが依然として使われていることや、土壌中に残留する鉛、住宅の鉛含有塗料問題も続いていることから、鉛の影響は米国内でも継続し、海外ではさらに悪化している。

# 水　銀

水銀は環境中では、水銀原子の蒸気、無機水銀化合物、有機（通常メチル）水銀の三つの形態を持つ。これら三つの形態は、異なる目的で生産、使用され、違う方法で体内に吸収される。生殖・発達に及ぼす影響もそれぞれ異なる（**表3－1**参照）。

有機水銀は、最も危険な形態である。最も簡単に経口摂取され、きわめて容易に脳や胎児へと移動するからである。胎児の体内を循環する血液中の水銀濃度は、通常母親の血中濃度より高く、またメチル水銀は母乳中にきわめて高濃度で現れる[30]。環境中にいるバクテリアが、他の形態の水銀を有機水銀に転換し、これを藻類が取り込み、さらにこれを魚が食べて、ついには人間の食べる食物となる（**図3－2**参照）。汚染された魚、特に肉食のメカジキ、マグロ、サメ、カマスなどは、多くの人間にとって有機水銀への主要曝露源である[31]。

表３－１　水銀の三形態の特徴

| | 原子（金属又は蒸気） | 無機水銀 | 有機（メチル）水銀 |
|---|---|---|---|
| 使　用 | 歯科充填材、温度計、バッテリーに使われる。石炭・石油に汚染物質として含まれる。金鉱、塩素製造で使われる。 | 電器設備、一部の殺菌剤、防腐剤、医薬品、および美白クリームに使われる。 | 塗料の殺菌剤 |
| 排出源 | 廃棄物焼却炉、石油・石炭の燃焼によって排出される。 | さまざまな産業排出源 | 環境中で、他の形態の水銀はこの有機水銀に転換される。 |
| 吸　収 | 肺から吸収される。飲み込んだ場合の吸収はわずか。 | 通常は吸入されることはない。皮膚を通じて、また飲み込んだ場合にはわずかだが吸収される。 | 飲み込んだ場合は、急速に吸収される。肺や皮膚を通じても一部は吸収される。 |
| 体内での移動 | 胎盤を通過する。脳に入る。 | 簡単に脳に入ったり胎盤を通過したりはしない。 | 胎盤を通過し、脳に入り、母乳中に存在する。 |

水銀原子は、吸入した場合だけ重大な危険を及ぼす。蒸気圧が高いので室温で吸い込むことがある。このため、壊れた体温計からこぼれた水銀は電気掃除機で吸い取ってはならず、箒で掃き取るようにする。掃除機の熱が水銀を蒸発させ空気中にばらまくからである。焼却炉でバッテリーやスイッチ、蛍光灯、医療廃棄物を燃やすと、人々が水銀に曝されるおそれがある。また水銀は石油や石炭の汚染物質でもあるため、その燃焼によっても曝露される[32]。水銀原子はいったん体内に入ると、簡単に脳にも、また胎盤を通過して胎児にも移動する。

## 有機水銀

最近の歴史で、有機水銀への曝露は水銀中毒の二つの大量発生をもたらした。一つは日本の水俣湾の周辺で一九五〇年代に起きた事件であり、二つ目は一九五〇年代後半、一九六〇年代前半、そして一九七〇年代前半にイラクで起きたもので、種として輸入された穀物が、有機水銀で殺菌処理されたことから発生した。穀物は種として蒔かれずに製パンに使われ、その結果、数千人が中毒になった。視野狭窄、指やつま

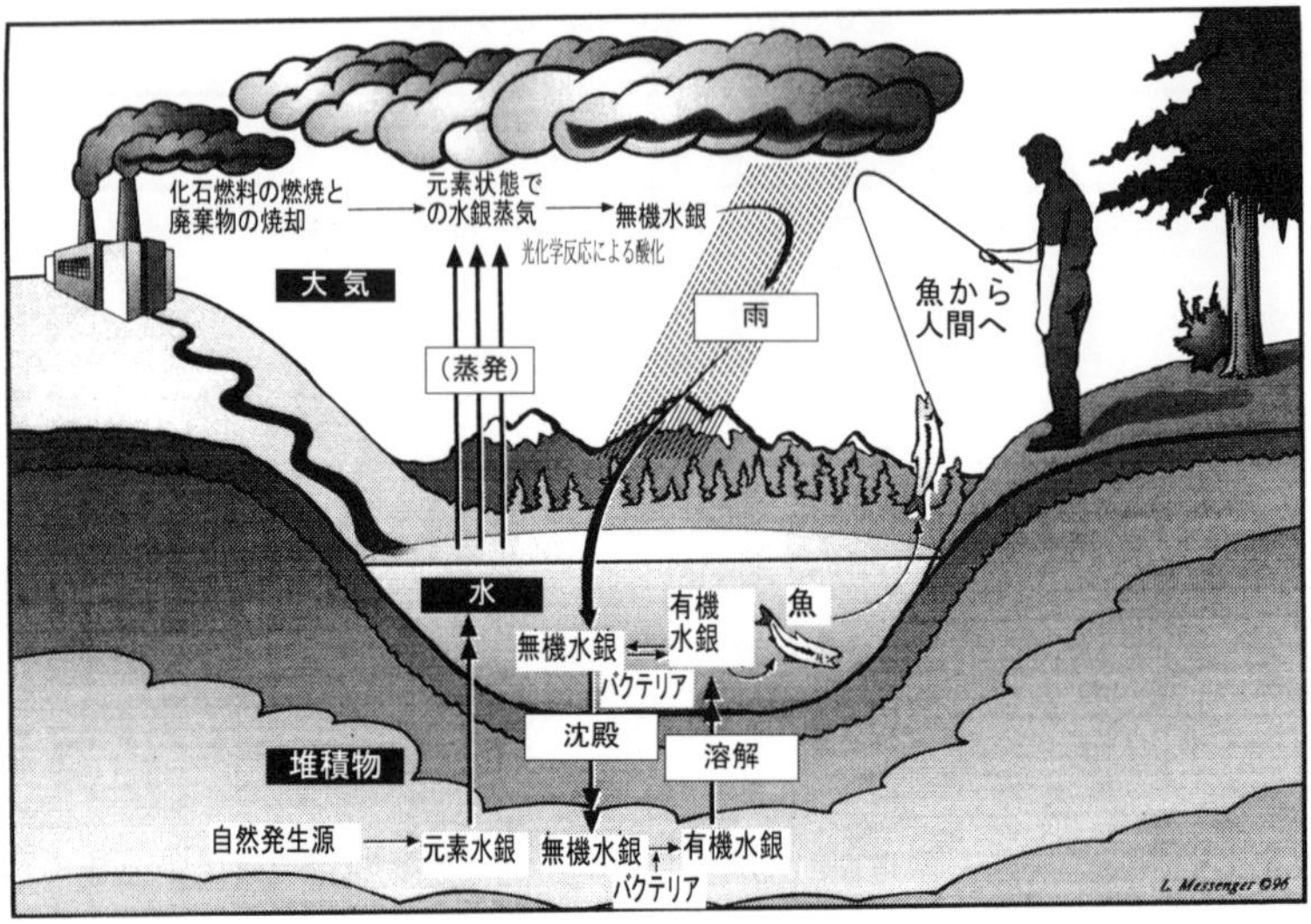


図３－２　環境中の水銀の循環

先のしびれ、協調運動不能などの症状を起こした成人もいたが、この二つの事件での主要な犠牲者は、出生前後に曝露した子どもたちであった。

　有機水銀は、発達過程にある脳に対し選択的に損傷を与える。日本とイラクの、この中毒の大発生で、乳児は脳性まひ、精神遅滞、協調運動障害、虚弱、痙攣、失明、発達遅滞などに襲われた(33−36)。母親の胎内で有機水銀に曝露した子どもは、誕生時には、反射運動や筋肉の正常な緊張などにわずかな異常があるだけで、ほとんど正常に見えることが多い。しかし後になって、痙攣、歩行・会話習得の大幅な遅れ、深刻な不器用さなどが現れるのである。曝露が低量であれば、やや成長してからの再検査で観察しうる影響は、筋肉の緊張、反射運動での異常と、わずかな発達遅滞だけであった(37)。この二つの事件で、被害者が曝露した用量は、今日、魚を食べる人の多くが被曝しているレベルの一〇から一〇〇倍の量であった。

　有機水銀の健康影響は、動物での研究でもヒトでも同様に観察されており、水銀は最もよく理解された発達毒物の一つである。有機水銀は発達中の脳内で細胞の分裂と移動に干渉する。マウスが有機水銀に曝露すると、発達中の脳内で、分裂中の細胞が途中で分裂を停止することが示された(38)。さらに、メチル水銀はDNAに結合し、生命に不可欠なプロセスである染色体の複製とタンパク質の産生を妨害する(30)。

魚を大量に摂取する人々についての、二つの大きな研究が、一つはセーシェル諸島で、もう一つはファロー諸島で、現在も行われている。この二つの調査は、メチル水銀の低用量での脳発達影響を評価する試みである。初期に得られた結果は、相反している。セーシェルでの調査は、影響はほとんど、あるいはまったくないことを示し、ファロー諸島での調査は、目に見えにくいが重大な障害を脳機能に起こすことを示していた(39―41)。

イラクでの調査に基づき、米国環境保護庁（EPA）は、健康への影響がないものと考えられる長期曝露の最大許容量は、一日、体重一キログラムあたり一・〇マイクログラムと予測し、これをもとに参照用量（RfD）を〇・一マイクログラム／キログラム〔体重〕／日と定めた。「RfD」とは、その濃度の曝露が生涯続いたとしても、何ら健康への影響は及ぼさないと予想される用量である。

### 水俣湾の水銀――生物濃縮の危険

一九五〇年代、日本の水俣湾周辺に住む住民の多くが、恐るべき神経障害に見舞われた。手足のしびれ、震えから、麻痺、失明、難聴、昏睡状態に至るまで、さまざまな症状に住民は苛まれた。この時期に生まれた子どもは、脳性まひ、精神遅滞、小頭症、脳の未発達などの症状を呈した。

この不可解な病気の大量発生の原因が発見されるまでには、数年の歳月を要した。地元のある工場が、水俣湾に絶えずメチル水銀を垂れ流していたのである。

有機水銀は動物の体内で濃縮されるので、魚の体内の濃度は、水中の一〇万倍にまで高まることもある。この地域の住民は、湾内で取れる魚を食糧源としており、食べた魚から住民の体内に蓄積された水銀は、簡単に胎盤を通過して胎児の脳へと移動して行った。

環境中に長期間残留し、食物連鎖のなかで蓄積する化学物質は、人間にとって特に危険である。ヒトは肉食の動物や魚さえ餌食とする「最上位捕食者」である。これは我々は、食物である動物がそれまでに食べた全生物に含まれていたと同じ量の、残留性有毒化学物質を摂取しているという意味である。水俣湾に投げ捨てられたメチル水銀の量は大した量ではなかったから海中でたちまち薄められたのではないか、と考えることは簡単かもしれない。しかしメチル水銀は食物連鎖に入り込んで何十万倍にも濃縮されて、結局は水俣湾周辺に暮らす家族の体内に戻ってきたのである。

## 原子状態の水銀と無機水銀

原子状態および無機の水銀が及ぼす悪影響の証拠は、はっきりしない。この二つの形態の水銀は、有機水銀のように発達中の脳に影響を及ぼすことはないようである。動物での研究から、原子状態の水銀は男性の生殖能力を低下させうることが示されているが、原子状態の水銀蒸気に職業曝露した男性群には、曝露していない男性群に比べても、生殖能力の明確な低下はみられず、またその子どもに特に奇形のリスクが高まることもなかった(42–44)。職業曝露した男性労働者を調べた別の研究では、彼らの妻において流産のリスクが二倍に上昇していた(45)。

しかし動物での研究からは、原子状態の水銀も胎児に有害であることが示されている(45)。女性を対象として行われたいくつかの調査は(対象の女性は大半が歯科助手)、原子状態の水銀が流産のリスクを増大させるかどうかについて、相反する結果を示している(46、47)。ある大規模のコホート研究は、被曝した女性では流産などの妊娠合併症が起こり易いことを実証した。その他のいくつかの調査も、職業上、原子水銀に曝露した女性は、特に月経の出血過多や生理痛といった月経障害のリスクが高まることを示唆している(42)。

　幼児が無機水銀へ曝露すると、肢端疼痛症（ピンク症）を起こすことがある。この症状には、手足の発疹や皮が剥ける、かゆみ、過敏症、羞明（明るい光を異常にまぶしがる）、毛髪の異常な成育、多汗などがある。おむつの洗濯で消毒用に水銀が使われた場合、また消毒用に赤ん坊の肌に水銀塩を塗布した場合にこの症候群が見られ、水銀アレルギーに類する反応と思われる。

### まとめ

　水銀は特に有機化（メチル化）すると危険な発達毒物になることがわかっている。水銀は主に発達中の脳を攻撃し、その結果、若干の発達遅滞から重度の脳性麻痺、失明、癲癇まで、さまざまな障害を生じる。有機水銀は、母親が魚を食べて体内の濃度がごくわずかに上昇した場合でも、胎内で曝露した胎児の発達には危険となりうる。原子状態の水銀と無機水銀が、人間の生殖・発達に及ぼす影響は、有機水銀ほどはっきりしてはいない。しかし水銀化合物はすべて、生殖・発達毒物でありうると考えるべきである。

## カドミウム

　カドミウムはかなり低用量で動物の精巣に毒性を持ち、また胎盤に濃縮し損傷を与える。しかし鉛と水銀に比べれば、人間の生殖と発達に及ぼすカドミウムの影響は、まだほとんどわかっていない。動物での研究は、構造的な先天異常のリスク上昇と、カドミウム曝露と肺の発達遅滞との関係（おそらく新生仔の呼吸窮迫症候群を伴う）を示唆している。

カドミウムへの曝露は職場か趣味を通じてである。たとえば、金属メッキ、半導体、電線、プラスチック、バッテリーの製造、溶接、はんだ付け、セラミックス、あるいは塗装などである。もう一つの重要なカドミウム発生源は喫煙である。喫煙者の血中カドミウム濃度は、通常、非喫煙者の約二倍である(48)。カドミウムは飲料水、空気、食品〔特に貝類〕に含まれる汚染物質でもある。一九四〇年代と五〇年代、日本でカドミウム中毒患者が大量に発生した。これは亜鉛鉱山からカドミウムを含んだ水が流出し、水や米を汚染したためであった。中毒を起こした村人達は、骨の激痛〔骨折箇所多く〕、動揺性歩行、腎機能障害、骨の菲薄化などの症状を被った(49)。

誰でもからだの中にカドミウムを持っている。腎臓、肝臓、脾臓、副腎に入っていって時間と共にゆっくり蓄積する。鉄、カルシウム、亜鉛が欠乏している人、あるいは栄養素のタンパクが不足している人はカドミウムを吸収し易い。タンパクの一種、メタロチオネインがカドミウムと結合して、金属としての毒性からからだを守っていると考えられている。通常はカドミウムがメタロチオネインに捕束されることはほとんどないが、低濃度でくり返し曝露されるとこのタンパクの産生が上昇する。従って短期的に高濃度で曝露されるほうが、低濃度の長期曝露より危険となる。

## 精巣毒性

動物に対し一般的には毒でないと思われる低用量でも、カドミウムは精巣に重大な損傷を与え、精子を産生する細胞を殺す(50−52)。これまでの限られた数のヒト影響研究では、結果はそれほど明確に出てはいない。カドミウムに職業曝露した四人の男性の精巣には、曝露しなかった三人の男性に比べて一〇〇倍の濃度のカドミウムが含まれていた。被曝した男性の精巣は、基本的には正常に見えたが、顕微鏡で精子はまったく見られなかった(42)。労働で曝露した集団の生殖ホルモンを調べた研究では、テストステロン、黄体化ホルモン、または卵胞刺激ホルモンへの影響は見られなかった。しかし、精液の分析は行われなかった(53)。さらに、精液中のカドミウム濃度の上昇と精索静脈瘤に関係する男性不妊とが関連していると最近の研究が示した(54)。

## 胎盤毒性

ヒトと動物のいずれでも、胎盤毒性については有力な証拠がある。メスの動物での研究は、カドミウムが胎盤に蓄積することを示している(55)。当初は、この蓄積が発達中の胎児を守るものと考えられたが、現在では、胎児に酸素と栄養を供給する胎盤の能力をカドミウムが損ない、その結果、胎児の損傷や死亡を引き起こしうるとされている(56)。カドミウムは胎盤に濃縮するので、胎盤毒性を持つに至る曝露濃度は、たとえば腎臓の損傷のような他の毒性効果を成人に及ぼす濃度の一〇分の一以下である。カドミウムは妊娠を持続する上で不可欠なホルモン、ヒト絨毛性ゴナドトロピン（ＨＣＧ）の産生を減少させる。また、カドミウムは亜鉛の胎盤通過に干渉し、初めは血液の供給を阻害し、やがては胎盤全体に構造的な損傷を引き起こす(57)。カドミウムはある程度ヒトの胎盤を通過する。死産の乳児群の骨におけるカドミウム濃度は、正常な乳児の濃度の一〇倍であった(58)。

## 構造的先天異常

構造的な先天異常については、動物とヒトの研究でそれぞれ相反する結果が得られている。カドミウムに曝露した動物は、おそらく胎盤の損傷によって先天異常を生じる。異常は特に妊娠中のカドミウム投与のタイミングによって決まる影響を受けて、体重増加不良、骨格異常、中枢神経系への損傷、顔面奇形などがある(59)。ヒトにおいては、妊娠中にカドミウムに曝露した女性から生まれた乳児に、わずかな出生時体重減少があったと二件の研究が報告しているが、もう一つの研究は、この影響を確認していない。これら三件の研究のいずれでも、先天性奇形の増加は見つかっていない(60)。

## 胎児へのその他の影響

曝露した動物の仔や孫に、反射運動障害や活動レベルの変化など、神経へ影響している証拠がある[60]。ある例では、妊娠中にカドミウムに曝露した若いラットは、その脳に含まれる二つの必須金属の銅と亜鉛が異常に低い濃度で、正常なラットほど活動的でなく、神経心理試験の成績が悪かった[61]。別の研究では、出生前に曝露したラットは、出生時体重・成長率とも大幅に減少し、また多動、本能的な断崖回避能力の発達の遅れや水泳能力の遅れなどが見られた[62]。この領域では、ヒトでの研究は行われていない。

動物での他の重要な一連の研究は、妊娠したラットをカドミウムに曝露させ、胎仔の肺を調べたものである。いずれの研究でも、曝露したラットの肺は、予想したより小さくなっていた。さらに、肺の気嚢の癒着を防いでいる、重要な肺の界面活性物質が、曝露したマウスでは著しく減少していた。当然のことに、こうした曝露ラットは呼吸窮迫症候群や誕生まもなく突然死を起こすリスクが高かった[59]。ヒトについて乳児期の呼吸窮迫症候群あるいは乳幼児突然死症候群（ＳＩＤＳ）と、カドミウム曝露との関連を調べた研究は行われていない。

## まとめ

げっ歯類とヒトの胎盤についての実験的研究から得られた広範な証拠が、カドミウムの胎盤毒性は、それ以外の悪影響よりもはるかに低いレベルで発揮されることを示している。この胎盤への毒性が胎仔に悪影響することは、動物で見られた。ヒトでも同様の影響が予想されるものの、ヒトの胎児についてははっきりしない。動物では劇的な精巣毒性が見られたが、低用量で曝露したヒトでは示されなかった。動物では、カドミウムが神経・行動の発達、および肺の発達に影響しうるという気掛かりな証拠がある。こうした問題は、今後もヒトでの研究を行っていく必要があり、また緊急に注意を払うべき問題である。今後の研究を待つ間、カドミウムは、おそらくヒトの生殖・発達毒性物質であるとして、厳重な注意を持って取扱わなければならない。

## 砒　素

砒素は水銀と同様、無機・有機の両形態がある。一般には、有機砒素は毒性が低く、さまざまな有機砒素が自然界の動植物に見つかっている(63)。微量の無機砒素は、一部の動物にとっては必須の微量元素だが、量が増えると毒性が高まる。毒殺の一手段としての評判が示すとおりである。

無機砒素の主な商業的用途は、木材の防腐剤で、これが砒素の商業的用途の三分の二以上を占める。砒素で処理した木材は腐敗に強く、屋外の建築目的に広く使われている。防腐剤以外の商業用途は、ほとんどが農業用化学物質である。

砒素への曝露の主要経路は、経口摂取である。地域によっては、自然界にもともと存在する砒素が、地下水を汚染している(64−66)。無機砒素は、白雲石と骨粉を含む栄養サプリメント（補助剤）やある種の民間治療薬に含まれ、これを通じて摂取される場合もある(67)。ガラス製造と金属の精錬も砒素への曝露源である。さらに、米国環境保護庁（EPA）は無機砒素農薬の食物使用とその生産を禁止したが、既に在庫している農薬は、引き続き使われる可能性がある。

### 体内での分布

無機砒素は、胃腸管、肺、そしてそれより程度は少ないが皮膚を通じて、容易に吸収される(68、69)。動物での研究によって、砒素は母親から胎仔へと、そして体内のあらゆる器官へと簡単に行き渡ることが示されている(70、71)。さらに、こうした研究は、胎盤が選択的に砒素を濃縮させることも示唆している。ただし、このことが発育中の胎仔に及ぼす影響はまだ調べられていない。ヒトの研究からの限られた証拠では、ヒトの体内でも同様に分布することが示されているようである(73、74)。

## 木材製品の砒素

米国ウィスコンシン州の農村部にすむ八人家族が、過去三年間に、一連の健康問題に見舞われた。その症状は、しつこい発疹、呼吸器の障害、疲労、筋痙攣、手足の感覚低下などであった。この症状は冬と春に悪化した。この家族のうちで、二人の乳児の症状が最も重かった。おむつだけで床を這いまわっていた子どもたちの皮膚は赤く剥け、激しく痛み、出血し、痙攣症状もあった。また、子どもたちの頭髪は、ことごとく抜け落ちてしまった。未熟児で生まれた乳児の方は、繰り返し、重い肺炎にかかった。

医療ワーカーは、この家族の病気の原因が環境中にあるのではないかと疑った。生物学的モニタリングにより、家族の毛髪と爪に高濃度の砒素が見つかった。家を調査した結果、冬季の主な熱源の薪ストーブの内外に、高濃度の砒素が検出された。事実、父親は付近の建設現場からもってきたベニヤ板の切り屑をこのストーブで燃やしていた。このベニヤ板は、一般的な木材防腐剤であるＣＣＡ(銅・クロム・砒素)で処理されていた。

この家族が被った健康被害が、すべて砒素への曝露に直接の原因があると確信をもって言うことはできないが、この例のような報告は、環境からの曝露による健康影響についての重要な情報源である。動物での研究とあわせて評価すれば、管理された実験研究と実際の生活の上での曝露とを結びつけることが可能になる。このような事例が、将来の研究領域と、このような曝露を避ける方法を示唆している。

## 胎児への悪影響

高濃度の砒素に曝露することは動物の胎仔の発育に有害である。脳と脊椎の発達に対する用量依存の影響パターン、目の形態障害か欠落、腎臓と生殖器の発達障害、ある種の骨格奇形などの特徴的な奇形パターンが、砒素には共通して報告されてきた[76–78]。砒素は奇形に加え、一腹の仔数を減らし、子宮内の死亡と出生後の死亡率を増大させる[79、80]。さらに、マウスでの研究では、母親の砒素への曝露がその仔や孫のガンにつながることが示唆されている[81]。

飲み水に砒素汚染がある地域に住む人々では、水中の砒素濃度の上昇に伴って、流産・死産のリスクも高まっていた[82]。砒素が胎児に及ぼす影響の証拠としてそれほど明確ではない二件の症例対照研究がある。一つは砒素曝露と特定の先天性心疾患の関連を示唆し、もう一つは砒素濃度と流産の間の、小規模で、統計的には有意でない関連を示した[83、84]。最後に、スウェーデンの精錬所の排煙に曝露されている労働者と住民についての一連の研究では、流産、出生時低体重、奇形を含めた生殖面のさまざまな問題が報告された[85–88]。精錬所の排煙には、砒素、鉛、カドミウム、水銀が混じっているので、観察された症状に砒素がどのような役割を果たしたかを評価することは不可能である。

## 神経系の問題

砒素が神経の発達に影響しうることを示唆する、数は少ないが気掛かりな証拠がある。出生前に砒素に曝露したマウスは、迷路学習で誤る回数がより多かった[89]。もう一つの研究では、生後二日から六〇日の、神経の発達が続いている状態のラットに砒素を与えた。投与から一〇〇日後、ラットの行動にも、また脳内の神経伝達レベルにも変化が生じた[90、91]。

砒素への曝露は、ヒトの子どもの難聴の原因になるおそれがあるという二件の研究がある[92]。日本で一万二〇〇〇人を超す乳児が、粉ミルクに含まれていた無機砒素の中毒にかかるという事故があった。一五年後のフォローアップ調査で調べた四一五人のうち一八パーセントに、重度の聴覚障害がみられるなど、この子どもたちの多くが中枢神経系の機能障害を示した。別の研究では、チェコスロバキアで、大量の砒素を排出する石炭火力発電所の近くに住む子どもたちに、予想を上回る発生率で難聴がみられた。

### まとめ

砒素は無機の場合、きわめて毒性が強いが、広く使用されており、環境中にも広く存在する。無機砒素は簡単に体内に吸収され、体中に広がって、胎児へと移動する。胎盤にも蓄積し、母乳の中にも入り込む。高濃度の砒素に曝露した動物には、一連の独特の奇形が起こる。ヒトでの研究は数も限られ、あまり明確ではないものの、砒素への曝露と流産・死産とのつながりを示唆している。動物とヒトでの少数の研究が、砒素は神経の発達、特に聴力に影響を及ぼしうることを示唆している。今後さらに研究が必要であるが、砒素が重大な生殖・発達毒性物質でありうることを示す証拠がある。

## マンガン

低レベルでは我々の成長と発達に欠くことができないマンガンは、自然環境中にきわめて多量に存在する。穀類、クローブ、茶など、多くの食品にも含まれている。しかし高濃度になると、マンガンは脳や肺に有毒で、吸入すると食物から摂取するよりはるかに危険になる。

マンガンの環境中での主要発生源は、石炭火力発電所からの排出である。採鉱や金属製品製造（特に鉄・鉄鋼）、乾電池、ある種の塗料、肥料、殺菌剤、花火などの製造現場で職業曝露が起こる。マンガンは、過マンガン酸塩としてガラスやセラミックの製造に使われる。マンガンはアンチノック剤としてガソリンに添加されているため、その神経・生殖への危険性は現在きわめて重要な問題である。

## ガソリン中のマンガン

ガソリンのオクタン価を上げるアンチノック剤は一九七〇年代に開発された。この化合物、メチルシクロペンタジエニル・マンガン・トリカルボニル（MMT）は、一九七〇年代の石油危機の時に短期間使用された。その後この化合物は米国では使われていないが、カナダではガソリンに添加されてきた。しかし、それも最近禁止された。米国環境保護庁（EPA）は、MMTの健康影響についてさらに調査されるまで米国内での販売認可を拒否した。しかしエチル・コーポレーションは法廷でEPAの決定に異議を申し立て、一九九五年、米国内で売られる燃料にMMTを添加する権利を勝ち取った。エチル・コーポレーションは、当初は四エチル鉛の販売を目的に、一九二〇年代に設立された。四エチル鉛は、米国民を鉛に曝す危険を招いた悪名高いガソリン添加剤で、その後段階的に廃止され、一九九五年一二月三一日、ついに全面禁止となった。

MMTをガソリンに添加することを認めた裁判所の裁定は、次のようなものだった。清浄大気法のもとで、EPAはMMTの自動車汚染防止機器への影響だけを懸念することができ、人間に対し起こりうる毒性を根拠に、MMTの使用を妨げることはできない。現在、組成を変更したガソリンが義務づけられている地域を除けば、世界中で売られているガソリン中に、このMMTは存在している可能性がある。

MMTは、高用量できわめて毒性が強いことは知られている。低用量での影響は、基本的に研究されておらず、したがってわかっていない。マンガンは特に子どもに対し、微妙な神経毒性効果を持つのではないかと考え、現在、一九二〇年代にガソリンに鉛を添加したときと同じような展開を、経験しようとしているのではないかと多くの科学者が懸念している。

## 成人への毒性

職場環境での曝露のような高用量では、マンガンはパーキンソン病のような神経変性症状を引き起こす。マンガン中毒として知られるこの疾患は、食欲不振、無気力、疲労、下肢の衰弱、痛みの症状で始まる。中毒はじわじわと進行し、最終段階には無表情、仮面状の顔貌、動作開始困難、引きずり歩行、震えといった症状になる。マンガンの吸入では炎症性の反応が起こり、肺炎や気管支炎に罹りやすくなる(49)。

## 男性の生殖への影響

マウスとラットでの研究は、胎仔期にマンガンに曝露したオスの動物は、他の毒性効果を示す用量より少ない量でも、精巣の発達を遅らせることをつきとめた(93)。さらに調査を続けると、曝露した動物ではテストステロン濃度が低下することがわかった。出生して間もない幼い動物に酸化マンガンを経口投与すると、マンガンは視床下部、下垂体に蓄積する。中枢神経系に属するこの二つの重要部分は、テストステロンのような生殖ホルモンの産生を含め、他のさまざまなホルモン系を制御している。これらの研究を実施した研究者らは、マンガンがホルモン産生に害を与えることによって、男性の生殖系に干渉する可能性があると示唆している(94)。

他のヒト研究でも同様の結果が得られて、前の研究を裏付けた。許容される職業曝露限度の、平均で五分の一程度のレベルで曝露した労働者が、曝露の期間中に設けた子どもの数は、曝露しない労働者に比べかなり少なかった(43)。

しかしわずかに低いレベルで曝露した労働者を対象とした、その後の調査では、出生率には何の影響もみられなかった。職場での許容値の範囲内で曝露した男性労働者を対象とした、もう一つの研究からは、ホルモンレベルに影響が出ていた(96)。曝露した労働者のプロラクチンとコーチゾンの濃度はいずれもきわめて高く、したがって生殖プロセスへの干渉がありうることを示唆している。

## 胎児・新生児の吸収と分布

動物の成体では、投与されたマンガンのうち脳に到達するのは、ごく一部（一パーセントのさらに四分の一程度）である。これとは対照的に、動物の新生仔では、投与されたマンガンの四パーセントもが、脳に入り込む(97)。さらに悪いことに、こうした新生仔には、マンガンを体内から取り除く能力が欠けている(98)。ヒトでも動物でも、マンガンの胃腸からの吸収は、妊娠中の母親と新生児で大きく上昇する。たとえば、ラットの新生仔は、経口投与したマンガンの七〇パーセントを吸収するが、成体の吸収率は二パーセント程度である(99)。さらに、マンガンは胎盤と母乳を通して、母親から子どもに送られることがわかっている(100)。

## 胎児の発育

一回の注射でマンガンに曝露したマウスの胎仔は、発育が遅れ、頭蓋骨が閉じない先天異常である脳脱出症の出現率が高かった。胎仔の死亡も増加した。これらの影響はすべて、最低用量の試験で起きたが、人間が受けると思われる曝露濃度に比べれば高い値である(101)。マウスでのもう一つの研究は、母親が中毒を起こす濃度以下での、流産に似た、妊娠後期における胎仔吸収の増加と骨格発達の遅れを報告している(102)。マンガン、カドミウム、鉛を含む、六種類の金属の、きわめて低用量の混合物に出生前曝露をした動物は、重度の発達遅滞を示し、各種有毒金属の組み合わせによる相乗効果を示唆している[103]。

先天異常を評価した、ヒトについての唯一の研究は、オーストラリア沖の小島の住民を対象としたものである。この島では、大量の天然マンガン堆積物が水と食物を汚染している。これに曝露した島民の予備的な調査から、死産が予想を上回る頻度で起きていること、変形内反足が明らかに過剰発生していることがわかった[104]。観察されたこれらの現象が、マンガンへの曝露によるものか他の要因によるのかは、はっきりしていない。

## 神経毒性

曝露した幼動物に、脳内の著しい化学的変化と神経発達異常があることが報告されている。この報告には、ドーパミンの産生低下とアセチルコリンの過剰も含まれている。これらの物質は脳が正常に機能するために微妙なバランスで維持されなければならない、重要な神経伝達物質である。被曝動物は曝露していない動物に比べて活動レベルが著しく低下し、探索行動も少なかったが、これは神経系への影響を示唆している[93、105]。

オーストラリア沖の島の、環境中のマンガンに曝露している島民には、重度の神経障害を持つ、大勢の患者群がいる。乳児期に始まり、数年間はゆっくりと進行し、その後は生涯にわたって安定した状態を保つ神経症候群がある。下肢の衰弱と筋萎縮がその症状で、その結果、歩行異常に、また重篤な場合は歩行不能、あるいは支えなければ座っていられない状態にさえなる。こうした子どもたちは全員、内反足、脊柱側彎症、その他関節や皮膚の軽度の異常がみられたものの、知的な面ではかなり正常であった。

もうひとつの症候群は、成長してから発症するもので、不器用さ、不安定さ、よろめき、震え、虚弱、顔つきの無表情さなどがその症状である。この二つ目の症候群は、成人してからマンガンに曝露した労働者が罹るパーキンソン症候群に酷似している。これ以外には、マンガンが発育中の胎児の神経系に及ぼす影響についての研究はない。

## まとめ

マンガンは少量では我々にとって必須の金属だが、過剰に曝露すると生殖と発達に危険を及ぼす可能性がある。成人には害のないマンガンの量でも、乳児にとっては過剰な曝露となる可能性が高く、動物での研究では胎仔の発育遅滞、若いオスの精巣と精子の損傷、ある程度の先天異常の証拠が示されている。乳幼児への神経障害の証拠があるが、マンガンは成人においてさえ脳への毒性を持つことが知られているので、当然予測できることである。ヒトでの研究は十分ではないとはいえ、マンガンの影響を懸念すべき情報は十分ある。ＭＭＴのガソリン添加を認めたことで曝露量が増大する前にヒトの研究を進めるべきだと要求するに足る情報も、既に十分存在している。

# 第4章　有機溶剤

有機溶剤は産業でも家庭でも広く使われている。我々の生殖と発達に溶剤が及ぼす影響については、数多くの研究があり、具体的な溶剤や曝露量を特定できることは少ないものの、健康に及ぼす気掛かりな影響を多数明らかにしてきた。

動物を用いた研究は、生殖と発達に対するさまざまな影響が溶剤ごとに異なることを示しているが、調べた溶剤の、大半とはいえなくとも多くは、動物の胎仔に対して有毒であることが明らかにされている。動物に先天異常を起こす溶剤も少数ながらあり、またオスの生殖機能に影響を及ぼす溶剤もいくつかある。残念なことに、動物実験では一種類のみの溶剤を高用量で使うが、我々人間は低用量または中用量の無数の溶剤に毎日曝露している。したがって、ヒトへの影響の報告はほとんどが溶剤混合物に関するもので、単独の犯人は特定できない。動物での実験も、ヒトへのリスクを正確に映し出すことはできない。

ヒトでは、溶剤は曝露した女性の流産のリスクを二倍から四倍高めることを示す、一貫した証拠がある。溶剤に曝露した男性の妻に流産のリスクが高いことを、二つの研究が示している。溶剤は、ヒトの構造上の先天異常、特に中枢神経系、泌尿器系、心臓、口唇、口蓋の異常のリスクを高める可能性がある。これは、今後早急に研究を進めなければならない分野である。また溶剤への曝露が子癇前症（妊娠中毒症）の素因となる可能性があることを、ある有力な研究が示唆している。さらに、曝露を受けた父親の子どもや孫には、平均の二倍から三倍の中枢神経系の異常、脳および泌尿器の小児ガン、白血病が起こる可能性がある。これは、胎児と子どもに影響を及ぼすのは母親の曝露だけであるという、これまでの常識をくつがえすものである。

溶剤とは、他の物質を溶かすことができるものといえる。溶剤は一般的に液体で、水系のものと炭化水素（石油）系のものがある。炭化水素系の溶剤は、「有機溶剤」と呼ばれ、多くは室温で蒸発しやすいため、揮発性有機化合物（VOC）とも呼ばれている。有機溶剤は、膨大な種類の製品に使われている。特によく使われる有機溶剤は、数種類のグループに分類することができ、及ぼしうる生殖毒性は、このグループごとに異なる(1)。

芳香族炭化水素（ベンゼン、トルエン、キシレン、スチレン、フェノール）

脂肪族炭化水素（ヘキサン、オクタン）

塩素化炭化水素（トリクロロエチレン、パークロロエチレン、1、1、1-トリクロロエタン、塩化メチレン、クロロホルム）

アルコール（エタノール）

アルデヒド（ホルムアルデヒド）

グリコール（エチレン・グリコール・モノメチル・エーテル、エチレン・グリコール・モノエチル・エーテル）

複合溶剤混合物（ガソリン）

エレクトロニクス、医療、ドライクリーニング、自動車修理、実験室、塗装といった数え切れない職業の場で、人間は溶剤に曝露する可能性がある。一方家庭でも、塗料、剥離剤、接着剤、マーカー、化粧品、修正液および一部の洗浄剤のような溶剤への曝露が起こりうる。殺虫剤の多くは、不活性成分として溶剤を含む。溶剤によって飲料水が汚染される地域があり、また大量の溶剤を排出するドライクリーニング店などの施設が、空気を通じた曝露の原因となることもある。有害物質処分場が溶剤を扱うこともたびたびで、人々は処理場およびその周辺で、大気、水および土壌への汚染を通じて曝露する。

有機溶剤は人体に容易に入り込むことができるという物理的特性を持つ。室温で蒸発するために簡単に吸入される。また皮膚を難なく透過する。胎盤を通過して、母体より高い濃度で胎児に蓄積する場合もある(2)。加えて、多くの溶剤が乳房の脂肪に入り込み、母乳から検出される。その濃度は、時に母体の血中濃度より高いこともある(3)。飲料水を汚染した溶剤は、飲むだけでなく、シャワーを浴びる時に皮膚から吸収し、また吸入でも人体に入りこむ。事実、汚染された水で一〇分間シャワーを浴びた全曝露量は、同じ水を二クォート〔二・九リットル〕飲んだ場合より大きい(4)。溶剤は一般的に寿命が短く、環境中でも、人体内でも、数日以上は残存しない。だが、曝露は毎日起こりうる。

## ヒトの生殖・発達への影響

我々人間を対象とした数多くの疫学研究で、溶剤の生殖に及ぼす影響が調べられてきた。ほとんどの場合、人々は職場でまたは環境中で化学物質の複雑な混合物に曝露していたため、観察された生殖影響の原因として、特定の溶剤を正確に示すことはできなかった。動物の実験では、一度に一つの溶剤だけを調べ、同種の溶剤のなかで、その溶剤の影響は他とどう異なるかの情報を提供する。動物研究の大半については、本章後半の「溶剤の特徴」の項で検討する。本章の最初の部分では、前述した多くの複合溶剤への曝露がヒトの生殖へ及ぼす影響についての科学文献を取り上げる。

## 有機溶剤と流産

職場で有機溶剤に曝露している女性の流産のリスクが高いことは、出産と流産に関する全国的なデータベースのあるフィンランドでまず明らかにされた。フィンランドでは有機溶剤に曝露する可能性のある労働者は、フィンランド労働衛生研究所で血液と尿の検査を受けることができる[5]。フィンランドの研究は、生物学的な測定と曝露に関する質問票調査を使って情報を収集した。

流産を経験した女性は、妊娠中に有機溶剤に曝露した割合が二〜四倍高いという一貫した結果が出ていた[5-8]。米国でも同様の研究がいくつか行われたが、ほぼ同一の結果が得られた。流産を経験したカリフォルニアの女性グループは、溶剤への曝露以外は同条件の正常分娩グループに比べて三倍以上の比率で有機溶剤への労働被曝を報告していた[9]。溶剤に曝露する半導体工場労働者や実験室作業者もまた流産のリスクが高い[7、10-12]。具体的な溶剤として、パークロロエチレン（PCE）、トリクロロエチレン（TCE）、グリコールエーテルおよび脂肪族溶剤が挙げられていたが、ほとんどすべての女性は混合物に複合的に曝露していた[13]。ヒトの溶剤への曝露と流産に関する研究を**表4－1**に示す。

一つ以上の研究で有機溶剤との関連が指摘されていた先天異常の種類は様々であったが、いくつかの異常についてはその関連がより明確で一貫していた。その異常とは、口蓋裂・口唇裂および心血管の奇形などである。溶剤への曝露と、泌尿器官および中枢神経系の異常の関係について示唆的な証拠がいくつかみえる（**表4－2**参照）。先天異常はかなりまれな結果であるため、公表されたコホート研究はほとんどない。先天異常に関するほとんどの研究は症例対照法を用いており、ある異常を持って生まれた子どもたちを特定するには、先天異常登録を利用している。子どもを特定してから母親に接触を試み、妊娠中の曝露を想い起こすよう依頼する。しかしながら、この研究デザインには限界もある。一部の先天異常については登録制度が不十分であること、異常児をもったことによって曝露記憶に差が生じることなどである。

アリゾナ州トゥーソン近くの地域での、心臓に異常を持って生まれた幼児群について興味深い報告がある。この地域の地下水は、溶剤のトリクロロエチレン、微量のジクロロエチレンおよびクロムによって汚染されていた。調査から、この汚染地帯で先天性心疾患が有意に増加していることが認められた(20)。他の複数の研究でも溶剤への曝露と先天性心疾患との関連が明らかにされた(21、22)。リスクの程度、特に影響を受けやすい危険な期間、またはリスク上昇に必要な曝露の量などについて疑問は数多くあるものの、心臓、口唇および口蓋、そしておそらくは神経系と泌尿器官の先天異常の潜在的原因が溶剤にあることを示す証拠が出ている。

## 他の影響――不妊、出生時低体重および子癇前症

流産の増加のほかにも、職業で有機溶剤に曝露している女性の生殖能力が二五〜五〇パーセント低下していることが、ある研究で明らかにされた。生殖能力へのこの影響は、特にドライクリーニング業で働く女性と、パークロロエチレンなどハロゲン化炭化水素に曝露した女性に色濃く現れている(35)。最近の研究では、仕事で揮発性有機溶剤に曝露した女性では、不妊のリスクが七五パーセント上昇したことが明らかにされた(36)。これらの結果は、医学的に不妊と診断された女性のみを対象とした研究だから確実なものではあるが、曝露の評価は患者の記憶に頼って行われたため、関連性に着目する方向にバイアスがかかった可能性がある。

溶剤で汚染された飲料水に曝露したニュージャージー州住民に対する調査では、特定の溶剤、特にトリハロメタン

**表４－１　女性の流産と溶剤への曝露についての研究**

| 場　所 | 研究の種類 | 溶　剤 | 流産の発生* |
|---|---|---|---|
| カリフォルニア州 (9) | 横断的 | さまざまで不特定 | 4.4倍 |
| フィンランド (5) | 症例対照 | さまざまで不特定 | 2.2倍 |
| フィンランド (6) | 症例対照 | さまざまで不特定<br>塩化メチレン | 2.2倍<br>2.3倍 |
| フィンランド (7) | 症例対照 | トルエン<br>キシレン<br>ホルムアルデヒド | 4.7倍<br>3.1倍<br>3.5倍 |
| フィンランド (14) | 症例対照 | ＰＣＥ | 3.6倍 |
| マサチューセッツ州 (10) | 症例対照 | グリコールエーテル類 | 2.2倍 |
| カリフォルニア州 (13) | 症例対照 | さまざまで不特定<br><br>ＰＣＥ<br>ＴＣＥ | 1.1倍<br>ＮＳ<br>4.7倍<br>3.1倍<br>ＮＳ |
| カリフォルニア州、ユタ州 (11) | 後ろ向きコホート | グリコールエーテル類 | 1.4倍<br>ＮＳ |
| 米国東部 (12) | 後ろ向きコホート | グリコールエーテル類 | 2.8倍 |
| シンガポール (15) | 後ろ向きコホート | トルエン | 2.8～5.7倍 |
| カリフォルニア州サンタクララ (16) | 後ろ向きコホート | １，１，１－ＴＣＡ | 2.3倍 |
| カリフォルニア州サンタクララ (17) | 後ろ向きコホート | １，１，１－ＴＣＡ | 1.4倍<br>ＮＳ |
| イタリア (18) | 後ろ向きコホート | ＰＣＥ | 4.0倍<br>ＮＳ |
| カリフォルニア州 (19) | 前向きコホート | トリハロメタン類 | 1.8倍 |

注：ＮＳ＝統計的に有意ではない。その他はすべて、0.05水準で統計的に有意。
ＰＣＥ＝パークロロエチレン。
ＴＣＥ＝トリクロロエチレン。
１，１，１－ＴＣＡ＝１，１，１－トリクロロエタン。

＊症例対照研究では、流産した女性の中で妊娠中に有機溶剤に曝露していた可能性のある割合を示す。コホート研究では、有機溶剤に曝露した女性が流産した可能性を示す。

## 表４－２　母親の溶剤への曝露と先天異常

| 場　所 | 研究の種類 | 溶　剤 | 欠　損 | 先天異常の発生* |
|---|---|---|---|---|
| フィンランド (31) | 症例対照 | さまざま | 心臓ＶＳＤ | 1.5倍 |
| フィンランド (32) | 症例対照 | さまざま | 心臓ＶＳＤ | 1.4倍 |
| フィンランド (27) | 症例対照 | さまざま | ＣＮＳ | 増加なし |
| フィンランド (25) | 症例対照 | さまざま | ＣＮＳ | 増加(オッズ比示されず) |
| フィンランド (24) | 症例対照 | さまざま | ＣＮＳ、口蓋裂 | 5.5倍 |
| フィンランド (26) | 症例対照 | さまざま | 口唇／口蓋裂 | 4.5倍 |
| ヨーロッパ (29) | 症例対照 | グリコールエーテル類 | 口唇／口蓋裂 | 2倍 |
| フランス (28) | 症例対照 | さまざま | 口唇／口蓋裂 | 8倍 |
| | | | 消化器 | 12倍 |
| | | | ＣＮＳ | 増加なし |
| カナダ (30) | 症例対照 | トルエン／芳香族 | 泌尿器 | 3.8倍 |
| ニュージャージー州 (23) | 症例対照 | トリハロメタン | CNS、口唇／口蓋裂 | 3倍 |
| | | トリクロロエチレン | ＣＮＳ | 2.5倍 |
| | | 四塩化炭素 | 口唇／口蓋裂 | 2.2倍 |
| | | | ＣＮＳ | 3.8倍 |
| | | テトラクロロエチレン | 口唇／口蓋裂 | 3.5倍 |
| マサチューセッツ州 (33) | 症例対照 | トリクロロエチレン | ＣＮＳ | 4.5倍 |
| | | テトラクロロエチレン | | |
| | | クロロフォルム | | |
| | | | 眼／耳 | 14.9倍 |
| | | | 心　臓 | 増加なし |
| メリーランド州 (34) | 症例対照 | さまざま | 心　臓 | 1.6倍 |
| アリゾナ州 (20) | コホート | トリクロロエチレン | 心　臓 | 3.0倍 |

注：0.05水準で統計的に有意のものを示している。

　　ＶＳＤ＝心室中隔欠損（特殊な先天性心疾患）。

　　ＣＮＳ＝中枢神経系（脳）。

*症例対照研究では、先天異常を持つ新生児の母親が、妊娠中に有機溶剤に曝露していた可能性を示す。コホート研究では、有機溶剤に曝露した女性が異常を持つ新生児を産む可能性を示す。

（クロロホルムを含む揮発性有機化合物で、水の塩素消毒の結果として発生する）・四塩化炭素と、出生時低体重および妊娠週数に比べて体格が小さいこととの関連性が明らかにされた(23)。この関連性は、飲料水中のクロロホルムに着目した、アイオワ州での同様の研究によっても裏付けられている(37)。ほぼ一〇年間、空気中に揮発性溶剤を放出し続け、どこよりも汚染のひどかった米国スーパーファンド指定地（有害廃棄物処分場）に隣接して住んでいた人々では、汚染が最悪だった時期に、低体重児が生まれるリスクが五倍となっていたことがわかった。この地域の家庭では、早産のリスクも二倍だった(38)。この研究で原因物質と目された溶剤は、ベンゼン、ビス（2 - クロロエチル）エーテル、塩化メチレン、1、2 - ジクロロエタン、エチルベンゼン、4 - メチル - 2 - ペンタノン、トルエン、キシレンなどである。バイアスのもとになると思われる事柄が真の影響を過小評価する傾向のものだったから、この結果は極めて説得力がある。飲料水中のトリハロメタンと流産、早産および出生時低体重児について行われた、ノースカロライナ州の研究では、一貫した関連性は認められなかった(39)。この研究では、臨月で生まれた低体重児を調べず、シャワーからの曝露も考慮していない。大まかにいえば、溶剤への曝露と満期産の低体重児とが相関するというある程度の証拠があるが、出生時の低体重という非特定的な所見については証拠が相反している。

適切にデザインされた前向きコホート研究が、溶剤に曝露した女性で妊娠中毒症とも言われる子癇前症のリスクが四倍増加することを明らかにした(40)。子癇前症は妊娠後期の、生命を脅かすおそれのある症状で、高血圧、蛋白尿、全身のむくみ（浮腫）を伴い、放置すればやがて痙攣を起こす。溶剤への曝露が、子癇前症の原因と推定されている腎損傷を誘発する(41)。

## 男性の生殖への影響

溶剤の男性に及ぼす影響ははっきりとはわかっていない。この分野の研究では、短鎖のグリコールエーテル類以外は、相反する結果が出ている（表4－3参照）。グリコールエーテル類については、動物とヒトのいずれの研究でも、実際に精巣機能を損傷し、精子数を減少させて、不妊の原因となりうることが示されている。動物では、短鎖のグリコールエーテル類は精巣萎縮症を引き起こす（グリコールエーテル類の特徴を参照）[42]。

溶剤に曝露した男性の子どもは先天異常および出生時低体重となるリスクが高いという研究結果には、ある程度の一貫性がある。男性の吹き付け塗装工や自動車車体工場労働者は、出生時低体重児を持つリスクが高いことが二つの研究で示されている[43、44]。溶剤に曝露した男性の子はまた、無脳症（脳の一部または全部の欠損）などの先天異常のリスクも高い可能性がある[45、46]。稀な先天異常であるプラダー・ウィリー症候群（精神遅滞、肥満、筋無力、精巣または卵巣機能不全を呈する）は父親の炭化水素への曝露に関連があり、染色体欠失を父親から受けついだためと見られている[47]。母親の曝露だけが胎児に悪影響を及ぼすと従来は考えられてきたため、これは重要な所見である。

ドライクリーニング業でパークロロエチレンに曝露した男性の精子の質を評価した結果、精子の形態と運動能力に異常が認められたが、精子数は非曝露グループに比べて全体的に差はなかった[48]。複合溶剤に曝露した塗装工では、染色体異常の一種である「姉妹染色分体交換」の割合が高くなる。この所見は染色体上の遺伝子に対する毒性を測る尺度であり、子どもの先天異常のリスクを示している可能性がある[49]。溶剤に曝露した男性の妻の流産がわずかに増加したことを、二つの研究が示している[6、50]。他の二つの研究では、妻でのリスク増加は認められなかったが、そのうち一つでは、これらの夫婦に不妊のリスクが高いことがわかった[10、51]。

## 小児ガン

親の溶剤への曝露と、小児の脳腫瘍とを調べた二〇件の研究のうち、一五件で両者に関連性が認められた。ただし統計的に有意なものは一〇件のみであった[55－57]。関連性が最も強く認められたのは、父親が職業上、ガソリン、トリ

**表４−３　男性の溶剤への曝露とその生殖への悪影響**

| 場　所 | 研究の種類 | 溶　剤 | 欠　損 | 生殖影響（の発生） |
|---|---|---|---|---|
| 米国 (49) | 横断的 | トルエン、混合溶剤 | 姉妹染色分体 | あり（オッズ比またはリスク比は示されず） |
| 米国 (48) | 横断的 | パークロロエチレン | 精液の質 | 混在 |
| 米国 (52) | 横断的 | グリコールエーテル類 | 精液の質 | あり |
| 米国 (53) | 横断的 | グリコールエーテル類 | 精液の質 | あり |
| 米国 (54) | 横断的 | グリコールエーテル類 | 精液の質 | 混在 |
| フィンランド (50) | 症例対照 | 有機溶剤 | 妻の流産<br>先天異常 | 2.7 倍<br>1.0 倍　ＮＳ |
| フィンランド (6) | 症例対照 | さまざま、不特定 | 妻の流産 | 2.7 倍 |
| 米国 (45) | 症例対照 | さまざま、不特定 | 無脳症 | 2.5 倍 |
| 米国 (47) | 症例対照 | さまざま、不特定 | プラダー・ウィリー症候群 | 1.9 倍 |
| 米国 (10) | 後ろ向きコホート | グリコールエーテル類 | 妻の流産 | 2.4 倍　ＮＳ |
| 米国 (51) | 後ろ向きコホート | パークロロエチレン | 妻の流産<br>不妊 | なし<br>2.5 倍　ＮＳ |
| 米国 (43) | 後ろ向きコホート | さまざま、不特定 | 出生時低体重<br>他の影響 | 1.6 倍<br>なし |
| スウェーデン (44) | 後ろ向きコホート | トルエン、混合溶剤 | 出生時低体重<br>他の影響 | あり<br>なし |

注：ＮＳ＝統計的に有意ではない。その他はすべて、0.05 水準で統計的に有意。

クロロエチレン、メチルエチルケトンまたはフレオンに曝露した場合である[58,59]。泌尿器の小児ガンでも、同様の関連性が示されている。この主題に関する八件の研究では、統計的に有意な影響が認められたものは四件にすぎなかったものの、溶剤に曝露した親の子どもたちに、こうしたガンのリスクが上昇していることが明らかになった[60,61]。

親の曝露との関連性を示す小児ガンの三つ目は、小児白血病である。親のガソリンへの曝露が、この悪性腫瘍に特に関係していた[62,63]。ガソリンの成分の一つ、ベンゼンと成人白血病との間に関連性があることは既にわかっているため、この研究結果は予想しえたことである。小児白血病についてのいくつもの研究が、吹き付け塗装や美容院での仕事など、溶剤に曝露するさまざまな職業に注意を喚起している[64]。このように、どちらの親でも溶剤に曝露すると、その子どもたちの神経系と泌泌尿器系のガンおよび急性白血病のリスクが高まるという、重要で一貫性のある予備的な証拠がある(55、56)。

### マサチューセッツ州ウォーバーンの小児白血病

一九七〇年代にマサチューセッツ州ウォーバーンの住民は、地域に小児白血病が多発していることを心配していた。一九七九年五月、町に飲料水を供給している井戸のうち二つが、近くの有毒廃棄物処分場から浸出したトリクロロエチレン、パークロロエチレンおよびクロロホルムで汚染されていることが分かった。二つの井戸は直ちに閉鎖されたが、それまで一五年間にわたって、その井戸は町の水道水の一部を断続的に供給してきたのであった(66)。

その後の調査で、町の東部に住む一五歳未満の小児に、白血病の集団発生が確認された。全米の罹病率から考えれば、この規模の町では二〇年間に発生する小児白血病はわずか六例程度にすぎないはずだが、同期間にウォーバーンでは二八例が認められた。広範な調査が行われたが、白血病の発生が多すぎることの原因は、他には何も発見されなかった(67)。汚染物質に曝された地域では、周産期死亡（死産）と特定の先天異常、特に眼と脳の異常のリスクが高かった。さらに、汚染された井戸水への曝露は、泌尿器および肺の小児疾患にも関与することがわかった(33)。

塩素化溶剤は実験動物にガンを発生させる。また、井戸水を飲んでいた期間が、化学物質に曝露した後に白血病が発生するまでの時間的経過と一致していた。さらに死産の増加は、溶剤に曝露した女性に流産・胎児死亡のリスクが上昇することを明らかにした他の疫学研究の結果と一致している。（ただしウォーバーンの汚染された水が供給されていた地域では、流産のリスク上昇は認められなかった。）ウォーバーンで子どもたちにこの悲劇をもたらした原因が何だったのか、我々に断定することはできないかもしれない。しかし、溶剤への曝露が関連しているという証拠には説得力がある。

水道水に含まれる溶剤は、瓶入りの水を買って飲む人々にとっても危険である。水道水中の溶剤への曝露量の半分以上は、シャワーや入浴時の吸入や皮膚から吸収したものだからである[68]。

## 疫学研究の全体的な評価

有機溶剤がヒトの生殖に影響を及ぼすかどうかという問題に取り組んだ疫学の文献は、きわめて多数存在する。生殖健康へのリスク上昇が明らかにされていない研究も一部あるが[69、70]、否定的な研究はごく限られている[71、72]。溶剤に曝露した女性の流産のリスクが二～四倍高まることには一貫した証拠があり、溶剤に曝露した男性の妻の流産リスクが上昇することを、二件の研究が示している。

曝露した女性の子どもに構造的先天異常が増加するという証拠にも、中枢神経、心臓、口唇および口蓋の異常についてはかなり一貫性がある。この分野は緊急に研究を進める必要がある。子癇前症に関する研究は一つしかないが、その研究は適切に計画されており、その結論には説得力がある。有機溶剤は、子癇前症の潜在的な原因の一つと考えなければならない。

余り嬉しくない証拠の数々が次のようなことを示している。親、特に父親が曝露すると、その子どもに中枢神経系の異常および脳と泌尿器のガン、さらに白血病が、一般人の二倍から三倍の割合で発生する可能性がある。

検討した研究のほとんどは溶剤全般を対象としており、特定の犯人を明らかにした研究はわずかしかない。以下、主要な生殖影響のいくつかについて、特に原因となると思われる溶剤に注目する。

## 溶剤の特徴

### ベンゼン

**用途**　塗料、ゴム、脱脂剤、浄化槽洗浄剤、ガソリンの成分、さまざまな化学工程。

**曝露経路**　職業上――特定の製造業、ガソリンスタンド、製油所、ゴム製造業。環境中――汚染された飲料水、喫煙、ガソリンスタンド。

**生殖影響**　動物――胎児の血液産生細胞の損傷。骨の奇形の誘発。胎児の体重減少。ヒト――母親および父親の曝露が神経管の欠損、ガンに関連。母親の曝露が先天性心疾患と出生時低体重に関連。精巣機能を損傷。月経に影響を及ぼす可能性。

ベンゼンは、以前からヒトのガンの原因として知られてきた。生殖・発達影響はガンほどよく研究されてこなかったが、ベンゼンがこのプロセスにも干渉するという証拠がヒトについても動物についてもある。

カリフォルニア州は科学文献の徹底的なレビューを行い、ベンゼンが生殖毒性物質であるという結論に達した(73)。この文献レビューでは、出生前に曝露した動物の胎仔に発育遅滞と骨形成の遅滞が一貫して見受けられたとされる、ウサギ、ラット、マウスでの研究の結果をまとめた。これらの影響は、母体に対し毒性を生じさせないレベルでも認められた例もあった。ベンゼンが出生前に曝露した動物に奇形を発生させたものは見当らない。マウスでは、ベンゼンへの曝露の結果、胎仔の染色体のみならず肝臓と脾臓の血液形成細胞に異常が生じた。またベンゼンは、動物の精巣および精子の形態と機能に悪影響を及ぼしている。

ヒトへの影響についてのデータはかなり限られているが、有害であることを示唆している。早い時期に東ヨーロッパで行われた研究では、ベンゼンに関わる仕事をしていた女性の月経障害が報告されており、また別の研究はベンゼン、トルエン、キシレンの混合物に曝露した女性の月経出血が、過長あるいは過多であったと報告している(74、75)。最近になって、汚染された飲料水に曝露した後の、胎児への影響を複数の研究者が明らかにした。ニュージャージー州の七五の町で行われた調査では、ベンゼンで汚染された飲料水を飲んでいた母親は、神経管異常または重い先天性心疾患の子どもを持つことが多かった(23)。ミシガン州では、飲料水中のベンゼンおよび塩素化溶剤の存在と、出生時低体重の発生率上昇に関連性があった(76)。この関連性は、出生時低体重と妊娠中の健康管理不足との関連性と同じ程度に強かったが、統計学的に有意にはならなかった。その理由はおそらく、サンプル数が少ないためである。ベンゼンに曝露した男性は、脳の奇形である無脳症、または脊髄の奇形である二分脊椎の子どもの父親となる可能性が高かった(77)。

最も気掛かりなものは、親の曝露が子どものガンの原因になるという証拠である。ある研究では、子どもの誕生前の一年間に母親が受けたベンゼンへの曝露のために、小児ガンのリスクが有意に高まったことが明らかにされた(78)。ベンゼンを大量に使う産業に親が従事していることが、白血病、リンパ腫、脳・泌尿器・神経系のガンなど、さまざまな小児ガンの発症と関連していた(7、79―82)。ガソリンに曝露する仕事に父親が就いていることもまた、小児ガン罹患率上昇と関連している(59、60、83)。こうした職業に就いている人々は、さまざまな化学物質に曝露する可能性があるため、ベンゼンに曝露したことだけが小児ガンのリスク上昇の原因であると言い切ることはできない。しかし、ベンゼンによる染色体損傷の知見や、ベンゼンが成人に対して「発ガン性物質とわかっている」ことを考えれば、この証拠は、親のベンゼンへの曝露が本当に小児ガンのリスクになっていることを示している。

ベンゼンは生殖・発達への重大な有害物質である。染色体を損傷する能力があることは疑いなく、その損傷が、曝露した子どもの健康被害へと発展しやすいことは、いくつもの研究により裏付けられている。これほど劇的ではないが、やはり懸念されるのは、環境中のベンゼンへの曝露と出生時低体重が結びついていることである。動物への精巣毒性を示す研究、また、ヒトの月経機能障害に関する限定された研究は、さらに研究を進める必要を示している。

## クロロホルム

**用途** 冷媒、プラスチック用フルオロカーボン類の合成、噴霧剤、抗生物質の合成、穀物の燻蒸剤、一般溶剤、ドライクリーニング用染み抜き剤、歯科用(84、85)。

**曝露経路** 職業上――製紙工場。排水・下水・飲料水の処理施設、廃棄物焼却場。環境中――塩素処理された飲料水、入浴、屋内プールや温泉、室内空気の呼吸、食品の摂取。

**生殖影響** ヒト――体が小さめの新生児、流産、そしておそらく一部の先天異常は、水の塩素処理による副生成物(クロロホルムを含む)に関連する。動物――胎仔の体重減少、発育遅滞、悪性腫瘍、精巣および卵巣の異常。

クロロホルムは自然に発生することもあるが、人間の活動によって環境中に広範に広がった。人間のクロロホルムへの曝露で最も一般的なものは、塩素処理された飲料水からの曝露である。有機物を含む水に塩素を添加すると、クロロホルムが発生する(4)。

動物での複数の研究が、クロロホルムへの曝露が生殖・発達に問題をおこす可能性を示唆している。げっ歯類では、母体には有毒とならない用量であってもクロロホルムを吸い込むと、生殖能力の低下、胎仔の奇形発生増加と体重減少、発育遅滞をおこす(86–88)。経口でクロロホルムを投与したラットにも、胎仔の体重減少がみられた(89)。母体にも有毒な高用量の場合のみ、胎仔への影響が認められたとの報告も複数ある。ラットとウサギにクロロホルムを経口で投与した研究では、先天異常の証拠はみとめられず、母体にも有毒な高用量でのみ、胎仔の体重減少がみられた[90]。この他にも気掛かりな結果が、動物を使った多くの研究から出ている。ある研究では、オスとメスのラットに経口でクロロホルムに曝露させたところ、卵巣と精巣の萎縮の徴候が認められた[91]。別の研究では、五日間高濃度のクロロホルムを吸入させたマウスでは、曝露させないマウスより異常な精子が有意に多かった[92、93]。二世代のマウスでクロロホルム曝露の影響を調べた研究者らは、生殖能力への影響は見出さなかったが、第一世代のマウスの一部に精巣組織の異常を発見した[94]。こうした研究が重大な意味を持っているかどうかを判定するのは難しい。というのは、マウス、ラットおよびイヌでの他の多くの研究では、生殖器官への影響が認められなかったためである[95－97]。

ヒトの生殖と発達にクロロホルムが及ぼす影響については、限られた情報しか入手できない。許容曝露下限値の六～二〇倍のクロロホルムに曝露した実験室の労働者に、妊娠の合併症である子癇前症があったと報告されており、この濃度のクロロホルムに曝露した他の労働者では、肝臓障害が生じている[98]。さらに憂慮されるのは、塩素処理された飲料水と、乳児の発達上の問題との間の関連性を示す研究であろう。アイオワ州では、飲料水中のクロロホルムへの母親の曝露と、出生時低体重および子宮内発育遅延との関連性を研究者らが明らかにした[19]。しかし、その水には他の塩素化有機化合物および臭素化有機化合物が多数入っていた。飲料水に関する研究のほとんどで、クロロホルムの影響を読み取ることは容易ではない。研究の中には、クロロホルムを含むトリハロメタン類全体の濃度を測定したものもある。そうした研究の一つで、トリハロメタンへの曝露と、出生時体重減少、妊娠週数に比して小さい体、中枢神経系の異常、口蓋裂および先天性心疾患との相関関係が明らかにされた[23]。二つ目の、さらに限定された研究では、高濃度の曝露で、増加した流産とのわずかな関連性しか認められなかった。残念ながら、曝露の尺度が一日に何杯の水を飲んだかであったため、記憶に左右されやすく、またシャワーによる曝露が見過ごされている[39]。同じ方法、すなわち一日に飲んだ水の量（コップ数）に、水中のトリハロメタン濃度をかけて曝露量を計算した最近の研究では、流産率がほぼ二倍になっていたが、これはトリハロメタンの一つブロモジクロロメタンによるものと思われる(19)。塩素処理された水を飲んでいるか、されていない水を飲んでいるかだけで簡単に比較した研究も複数ある。マサチューセッツ州の研究者らは、塩素処理された水への曝露を死産の増加に関連付け、またイタリアの研究者らは小さめの体および頭蓋骨、また新生児黄疸のリスク増加への関連性を明らかにした(99、100)。

飲料水を塩素処理することで、米国の広い範囲に安全な飲料水が提供されている。その結果として飲料水中のクロロホルムに大勢の人々が曝露しているとは、残念なことである。動物研究からも、少数のヒトに関する証拠からも、憂慮すべき理由が示唆されているのだから、生殖・発達への影響のリスクは真剣に検討されなければならない。塩素殺菌の利用を減らすよう決定するには、安全な水を供給するための別の技術の開発が必要である。

## 水の消毒副生成物 ── 複合汚染と公衆衛生のジレンマ

飲料水は、農地の流出水に含まれる農薬や硝酸塩、自然または人工的金属、そして有毒廃棄物の保管所または処分場から漏出する溶剤などによって汚染される可能性がある。水は微生物にも汚染されるので、感染症を防ぐために水道水の多くは塩素処理される。塩素は感染症を媒介するほとんどの生物を殺すうえ、安上がりである。しかし不幸にも、塩素は水中の有機化合物と反応し、揮発性化学物質の混合物である消毒副生成物（DBP）、特にトリハロメタンとハロ酢酸を作り出す。人間はこの水を飲んだりシャワーや水泳中に吸い込んだり、皮膚から吸収して、DBPに曝露する(4)。室内空気中のDBP濃度は、屋内で湯を使った場合は必ず上昇する(101)。一部の瓶詰めの水もDBPを含んでいることが明らかにされているが、浄水フィルターの中にはこうした化合物を除去できるものもある。

DBPは膀胱ガンと結腸ガンに関係があるとされてきた(102)。現在これらの化学物質が生殖毒性物質でありうるとする証拠も出ている。アイオワ、ニュージャージー、カリフォルニアの各州で行われた研究では、DBPが出生時低体重、妊娠期間に比して小さい体、流産、さらには先天異常にも関連していた。しかし、こうした研究結果は決定的ではなく、有害性の証拠を見出すことができなかったとする研究が少なくとも一つある。動物ではＤＢＰが出生時低体重、心臓の奇形、精子毒性をおこした。動物で判明した高用量ＤＢＰの影響を、水道水中の低用量の組み合わせでの影響にどう翻訳すべきかは明らかではない。

飲料水中の汚染物質は、人間が複雑な混合物に日々曝露していることの一つの例である。こうした化学物質は、低濃度——通常、動物での研究で評価される濃度よりはるかに低い濃度——であるにもかかわらず、健康に影響を及ぼしうることを示す証拠がある。それはおそらく相互作用による影響か、何らかの成分がたとえ低用量であっても胎児期には有毒であるからかもしれない。水の塩素消毒には健康上の利点があるため、その変更はきわめて慎重に行う必要がある。改良された水濾過処理とオゾン殺菌は、一つの代替手段である。感染症のリスクと生殖健康被害のリスク、この二者択一を迫られるようであってはならない。

## エピクロロヒドリン

**用途**　エポキシ樹脂の製造、半導体製造、化学製品の製造、一部の潤滑剤、接着剤、ラッカー、塗料および農薬。

**曝露経路**　職業上——さまざまな製造業の作業。環境中——一部の塗料、ラッカー、潤滑剤、接着剤。エピクロロヒドリン樹脂製の大樽で貯蔵されたワインに含まれる汚染、およびグリセリン、食用澱粉、医薬品などの化学物質に含まれる汚染。

**生殖影響**　動物の場合——染色体の損傷。オスに対する強力な生殖毒物。ヒトについては、ほとんど研究されていない。

エピクロロヒドリンは一般的には有機溶剤とは考えられていないが、その特性と用途について本項で考察したい。ラットとウサギにおいて、エピクロロヒドリンはオスの生殖能力を低下させ、精子の形態と運動速度に異常を来し、さらに精巣萎縮を引き起こす可能性がある[103、104]。メスについては、ラットの生殖能力についても、マウスおよびラットの妊娠についても影響はないと報告されている。エピクロロヒドリンが、ラットおよびヒトの培養細胞で染色体を損傷することを明らかにした研究はある[105]。この研究結果から、エピクロロヒドリンはガンをおこすことが懸念され、また精子、卵子または発育中の胎児に損傷を与えることはもっと確かなように思われる。

エピクロロヒドリンのヒトへの影響に関する報告はほとんどなく、あっても男性に関するもののみである。ヒトの生殖能力に着目した二つの研究では、精子数と生殖ホルモン濃度に対する影響は認められなかった[106、107]。どちらの研究も対象者の参加率が低く、精子の形態、泳動速度その他の重要な精液分析について報告がなかった。曝露した労働者の染色体異常を見出した研究はいくつかある。エピクロロヒドリンはＤＢＣＰ〔ジブロモクロロプロパン、後出〕と構造が似ているが、ＤＢＣＰは男性労働者の不妊を引き起こすため、米国では禁止されている。

エピクロロヒドリンは、重要な生殖毒物の特性をいくつか示している。さらに研究が進めば、エピクロロヒドリンは男性の生殖に対して有毒な化学物質として扱われ、その染色体毒性のため、妊娠中の女性に対しても有毒である可能性が高いと考えられるはずである。動物での証拠に基づき、エピクロロヒドリンはカリフォルニア州の「安全飲料水と毒物規制法（第六五号条例）」に生殖毒性物質として記載されている。この法律は、既知の発ガン性物質と生殖毒物への曝露について人々に情報を与えることを義務づけ、こうした化学物質の飲料水源への排出を禁止している、いわゆる「知る権利」法の一つである。

## ホルムアルデヒド

**用途**　パーティクルボード、合板、断熱材、テーブル天板用の樹脂。ゴム製造。フィルム製造。皮革加工。染料製造。化粧品。病院。死体防腐処理。

**曝露経路**　職業上――製造業での作業、発泡材の施行、葬祭場、病院、実験室。環境中――自動車排ガス、新品のカーペット、パーティクルボード、一部の家具、薪ストーブ、喫煙、樹脂からの排出ガス、化粧品[108]。

**生殖影響**　動物――高用量で生殖器官を損傷する。ヒト――月経障害、流産のリスク増大。

日常生活で使われている多くのものが、製造後しばらくはホルムアルデヒドを放出しているため、大勢の人々が家庭内でこの物質に曝露している。ホルムアルデヒドはよく知られた刺激性物質で、発ガン性が疑われている。これに比べると生殖・発達への影響を示す証拠は明白ではないが、ヒトでの研究から懸念すべき理由が示されている。

ホルムアルデヒドは、ラットに高用量で曝露させると精巣に損傷を与え、結果として精子の産生、運動能および生存能力を低下させ、精巣の変性をもたらす[109-111]。致死量に近い用量のホルムアルデヒドを吸入させたマウスは、子宮と卵巣に進行性の変性が認められた[112]。高濃度のホルムアルデヒドに曝露させたラットは発情サイクルの攪乱を受けた。これは刺激作用によるストレスのためとみられる[113]。

ホルムアルデヒドはマウスの胎盤を通過し、また、胎仔のホルムアルデヒド排泄速度は成体よりも遅い[113]。しかし、マウスの母体に対して有毒な高用量でも、ホルムアルデヒドは一腹の仔数をわずかに減少させたものの、胎仔の体の大きさには影響を与えず、奇形率の増加もなかった[114]。ラットでは、吸入による曝露の後の奇形は報告されず、妊娠期間のわずかな延長と胎仔の平均体重の増加が認められた[115]。さらに、ホルムアルデヒドを投与されたビーグル犬は母イヌも仔イヌも身体的な影響を示さず、出生後の行動にも影響が認められなかった[116]。

動物についての証拠は曖昧で一般的に否定的であるが、ヒトでの複数の研究から懸念すべき理由が示唆されている。ホルムアルデヒドに曝露する職業に就く女性グループでは、ほぼ半数に月経障害があると報告されているが、曝露を受けない職業の女性では一〇パーセント未満である[117]。別の研究でも、月経障害の発生率の増加が明らかにされたが、これには他の要因が含まれている可能性があった[118]。ホルムアルデヒドに曝露することが多い美容師には、流産の発生率が高い[119]。さらに、ホルムアルデヒドと水の混合物質であるホルマリンに曝露する実験室労働者では、流産のリスクが三倍以上高かった[7]。ホルムアルデヒドに曝露すると月経障害が起こるという証拠は明らかであり、動物での発情期サイクルの攪乱と子宮・卵巣の傷害の証拠と整合している。ただし、後者の研究は高用量で行われたものである。

ヒトを対象とした研究で精巣機能が着目されたことはなかったが、高用量を用いた動物での研究では影響の可能性が示されている。ヒトでの研究でだけ認められた流産のリスク上昇の観察結果を確認するためも、さらなる研究が必要である。

## グリコールエーテル類

**用途**　ジェット燃料防氷剤、ブレーキ・オイル、インク、染料、ニス、塗料、印刷、写真、回路基盤の製造、クリーニング溶液、一部の殺虫剤[120]、香水と化粧品[121]。

**曝露経路**　職業上――防氷剤として使われている場所で。クリーニング溶液中、またはインク、染料、写真用化学品の添加物として。環境中――化粧品、香水、塗料、ニスまたは着色剤の家庭での利用。

**生殖影響**　動物――精巣毒性、オスの不妊、先天異常および胎仔への毒性。ヒト――男性の生殖障害、流産のリスク、先天異常の可能性。

グリコールエーテル類は関連する化合物の総称である。短鎖のグリコールエーテル類には、エチレングリコール-モノメチルエーテル（EGME）、エチレングリコール-モノエチルエーテル（EGEE）、エチレングリコール-モノメチルエーテル-アセテート（EGMEA）およびエチレングリコール-モノエチルエーテル-アセテート（EGEEA）などがあり、これらは生殖毒物である。他のグリコールエーテル類も、限られた動物研究に基づいていえば、生殖に対し有害でありうる(42)。動物での研究から、労働環境で遭遇する量に近い、低用量での生殖毒性が示されている(121)。

オスの動物では、グリコールエーテル類が精巣の細胞レベルの損傷、精巣萎縮、精液毒性、および不妊を引き起こす(122-125)。メスの動物では、これらの化学物質によって不妊、妊娠期間の長期化、胚再吸収の増加が起こる(42)。こうした溶剤は胎仔の体重減少、骨格異常、心臓・腎臓・泌尿器系の奇形を含む先天異常の原因となる(126-128)。さらに、発達中に一部のグリコールエーテル類に曝露すると、後になって仔の神経機能に影響が出るという証拠がある(129)。同様の影響が五種の動物でも認められており、したがってヒトにもまた影響が及ぶであろうとの予想を高めている。

ヒトでは、曝露した労働者の精子数の減少を二つの研究が明らかにしている(52、130)。他の小規模な研究では精子数の減少は認められなかったが、職業的に曝露した男性の精巣の縮小が見つかった(54)。EGMEAを含むクリーニング用溶剤を二度の妊娠期間を通じて使い、尿道下裂の男児二名を出産した女性についての報告がある(131)。半導体産業の女性たちには、有意な流産のリスク上昇と生殖能力低下がみられたが、こうした影響はグリコールエーテル類への曝露が原因とされている(10-12、132-134)。

ヨーロッパでは、六か所の地域先天異常登録を使った大規模な調査が行われた。この調査では、生まれた子ども、あるいは死産または中絶した胎児が先天異常だった女性を識別し、健康な新生児を持った対照群と比較した。女性全員と連絡をとり、職業について質問し、グリコールエーテル類への職業曝露の確率を、専門家が分類した。先天異常の子どもを持った女性は、職業的にグリコールエーテル類に曝露した可能性が四四パーセント以上であった。中枢神経系の異常については、リスクは九四パーセントに上り、口唇裂と多重異常については二倍以上となった。この研究でバイアスが発生するとすればそのほとんどは、実際のリスクを過小評価する傾向になるだろう。この研究では、曝露はこの四種類の短鎖のグリコールエーテル類に限定せず、この化合物の全種類を対象とした。

短鎖のグリコールエーテルは生殖能力の低下、流産、さまざまな先天異常、子どもの行動異常につながるおそれがある。国立職業安全衛生研究所（ＮＩＯＳＨ）[135]およびカリフォルニア州[136]は、四つの短鎖グリコールエーテル類を生殖・発達毒物に指定した。

## 塩化メチレン

**用途**　塗料・ニスの剥離剤、脱脂剤、エアゾール噴霧剤、コーヒーのカフェインの除去、食品加工、穀物・果物の燻蒸剤、ウレタンフォーム製造、医薬品、アセテートフィルム製造。

**曝露経路**　職業上――さまざまな製造業の作業、食品加工業の作業、家具の表面仕上げ。環境中――塗料・ニスの剥離剤の家庭での利用、一部のエアゾール製品。

**生殖影響**　一酸化炭素への代謝による。動物――胎仔の体重減少、脳の損傷。ヒト――四肢と顔面の奇形、精神運動障害、正常以下の精神発達、中枢神経系の損傷。

ヒトの体内で、塩化メチレンはすばやく一酸化炭素に代謝される。体内の一酸化炭素の量は、塩化メチレンの吸収量に直接関係する。つまり、塩化メチレンへの曝露は、一酸化炭素の害による健康問題を引き起こしうる[137]。健康影響は、体内の組織に十分な酸素を供給することができなくなる状態、いわゆる低酸素症のために起こる[138]。

動物の胎仔は母体に比べて、血中酸素濃度の低下を補うために血流量を増やす能力が乏しく、低酸素症による損傷を受けやすい[139,140]。母体の一酸化炭素への曝露量が比較的少ない場合は、げっ歯類の胎仔の体重増加が鈍化し、神経行動上の問題が生じる[141-143]。曝露量が多くなると、胎仔の生存が難しくなる[144]。中濃度の一酸化炭素に長期間曝露されたマウスの仔には口唇裂と口蓋裂の発症率と重篤度が増大した[145]。一酸化炭素に曝露されたサルでは、その濃度が母体にとって十分耐えうる程度であっても、胎仔の低酸素症は中度から重度であった。低酸素症が軽い胎仔は有意な損傷なしに生存したが、重篤な場合の胎仔は脳に損傷を受け、早死にした[146,147]。マウスのタンパク質欠乏症と一酸化炭素曝露の複合的な影響を検討した重要な研究が一つある。タンパク質欠乏症は、母体の一酸化炭素影響には関与しないが、胎仔の低酸素症を悪化させ、胎仔の感受性が母体より大きいことを示唆している[148]。

塩化メチレンそのものに着目した少数の動物実験からは、先天異常または胎仔毒性の証拠が何ら見出されなかった。ただし、母体の肝臓に影響を及ぼす濃度の塩化メチレンに曝露されたラットで、その胎仔に体重減少が認められた研究がある[149-151]。塩化メチレンそのもののヒト影響については、ほとんど知られていない。塩化メチレンに曝露した三四名の男性のうち、八名が不妊であった[152]。このうち四名が精液サンプルを提供し、そのすべてに精子の運動、形態、濃度の異常が認められた。塩化メチレンに曝露した、医薬品業の女性労働者では流産がわずかに多かったが、他の職業要因が寄与している可能性もある[153]。

ヒトの胎児に対する低酸素症の影響については、もう少しわかっている。一酸化炭素に曝露した妊婦の症例報告を調べたところ、母親が被曝して意識不明または昏睡に陥った場合、胎児は死亡したか重篤な発達上の問題が生じたかのいずれかであった[154,155]。その問題は、四肢および顔面の奇形、精神行動障害、正常以下の精神発達および中枢神経系の損傷などであった。

塩化メチレンへの曝露は、胎児の健康を脅かすと考えなければならない。塩化メチレンそのものが胎児に直接影響するとわかっているわけではないが、一酸化炭素に代謝して酸素濃度が低下し、奇形、機能障害、そして死亡に至る可能性もある。胎児は母親より低酸素症に対する感受性が強いため、母親に症状を起こすような濃度の塩化メチレンへの曝露は、胎児の生命を脅かす恐れがある。

## N-メチル-2-ピロリドン（NMP）

**用途**　マイクロエレクトロニクス、石油生産、塗料、塗料剥離剤、クリーナー、ケブラーのような樹脂の生産、電線被覆、下書き剥離剤、獣医用局処麻酔薬、化粧品。ヒト——局処麻酔薬の吸収促進剤[156]。

**曝露経路**　職業上——実験室、半導体作業、工場。環境中——塗料、剥離剤、下書き剥離剤、化粧品。

**生殖影響**　動物——胎仔の再吸収、死産、出生時低体重。

N-メチル-2-ピロリドン（NMP）は、塩素化溶剤より安全な代替品として販売されている、人気のある新規溶剤である。ヒトに対するNMPの生殖・発達影響についてはほとんど何もわかっていないが、動物の研究では、母体に害を及ぼす用量、あるいはそれ以下で、胎仔に有毒であること、致死性すらあることが示されている。

マウスにさまざまな用量でNMPを経口または注射すると、胎仔再吸収の発生率が高まった[157,158]。生き残った仔には、出生時低体重、小さめの体、口蓋裂の増加、骨形成の遅滞がみられたが、母ラットには何ら有害な影響が認められなかった。経口、経皮、吸入によりNMPにラットを曝露させた別の研究では、それぞれの投与経路で、胎仔再吸収の有意な増加、死産の増加があり、生き残った仔には骨形成の遅滞がみられる場合もあった[159–162]。これらの研究で使用した用量では母体への害は示されなかったか、示されても軽いもので、たとえば妊娠期間中の体重増加が鈍った、皮膚の塗布部位が乾燥肌になったなどであった[159]。ラットでの複数世代の生殖についての研究では、母ラットには影響を及ぼさない用量で胎仔の死亡および体重減少がみられた[163]。胎仔の死亡およびある種の奇形はウサギでも認められ、母体にも害があった[164、165]。

研究者らは、子宮内でNMPに曝露したラットの、出生後の身体および行動の発達を調べてきた。母ラットには、著しく胎仔の生存を損なわない用量でNMPを吸入させた。曝露された仔ラットは離乳前の時期を通じて体重の減少があり、身体発達も遅れた。神経行動に関する研究では、困難な作業を行う能力の異常が明らかになった[166]。

NMPがヒトの生殖・発達に及ぼす影響についての情報は、きわめて少ない。ある症例報告では、NMPへの曝露と死産との関係が示唆されている。妊娠から二〇週まで常時NMPに曝露していた若い実験技師の胎児は、子宮内で発育遅延を起こし、最終的に死産となったが奇形の証拠は認められなかった[167]。

NMPは動物の成体に軽度の中毒を生ずる濃度、またはそれをわずかに下回る濃度で、一貫して胎仔に有毒であった。その結果として、死産、出生時低体重、骨の奇形、そしておそらく神経障害が起こる。こうした影響のメカニズムは明らかではないが、さまざまな曝露経路で用量依存性の結果がいくつもの種に共通して得られたことは、きわめて説得力がある。動物での証拠に基づき、NMPはヒトにおいても胎児毒性があると考えなければならない。

## パークロロエチレン

**用途**　ドライクリーニング、蒸気による脂除去、機械加工、自動車塗装、組み立て工場、電気めっき。

**曝露経路**　職業上――ドライクリーニング、脂除去剤を使う施設内。環境中――ドライクリーニング店・製造工場・修理工場の近く[168、169]。ドライクリーニング直後の衣類から[170]。一部の地域での飲料水汚染物質[171]。

**生殖影響**　ヒト――職場環境の濃度で曝露する場合、流産のリスクがおそらく二～四倍上昇する。男性においても女性においても不妊のリスクが高まる可能性がある。母乳で三倍に濃縮され、幼児の黄疸を起こしうる。動物――胎仔の体重減少、一部の研究では流産。

パークロロエチレン（ＰＣＥ）は広く使われており、ヒトについては比較的よく研究されている。ある研究によれば、ドライクリーニング店で働く男性は、〔水を使う〕洗濯店で働く男性より精子の異常が多かった(48)。しかし、どちらの男性も精子数の少ない人の割合が高かったので、この研究結果の解釈は難しい。また、この異常が生殖能力に対して何らかの意味があるかどうか不明である。

ドライクリーニング業者とその妻の生殖能力を洗濯店夫婦と比較した研究がある。ドライクリーニング業者の妻は一二か月以上妊娠に成功していないか、不妊治療を求めているという割合が二倍高かった(51)。しかしながら、どちらのグループも妊娠件数は同程度であり、どちらも全国平均を上回る妊娠率であった。

ドライクリーニング店でＰＣＥに曝露した女性が妊娠するのには、曝露しなかったグループの二倍の期間を要したことがわかった(35)。別の研究では、不妊クリニックで治療を求めている女性がドライクリーニング用化学物質に被曝していた割合は、問題のない女性の三倍であった(172)。この研究は、選択と想起にバイアスがかかっている可能性があるとして、あまり重視されていない。

ＰＣＥへの曝露により流産のリスクが二〜五倍に高まることを、二つの研究が示している(13、14)。また別の二つの研究でも、流産のリスクの増加が認められたが、その結果は統計的に有意なものではなかった。さらに、もう一つ、ＰＣＥへの曝露と流産の関係を見出せなかったという研究がある(18、173、174)。ＰＣＥに曝露した男性の妻に、流産のリスクの増加は認められなかった(50)。飲料水中の溶剤への曝露に関する研究では、ＰＣＥへの曝露と口蓋裂・口唇裂といった口腔欠損との弱い関連性が明らかにされた(23)が、その他には、ＰＣＥへの曝露が先天異常のリスクを高めるという証拠はほとんどない(30)。

ＰＣＥは新生児にとっても危険かもしれない。昼食時にドライクリーニング工場の夫を訪問した、授乳中の母親に関する重要な症例報告がある。生後六週目になる子どもが肝臓障害と黄疸を起こし、母乳を中止すると回復した。その子は工場に入ったことがなかった。三〇分間その工場にいた後の母親の血液からＰＣＥが検出され、母乳中のＰＣＥ濃度は血液中の三倍を超えた(175)。職場で基準濃度以下のＰＣＥに曝露した女性、およびドライクリーニング店の階上のアパートで暮らす女性の、母乳中のＰＣＥは、その乳児に健康被害を与えるほどの濃度になりうることが、曝露のモデル化で示されている(176)。

動物研究は、ＰＣＥは胎盤を通過し発育中の胎児に入り込むことを示している。ニワトリとげっ歯類に関する少数の研究が、胎仔の生存率の低下、体重減少、および再吸収の増加を明らかにした(177)。しかし動物を用いた研究のほとんどは、発達への影響も奇形の増加も見出さなかった(177)。

全体として、ＰＣＥの生殖影響に関する動物試験は、明らかな生殖毒性を示さなかったが、ヒトの研究では、流産や不妊への影響の可能性を含め、有害な影響が示された。母乳中にＰＣＥが存在することは憂慮すべき発見である。この溶剤はヒト発ガン性の可能性がある物質と分類されており、乳児への曝露は、後になって有害な影響が出るおそれがある(176)。

## フェノール

**用途**　樹脂・ナイロン・可塑剤・アスピリン・除草剤の合成。消毒剤、分析用薬品。皮革なめしの副生成物、木材製品・パルプ・紙の製造、繊維製品、鉄／鉄鋼製造。

**曝露経路**　職業上――工場、実験室で。環境中――汚染された飲料水。木材およびガソリン燃焼からの排ガス。消毒剤、口内洗浄剤、皮膚用医薬品など一部の商品。

**生殖影響**　動物——胎仔の体重減少、精子の染色体損傷、発情サイクルの異常。ヒト——乳児の黄疸。

フェノールは一般商品に広く使用されているにもかかわらず、その生殖・発達への影響に関する情報は少ない。動物を用いた二、三の研究からは、相反する結果が示されている。ヒトが職業的に曝露する濃度で吸入した妊娠ラットでは、その胎仔、および新生仔の死亡が増加したという研究がある[178]。他の研究者らは、妊娠中のラットに一定期間フェノールを注射した。先天異常の証拠は認められず、胎仔再吸収も増加しなかったが、最も高用量の投与を受けたラットでは、胎仔の体重減少が認められた[179]。マウスとラットの両方について行われた他の一連の実験では、母体には害を及ぼさない用量でフェノールを曝露すると、胎仔の出生時体重が低下した[180、181]。

次の二つの研究は解釈が難しい。数世代に渡ってマウスを常時フェノールに曝露させる連続飼育研究が行われた。その結果、すべての世代で子孫の精子細胞染色体損傷が、用量に従って増加した[182]。この結果をもたらしたものが、父親、母親、胎仔曝露のいずれによるものかは明らかではなかった。しかし、最も低濃度の曝露でさえも、染色体損傷の著しい増加があったという事実は、心配の種である。もう一つの、フェノール吸入がメスのラットに及ぼした影響を注目した研究では、げっ歯類にとっては月経周期に相当する発情サイクルの変化が認められた[183]。しかしこの研究の場合、用量があまりにも多いため、この変化は単純にフェノールの一般毒性のためであった可能性がある。

ヒトの場合、フェノールは腸内で自然に生成されるので、低濃度であれば人体は難なくフェノールを処理できるようである[184]。しかしながら、病院で消毒液中のフェノールへ曝露した結果、新生児が黄疸を発症したという報告がある[185、186]。これは、新生児がフェノール曝露に特に感受性が強いということを示唆するもので、この問題はさらに検討が必要である。

フェノールは環境中に広く分布し、製品や加工工程でも広く使用されている。動物実験の証拠からは、フェノールが染色体を損傷し胎仔に毒である可能性が示唆されている。またいくつかのヒトに関する症例報告では、低濃度フェノールへの曝露により乳児黄疸が起こる可能性が示されている。こうした事実を考慮すると、フェノールのヒトへの影響を特定するため、緊急に研究を進める必要がある。

## スチレン

**用途**　強化プラスチック製品、ポリスチレン製品、ポリエステル樹脂、ゴム製品。

**曝露経路**　職業上——さまざまな製造業の作業、製造船、消化作業。環境中——プラスチック・ポリスチレンの燃焼。一般的な水の汚染物質。ポリスチレン製容器からの少量の浸出。シナモンには自然のスチレンが含まれる(187)。

**生殖影響**　非常に相反する証拠がある。動物——ニワトリのヒナの体重増加の減退、運動過少、先天異常。ヒト——精巣毒性の可能性。内分泌機能に干渉し、月経を攪乱する可能性がある。

スチレンは一般には有機溶剤として使われるわけではないが、構造的には本章で検討した他の芳香族溶剤（ベンゼン、キシレン、トルエン、フェノール）と関連がある。スチレンは動物でもヒトでも広く研究されている。ホルモン機能への影響を示唆する、動物での研究が二つある。職場で許容されるより低い、何段階かの濃度でスチレン蒸気に曝露させたラットに、発情サイクルの長期化がみられた(188)。実験ラットからそれぞれ卵巣を一つ除去し、グループの半数に経口でスチレンを投与した研究がある。通常、卵巣を一つ除去すると、もう一つの卵巣がホルモン産生の役割を引き継いで大型化する。しかし被曝ラットでは、残った卵巣が失われた卵巣の代りになるような成長をせず、ホルモン機能への影響が示唆された(189)。

職場で許容される平均濃度の一〇分の一ほどのスチレン蒸気を使って動物で行ったある研究では、胚の死亡の有意な増加が示されたが、別の研究ではこの結果は追認されなかった(190、191)。スチレンをニワトリの卵に注入したところ、必ずニワトリのヒナに発育異常が生じた(192)。スチレンが先天異常の原因になる可能性があると示唆する研究は、これらだけである。

スチレンが発達・行動に影響を及ぼしうることの証拠は、生後七週間、低濃度のスチレン蒸気に曝露したラットの研究から得られている。これらのラットは体重増加が有意に鈍化し、耳と歯の発達が遅延した。曝露を受けたラットの探索・回避行動が用量に従って低下した(193)。

ヒトの研究では、たいてい、生殖・発達への一致した影響は認められなかった(194)。ヒトに関する最大規模の疫学研究がフィンランドで行われているが、これらは総じて、妊娠に関する種々の問題に対するスチレン曝露の有意な影響を示すことはなかった(195—198)。ロシアで行われた一連の研究では、スチレンへの曝露と自己申告された月経障害との関連性が発見された(199)。イタリアで行われた小規模の研究では、職業でスチレンに曝露した女性に月経不順の増大と生殖能力の低下が認められたが、サンプル数が少ないため、結論は限定的である(200)。フィンランドと米国でも同様の研究が行われたが、月経機能に対するスチレンの影響は認められなかった(201)。興味深いことに、職業でスチレンに曝露した女性についての小規模な研究で、プロラクチンというホルモンの濃度に有意な上昇が、またヒト成長ホルモンの濃度上昇が明らかにされた(202)。プロラクチン濃度の上昇は月経機能障害を招く可能性があり、これが女性労働者の月経周期異常、ラットの発情サイクル異常といった研究結果を説明する可能性もある。

スチレンが男性の生殖能力に影響するかどうかの証拠は、相反している。スチレンに曝露した労働者グループでの正常な精子の比率は、不妊クリニックで治療を求めた比較グループより有意に低かった(203)。スチレンをベースにした化学物質であるスチレン無水マレイン酸は、男性の避妊薬としての利用が考慮中である(204)。スチレンの精巣への影響については動物でも研究されているが、その結果は相反しており、一部の研究では精子数の減少と精巣組織細胞の変化が示されたが、他の研究では何の影響も認められなかった[205]。生体外でスチレンに曝露させた精巣細胞には、ヒト、ラットのいずれにおいても、DNA損傷の増加がみられた[206]。

スチレンの生殖毒性に関する研究の結論は鋭く対立している。男性の精巣機能への影響については特に有力な証拠が出ているが、さらなる研究が必要である。多数の研究があるにもかかわらず、スチレンが女性の月経機能に影響するかどうかについては明確な答えが出ていない。しかしスチレンがラット、ヒトいずれの内分泌系にも影響を及ぼしうるという証拠がある以上、女性の月経機能に影響したとしても不思議はない。

## トルエン

**用途**　接着剤、コーティング剤、インク、塗料、洗浄剤、ガソリン添加剤。製造、洗浄、化学製品の製造、コークス炉、染料製造。

**曝露経路**　職業上——塗装、組み立て作業、洗浄作業、一般産業、化学製品工場など幅広い分野。環境中——染み抜き剤、爪のマニキュア液、シンナー、染料、インク、接着剤および化粧品などの一般消費財。自動車排ガス、喫煙、ガソリン、時には飲料水からの低濃度の曝露。

**生殖影響**　動物——胎仔毒性、学習行動障害。ヒト——流産リスクが二・五倍。頭、顔面、泌尿器、四肢の先天異常。ホルモンを攪乱する可能性がある（特に男性）。

動物での研究から、トルエンはラットおよびマウスにおいて、胎仔体重の減少、骨の発達遅滞、流産、および胎仔再吸収を含めた胎仔毒性のあることが示された[207, 208]。さらに、脳の発達期に曝露させたげっ歯類での、学習障害と行動異常の証拠を示す研究もある[209–212]。胎仔への影響は、母体毒性以下の用量で発生している。動物での研究からの外挿により、ヒトの職業曝露の濃度はラットおよびマウスの胎仔発達に影響を及ぼす濃度に近いことが明らかになった(210)。

溶剤に曝露した女性の流産についてのいくつかの研究が、トルエンの関与を示唆し、そのリスクは曝露を受けていない女性より九倍高いとしている(5)。トルエンのみに曝露した女性の流産は、曝露していない女性のそれよりも五倍高い(15)。高用量・高頻度でトルエンに曝露した男性の妻は、流産のリスクが二倍であった(50)。

大規模な質問票調査に基づく症例対照研究からは、芳香族溶剤（トルエン、キシレン、ベンゼン）が先天異常に有意に関連していることがわかった。特にトルエンに曝露した場合の確率は高く、対照群のほぼ四倍であった。トルエンへの曝露があったグループにみられた先天異常は、泌尿器および心臓の異常ならびに先天性白内障などである。妊娠中にトルエンを含む接着剤や塗料を吸った女性の子どもは重篤な先天異常を示すことを、きわめて多数の症例報告が述べている。こうした乳児に見られる症状には、子宮内の発育遅滞、神経学的異常、頭、顔面および泌尿器の異常、腕と足の奇形などがある。胎児性アルコール症候群の乳児とも類似性があるため、一部の研究者らは胎児溶剤症候群というものが存在すると述べている(213、214)。トルエンを吸う（嗅ぐ）行為は、職場や家庭での使用より高い曝露量になる。

トルエンに曝露した男性では、それぞれ生殖系を調整するホルモンである黄体化ホルモン、卵胞刺激ホルモン、テストステロンが曝露用量に従って減少した(215)。トルエンを成分としたシンナーを吸って死亡した若い男性には、精巣萎縮が認められ精子産生が抑制されていた(216)。動物を用いた研究でも少なくとも一つの研究で、高濃度のトルエンに曝露したラットの精子数減少と精巣上体重量の減少がみられた(217)。これらの報告から、トルエンが男性のホルモン・生殖機能に影響しうることが示されている。

トルエンは曝露した女性の流産のリスクを上昇させる。ヒトでの高用量は、動物ではそうではないが、重篤な先天異常の症候群と関連付けられている。曝露した男性へのホルモン抑制効果を見出した研究も一つある。トルエンへの曝露によるヒトのホルモン抑制の可能性についてはさらに研究が必要である。これらの証拠に基づいて、カリフォルニア州ではトルエンを発達毒性物質として規制している[218]。

## トリクロロエチレン

**用途**　蒸気脱脂、繊維加工、冷却材。ポリ塩化ビニール、医薬品、殺虫剤の製造。着色染料、艶出し剤、潤滑剤、接着剤、カーペット洗浄剤の中。

**曝露経路**　職業上――蒸気脱脂、さまざまな製造工程。環境中――汚染された飲料水、建築資材からの室内での吸入、消費者製品。

**生殖影響**　動物――心臓の異常、脳の発達障害。ヒト――流産と先天性心疾患に関連。

トリクロロエチレン（TCE）は、建築資材や消費者向け製品に広く使用される、どこにでもある室内大気汚染物質である[219、220]。地下水に含まれる有機汚染物質として最も一般的なもので、試験サンプルからは十分の一から三分の一の割合で検出される[221、222]。

動物では、TCEは生殖器官を標的にすることが分かっており、卵巣と精母細胞に濃縮する[223、224]。吸入によりTCEに曝露させたマウスには精子の形成異常の増加が認められ、したがって遺伝子の損傷が示唆された[224]。しかし、経口で曝露させたラットには精子の数、形態、運動のいずれにも変化はなかった[225]。ラットについての二つの研究では、TCE吸入と胎仔の体重減少との間に関連性が認められ、その一つはきわめて低濃度のTCEを用いたものであった[226、227]。しかし、ラット、ウサギ、マウスについての別の研究では、母体にTCEを曝露させても、先天異常の有意な増加は認められなかった[227－231]。カエルの胚では、TCEの発達毒性が寿命の短い代謝性副生成物である酸化トリクロロエチレンによってもたらされるようである。酸化トリクロロエチレンは、トリクロロエチレンの混合機能オキシダーゼ酵素系による代謝で生成される(232)。TCEの発達影響に対する感受性の違いは、この酵素系の機能における遺伝的違いによって説明できるかもしれない。

心臓の異常はTCEの発達毒性学において繰り返し現れるテーマである。ラットにおいてTCEまたはその分解物であるジクロロエチレンを直接子宮内に注入すると、他の先天異常は生じなくとも、心臓の欠陥はさまざまな形で生じる(233)。妊娠中のラットに、母体自身には毒でない用量で飲料水中のTCEを曝露すると、そのラットから生まれた仔には、高用量で予想されるよりも多くの先天性心疾患がみられた。興味深いことに、母ラットが受胎前から曝露を受け始めている場合、それよりさらに低用量でも仔の心臓の奇形が認められた(234)。げっ歯類についての初期の研究で心臓の欠陥を報告していないものは、特に心臓を解剖し調べなかった可能性がある(230)。TCEを注入した卵から生まれたニワトリのヒナにも先天性心疾患が増加することが見出されている(235)。TCEに曝露されたニワトリのヒナは、TCE注入直後に心電図の異常を起こし、その後心臓の発達が阻害された(236)。ヒトの成人でも、TCEが心電図に異常を起こすことが知られている。

さらにいくつかの証拠から、飲料水中のTCEに母体が曝露すると、仔の脳の発達および行動に影響する可能性が示唆されている。げっ歯類では、母体の曝露の結果、脳に構造的・機能的異常と行動異常が生ずるが、これがすべての研究で統計的な有意性に到達したわけではない(227、237−240)。

ヒトの場合、初期の研究で手術室内のTCEに曝露した看護婦の流産の増加が明らかにされたが、同時に他の化学物質への曝露もあったため、TCEの役割を特定することが不可能であった(241)。流産した女性とそうでない女性を比較したところ、流産した女性は、妊娠中にTCEに曝露したと報告することが多かった(13)。この研究設計には想起バイアスが入りやすい。職場でTCEなどの化学物質に曝露した両親に焦点を当てた研究では、子どもたちの奇形の増加は認められなかった(242)。TCEに曝露した男性労働者についての二つの研究では、曝露した年数の増加に伴い、テストステロンと性ホルモン結合性グロブリンの濃度が低下することがわかった[233、234]。TCEに曝露した男性労働者には、精子の異常も認められた[245]。

研究者らは飲料水中のTCEによる影響を評価しようと試みたが、結果は明確とはほど遠い。飲料水中にTCEなどの化学物質が入っていたマサチューセッツ州のある住民集団で、眼、耳、中枢神経系、染色体、口蓋裂の異常が明らかに増加した[33]。しかしこの研究は、必ずしも科学的に正当とはいえない方法で異常をまとめていると批判されている。アリゾナ州で一定の先天性心疾患の発生頻度を調査した研究者らは、親がTCE汚染飲料水を飲んでいたことと関連性があることを見出した[20]。妊娠前および妊娠してから最初の三か月間に母親が曝露すると、先天性心疾患のリスクが三倍上昇すると関連付けられた。この研究にも限界はあるが、TCEへの曝露が先天性心疾患を引き起こす可能性を示す動物研究との関連において、この研究結果は特に興味深い。TCE汚染飲料水を飲んだ前述のマサチューセッツ州住民の間では、小児白血病の罹患率も異常に高く、TCEと関連付けている研究者もいる[246]。

TCEへの曝露は米国各地に広がっているが、健康影響についての研究はヒトについても動物についても、相反する結果を示している。他の溶剤と流産の関連性を考慮すれば、TCEに関するこの研究結果にも一定の信憑性はあり、深刻に取り上げられるべきである。妊娠前および妊娠中のTCEへの曝露による心臓欠陥の増加を示す研究がヒトと動物について一致していることは非常に憂慮すべきことであり、その危険性に鑑みさらなる行動が必要であることを意味している。

## キシレン

**用途**　塗料、ラッカー、ニス、殺虫剤。ゴムおよびプラスチック中。皮革製品の製造。ガソリンの成分。

**曝露経路**　職業上――さまざまな製造作業、ペンキとニス塗装。環境中――塗料、ラッカー、ニスの家庭での使用、ガソリンへの曝露、水の汚染。

**生殖影響**　動物——胎仔に毒、ある種の先天異常を起こす可能性、内分泌機能を攪乱する可能性。ヒト——流産との関連性。

キシレンに関する動物実験の中には、低用量での毒性と先天異常を示すものがあるので特に問題である。五〇〜五〇〇ミリグラム／立方メートルの濃度でラットに吸入させた研究では、胎仔の発育の後半段階での致死的な影響、異常出血、骨の発達の異常、および発育遅延が認められた[247]。職場での基準値は四三五ミリグラム／立方メートル（八時間労働）である[248]。動物に対する高用量研究では、胎仔再吸収、胎仔死亡、胎仔の発育遅滞、出生時低体重が認められた[248-251]。ラットをキシレンのみと、キシレンおよびアスピリンに曝露させた興味深い研究がある。キシレンのみの場合、胚に対する若干の毒性が認められ、正常な発育が阻害された。一方キシレンとアスピリンを組み合わせた場合、その影響ははるかに深刻となり、劇的な胎仔毒性と奇形、特に骨系と腎臓の奇形が認められた[252]。アスピリンは先天異常の原因となることが知られており、キシレンが相乗的に作用してこの結果を悪化させることが分かった。

出生前にキシレンに曝露すると、発達・行動異常を起こす可能性もある[253]。かなり低濃度で出生前に曝露させた仔ラットに、脳重量の減少、反射運動の発達遅滞、神経運動能力、学習および記憶の障害が認められた。影響は仔がメスの場合に最も顕著であった。

性ホルモンへのキシレンの影響を調べた二つの重要な研究がある。高濃度のキシレンに曝露させたラットはプロゲステロンと17β‐エストラジオール（エストロゲンの一種）の血中濃度が有意に低かった。これらは女性の生殖サイクルを調節する役割を担うホルモンである[254]。さらに、キシレンはラットの排卵を阻害する[255]。母親のホルモン濃度の異常が、動物の胚に害を及ぼしている可能性がある。

ヒトについてのキシレンの生殖毒性に関する研究はほとんどない。初期の頃の研究者は、溶剤に曝露した母親から生まれた子に、非常にまれな先天異常である尾骨部の退縮が五例あったと報告した。この欠損は、骨盤および下肢の不完全な発達に伴って生じる。このまれな異常は九例あったが、そのうちの母親五人が溶剤に曝露していた。関連研究の中で、ニワトリの胚をキシレンに曝露させたところ、多数の奇形が起こった。奇形のうちおよそ半数は「無尾」奇形であった(256)。ヒトに関する他の研究では、キシレンに曝露した女性の流産が、五倍に増加したことがわかった(7)。中枢神経系の欠損を持って生まれた子どもたちの母親もまた、妊娠中に芳香族溶剤、特にキシレンに曝露していることが多かった(25)。

職場と同程度の濃度の経気曝露でラットの胎仔の生存と神経発達に影響が及ぶこと、またラットの母親の性ホルモンが抑制されることについては、明らかな証拠がある。ヒトは日常的にキシレンへ曝露しているため、この結論はきわめて重要である。キシレンが先天異常の原因になるという証拠は、高用量のキシレンを使った動物での研究と、わずかではあるがヒトに関する報告による。尾部退縮がヒトでもニワトリでも報告されたという事実は重要で、キシレンがこの聞きなれない先天異常の原因であるかもしれないことを意味する。

# 第5章　農　薬

作物、森林、苗床、ゴルフコース、芝生、庭、ペット、そして公共の場所でも家庭でも、世界中いたるところで膨大な量の農薬が使われている。米国では、殺虫剤、除草剤、殺鼠剤、殺菌剤など二万種類を超える農薬に、約六〇〇種類の活性成分が使われている。ほとんどの農薬には不活性物質も含まれ、それはまたそれ自体で毒性と健康リスクがある。一九九五年に米国は、農薬活性成分およそ一二億トン、米国民一人あたりにして約五ポンドを消費した。これは世界全体の使用量の二〇パーセントに当たる(1)。毎年これが繰り返されることによって、大量の複合化学物質の環境と健康への影響は、並外れて大きなものとなった。

通常、化学農薬は、標的生物にとって必要不可欠な生化学的プロセスに干渉することによって昆虫、菌、植物などの有害な生物を殺すように作られている。しかしその急性・慢性毒性は、それに曝露した人間、ペット、野生動物、そして生態系全体の健全さを脅かすことにもなる。ほとんどの場合、農薬はその毒性作用のメカニズムによって分類されるが、それぞれの分類のなかでも、化学構造と潜在的な健康影響はさまざまである。農薬は曝露量により、ガン、生殖・発達・神経・免疫系への有害な影響、その他の臓器損傷などの原因となる。これらの影響の一つ一つを、個々の化学物質について考察しなければならない。

農薬の毒から保護する制度は、主として農薬の登録と規制に頼っている（第8章参照）。しかし登録と規制のプロセスには重大な欠陥があり、政府機関の取り組みはその一部に対して行われてきたに過ぎない。過去何年間にもわたって使用されてきた多くの農薬の毒性試験は不適切である。ある情報源によると、完全な毒性学的データは、およそ六〇〇種類の農薬活性成分のうちのわずかに一〇〇種類について入手できるにすぎないと推定されている(3)。特に生殖・発達毒性のデータは欠落していることが多い。

## 活性成分と「不活性」成分

最終の農薬製品は、活性成分と不活性成分の混合物である。「活性成分」とは、「害虫を殺す、追い払う、引き寄せる、その害を緩和する、蔓延を防ぐ、あるいは植物成長調整剤として作用する化学物質」である(3)。そして製造者も環境保護庁（ＥＰＡ）も活性であると定義していない化学物質が「不活性成分」となる。現在、二万種類の農薬に、約一二〇〇種類の不活性成分が含まれている。不活性成分は活性成分を標的の害虫まで運ぶ搬送手段として働く場合もある。混合や散布をしやすくする、またはその製品が環境中で活性を維持できる時間を延ばすなどの一定の特性を、農薬の最終調合物に与えることもある。不活性成分は農薬としての特性は持たないかもしれないが、多くが独自の毒性を持っている。たとえば、媒体として使われる不活性溶剤のいくつか、たとえばエピクロロヒドリンやトリクロロエチレンは、生殖に有害である（第4章参照）。皮膚からの吸収は、人間が農薬に曝露する重要な経路であり、不活性成分の中には防護服と皮膚を通り抜けて活性成分を運び、中毒の危険を高めるものがある。

不活性成分は、最終製品の九〇パーセント以上を占めることが多い。最近までＥＰＡは、不活性成分の名称は企業秘密であるとの製造者の主張を受け入れ、こうした成分の名称を農薬ラベルに記載することを義務づけていなかった。しかし一九九四年、「農薬代替のための北西部連合（ＮＣＡＰ）」は、ＥＰＡは不活性成分が実際に企業秘密であるかどうかの判断を最初にせずに、秘密保持の主張を認めたのは誤りであると訴えを起こした。連邦地方裁判所は、問題となっていた六種類の製品について、農薬製造者は不活性成分の情報を開示しなければならないとの判決を下した。この判決は農薬製品すべてに適用されるものではなかったが、現在ＥＰＡは、この裁判所の判断をより広い範囲に適用する必要に迫られている。

## 農薬の運命と輸送

環境の中で農薬がどのように分布しそのような履歴をたどるかは、主にそれぞれの薬剤の物理化学特性によって決まる。特に興味深い特性を以下に挙げる。

**環境中の残留性**

残留性とは、土壌、日光、地表・地下水、あるいは屋内で、農薬の分解に要する時間の長さを指す（**表５－１**）。

**水溶性**

雨水による流出、あるいは地下水への流入の程度を決めるのは農薬の水溶性である。ミリグラム／リットルかｐｐｍで示される（**表５－１**）。

表５－１　農薬の特性

| 農　薬 | 残留性（日数） | 水溶解度（ppm） |
|---|---|---|
| **除草剤** | | |
| アトラジン | 60-100 | 33 |
| ブロモキシニル | 11 | 0.08 |
| シアナジン | 12-108 | 170 |
| 2,4-D | 10 | 890 |
| ジカンバ | 8-25 | 8,310 |
| ジウロン | 30-400 | 42 |
| モリネート | 12 | 800 |
| **殺虫剤** | | |
| アセフェート | 3-6 | 650,000 |
| クロロピリホス | 11-141 | 2 |
| シペルメトリン | 7-82 | 0.004 |
| ダイアジノン | 3-13 | 60 |
| パラチオン | 7-30 | 12 |
| カルバリル | 7-28 | 50 |
| エンドスルファン | 4-200 | 0.32 |
| ジコホル | 16-60 | 0.8 |
| リンデン | 400 | 7 |
| メトキシクロール | 7-180 | 0.1 |
| パーメトリン | 6-106 | 0.006 |
| **殺菌剤** | | |
| マンコゼブ | 7-139 | 6 |
| ビンクロゾリン | 14 | 3 |
| ペンタクロロフェノール | 50 | 14 |

注：「残留性」は土壌中の半減期を日数で示している。すなわち、農薬が、その初期の半分の濃度に分解するまでに要した時間の長さである。幅が大きいものは、土壌の種類、pH、空気、好気または嫌気条件などによる変動の大きいことを示す。「水溶解度」が高いとは、その農薬が水に運ばれて、環境中を、さらには地下の帯水層へと移動しやすいことを示す。（ppm は mg/l）

**揮発性**
ある農薬が空気中に蒸発し、大気を通じて運ばれる程度を決めるのは揮発性である。

**土壌結合性**
土壌結合性が、環境残留性と水域への流出度に影響する。土壌粒子に結合する化学物質は、環境中を移動しにくく、水域への流出や地下水への浸透はしにくい。

**生物濃縮性**
時間とともに生体内で農薬の濃度が上昇する傾向の指標。

土壌粒子に固く結合して長期間残留する農薬もある一方で、簡単に蒸発して大気中をはるかかなたへと拡散する農薬もある。土壌生物や太陽光によって分解されるものも、また生態系の中を循環しながらそれ自身は形を変えないものもある。塩素を含む化学構造を持つ農薬（有機塩素）は、米国では既に数年前から禁止されているが、きわめて残留性が高いため、現在でも住宅内で検出され、住人は被曝し続けている(4)。散布された農薬は、周囲の土や水に移動する。飛行機で散布された場合は、何マイルも離れたところまで風で運ばれる。水滴中に凝集する農薬もあり、これらは霧や雨水の中によく見い出される(5)。大気を通した農薬の拡散は地球規模であり、あらゆるレベルの食物連鎖に入り込む。

## レイチェル・カーソン――農薬を告発した女性

一九五八年、『ボストン・ヘラルド』紙編集長に宛てた怒りの手紙に、海洋生物学者レイチェル・カーソンの興味はとらえられた。この手紙の主オルガ・オーウェンス・ハッキンスは、彼女の土地に棲んでいたヒバリなどの鳥達を合成農薬のＤＤＴが、死に追いやったと訴え、それでいてこのＤＤＴは蚊の駆除という目的を果たしていないと苦情を述べていた。この手紙は、カーソン自身が抱いていた懸念と共鳴し、彼女はＤＤＴなどの合成化学物質の生物への影響について体系だった調査を開始した。一九六二年に出版されたカーソンの著作『沈黙の春』は、こうした努力の結果である。

『沈黙の春』でカーソンは農薬による人間の健康リスクに、公衆衛生とエコロジーの視点から迫った。前々から関心を持っていた生物間の捕食と食物連鎖が、彼女の仕事の中心となった。何年もの骨の折れる生態学的研究が公衆衛生上の緊急メッセージに結実した。すなわち、合成化学物質は人間の健康と環境に深刻な脅威を与える可能性がある、というメッセージである。

産業側の科学者と代表者は、『沈黙の春』の主張を猛烈に攻撃し、カーソンの科学的方法が信用に値しないことを示そうとした。カーソンは新たな手法と統計評価法を必要とする動きの急先鋒だったので、仲間の研究者の多くも支援の手を引っ込めてしまった。カーソンは、第二次世界大戦以降、社会に深く根ざした、害虫根絶への志向を改めるという、さらに幅広い困難に挑戦することになった。戦後の時代は、戦争中に開発された農薬の市場が爆発的に拡大した。この流れは、害虫の全面的根絶を理想とする。ＤＤＴの後に続く農業使用でも、同様に徹底的な効果が期待された。カーソンはこの近視眼的な見方を、多くの生物にとっても人間の健康にとっても破壊的であると批判した。しかも、昆虫は素早く化学物質に対する耐性を身に付けてしまうから効果すらないと批判した。

『沈黙の春』は、有毒な残留性有機塩素化合物の健康影響について今日我々が知ることの大半を、時代に先駆けて世界に教えた。カーソンの仕事は環境保護を国民の論争にし、時間が経つにつれて、彼女の考え方の正しさが立証された。やがてＤＤＴをはじめいくつもの有機塩素系農薬が法によって禁止された。残念ながら、多くの環境残留性の有毒化学物質は依然として生産されているし、何十年も前に禁止された農薬でさえ、その残留物を現在でもからだに宿して我々は暮らしている。しかしレイチェル・カーソンの影響は多くの人々に深く届き、その旧弊にとらわれないスケールの大きいビジョンは、これに共鳴する人々の行く手を、現在も指し示している(6–9)。

環境中に長く残留し、生体内に濃縮する農薬は、食物連鎖の頂点で濃縮する傾向がある。たとえば、いくつかの有機塩素系農薬は世界中で散布されて、海洋、沈泥、底生の貝類、ムール貝、ウニ、魚類を汚染している(10)。残留性の農薬等の有機塩素化合物は、寿命が長く脂溶性の他の化学物質とともに、海洋哺乳動物の脂肪組織に濃縮している。イヌイットの母たちの食べ物は北極の食物連鎖の頂点にあり、海洋哺乳類の脂肪をたっぷり含んでいる。その母たちが有機塩素系その他の農薬の最大保有者であることはよく知られている。彼女たちは、おなかの胎児や授乳する子に、こうした化学物質を渡している(11)。

米国では広い範囲で、水道用の地下水が農薬で汚染されている。たとえば、米国中西部のトウモロコシと大豆の畑に毎春撒かれる何億トンもの除草剤の一部は、この地域に住む一四〇〇万に及ぶ人々の飲み水の中に移動する(12)。中でも、米国で最も多用されている除草剤トリアジンは、地下帯水層に長期間とどまる傾向がある。ニューヨーク州ロングアイランドの地下水は、神経信号の伝達に干渉して昆虫を殺すカーバメイト系殺虫剤アルジカーブで汚染されている。噴霧した農薬は拡散し、あるいは散布した土壌から流出して地表水に、そして広域の水界生態系へと移動する。

地表水中の農薬濃度は、春季の大量使用ともに、劇的に上昇する。

## 農薬への曝露

農薬は、大気、土壌、食物、水、そして屋内環境を汚染している。単一の発生源だけに注目すると、人と環境の全曝露量をひどく過少評価するおそれがある。残念なことに、ごくわずかな例外を除いて、健康影響の研究に必要な正確な農薬使用と曝露に関する情報は、定期的に収集されているわけではない。

米国環境保護庁（ＥＰＡ）は、一九九三年に米国消費者がその住居、芝生、庭用の殺虫剤、除草剤、殺菌剤七一〇〇万ポンドのために費やした費用は、およそ一二億ドルであったと推定している(13)。これらの農薬の一部は、学校等の公共施設の内外でも常に使われる。一九八九年、ミズーリ州の二三八世帯を対象に九か月の期間をかけて行った調査は、九八パーセントの世帯が毎年少なくとも一回、三分の二の世帯が毎年五回以上、農薬を使用していることを明らかにした。八〇パーセント以上は妊娠期間中も農薬を使い、生後六か月以内の子どもがいる間に使用した世帯も七〇パーセントを超えた。家の中での農薬使用が最も多く（八〇パーセント）、次いで庭での除草剤（五七パーセント）、ペットのノミ・ダニ駆除（五〇パーセント）と続いた(14)。

一九九五年には、米国の農場で約七億七一〇〇万ポンドの農薬が使われ、何百万の農場労働者の少なくとも半数が、農場用の化学物質に直接接触した(1、15)。農薬ラベル上の使用方法には、個々の作物に対する農薬の使用量が明記されている。農場主や雇用主はこの使用方法を守る責任があるが、ほとんどの州では施薬者免許制度や訓練プログラムはあっても、こうした実際の使用方法を監視することはない。およそ五〇〇万人と推定される移民あるいは季節農場労働者（大半が民族的少数派）に関しては、農薬曝露の程度も、その結果生じた健康被害についても、ほとんどわかっていない[16, 17]。

食品の残留農薬は食品医薬品局（ＦＤＡ）が監視している。特定の農作物のために登録された農薬成分それぞれについては、ＥＰＡが、その作物に許される最大残留量という許容値を定めている。歴史的にいうと、食品中の農薬が許される値か否かは、製造者による畑での試験結果に基づいていた。これは、目指す効果が得られるだけの量を使用した後で、食品中の残留農薬量を判定するというものである。主に健康への配慮に基づいて許容値を決めるようになったのは、比較的最近のことである。大量の農薬が、既に何年も使用されてきており、これらは適切な毒性試験を経ていないため、既存の許容値は不十分なデータに基づいていることが多い[18]。一九九六年、米国議会は、食品品質保護法（ＦＱＰＡ）を可決した。この法律は、すべての食品中農薬残留量について、健康を考慮した基準設定の開始をＥＰＡに義務づけたもので、既存の許容値およそ九〇〇〇項目の見直しを求めている。

屋内のカーペット、埃、家具も人間の継続的な曝露の原因となる。特に床の上で這ったり遊んだりする子どもにとっては、重大な曝露源である。発見される化学物質の数が最も多い場所、最大濃度を示す場所は、大気、土壌、食品などに比べ家庭の埃であることが多い[4]。農業用の農薬が使われる場所に近い家の子どもは、住宅用には登録されていない農薬に曝露している可能性が高い。彼らの家の農薬濃度は、農場から離れた家の濃度より高い[19]。

経皮吸収、吸入、経口摂取は、重要な曝露経路である。意図的か（シラミの駆除に用いられるリンデンのように）偶然かにかかわらず、脂溶性の化学物質が皮膚へ付くと、簡単に体内に吸収される。噴霧設備の種類、噴霧速度、農薬の揮発性によって、吸入曝露の度合いが決まる[20]。農場用化学物質への過剰な曝露を防ぐ唯一の規制的保護手段は、防護用の衣服や装置の必要を強調している製品ラベルの要求事項である。しかし温暖な気候では、こうした装備は暑さで耐えがたいものとなり、めったに使われない[21]。農薬が勧められる方法で使われたとしても、過剰な曝露は起こるかもしれない。屋内のノミの駆除用にクロロピリホス（有機リン酸化合物の農薬）を指示通りの方法で使った後の空気と表面の残留量を調査したところ、乳児の総吸収量は無影響レベルの最大五倍となった(22)。別の調査では、クロロピリホスを指示に従って部屋の床に施し、続いて換気した場合、家具、玩具などの室内表面での濃度が三六時間後に最大値に達することがわかった(23)。皮膚の接触、経口摂取、吸入ともに、室内で遊ぶ子供たちにとって危険な曝露源となりうると研究者らは結論した。屋内空気とカーペットの埃についての最近の調査では、クロルデンやアルドリンのような、何年も前に禁止された化学物質も、依然として見つかっている(24)。

農薬の経口摂取量は、食事パターンと調理の細かい内容によって異なる。乳幼児はリンゴ、バナナ、トマト、カボチャなどの果物や野菜を単位体重あたりの量にして、大人より多く食べる。また彼らが摂る食品の種類は大人よりも少ないことから、こうした食品に残っている農薬に過剰に曝露することがある。米国で既に禁止あるいは制限されている農薬でも、輸出用に米国内で生産が続いているものがある。こうした農薬は、米国に輸入される何十億ポンドもの果物や野菜とともに、残留農薬として毎年戻ってくる可能性があり、輸入に際してFDAが常に検査するわけではない。たとえば、一九九〇年に米国の農薬製造業者は四億六五〇〇万ポンドの農薬を輸出したが、そのうち五二〇〇万ポンド分は米国での使用が禁止または制限されているか、登録されていない農薬である(12)。

一般国民の農薬曝露の程度を推定するため、また一九九四年の第三回全米健康栄養試験調査（NHANESⅢ）の一環として、米国人全体から広範囲に選び出した成人約一〇〇〇人の尿サンプルが集められた(25)。これらの検体を、約三〇種類の農薬が代謝分解して生ずる一二種類の化合物について、検出限界一ppbで分析した(26)。すると、検査を受けた中で半数を超える人々に、少なくとも六種類の農薬が尿中に残留していた。残留クロロピリホスは、試験群の八二パーセントに、ペンタクロロフェノールは六四パーセントに、リンデンは二〇パーセント、2、4-Dは一二パーセントに、それぞれ検出された。一般国民にこのように広範な曝露が見られたことは、健康影響への懸念が間違っていないことを示しており、より総合的な毒性試験が必要であるとする主張を裏付けている。

## 農薬の生殖・発達毒性

農薬は、その標的とする害虫への影響だけでなく、益虫やミミズ、土壌中の菌類やバクテリア、魚類、野生生物、家畜、そして人間といった標的以外の生きものにも害を与える。捕食者と食べられる者との関係、野生生物の分布、生物の多様性、土壌の有機質といった生態系の特徴も、農薬の使用によって変化してしまう。

農薬の健康影響についての情報は、動物での試験、疫学データ、症例報告から得られる。農薬登録を目指す場合には、ガンと生殖・発達・神経系やその他の臓器に対する影響についての動物試験結果に基づいて、害の可能性を推定する。

### 疫学研究

疫学研究は農薬登録プロセスでは使われていないが、実際の曝露の健康影響を検討するためには有用である。数多くの疫学研究が行われ、流産、妊娠の遅れ、先天異常、子宮内発育遅延、小児ガン、精子毒性、農薬に曝露した人々について染色体損傷などのリスクを評価してきた。複数の農薬に曝露した農業労働者が調査の母集団として使われることが多いが、一般住民のリスクを評価しようとする研究もいくつかある。

疫学研究は、しばしば不正確または不十分な曝露評価、あるいは健康状態についてのデータ不足による限界を持っているので、曝露と健康影響との間の真の関係を覆い隠してしまうおそれがある。ノース・カロライナとアイオワの両州で現在行われている大規模な農業健康調査は、この懸念を部分的に克服する可能性がある[27]。農薬への曝露と、ガンや生殖への影響を含めたさまざまな健康状態について、質問かモニタリングを行う対象は、七万五〇〇〇人にな

**表5－2　農業に従事し農薬に曝露したと思われる女性の流産と胎児死亡**

| 曝露の分類 | 生殖影響 | 結　果 |
|---|---|---|
| 農業 (29) | 流産 | 1.3倍 |
| 農業 (30) | 流産 | 2.8倍 |
| 農業または園芸業、妊娠初期に週30時間以上の労働 (31) | 流産 | 影響なし |
| 植木屋 (32) | 流産 | 2倍（NS） |
| ブドウ園農薬散布業（両親とも）(33) | 流産 | 5.5倍 |
| 花の栽培業 (34) | 流産、死産 | 2.2倍 |
| 農作業､妊娠初期の少なくとも2週間、農薬への曝露は後の聞き取り調査により推定 (35) | 特に大きな奇形を伴わない死産 | 3.1倍 |
| 妊娠期間中いずれの時点でも農業または園芸業 (35) | 他の先天性欠損を伴わない死産 | 5.7倍 |
| 男性の農薬調合業、噴霧業 (28) | 流産、死産 | 1.7倍 |

注:特に明示されない場合は、女性が農薬に曝露したことを意味する。悪影響の増加はすべて、（NS）として特に示さない限り統計的に有意である（$p < 0.05$）。「結果」の倍率は、対照群に比べた起こりやすさを現す。

ると、調査担当者らは推定している。この調査の結果がわかるのは、まだ数年先のことになろう。

**表5－2**と**表5－3**は利用できる疫学研究の多くをまとめたものである。それぞれの表は、農薬曝露の分類基準、調査した生殖影響、および結果を示している。結果は、対照群に比べて被験者群が健康影響を受けやすいかどうかを示している。全体として、これらの調査は、主に農業労働者の間に、生殖健康へのさまざまな悪影響が出ていることを実証している。

### 流産と不妊の問題

女性農業労働者で流産と死産の発生率が増加していることを、多くの研究が報告している（**表5－2**）。これらの研究の中には、固有の限界を持つものがある。たとえば、農薬曝露の代用指標として農業という職業を用いた場合、曝露の分類を誤る可能性やリスクの過小評価の可能性が必ず存在する。想起バイアスが起こる場合もあり、これはリスクを誇張する傾向がある。健康状態と職業を集めるために病院の退院記録を利用する調査なら想起バイアスは避けられるが、これでは病院で治療を受けた女性のことしかわからない。流産の自己申告では、妊娠初期に流産がおきて気付かずに過ぎてしまうと、発生率は実際より少なくなってしまう。しかし全体としてみれば、農薬に職業曝露した女性は、流産のリスクが増大しており、それは対照群のリスクの最大五倍にもなりうる。

綿花畑で農薬の調合と噴霧の作業に雇われたインド人男性集団を調査すると、彼らの妻も、対照群より多くの流産と死産を経験していることがわかった(28)。この調査で調べた男性は、さまざまな種類の農薬を散布していたが、防護用の設備は使わないことが多かった。

オランダでは男性の果物栽培業者について、妊娠までの期間と職業曝露とを調査した(20)。妊娠までの期間は、数多くの生物学的要因によって延びる。性交の頻度、卵子・精子の産生、受精、受精卵の輸送と着床、初期の胎児の生存などである。妊娠が遅れたのは、農場主が唯一の農薬散布者であったケースの、妊娠を望んだ農場主夫婦であった。遅れの傾向は、農薬が施される三月から一一月にかけて最も顕著になった。この期間の高曝露群では妊娠までの期間が二倍以上延びた。また、不妊治療のために医師を訪れた後に妊娠したという割合は、低曝露群で全体の八パーセントだったのに比べ、二八パーセントであった。これらの結果は、農薬曝露が妊娠に悪い影響を及ぼしていることを示しており、きわめて初期の流産に関係があると思われる。

**発達異常——先天異常と低体重児**

親の農薬曝露と、子の先天異常あるいは発達遅滞との関連を調べる一連の調査が行われている（表5−3）。ほとんどの場合、親の農業関連の職業が、農薬曝露の代用指標として使われる。しかし、フィンランドの研究では、農業に関連する職業の女性について優れた調査が行われた。十分な訓練を受けた産業衛生士が曝露をより正確に評価する試みとして、農薬曝露の量と期間を推定した。この調査で、妊娠初期の三か月間に農薬に曝露すると、子の口唇裂、口

**表５－３　農薬に曝露した男女の子における先天異常と出生時低体重の研究**

| 曝露の分類 | 生殖影響 | 結　果 |
|---|---|---|
| 男性農薬施薬業者 (37) | 子に先天異常（州の出生登録から） | すべての異常：1.4倍<br>循環器系または呼吸器系異常:1.7倍<br>泌尿生殖器系異常：1.7倍 |
| 農夫の妻あるいは植木屋として農業 (39) | 神経系、筋骨格欠損、口唇・口蓋裂 | 筋骨格欠損：植木屋は5倍 |
| 妊娠初期には週あたり少なくとも15時間の農業 (40) | 染色体、発達、筋骨格欠損 | 発達上の欠陥：4.5倍 |
| 農業、父母のいずれかまたは両方 (41) | 奇形、未熟児、出生時低体重 | 四肢欠損になりやすい（NS） |
| 農業、父母のいずれかまたは両方 (42) | 四肢欠損 | 1.6倍（NS） |
| 農業、漁業、林業 (43) | 先天異常 | 影響なし |
| 聞き取り調査に基づき、産業衛生士が推定した、妊娠初期の3か月間での、農薬への曝露 (36) | 口唇・口蓋裂、神経系、骨格欠損 | 口唇・口蓋裂：1.9倍<br>すべての欠損：1.4倍（NS）<br>神経系の欠損：影響なし |
| 子の出生証明書に報告された、職業と産業から推定される、農薬への農業曝露 (47) | 四肢欠損 | 1.4倍（NS） |
| 母親の聞き取り調査に基づく農薬への曝露（中国） (48) | 先天異常（病院での診断）<br><br>子宮内発育遅滞 | 影響なし<br><br>2.9倍 |
| 花の栽培 (34) | 未熟児 | 1.7倍 |
| 花の栽培 (44) | 先天異常（医療データで確認） | 先天性母斑のみ：6.6倍* |
| 父親の職業的な農薬曝露、推定 (45) | 先天異常－無脳症 | 影響なし |
| 農作業、妊娠13週目まで週あたり30時間の労働、農薬への曝露は後の聞き取り調査によって推定 (46) | 先天異常（医療記録から） | 影響なし |
| 公共上水道が除草剤で汚染、アイオワ州 (38) | 子宮内発育遅滞 | 1.8倍 |
| 農業、妊娠の初期に (32) | 出生時低体重 | 影響なし |
| 農業、妊娠のいずれの時点も (49) | 出生時低体重 | 影響なし |

注：特に明示されなければ、母親を指す。悪影響の増加はすべて、（NS）として特に示さない限り統計的に有意である（$p < 0.05$）。「結果」の倍率は、対照群に比べた起こりやすさを現す。
＊この研究では、先天異常についての情報は母親への聞き取り調査により収集したが、これを病院の記録とつき合わせると信頼できないことがわかった。医療記録から確認できた異常で繰り返したところ、花の栽培の作業と関連性が認められるのは先天性母斑だけであった。

蓋裂のリスクが二倍近くに増加した（OR 1.9,95%CI；1.1-3.5）[36]（オッズ比と信頼区間の定義については、第2章参照）。

農業労働者だけでなく、一般国民にもリスクが広がっている可能性を示唆する調査が二件ある。ミネソタ州の出生証明書に基づく州全体のデータを使った調査から、循環器、呼吸器、皮膚、筋骨格、泌尿生殖の各異常を含む先天異常の発生率は農薬散布者で有意に増加していると結論された[37]。さらに進んだ研究から、クロロフェノキシ系除草剤（2、4-Dなど）と殺菌剤が特に大量に使われている州西部で、もっとも先天異常の発生率が高いことが示された。また一般の州民でも州西部の住民の間では先天異常の子どもが産まれる割合が他より八五パーセント高かった。そして一般州民、農薬散布者とも、農薬の使用量が最も多い春季に授胎した子が先天異常を持つ確率が高かった。州の他の場所では、季節的な変化は見られなかった。先天異常を特定するために出生証明書を使った点がこの調査の弱点である。出生後に発見された異常は、分析の対象に含まれないからである。また調査者らが、神経管異常を他の中枢神経系の異常と独立させなかったのは残念である。他の証拠から、神経管異常は、農薬曝露との間に独特の関係を持ちうると示唆されているからである。

アイオワ州で公共の上水道が除草剤で汚染されていた町の住民では、子どもの子宮内発育が遅れるリスクが高かった[38]。この調査は、子の発育が遅れた個々の女性が飲んだ汚染水の量は、正常に発達した子どもを産んだ女性より多いかどうかを特定する試みを行っていないという、研究デザイン上の限界を持っている。

こうした調査から得られた証拠の重みは、妊娠前あるいは妊娠中に農薬に曝露した親の子どもは、先天異常を持つリスクがやや高いという結論を支持している。リスクの上昇分を数値化し、一般国民におけるその関連性を評価するには、今後の調査でより正確な曝露評価が求められる。

## 小児ガン

小児ガンは、米国での一歳から一四歳までの子どもの死亡原因の第二位である。さらに小児ガンの発生率はこの二〇年間、一貫して増加しており、最も目立つガンは白血病と脳腫瘍である(50)。幸いにも、有効な治療法のおかげで死亡率は減少してきた。小児ガンに寄与しうる環境要因を調べた疫学研究は、症例の数が少ないという限界を持ち、統計的有意性の確認が困難となっている。しかし親の職業での農薬曝露あるいは家庭での農薬使用が、こうした悪性腫瘍のリスクを増加させていると、数多くの調査が示している。

親の農薬曝露と子の脳腫瘍との関係を調べた文献を調査したところ、九件のうち、八件がリスク上昇を示し、三件が統計的有意性に到達していた(51)。特に懸念されるのは、殺虫剤ボム（密閉した室内に容器を置き殺虫剤を噴出させる型）や虫よけストリップ〔毛細管現象で蒸発させる型〕を妊娠中に家庭で使用した場合で、これは脳腫瘍のリスクが五倍から六倍に上昇する可能性がある(52)。この調査はまた、子どもがシラミ駆除用のシャンプー（リンデン）を使うことと、ペット用殺虫剤に接触することは脳腫瘍と強い関連があると報告している。

父親が職業で農薬に曝露すると子どもの白血病のリスクが上昇することを、九件のうち五件の研究が発見している(51)。家の中や庭で農薬を使用する頻度が増大していることも、子どもの白血病のリスク上昇に関係があると報告されている(53)。特に注目すべきは、小児ガン患者に関する疫学プログラムの中で行われた調査である。米国の小児ガンの九〇パーセント以上を診断・治療した研究者が参加し、統計的検出力の十分大きい研究計画が立てられた。このプログラム内でこれまでに完了した調査では、申告された農薬曝露と子どもの急性骨髄性白血病との間に、統計的に有意な関連が一貫して見出されている(54)。

父親の農薬曝露が子どものガンリスクを高めるメカニズムは、よくわかっていない。考えうる説明として、卵子、精子、あるいは発達中の胎児の染色体突然変異、また子の免疫系、ホルモン機能、DNA修復機構の損傷などがある。

## 精子毒性

抗線虫剤ジブロモクロロプロパン(DBCP)と薫蒸剤二臭化エチレン(EDB)は精子に有毒で、米国では農業用の使用を禁じられている。ただし、EDBは他の産業用に使われている(55、56)。EBCPとEDBが過去に使用されていた地域では、依然として地下水を汚染している。

2、4‐Dは大量に使われるクロロフェノキシ系除草剤だが、これも精子毒性をもつ可能性がある。農場の2、4‐Dの散布者の調査では、この除草剤への曝露に伴い精子数は減少し、異常な精子が増加した(57)。除草剤の多くは、大規模な商業利用のものも、処方箋なしで簡単に買える住居や庭用の製剤も、2、4‐Dを含んでいる。米国民の推定一二パーセントの尿に、2、4‐Dが残留している。この発見が健康に対してどれほど重大な意味を持つかは、はっきりしない(26)。

### 農薬と男性不妊

ジブロモクロロプロパン(DBCP)は、当初土壌燻蒸剤として、一九五〇年代にシェル、ダウケミカルの両社によって生産された。この化学物質は、さまざまな果物に害を与える線虫類から作物を保護するために使われた。その当時は、土壌中の残留性や、何十年にもなる長い半減期は(58)、好ましい特徴と考えられた。

一九五〇年代後半には、この物質は米国、外国を問わず、ブドウ畑、柑橘類の果樹園、バナナ農園などで広く使われ始めた。ちょうどこの頃、複数の製造者の行った試験で、少なくとも三つの動物種で精巣損傷を引き起こすことが示された。一九七〇年代には、DBCPを扱う化学工場の多くの労働者が、彼等自身、不妊か生殖能力が低下していることに気付いた。子どもを作ろうと努めていたが成功しないでいたある労働者が、不妊検査を受けようと決心した。この人は、不妊検査結果が陽性であったと同僚に話し、この同僚は工場で扱っている化学物質と関連があるのではないかと考えた。同僚の状況についての話が広がるにつれ、工場の男たちは、数多くの同僚が不妊に悩んでいることを知った。彼らは検査を受け、彼らのうち一四人が不妊、三四人が生殖能力低下とわかった[60]。この結果、一九七七年までにカリフォルニア州食品農業局はＤＢＣＰを禁止し、また一九七九年にはＥＰＡもこれに従い、ＤＢＣＰの、パイナップルを除くすべての使用を禁止した。一九八五年には、完全な禁止が実施された。

しかしＤＢＣＰの禁止ですべてが解決したわけではなかった。一九八〇年代、ＤＢＣＰはカリフォルニア州の広い範囲で、地下水を汚染していることがわかった[61]。ＤＢＣＰは州内の農村の多くの水道に入り込み、その引き起こしうる健康影響が懸念された。ほどなく、他国のバナナ農園で働く労働者の、悲惨な状況が知られるようになった。米国でＤＢＣＰが禁止されると、その製造業者はこの農薬の販路を、米国の代わりに多くの中米諸国に見出したのであった。その結果、これらの国々のバナナ農園で働く数千人もの労働者が、不妊や生殖能力低下に悩むこととなり、多くの場合、この影響は一時的なものではなかった[62]。カリフォルニア州内の自治体とバナナ農園労働者の両方が、ＤＢＣＰを製造した企業に対し、訴訟を続けている。

### 染色体異常

農薬に曝露した農業労働者の染色体に対する影響を調べた研究が数件ある。通常は血液中のリンパ球を使う。リンパ細胞に染色体損傷が見つかったことは、同様の損傷が、精子を含めた他の細胞でも起きていることを示唆しており、突然変異や遺伝障害への懸念が高まった。有機塩素系、有機リン系、カーバメイト系それぞれの農薬を取り扱う、アルゼンチンの草花栽培に従事する労働者の集団で、ある種の染色体異常が見られる頻度が、対照群の四倍にのぼった(63)。同様に、ハンガリーで農薬に曝露した労働者群のリンパ球を調べたところ、損傷した細胞は対照群に比べ三一パーセントの増加を示した(64)。シリアの、ピレスロイド系農薬を扱う販売者・労働者群では、対照群に比べ、最大三倍の頻度での染色体損傷が見つかった(65)。

## まとめ

数多くの疫学研究で、流産、妊娠の遅れ、先天異常、子宮内発達の遅延、ある種の小児ガン、精子毒性、染色体損傷が、農薬への曝露と結び付けられている。この証拠からは、それぞれの疾患・障害へのリスク上昇の程度を正確に特定することは難しい。それぞれの調査活動の計画デザイン、曝露評価の正確度、疾患・障害の測定などが一定でないからである。農作業におけるリスクに影響を及ぼす要因は他にもある。しかし一九八九年にミズーリ州で調査した世帯の八〇パーセント以上が妊娠中にも農薬を使っていたこと、多数の一般国民の尿中に残留農薬が見られることを考えると、この多数の証拠によって不安が募るのは明らかである。動物試験が、規制プロセスを主導しているとはいえ、こうした疫学研究の結果を無視してはならない。農業労働者、雇用主、消費者、規制担当者、農薬製造者が、十分な情報に基づいた意思決定をするためには、そのデータが不可欠である。

## 動物での試験

農薬登録制度は、製造・使用を申請された個々の活性成分がすべて、標準的な一連の動物試験を確実に受けるように意図されている。したがって、新規に申請された農薬については、かなりの量の毒性データが入手できる。しかし過去には、農薬の市販を許可する前に、厳密な毒性評価が求められなかった。その結果、一部の広く使われている化学物質についてのデータは貧弱で不適切であり、提案されている改良基準はもとより、現行の基準を満たすことさえできない。

さまざまな発達への影響について十分な試験を受けていない農薬は多い。発達神経毒性や内分泌攪乱といった、目に見えにくい、遅れて現れる毒性影響についての新しい理解によれば、現在登録されている多くの農薬は再評価が必要であると言わなければならない。現行の規制が施行された時にその適用除外となっていた化学物質の再登録が現在進行中であるが、少なくとも今後一〇年間で完了することはないだろう。

人間にとって安全な曝露レベルを定め、また制限や警告ラベルの必要があるかどうかを判断するため、ＥＰＡは少なくとも二種類の哺乳動物を使った動物実験データを使う。曝露した人の健康に有害な影響がないという意味の経口参照用量（ＲｆＤ）は、このデータから算出する。しかし動物試験で、曝露の量やタイミングが変われば、その結果現れる健康への影響が異なる。たとえば、妊娠中に流産や腎臓毒性を引き起こす農薬で、それとは異なる時点で、それらを引き起こす量よりも高用量で曝露した時にだけ先天異常が生じることがある。しかし別の化学物質では、これとは逆になることもある。規制担当者は通常、試験動物に有害な健康影響を起こすことのない最大の経口用量、すなわち最大投与量（ＮＯＡＥＬ）を見出そうと試みる。次に、種間差や、特に感受性の高い個体の分を見込んで、これを不確実性係数一〇〇で割って、それをＲｆＤ、つまり彼らが「安全」、あるいは健康を守れると考える経口参照用量と呼ぶのである。したがって、ＲｆＤの値が低ければ低いほど、その化学物質が動物試験で示す毒性が強いことになるが、それは一部の健康影響に関してということに過ぎない。化学物質における動物種間差について十分な情報があり、ある程度確実さが見込める場合は、使われる不確実性係数はたったの一〇ということがある。ＲｆＤを決める際には、吸入や経皮吸収は考慮しない。ＲｆＤの算出に使われるデータに重要な欠落がある場合、規制担当者は最終値の信頼レベルでこれを示そうとしている。現在使用されている農薬の一部については、この信頼レベルは低い。

## 農薬の特徴

以下に述べる特徴は、動物実験から得られた生殖・発達毒性のデータを、農薬のいくつかについてまとめたものである。現在使われている約六〇〇種類の活性成分の多くはここに挙げていないが、それらに重要な毒性がないからというわけではない。頻繁に、そして大量に使われる化学物質につき、その生殖・発達毒性を総括することを、我々は狙いとした。

米国環境保護庁（EPA）が毒物排出目録（TRI）の報告要件を定める際に、多数の化学物質を生殖毒性物質として特定したのは注目に価する。ある化学物質がTRIのリストに加えられるには、ヒトに対して、ガンや催奇形性（先天異常）、重篤なまたは不可逆的な生殖機能不全、神経機能障害、遺伝子変異、その他の慢性健康影響を引き起こすとわかっているか、またはそう予想される合理的理由がなければならない。次に掲げるのは、米国で年間一〇〇万ポンドを超えて製造・使用され、かつ、生殖または発達毒性があるために、EPAのTRIリストに記載されている化学物質である(66)。

**除草剤**

ブロモキシニル　　リニュロン
シアナジン　　メトリブジン
ジカンバ　　モリネート

ジクロホップ　　　　　プロメトリン
ジウロン　　　　　　　シマジン
EPTC

**殺虫剤**

ダイアジノン　　　　　プロパルギット

**殺菌剤**

ベノミル　　　　　　　メネブ
マンコゼブ　　　　　　ジラム

**燻蒸剤**

臭化メチル　　　　　　メタムナトリウム

## 有機リン系・カーバメイト系農薬

アセフェート――野菜、ピーナッツ、タバコ、森林、鑑賞用植物に使われる。
クロロピリホス――果物、野菜、ナッツ、綿花、穀物、鑑賞用植物、芝生、家庭内で使われる。
ダイアジノン――果物、野菜、タバコ、観葉植物、畑の作物、線虫、芝生、種子の処理、ハエの駆除、家庭内で使われる。
ジメトエート――果物、野菜、穀物、タバコ、綿花、鑑賞用植物に使われる。
マラチオン――果物、野菜、鑑賞植物に使われる。
ナレド――鑑賞用植物、家禽小屋、イヌ小屋、食品加工工場、蚊の駆除に使われる。

テトラクロロビンホス——殺虫剤としてノミ、マダニ、ダニ、イエバエ、動物飼料に使われる。
カルバリル——果物、野菜、観葉植物、畑の作物、ナッツ、鑑賞用植物、芝生、森林、家庭内で使われる。

**生殖影響**　個々の薬剤で異なり、胎仔（児）死亡、精子異常、卵胞と卵子の異常、ホルモン異常、ＤＮＡ損傷、先天異常、神経行動障害などがある。

有機リン系化合物は、もともとは戦争用神経ガスとして設計されたもので、多くの殺虫剤製品に広く使われている。ほとんどは元の化学兵器よりも毒性が低いが、悪影響として最も認識されているのは、やはりその急性毒性である。

有機リンとカーバメイト類は、コリンエステラーゼの働きを阻害する。コリンエステラーゼは、自然に発生する神経伝達物質アセチルコリンを分解する酵素である。この結果、一定の神経経路に沿った神経刺激の伝達が暴走する。急性中毒の症状には過剰な流涎、震え、筋肉の痙攣、吐き気、嘔吐、下痢などがある。一部の有機リン系殺虫剤へ低用量で慢性的に曝露すると、遅発性の神経症状を引き起こす場合がある。

数多くの有機リン系・カーバメイト系農薬がさまざまな目的で使われているため、こうした農薬へヒトが曝露される全量は、個々の成分と単独の曝露経路から予測されるより高い可能性がある。事実、一部の農場労働者が曝露している量は、州や連邦の規制に違反するレベルであることが多く、コリンエステラーゼ酵素レベルを下げるのに十分である[67]。酵素レベルの低下と関連する症状があっても、農薬の曝露に関わっていると保健医療の専門家が報告することはなく、あるいは認識さえしていない可能性がある。ラベルの指示に従って有機リン系農薬を使っても、屋内使用であれば過剰な曝露になりうる[22、23]。

動物での研究では、急性毒性の明らかな証拠が出ないレベルでも、用量に依存した生殖・発達への悪影響が時々出ている（表5－4）。こうした化学物質は胎盤を通りぬけ、胎仔の血液と脳のコリンエステラーゼ濃度を下げるが、必ずしも母体組織に同じ程度の影響をもたらすわけではない。動物において生殖影響が容易に認められる用量閾値は、ヒトが受けると思われる曝露濃度より一般に高い。しかし動物実験の大半は、妊娠中の曝露によって、発育中の胎仔の脳が受ける長期的でわずかな影響を調べていない。

二一日間の妊娠期間中の一二日目から一九日目に、六・二五、一二・五または二五ミリグラム／キログラム〔体重〕／日のクロロピリホスを注射したラットの研究では、曝露で母体には明白な害が見られなくても、発育中の胎仔には神経化学物質や行動に著しい異常が起こると研究者らは結論した(68)。母体および胎仔の脳内コリンエステラーゼ濃度はすべての曝露グループで低下した。行動実験は高用量グループだけで行われたが、新生仔ラットで、あお向けに置かれてから体を立て直す能力とテーブルの端を意図的に回避する行動（断崖回避）を観察した。クロロピリホスに曝露した若いラットでは、これら二つの実験成績が著しく低かったが、先天異常の目に見える証拠は認められなかった。規制の目的で農薬の安全性評価に通常用いられる毒性試験では、こうした動物は正常と判断されるに違いない。

別の研究では、〇・〇三から〇・三ミリグラム／キログラム〔体重〕／日のクロロピリホスを、妊娠七日目から二一日目の間にラットに注射したところ、最も高用量のグループで、用量に比例した胎仔死亡と先天異常の増加が認められた(69)。胎仔の異常には、短い四肢と脊髄発達の欠如が含まれていた。さらに、外観は健康な動物でも神経・行動試験では異常を示した。一方、ダウケミカル社の研究室では、同程度の用量のクロロピリホスを妊娠六日目から一五日目にラットの胃に直接投与しても、胎仔死亡も明白な先天異常も起こらなかった。しかしこの試験動物には、神経実験も行動実験も行われなかった(70)。

妊娠六日目から二〇日目まで、母体毒性を示さない用量でのパラチオン（一・〇ミリグラム／キログラム〔体重〕／日）を毎日ラットに投与したところ、産まれた仔は出生直後のニューロンの発達に異常をきたし、また行動にもわずかな異常があった(71)。

妊娠中、毎日ダイアジノンを投与（〇・一八ミリグラム／キログラム〔体重〕／日、九・〇ミリグラム／キログラム〔体重〕／日）されたマウスは、外見は正常に見える仔を出産した(72)。しかし、低曝露グループのマウスでさえ、成体へと発育するにつれて神経筋肉試験で耐久力・協調運動に障害があった。この農薬は現在EPAにより見直されている。

最近の研究により、有機リン系・カーバメイト系の農薬への胎仔期の曝露が、どのように仔の脳の機能に長期的な影響を及ぼすかのメカニズムが明らかにされた。アセチルコリンは、神経細胞（ニューロン）をつなぐネットワークの接合部分（シナプス）に神経刺激を伝達するさまざまな神経伝達物質の一つである。胎仔期および幼体の脳の発達期には、同じこれらの神経伝達物質が、非常に重要なもう一つの機能、すなわち脳の発達をさらに進めるための信号を送るという機能を果たす(73)。胎仔期および初期幼体期に神経伝達物質の濃度が異常に変動すると、成熟しつつある脳細胞の分化と脳内の正常な神経接合部分の発達が妨害される。伝達物質が結合するレセプターの数と配置にも、異常が起こる可能性がある。これらは成体が受ける影響とは明らかに異なる。成体の場合、脳への接続はすでに確立されており、神経伝達物質は一時的に神経刺激の伝達を変化させるだけであって、接合部分そのものに恒久的な影響を及ぼすことはないからである。

ある研究では、生後三日目または一〇日目に有機リン系農薬を一回投与されたマウスは、月齢四か月の測定時に活動の増加が起きており、また成長してからの脳の神経伝達物質のレセプターレベルに恒久的な異常が認められた(74)。別の研究では、他の毒性の証拠は示さない用量で新生仔ラットにクロロピリホスを投与すると、脳内のタンパク質とＤＮＡの合成がいずれも阻害された(75)。脳の発達段階でいえば、げっ歯類の出生後一〇日間は、ヒトの妊娠期間の最後の三か月間に相当することに注目しなければならない(76)。

低用量での動物の神経発達と行動に対する影響は、現在のヒトの曝露レベルを考えるとさらに懸念される。動物研

**表5－4　主な有機リン系農薬とカーバメイト系農薬の生殖・発達健康への影響——動物での試験**

| 化学物質 | 生殖・発達毒性 | RfD (mg/kg/日) とRfDに対するEPAの信頼度 |
|---|---|---|
| **有機リン系** | | |
| アセフェート | マウス：黄体化ホルモン減少 (77)<br>ラット：胎仔消失、同腹の仔の体重減少 | 0.0003、高い信頼 |
| クロロピリホス | マウス、ラット：25mg/kg/日で先天異常増加 (78, 69)<br>ラット：行動神経毒性 (68)<br>ラット：0.3mg/kg/日の注射で胎仔死亡、先天異常、行動神経毒性 (69) | 0.003、中程度の信頼 |
| ダイアジノン | ラット、マウス：精子の運動能力減少、異常／死滅精子増加、テストステロン濃度減少、胎仔死亡増加、一部の先天異常増加 (79, 80)<br>マウス：仔の神経毒性 (81) | EPAはRfDを設定していない。検討中 |
| ジメトエート | ラット：精巣重量及び精子の運動能力減少、異常精子、テストステロン減少 (6-12mg/kg/日を65日間) (82) | 0.0002、中程度の信頼 |
| マラチオン* | ウシ：プロゲステロン減少 (1mg/kg)<br>ラット：同腹の仔の小型化、仔の体重減少 (84) | 0.02、中程度の信頼 |
| ナレド | ラット：生存率低下、同腹の仔数減少、仔の体重減少 (18mg/kg/日) (85) | 0.002、中程度の信頼 |
| パラチオン | ラット、マウス、ハムスター：DNA損傷<br>ラット：胎仔毒性<br>ニワトリ：先天異常 (86) | EPAが検討中 |
| テトラクロルビンホス | マウス：卵胞が成長不良、未成熟排卵、卵の発育不良 (81) | 0.03、中程度から高い信頼 |
| **カルバメート系** | | |
| カルバリル (セビン) | イヌ：5-6mg/kg/日で先天異常 (20mg/kg/日でサルには発生せず)<br>ラット、アレチネズミ：生殖能力減少、用量が増加すると不妊の傾向 (87) | 0.1、中程度から軽度の信頼 |

＊この農薬はEPAが特別検討中である。

究結果からすれば、ＦＱＰＡ（食品品質保護法）で要求されているような神経発達への影響のより良い検査を含むように、農薬に求められる毒性試験を設計しなおす必要がある。

## 有機塩素系農薬

ジコホル――果物、野菜、鑑賞用植物、畑の作物のダニ駆除に使われる。
ジエノクロル――灌木、樹木、温室内で利用される。
エンドスルファン――果物、野菜、コーヒー、茶、かいば、畑の作物、穀物、ナッツ、鑑賞用植物、タバコに使われる。
リンデン――種子と土壌の処理、苗木畑、樹木農場、タバコ、ヒトのシラミ駆除に使われる。
メトキシクロール――果物と緑陰樹、野菜、乳牛および肉牛、家庭の庭、農場の建物周辺で使われる。

**生殖影響**　エストロゲン、アンドロゲン、プロラクチン、甲状腺ホルモンを含む内分泌系の攪乱、胎仔のそう失、動物実験では精子数の減少。

有機塩素系殺虫剤は農業、林業、建設業で、また昆虫からヒトを保護するために使われる。ＤＤＴは一九三〇年代に開発された、この種類の化学物質の最初のものである。有機塩素系殺虫剤はレイチェル・カーソンが特に懸念し、著書の『沈黙の春』で、農薬の使用に伴う有害な影響は、食物連鎖を通じて次々に広がり、鳥類の生息数を減少させ、鳥類以外の種にも脅威を及ぼすと、増大しつつあった農薬使用に反対した。何年も後に、特に標的ではない生物に対しても最終的には有害な影響が広がる、環境中での残留性の高いこれらの化学物質に対して、学界、政府そして一般国民の意識が高まり、産業界の根強い抵抗を囲い込んだ結果、米国ではＤＤＴ、ヘプタクロール、キーポン、アルドリン、ディルドリンおよびクロルデンが回収または禁止された。DDTを含む多くの有機塩素系殺虫剤は、世界の他の地域、特に開発途上国では、作物の損害や人々の病気（例えばマラリア）の原因となる昆虫を駆除するため、引き続き広く使われている。短期的な利益と確立された製造と取引の慣行がこうした利用を継続させているのである。米国でも、エンドスルファン、メトキシクロールおよびジコホルが食糧供給の分野で今も使われている。

通常の神経細胞機能は、ナトリウム、カリウムおよびカルシウムの陽イオンが細胞膜を越えて運ばれることによって行われる。有機塩素系殺虫剤は、神経細胞膜を越えるナトリウムとカルシウムの通常の輸送を変化させることによって、有毒な影響を及ぼす。その最終的な結果は、曝露を受けていない神経なら反応しないような小さな刺激に対する、ニューロンの感受性の増大である。急性毒性の出ない曝露濃度での、野生生物および実験動物研究から、有機塩素系殺虫剤の、ホルモン様特性と生化学特性（酵素誘導）が明らかにされている。発育中の動物は成体よりも感受性が強く、有機塩素系殺虫剤がヒトと野生動物の生殖と発達に及ぼす長期的な影響については大いに懸念される。

米国で使用されている有機塩素系殺虫剤は、古いものと比べれば、環境中での残留性は高くない。半減期は一般的には数週間と測定されているが、リンデンの半減期は通常四〇〇日で、撒布後数年経っても松葉や森林土壌中で検出されることがある(88)。この種の物質はいずれも生物濃縮する傾向があるため、少量の曝露でも時間がたてば結果的により大きな、組織レベルの曝露となる。生物濃縮は食物連鎖の途中で強く起こることが時々ある。例えば、イガイと巻き貝中のメトキシクロールの濃度は周囲の水や土壌のレベルよりおよそ一万倍高いが、魚類はこの化学物質を迅速に代謝する傾向があるため、それほどでもない(89)。しかしリンデンは食物連鎖の頂点にある哺乳類で生物濃縮される傾向がある（**表5−5**は一部の有機塩素系殺虫剤の生殖・発達への影響をまとめたものである）。

リンデンは抗エストロゲンとして作用し、標的組織で自然のエストロゲンの効果に干渉するが、その影響はあまり強くない。新生仔ラットへの慢性的な投与で、膣開口を遅延させ、正常な卵巣サイクルを攪乱し、下垂体と子宮の重量を減少させた[90、91]。妊娠期間のさまざまな段階で、胎仔死亡を起こすに十分な量のリンデンを経口投与したマウスには、同時にエストロゲンとプロゲステロンを投与することにより、この影響を防ぎうる場合がある[92]。ラットの成体オスに四五日間にわたって四および八ミリグラム／キログラム〔体重〕／日のリンデンを投与すると、精巣の成長が妨げられた[93]。胎仔がリンデンへ曝露すると、免疫システムの発達にも異常が及ぶ。妊娠期間を通じて一〇ミリグラム／キログラム〔体重〕／日のリンデンに曝露したマウスは、免疫感応性が過剰に活発な仔を出産した[94]。相乗効果を実証した興味深い研究がある。研究者らは妊娠中のラットのグループをリンデン（妊娠中の六日目から一四日目に二〇ミリグラム／キログラム〔体重〕／日）に曝露させ、別のグループには食餌中のカドミウム（ほぼ四・二ミリグラム／ラット／日）を、また別のグループにはリンデンとカドミウム（同じ用量）を投与し、対照グループにはいずれの物質も投与しなかった[95]。カドミウムまたはリンデンのみの投与では受精後二〇日目の胎仔に重篤な奇形を生じなかったが、カドミウムとリンデンの複合投与で胎仔死亡が増加し、骨の異常が著しく増加した。

エンドスルファンとメトキシクロールは、多数の動物実験で明らかにされたように、エストロゲン性の物質である。メトキシクロールはエンドスルファンと違って、まず代謝されるが、その副生成物がエストロゲン性の物質である。一九七〇年代初期のカリフォルニア州南部で〔鶏〕卵に認められた濃度のＤＤＴまたはメトキシクロールを、研究者らがカモメの受精卵に注入し、発達中のオスの胚がメス化することを実証した[96、97]。第1章で考察したように、オス型の脳の発達は、酵素のアロマターゼにより脳内のテストステロンがエストロゲンへと化学変化することによっておこる。妊娠中のマウスにメトキシクロールを経口投与すると、オスの仔はより攻撃的ななわばり行動を示す。この効果は、メトキシクロールよりはるかに少量のエストロゲンあるいはジエチルスチルベストロールでも認められる[98]。この効果は、妊娠期間中の六日目から一五日目に、マウスにメトキシクロールまたはエストロゲンを投与すると、生まれたメスの仔の膣開口（性的成熟の証拠）は通常より早く起こる。同じマウスをもう一度交尾させると、二回目の妊娠

表5－5　主な有機塩素系農薬の生殖・発達健康への影響――動物での試験

| 化学物質 | 生殖・発達毒性 | RfD（mg/kg/日）とRfDに対するEPAの信頼度 |
|---|---|---|
| ジコホル | ラット：出生前の投与により仔の行動異常――10mg/ラット、妊娠期間中の4-15日 (105)<br><br>鳥類：卵殻薄化、孵化能力減少、異常生殖腺（オス）、服従行動（オス）、仔の不妊 (102)<br><br>爬虫類：（第6章参照） | データなし（確立されていない） |
| エンドスルファン | ヒト：エストロゲンに感受性の強い乳ガン細胞に対してエストロゲン性の影響 (100)<br><br>ラット：7.5mg/kg/日で精巣の縮小――ホルモン（精巣刺激ホルモン、黄体化ホルモン）合成の阻害 (106)<br><br>マウス：精子数の減少 (107) | 0.006、中程度の信頼 |
| リンデン | ラット：4mg/kg/日で精巣の変性とアンドロゲン欠損 (93)<br><br>マウス：40mg/kg/日で早期の妊娠、受精卵の子宮への着床の欠如；妊娠中期の胎仔そう失；妊娠後期の新生仔マウスの死亡 (92)<br><br>マウス：妊娠9日目に1回投与（25mg/kg/日）で胎仔毒性 (109)<br><br>ウサギ：排卵減少 (110)<br><br>ラット：膣開口遅滞、卵巣周期の攪乱、子宮重量の減少 (90) | 0.0003、中程度の信頼（噴霧後、数年間残留する） |
| メトキシクロール | 鳥類、哺乳類：エストロゲン様の活性を持つ (99)<br><br>メスのラット：膣開口の早期化、発情周期の異常、黄体機能の抑圧、着床の妨害、生殖能力の減少と同腹の仔数減小 (111)<br><br>オスのラット：プロラクチンレベルの上昇、ライディッヒ細胞機能の抑制（一部は25mg/kg/日で） (111)<br><br>ラット：オスの仔の攻撃的な行動 (98)<br><br>ラット：高用量で先天異常 (111) | 0.005、低い信頼 |

で生まれたメスの仔も同様の結果を示し、前の投与の効果が長期に残ることがわかる(99)。

エストロゲン感受性の高い乳ガン細胞の組織で実証されたように、エンドスルファンはエストロゲンレセプターと直接に相互作用する(100)。エンドスルファン、キーポン、ＤＤＴ、ディルドリン、トキサフェンといったすべての有機塩素系殺虫剤は、こうしたエストロゲン感受性の高いガン細胞の成長を直接刺激する。しかしこの評価法では、それぞれの化合物はこの作用においてエストロゲンの何千分の一程度の力しか持たない。したがって、この観察結果がヒトの健康に何らかの関連性を持つかどうかについては、かなりの論争がある。

ジコホルは米国で一九五五年から使用されてきたため、その毒性の徹底的な評価を免れ、新しい試験要件が発展しても適用除外とされて、使われ続けてきた。現在、ジコホルはＥＰＡの再登録プロセス下にある。

ジコホルはＤＤＴを原料として製造される。一九八〇年代にヨーロッパで製造されたジコホルは、二〇パーセントものＤＤＴを不純物として含んでいた。米国製品ではこの分量は幾分少なかった(101)。この不純物があるために、毒性試験が複雑になるばかりではなく、ジコホルが使用されている環境中にはＤＤＴが放出され続けることになる。現在、ＥＰＡは製造業者に不純物のＤＤＴを最小にする技術を使うように要求している。

捕獲されたチョウゲンボウ〔小型のタカ〕の生殖と行動に対するジコホルの影響についての研究では、母体の経口摂取による曝露は卵殻の薄化、オスの胚のメス化、オスの仔の異常な服従行動および成熟後の仔の生殖能力低下が示された(102、103)。フロリダ州のアポプカ湖では、農業活動に伴う他の汚染物質とともに、不純物ＤＤＴを含むジコホルにアリゲーターが曝露していた。このアポプカ湖で行われた、広く知られている研究で、オスの仔では別の湖の対照動物と比較してテストステロンのレベルが著しく低く、異常な精巣およびペニスの萎縮も認められた(104)。また曝露したメスはエストロゲン濃度が著しく上昇し、卵巣に異常が認められた。

## ピレスリンとピレスロイド類

シペルメトリン――綿花、果物、野菜、ゴキブリ、家庭害虫、シロアリ用に使われる。
フェンバレレート――さまざまな作物、クリスマスツリー、松の実、ラン、苗木畑に使われる。
パーメトリン――家庭、庭、温室で使われる。各種商品作物に、さまざまな用途で使われる。
レスメトリン――家庭、温室で使われる。屋内の植栽、きのこ栽培、保管製品、蚊の駆除のために使われる。

**生殖影響**　動物での実験で、一部のピレスロイドによって仔の体重が減少し、胎仔そう失が増加し、脳の発達が阻害される。内分泌攪乱の可能性がある。

ピレスリンはキクの仲間から抽出される、自然の殺虫化合物である。一方ピレスロイド類は、ピレスリンと化学的に類似した化合物で、商業的用途のため合成されたものである。これらの化学物質は世界中で広く使われ、多くの家庭用殺虫剤に含まれている。

ピレスリンとピレスロイド類は昆虫を麻痺させる作用がある。反復的に神経を刺激させ、脳内の酵素レベルに干渉する。有機リン系殺虫剤およびカーバメイト系殺虫剤と同様、ピレスリンおよびピレスロイド類の発達・神経毒性が、規制の目的で定常的に評価されることはなく、現在決められている許容量は、発達中の脳が低用量で永続的影響を受けやすいという特別な脆弱性を考慮していない（**表5－6**はピレスリンとピレスロイド類の生殖・発達への影響をまとめたものである）。

妊娠五日目から二一日目の間に、フェンバレレートまたはシペルメトリンを投与（一〇～一五ミリグラム／キログラム

（体重）／日）したラットの仔は、神経伝達物質の脳内濃度に異常がある⑫。生後七日間に〇・二一～〇・四二ミリグラム／キログラム（体重）／日のビオアレスリンを投与した新生仔マウスは、脳の神経レセプターの濃度に永続的な異常が生じ、活動レベルが上昇した⑬。しかし、こうした影響を起こした用量の一〇〇倍のビオアレスリンを投与した場合、マウスの活動が低下した一方でレセプター濃度には変化が認められなかった。この観察結果は、登録を目的に農薬の毒性検査を課す場合に、高用量実験は適切かどうかという、重大な疑問を提示するものである。

合成されるピレスロイド類の一つ、レスメトリンのＲｆＤ（参照用量）は、ラットの三世代研究で示された発達毒性に基づいて決められている⑭。最低用量（二五ミリグラム／キログラム（体重）／日）の実験では、仔の死産率の増加と離乳時の体重減少という影響が見られた。

一部のピレスロイド類はアンドロゲンレセプターに結合し、さらに血液中の輸送タンパクからテストステロンを追い出してしまう⑮。結合力自体は弱く、このことがヒトまたは動物に対して持つ意味合いは明らかではない。しかしほとんどのテストステロンがタンパクと結合するため、結合できるタンパクがわずかに減少しても、結果的に血液中の遊離テストステロン濃度は有意に増加する可能性がある。遊離テストステロンは細胞内に進入することができ、テストステロンに反応する細胞内レセプターを活性化する。しかしタンパクと結合したテストステロンは、この血流中に閉じ込められ、同じ生物活性を持たない。

## 殺菌剤

ジチオカーバメイト――果物、つる植物、ホップ、野菜、ジャガイモ、鑑賞用植物、タバコに使われる。
ベノミルとチアベンダゾール――果物、ナッツ、野菜、ムギ類、芝生、球根、花、鑑賞用植物に使われる。
ビンクロゾリンとイプロジオン――ブドウ、イチゴ、柔らかい果物、野菜、鑑賞用植物、ホップ、油採取用ナタネに

**表5－6　主なピレスリン・ピレスロイド類の生殖・発達健康への影響**

| 化学物質 | 生殖・発達毒性 | RfD（mg/kg/日）と RfD に対する EPA の信頼度 |
|---|---|---|
| シペルメトリン | ラット：5mg/kg/日で仔の体重減少；妊娠5日目-21日目の投与で仔に脳の神経伝達物質レセプター減少；3-6週齢で大脳皮質の成熟遅延(112)；発育遅延(妊娠5日目-21日目の15mg/kg/日の投与で)(116) | 0.01、高い信頼 |
| フェンバレレート | ラット：妊娠5日目-21日目の投与(10mg/kg/日)で仔の脳の酵素減少(112) | 0.025、高い信頼 |
| パーメトリン | ラット：3世代の生殖研究；最低用量（25mg/kg/日）の実験で肝臓と眼の異常(117) | 0.05、高い信頼 |
| レスメスリン | ラット：複数世代研究；死産仔、最低用量（25mg/kg/日）での実験で低体重出生仔；単一世代研究でも同様の結果(114) | 0.03、高い信頼 |

使われる。

**生殖影響**　動物での実験で先天異常、精巣毒性および内分泌攪乱。

殺菌剤は農産物およびさまざまな消費者製品に、菌類の成長防止用に使われる。植物の葉面殺菌剤と、液体、粉末、顆粒として土壌に散布される土壌殺菌剤は植物に吸収される。ふりかけ殺菌剤は、穀物のような作物を保存するために収穫後に使われる。殺菌剤のほとんどは細菌に遺伝子変異を引き起こし、その結果、発ガン性問題を提起しているため、その使用をめぐっては賛否両論の長い歴史がある(118)。ヘキサクロロベンゼンのように、毒性が強く環境中での寿命が長いため、米国では使用されなくなった殺菌剤もある。また動物を使った実験で、新しく毒性が発見されたため、再調査されているものもある。殺菌剤として使われている化学物質はいくつかに分類される（**表5－7**は殺菌剤の生殖・発達への影響をまとめたものである）。

表5－7　殺菌剤の生殖・発達健康への影響

| 化学物質 | 生殖・発達毒性 | RfD（mg/kg/日）と RfD に対する EPA の信頼度 |
|---|---|---|
| ベノミル | ラットとウサギ：先天異常(134)（30mg/kg/日を投与したラットには影響なし）；細胞分裂に干渉<br>ラット：精巣に損傷、セルトリ細胞毒性／精子毒性(135) | 0.05、高い信頼；カリフォルニア州の第65号条例（安全飲料水・有害物質施行法）では先天異常にリスト |
| チアベンダゾール | ラット：60mg/kg/日で胎仔死亡、先天異常(127) | 0.1、高い信頼 |
| **ジチオカーバメイト系殺菌剤** | | |
| マンネブ、ナバム、ジネブ、マンコゼブ | ラット：妊娠期間中の11日目または13日目の1回投与（>0.5g/kg必要）で先天異常(136) | |
| チラム | ラット：黄体化ホルモン分泌阻害、排卵に干渉(137)<br>5mg/kg/日で精巣毒性(138) | 0.005、低い信頼から中程度の信頼 |
| ビンクロゾリン | ラット：子宮内で曝露したオスの仔のメス化(133) | |
| イプロジオン | ウサギ：60mg/kg/日で流産 | 0.042、高い信頼 |

**ジチオカーバメイト系殺菌剤**

ジチオカーバメイト系殺菌剤はマンネブ、マンコゼブ、ナバム、チラム、ジラム、ジネブなどがあり、さまざまな果物や野菜に使用される。こうした殺菌剤は、環境中あるいは哺乳類の体内でエチレンチオウレア（ＥＴＵ）に分解される。ＥＴＵは遺伝子変異、先天異常、ガンの原因であり、殺菌剤で汚染された食品を調理することによって生成されることもある(118、119)。

一九七七年以降、ジチオカーバメイト系農薬のさまざまな用途と許容量は、主として発ガン性と甲状腺への影響についての懸念を根拠として、ＥＰＡと製造業者との間で交渉が続けられてきた。ジチオカーバメイト系農薬の許容量と作物への使用法は頻繁に変更されており、一九九六年のＦＱＰＡの規定が、同様の作用メカニズムをもつ薬剤への総曝露量を考慮したうえで、健康に基づいた許容量を定めよとＥＰＡに義務づけているため、さらに影響を受ける可能性がある。

ラットでは、母ラットがかなり高用量で曝露すると

（妊娠期間中一一日間に五〇〇～一、三〇〇ミリグラム／キログラム〔体重〕／日または妊娠期間中五日間に毎日六時間五〇〇ミリグラム／立方メートル／日の吸入）、マンネブとマンコゼブは先天異常または胎仔死亡を引き起こす(120－122)。ラットとハムスターの先天異常の一つに脳の異常もある。卵の中でマンネブへ曝露したときの、ニワトリのヒナの先天異常に関しては、相反する証拠がある。一部の研究では四肢奇形が少ないという結果が出た(123、124)。ジネブ、マンネブおよびマンコゼブは精子毒性もあり、かなり高い曝露濃度でラットの精巣に損傷を与えた(125、126)。しかし、ジチオカーバメイト系農薬の現行食品許容量を設定する推進力となったのは、生殖影響より甲状腺への害と発ガン性である。

## ベンズイミダゾール系殺菌剤

ベンズイミダゾール系殺菌剤のベノミルとチアベンダゾールは、さまざまな食品、球根、花、鑑賞用植物および緑陰樹に対して、収穫の前後に使用される。チアベンダゾールは殺菌剤としてのみならず、ヒトの特定の寄生虫病の治療にも使われる。マウス、ラット、ウサギの場合、妊娠期間中に九日以上、六〇ミリグラム／キログラム〔体重〕／日以上、母体が曝露すると、胎仔毒性、死亡、先天異常が引き起こされる(127、128)。ベノミルは代謝されてカルベンダジムに変化するが、これが毒性の原因物質と考えられている(129)。ベノミルはラットとウサギに先天異常と精巣毒性を引き起こす(130－132)。また、カリフォルニア州の第六五号条例（安全飲料水と毒物規制法）の生殖有害物質リストに記載されている。

### ジカルボキシイミド系殺菌剤

ビンクロゾリンとイプロジオンは、さまざまな作物の病気を防除するために使われる殺菌剤である。ビンクロゾリンはアンドロゲン拮抗薬であり、妊娠中のラットに投与するとオスの仔ラットのオスらしさが失われる。その異常には肛門と生殖器間の距離の減少（メスに近くなる）、乳頭の発達、尿道下裂を伴うペニスの異常が含まれる(133)。ウサギでは、妊娠期間中を通じて六〇ミリグラム／キログラム〔体重〕／日のイプロジオンを投与すると流産が増加する(84)。

## 除草剤

トリアジン（アトラジン、シアナジン、シマジン、プロメトリン）――畑の作物、果樹園、ブドウ園、芝生の雑草に対して使われる。
塩素化フェノキシ系除草剤（2、4‐D、ジクロホップ、ジカンバ）――野生カラスムギと一年生雑草に使われる。
尿素誘導体除草剤（リニュロン、ジウロン）――一年生および二年生の広葉およびイネ科の雑草、畑の作物と野菜、サトウキビに使われる。
ブロモキシニル――トウモロコシ、穀物、ソルガム、タマネギ、アマ、ミントおよび芝生の一年生広葉雑草の発芽後除草に使われる。
EPTC――マメ類、ジャガイモ、トウモロコシ、サツマイモの一年生および二年生の雑草の除草に使われる。
メトリブジン――畑と野菜、芝生のイネ科および広葉雑草の管理に使われる。
モリネート――水田の雑草の除草に使われる。

**生殖影響**　動物――精子毒性、胎仔そう失、胎仔の体重減少、先天異常。ヒト――先天異常と精子毒性の証拠あり。

除草剤は、好ましくない植生を取り除くもので、機械耕作の代わりに用いられる。森林、農場、樹木農場、道路沿い、電線下、芝生や庭園など、広い面積に施される。化学構造と毒性は個々の薬剤により大きく異なる。除草剤は、雑草が生えないように土壌に散布するか、雑草の芽が伸びてから直接雑草にまくかによって、前者は発芽前除草剤、後者は発芽後除草剤と呼ばれる。単一作物の栽培では特定の雑草が出やすいので、除草剤で処理されることが多い。こうした化学物質は土壌を長期間にわたり汚染して地下水に浸透するか、湖水、小川、河川へ流れ込む。米国内の農地の地下にあるほとんどの帯水層には除草剤を含む農薬が混じっている。

米国で毎年一〇〇万ポンド以上生産され使用されている農薬用活性成分六〇種類のうち、三四種類が除草剤である(66)。一九九三年の米国の除草剤総生産量は、七億五〇〇〇万ポンドを超えたと推計されている(139)。トウモロコシ、大豆、ムギ類、綿花に使われる量は、除草剤市場全体の七一パーセントを占める。一九九〇年代初期には、米国中西部のトウモロコシと大豆の畑だけで、毎年五種類の除草剤がほぼ一億五〇〇〇万ポンド使われていた。これらはトリアジン系除草剤三種類と、アラクロールおよびメトラクロールで、いずれも飲料水中によく見られる(12、18)。一九九三年に使われた、家庭、芝生、庭園での除草剤は二七〇〇万ポンドであったとEPAは推計した(13)(**表5－8**は除草剤の生殖・発達への影響をまとめたものである)。

**トリアジン系**

アトラジン、シマジン、シアナジンおよびプロメトリンはトリアジン系除草剤である。シアナジンは二ミリグラム／キログラム〔体重〕／日の投与でウサギに胎仔毒性を起こし、二五ミリグラム／キログラム〔体重〕／日の投与でラットに先天異常を起こす。シアナジンはカリフォルニア州の第六五号条例(安全飲料水と毒物規制法)の生殖毒性物質リストに記載されており、製造業者らは二〇〇二年までに製造を廃止する予定であるという。

アトラジンは妊娠六日目～一五日目に七〇ミリグラム／キログラム〔体重〕／日でラットに投与すると、先天異常を起こす(140)。ラットにおける最近の研究から、高用量のアトラジンはある種のエストロゲン誘導を阻害することが示された(141、142)。アトラジンはある系統のラットには乳ガンの発症を促進したが、別の系統ではそうではなかったことを示す研究もあり、このことから、アトラジンはエストロゲン性の作用も持つ可能性を示唆している(143)。こうした観察結果がヒトに当てはまるかどうか大いに議論されている。特にこの三〇年間にわたって米国の乳ガン罹患率が確実に上昇していることに照らして議論されている。

細胞培養と動物の仔を用いた一連の実験から、アトラジンがエストロゲンレセプターに結合し、自然のエストロゲンになりすますかその邪魔をすることによって、観察された効果を発揮する可能性は低いと示唆されている(141、144)。ヒトのエストロゲンレセプターを組み込んだイーストを使った研究では、トリアジンはレセプターの結合を妨害することによりエストロゲンの働きを阻害するように見えるが、それはエストロゲンの濃度が低い場合に限られていた(145)。レセプター結合とは別のメカニズムが、たとえば、視床下部と卵巣との間の調整フィードバックループを閉じたり、エストロゲンの代謝分解経路を変化させたりするようなメカニズムが、正常なエストロゲン機能妨害を説明するかもしれない。例えば、ヒトの乳ガン細胞での研究から、アトラジンがエストロゲンの代謝分解を変化させ、その結果、より残留性の高い、エストロゲンに似た副生成物を大量に生み出すことが明らかにされた(146)。このメカニズムがアトラジンに曝露した女性の乳ガンのリスクを高める可能性があると主張する見解がある。これらの問題は解決にはまだ程遠い。トリアジン系除草剤は多量に使用されており、多数の人々が曝露しているため、懸念すべき大きな問題である。

プロメトリンの毒性データベースは古く、生殖と発達に関するデータはほとんどない。ある研究で七二ミリグラム／キログラム〔体重〕／日でのウサギの胎仔毒性が報告されている。ＥＰＡは定められた許容量をあまり信頼しておらず、発達毒性物質としてプロメトリンをリストに加えＴＲＩ報告を義務づけている(147)。

**表5－8　除草剤の生殖・発達健康への影響**

| 化学物質 | 生殖・発達毒性 | RfD（mg/kg/日）とRfDに対するEPAの信頼度 |
|---|---|---|
| アトラジン* | ラット：25mg/kg/日での第2世代でオスの仔の体重減少；70mg/kg/日での骨の先天異常；120mg/kg/日で前立腺の重量増加 (152)；レセプター形成とテストステロンの転換を伴うアンドロゲン拮抗物質の干渉 (153)<br><br>ウサギ：75mg/kg/日で胎仔死亡の増加 | 0.035、高い信頼 |
| シアナジン | ウサギ：2mg/kg/日で胎仔毒性<br><br>ラット：25mg/kg/日で先天異常 (155) | RfDを撤回;製造業者は段階的削減に同意；カリフォルニア州の第65号条例にリスト |
| シマジン | ヒツジ：精巣毒性、精子毒性（1.4mg/kg/日）(147)<br><br>ラット：先天異常、胎仔体重減少（200mg/kg/日） | 0.005、高い信頼 |
| ジカンバ | ウサギ：仔の体重増加減少、胎仔の体重減少、胎仔そう失増加（10mg/kg/日を投与された妊娠中のウサギ）<br><br>ラット：仔の心臓異常、骨の奇形 (147, 111) | 0.03、高い信頼（1980年の推定）；米国では2300万人の尿中にジカンバが存在する。 |
| 2，4－D | ラット：胎仔死亡（交尾前と妊娠中に50mg/kg/日を母ラットに投与）(148) | RfD再検討中；米国住民の12%の尿中に2,4-Dが存在する |
| ジクロホップ | ラット:胎仔そう失、先天異常（1.6mg/kg/日）(147) | RfDは再検討中 |
| ブロモキシニル | ラット：胎仔体重減少、胎仔死亡増加（35mg/kg/日）(84)<br><br>ラット：先天異常（過剰な肋骨）（5mg/kg/日）(147)<br><br>ウサギ：脳、眼、頭蓋骨の異常（60mg/kg/日）(147) | 0.02、中程度の信頼 |
| パラコート | ラット：胎仔毒性（体重減少と骨の奇形）（5mg/kg/日）(157) | 0.0045、高い信頼；土壌粒子に付着、何年間も残留する |
| リニュロン | ラット：胎仔そう失；仔の生存率低下、仔の体重減少、肝臓と腎臓の重量減少（6.25mg/kg/日）<br><br>ウサギ:胎仔体重減少、同腹の仔数減少、頭蓋骨の奇形増加（5mg/kg/日）(147) | 0.002、高い信頼 |
| ＥＰＴＣ | ラット：胎仔毒性（妊娠期間中6日目-15日目に300mg/kg/日）(147)；仔の体重減少（40mg/kg/日） | 中程度の信頼 |

＊アイオワ州の地下水中で検出された濃度の1倍、10倍、100倍の濃度でアラクロール、アトラジン、シアナジン、メトラクロール、メトリブジン、硝酸アンモニウムを混合した農薬／肥料をマウスで生殖毒性を評価した。どの濃度でも有意な生殖毒性は認められなかった (158)。しかし、染色体損傷の研究では、例えば胃内部のような酸性の環境で、アトラジンと硝酸塩から簡単に生成されるN-ニトロソアトラジン（N-nitrosoatrazine）が、個別のまたは混合されたアトラジンと硝酸塩よりも数千倍も大きい損傷を染色体に与えた。

## 塩素化フェノキシ系除草剤

塩素化フェノキシ系除草剤は一九四七年以降、広範かつ絶え間なく使用されてきた[118]。２、４-Ｄとして知られる２、４-ジクロロフェノキシ酢酸は商業的にも家庭でも、除草用に広く利用されている。２、４-Ｄと、その仲間の除草剤２、４、５-Ｔの混合物はオレンジ剤と呼ばれ、一九六〇年代から一九七〇年代初期にかけて、枯葉剤としてベトナム国土の広大な面積に散布された。この混合物は製造プロセスから不可避的にダイオキシンで汚染されていた。したがって、この種類の化学物質への曝露が健康に及ぼす影響を明らかにしようとする疫学研究は、観察結果に対するダイオキシンの潜在的寄与に取り組まねばならなかった。

動物を用いた研究では、五ミリグラム／キログラム〔体重〕／日の２、４-Ｄを投与すると血液、肝臓および腎臓に害を起こす[148]。生殖毒性をおこすためにはさらに多い用量が必要である。たとえば、交尾前と妊娠期間を通じ三か月間にわたって五〇ミリグラム／キログラム〔体重〕／日の２、４-Ｄをラットに投与したところ、仔の死亡率が上昇した[148]。さらに高い用量の動物実験では、筋骨格、神経系、泌尿器系、頭・顔面の異常が現れた。

尿中の残存物測定から２、４-Ｄへの曝露が確認された、農園の男性噴霧作業者についての研究では、対照群に比べて著しい精子数減少と異常な精子の増加が認められた[149]。除草剤業界の資金提供による２、４-Ｄ毒性総説では、この研究が２、４-Ｄのサンプルの扱い方と対照群の選択方法について述べていないと批判してきた[150]。しかし、ミネソタ州で行われた疫学研究によると、農薬散布業者の子どもと塩素化フェノキシ系除草剤と殺菌剤の利用が最も多い州内の一般人の先天異常の発生率がきわめて高率であることが明らかにされた[37]。その増加は除草剤の使用量が最も多くなる春に受胎した子どもに最も目立っていた。

ジクロロホップもよく使われている塩素化フェノキシ系除草剤である。この薬剤を妊娠中、五ミリグラム／キログラム〔体重〕／日で投与したラットは胎仔そう失が増加し、低体重で泌尿器の異常のある仔を出産した(147)。三世代にわたるラットの研究では、五ミリグラム／キログラム〔体重〕／日の投与で仔の死亡率が上昇した。

現在、2、4‐Dおよび他の塩素化フェノキシ除草剤は、主として発ガン性への懸念から、EPAが再検討中である。特にこれらの化学物質への曝露と悪性リンパ腫罹患との関係が、一連の証拠から示されている(118)。しかし、まったく関係を示さない研究もある。この議論が近い将来解決される見込みは、ないといっていいだろう。

**置換尿素系除草剤**

リニュロンとジウロンは、光合成を阻害する尿素誘導体系除草剤と呼ばれる種類に属している。妊娠期間中六・二五ミリグラム／キログラム〔体重〕／日のリニュロンが投与されたラットの、仔の体重と生存率が低下した。ウサギは五ミリグラム／キログラム〔体重〕／日の投与で同様の悪影響を示した。ウサギの仔は頭蓋骨異常も示した(151)。ジウロンは、ラットの三世代にわたる生殖に関する研究で仔の体重減少を増加させ、奇形に関しては肋骨の異常を増加させた。ジウロンとリニュロンはいずれもＴＲＩ報告が義務づけられる発達毒性物質である(147)。

**他の除草剤**

光合成を阻害するニトリル系除草剤の一つであるブロモキシニルは、カリフォルニア州の第六五号条例〔安全飲料水と毒物規制法〕に生殖毒性物質として記載されている。ラットでは、この除草剤は三五ミリグラム／キログラム〔体重〕／日の投与で胎仔毒性と仔の肋骨異常を起こす。ウサギでは、三〇ミリグラム／キログラム〔体重〕／日で、脳、眼、頭蓋骨の異常を引き起こす(84)。

メトリブジンは選択的除草剤で、妊娠六日目から一八日目までの間に、四五ミリグラム／キログラム〔体重〕／日をウサギに投与すると、母体にも胎仔にも毒性を生ずる。ラットでは、脊柱の異常と仔の体重減少が、八五ミリグラム／キログラム（体重）／日で発生する。ＥＰＡはメトリブジンをＴＲＩ報告が義務づけられる発達毒性物質としてリストに挙げている(147)。

モリネートは選択的除草剤で、三五ミリグラム／キログラム（体重）／日で投与された妊娠中のラットに胎仔そう失、仔の体重減少および骨格異常を引き起こす。オスのラットに四ミリグラム／キログラム（体重）／日を投与すると、モリネートは精子異常、生殖能力低下、胎仔の死亡を引き起こす。ＥＰＡはモリネートを生殖・発達毒性物質としてリストに挙げＴＲＩ報告を義務づけている(147)。

ＥＰＴＣ（Ｓ－エチル・ジプロピルチオカーバメイト）は選択的除草剤として使われるコリンエストラーゼ阻害剤である。妊娠中のラットに四〇ミリグラム／キログラム（体重）／日を投与すると、仔の体重が減少する(84)。これよりさらに低用量で、妊娠中のメスが変成性心疾患を発症する。

## ダニ駆除剤

ダニ駆除剤は植物と動物に寄生するダニの駆除に使われる。これにはジコホル（有機塩素系殺虫剤を参照）とプロパルギットがある。プロパルギットは柑橘類およびその周囲に使用される。カリフォルニア州農薬規制局によれば、プロパルギットは同州の定める有害大気汚染物質の評価対象候補として農薬の中で最上位にランクされている(160)。ウサギに妊娠六日目から一八日目まで、プロパルギット（六ミリグラム／キログラム（体重）／日）を投与した発達毒性の研究では、胎仔そう失の増加、胎仔体重の低下、仔の骨発達の遅延が見られた(157)。同様の用量で、ラットにも骨発達の異常が起きた。米国ＥＰＡはプロパルギットを生殖毒物としてリストに挙げＴＲＩ報告を義務づけている。

## 燻蒸剤

二臭化エチレン――米国では現在農薬として使われていないが、かつては果物、野菜および穀物の虫による被害を防ぐため、脱穀機用燻蒸剤として使われた。現在はガソリンの掃鉛剤および溶剤として使われている。
酸化エチレン――不凍液、ポリエステル繊維、フィルム、多くの有機化学物質等の製品において、また医療用品、医薬品、書籍、皮革、衣服および家具の燻蒸剤および殺菌消毒剤に使われている[16]。
臭化メチル――イチゴ、ブドウ、アーモンド、トマト、タバコ等の作物を植えつける前に土壌に注入する殺虫ガス。穀物の燻蒸剤。通関港で輸入製品および木材を処理するため。工業化学物質の製造において。ナッツ、種子および羊毛から油を抽出するための溶剤として使われる。
メタムナトリウム――植え付け前に、種子、雑草、バクテリア、線虫、菌類および昆虫を殺して土壌を消毒するために使われる。

**生殖影響**　精子毒性、染色体損傷、遺伝子変異。

燻蒸剤は土壌や貯蔵中の穀物、果物、野菜および衣類にいる昆虫、線虫、雑草の種子および菌類を殺すのに用いられる。ほとんどの燻蒸剤は揮発性で密閉された空間で使われる。これらの化学物質は一般的に毒性が高く、吸入または直接接触すると生体組織にかなりの損傷を与える可能性がある。**表5－9**は、大量に使われているいくつかの燻蒸剤の、生殖・発達面の健康影響をまとめたものである。

## 二臭化エチレン

二臭化エチレン（ＥＤＢ）は染色体損傷、ガン、精子毒性を引き起こすことが発見されるまでは、さまざまな目的に広く使われていた。ＥＰＡによる殺虫剤としての二臭化エチレン使用の見直しは一九七七年に始まった。貯蔵穀物と井戸水で二臭化エチレンが発見された一九八三年に、農業用の使用はほとんどが取り止めとなった。しかし最後にわかっている燻蒸が行われてから二〇年が経過した後でも、コネティカット州の一部の土壌ではＥＤＢの形跡が見つかっている[62]。ＥＤＢと燃料が不適切に廃棄された結果、地下水もまた汚染された。一〇〇ｐｐｂを超える濃度のＥＤＢが、ケープ・コッドにあるマサチューセッツ軍用地付近の地下帯水層を汚染している。最大汚染濃度（安全飲料水法の基準）として定められている値は、〇・〇五ｐｐｂである。

ヒトと動物のいずれの研究でも、ＥＤＢの精子に対する毒性が実証されている。食餌を通じてＥＤＢに曝露した牡牛は精子数が減少し、精子の運動能力も低下した[163, 164]。精子成熟にも影響が及ぶが、ＥＤＢが食餌から除去されて数日から数か月間で回復する。非曝露グループに比較して、ＥＤＢに曝露した農業労働者は精子数の減少、生存能力と運動能力のある精子の減少、形態異常の精子の増加が認められた[56]。ＥＤＢのほとんどの用途での使用許可が取り消されたが、地下水の汚染は一部の地域でまだ残っている。

## 酸化エチレン

酸化エチレン（ＥｔＯ）は毒性が高く爆発しやすい化学物質であり、通常は固く密閉された自動システムで保管されるため、労働者が曝露する機会はほとんどない。しかし、病院内の殺菌システムの不適切な操作や誤動作があると、結果的に短時間ではあるが重大な曝露が起こる可能性がある。ＥｔＯの危険性は広く知られている。たとえば、ほと

### 表５－９　燻蒸剤の生殖・発達健康への影響

| 化学物質 | 生殖・発達毒性 | RfD（mk/kg/日） |
|---|---|---|
| **二臭化エチレン** | オスのウシ：精子数減少と異常な精子 (164) | RfD に関するデータなし |
| **酸化エチレン** | ラット：仔の出生時低体重 (165)<br>サル：精子数減少、染色体損傷 (166)<br>マウス：先天異常 (168) | 0.03mg/m³（吸入による曝露） |
| **臭化メチル** | マウス：精巣毒性 (177)<br>ラット：テストステロン濃度低下 (172) | |
| **メタムソディウム** | ラット：胎仔死亡、先天異常（10mg/kg〔体重〕/日）<br>ウサギ：先天異常 (174) | |

んどの病院は精巧な殺菌システム、連続ＥｔＯモニター装置、ガス回収システムを装備している。より毒性の少ない代替物質があるため、一部の病院では徐々にＥｔＯからの切り替えを進めている。

ＥｔＯは強い染色体毒性物質であり、曝露が低濃度で間欠的であっても、変異その他の損傷を引き起こす。動物での研究から、ＥｔＯは発ガン性で、また有害な生殖影響を及ぼすことが実証されている。交尾中および交尾後に少量のＥｔＯガスを吸入したラットは、低体重の仔を生み、一腹の仔数も減少する[165]。少量のＥｔＯに一日七時間、週五日間、二年間にわたって曝露したサルの精子数は減少し[166]、オスのマウスもＥｔＯの曝露により生殖能力を失った[167]。染色体損傷は胎仔を死亡させるには不十分だとしても、結果的に遺伝子を損傷し次の世代に受け継がれる可能性がある。労働基準の一〇〇〇倍の用量のＥｔＯをマウスに静脈注射すると、その仔に先天異常を起こす[168]。

フィンランドの病院の殺菌担当スタッフについての研究では、曝露しなかった人々と比較した場合、ＥｔＯに曝露した人々は流産が有意に高いことが明らかにされた[39]。

#### 臭化メチル

フロリダ州とカリフォルニア州では農薬集約的な農業が行われているた

めに、臭化メチルの最大消費州になっている。一九九三年、カリフォルニア州はほぼ一五〇〇万ポンドの臭化メチルを使用し、そのほとんどは土壌燻蒸に使われた[169]。他の燻蒸剤と同様、臭化メチルはきわめて毒性が強く、細心の注意をもって取り扱う必要がある。さらに、臭化メチルは成層圏オゾン層の主な破壊物質であり、モントリオール議定書で段階的削減が求められている。しかし、農業利益団体からの圧力で、クリントン政権は、臭化メチルの製造と利用の期限年を二〇〇一年から二〇一〇年に延長させ、全廃以降の「不可欠な用途」という但し書きまでつけた。

臭化メチルの毒性はよく知られている。短時間でも大量に曝露するとすぐに死亡する。致死的ではない低用量の曝露でも数週間に及べば、脳、腎臓、鼻腔、心臓、副腎、肝臓、精巣、食道および胃に損傷を与える。臭化メチルの生殖・発達毒性はマウスとラットで研究されてきた。六週間にわたり、一日六時間で週に五日間、一六〇から四〇〇ppmの臭化メチルを吸入させた動物の一部は、精巣の細精管に変性を示した[170, 171]。マウスはラットよりこの影響において敏感である。別の研究では二〇〇ppmの臭化メチルに一日六時間で五日間曝露したラットは、精巣または精子に毒性は見られなかったが、テストステロン濃度が著しく低下した[172]。しかし、血漿中のテストステロン濃度は曝露の中止とともに正常に回復した。五〇〇ppmの臭化メチルを含む食餌を与えたラットの二世代にわたる研究では、生殖の成否にもあるいは親または仔の組織検査でも悪影響は認められなかった[173]。カリフォルニア州では臭化メチルは既知の生殖有害物質としてリストに挙げられている。

**メタムナトリウム**（ナトリウム・N・メチルジチオカーバメイト）

メチルイソチオシアネート（MITC）が、生体および環境内でのメタムナトリウムの主な分解産物である。動物実験では、MITCの急性毒性の症状には、嘔吐、下痢、虚弱、皮膚と眼の刺激が含まれる[174]。短期間でも大量に吸入すると、痙攣と死亡を引き起こす。少量の曝露が長期間続くと腸、肝臓、腎臓および卵巣への毒性を引き起こす。ラットではメタムナトリウムは妊娠六日目から一五日目まで、一〇ミリグラム／キログラム（体重）／日を投与した場合、生殖・発達に悪影響を及ぼす[174]。この用量で胎仔が死亡することもあり、さらに高用量の曝露では生き残った仔にも先天異常が増加する。ラットおよびウサギでは、脊柱損傷、水頭症を伴う脳の腫脹、臍帯ヘルニアおよび骨の発達遅滞が発生する。

メタムナトリウムはカリフォルニア州の農業で大量に使用されている。一九九一年、一万九〇〇〇ガロンのメタムナトリウムを運搬中のタンク貨車が脱線し、カリフォルニア州北部のサクラメント川にその積荷を流出させた。地元住民は主に、農薬メタムナトリウムと水の混合によって生成するMITCに曝露した。その後明らかになったのは、一九八七年時点でEPAの職員らはメタムナトリウムの生殖に関する健康影響についての報告を受けていたが、その情報のとりまとめができていなかったということである[175]。その結果、地元の保健職員は、住民に的確に情報を知らせ、助言を与えることができなかった。

初期の住民調査では八名の妊娠中の女性がMITCに曝露していた。妊娠初期の三か月だった女性二名は中絶を選んだ。メタムナトリウム流出事故後、流産（SAB）の発生率が上昇したかどうかを確定するために、追跡調査が試みられた[176]。しかし、報告されたSABの三分の一を追跡インタビューできなかったため、研究は限定的なものとなった。報告されたSAB（確認されたものと未確認のもの）をすべてこの分析に含めると、曝露しなかった女性に比べて、妊娠初期の三か月間にメタムナトリウムに曝露した女性の方が流産が多かった。しかし、母数が小さいため、SAB率七三パーセントでは統計的な有意性を得ることは不可能であった。確認されたSABのみを使うと、曝露した女性の発生率の増加は認められなかった。

この追跡調査は、有毒化学物質が環境に放出された後、疫学研究によって決定的な解答を提供するには限界があることを示している。被曝者の健康被害が二〜三倍未満の増加は、研究母数が大きい場合を除き、統計的有意になることはほとんどない。

# 第6章　内分泌攪乱物質

ホルモンは、血液にのって体内を巡り、複雑な情報伝達メカニズムを通じて多くの重要な生物機能を調節する化学伝達物質である。エストロゲン、プロゲステロン、テストステロンといった性ホルモン以外にも、甲状腺ホルモン、インスリン、メラトニン、コーチゾンなどがある。内分泌攪乱物質（環境ホルモンとほぼ同義）は、こうしたホルモンになりすましたり妨害したり、あるいは正常な働きに干渉する化学物質である。多くの場合、ごく少量で作用する。内分泌攪乱の証拠は、動物や人間、そして実験室の細胞培養から得られる。環境中に放出された化学物質は、野生生物の性ホルモンに干渉して、その生殖と発達に劇的な影響を与えてきた。人間は、職場でも、家庭や地域社会でも、そして治療中にも、意図的にか不注意かで環境ホルモンに曝露する。それが健康に悪影響を及ぼすという証拠は、否定の余地のない明白な場合もあるが、曖昧な示唆でしかない場合もある。

一九三〇年代には早くも、動物実験によって多数の合成化学物質がエストロゲン様の特徴を示すことが示されている。その中にビスフェノールAがあり、現在ではプラスチック、樹脂、歯科用シーラント（充填材）に広く用いられている[1]。殺虫剤のＤＤＴがニワトリに対しエストロゲン様効果を持つことは、一九五〇年に報告された[2]。一九六二年には、レイチェル・カーソンが『沈黙の春』で、野生動物の生殖に及ぼす殺虫剤の悪影響を世界の人々に警告した。彼女は、食物連鎖に汚染が入りこみ、ヒバリなどの鳴鳥の卵の孵化率が低下して、結局個体数が激減するという、一連の流れを詳しく書いた。その当時はホルモン攪乱とは認識されなかったが、化学物質の持つそうした毒性のメカニズムは、後になって明らかにされた。一九七〇年代に入ると、広範囲の環境汚染物質によるリスクとして、ホルモンへの干渉を科学者たちが議論し始めるようになった。そして一九九六年、『奪われし未来』の出版によって、化学物質がホルモン機能に与える影響が一般社会の人々の関心を集めるようになり、健康と環境への影響についての論争はより幅広いものへと発展した[3]。

初期の議論は、環境汚染物質のエストロゲン様効果を中心に行われたが、その後の研究の関心は、抗エストロゲン、アンドロゲンあるいは抗アンドロゲン、さらにプロラクチン、甲状腺ホルモン、コーチゾンなどに干渉する物質へと広がった[4]。大量の内分泌攪乱物質に曝露した鳥類や魚類、爬虫類など野生動物は、正常な生殖と発生ができなくなってきた[5-7]。その異常には、性別の不確定、オスの動物のメス化、生殖不能、先天異常などがある。

内分泌攪乱物質の生物への影響について理解が進むにつれ、研究者たちは、こうした化学物質曝露と人間の健康に現われている警戒すべき所見との関係を探り始めた。過去数十年の間に、米国をはじめ世界各地で乳ガン、前立腺ガン、精巣ガンの発生率が増加した[8]。イギリスのイングランドとウェールズでは、一九六二年から一九八一年の間に、停留睾丸の発生頻度が倍増した[9-10]。ペニスの異常である尿道下裂も、一九七〇年代から一九八〇年代にかけて米国で二倍に増加した[11]。世界のいくつかの地域では精子数が大幅に減少し、人によっては生殖不能が疑われるレベルに近いとの見解に同意する人も増えている[12]。米国連邦政府は、意に反して子どもに恵まれないカップルは二〇〇万組を超えると報告している[13]。そして合成エストロゲン、ジエチルスチルベストロール（ＤＥＳ）の二〇年に及ぶ人体実験の悲劇から、胎児期の曝露が何年も後に深刻な健康被害へ導く理由が説明されつつある。

それにもかかわらず、人間への脅威がどの程度かについては、かなりの論争がある。現在の環境の曝露レベルで、一般の人々に健康影響があるという説得力ある証拠は何もないと主張する者もいる。彼らが主に問題とするのは、化学物質への曝露と人間の健康影響との間に、厳密に証明された因果関係は存在しないという点である。しかしこの厄介な問題は、「証明してみろ」という対応で簡単に片付けられるものではない。世界中で人間と野生動物は化学物質に曝されており、ある状況の下では明らかにホルモンレベルと機能を変えており、時には破滅的結末に導いている。しかし個体レベルあるいは集団レベルでのこうした変化の、長期的影響はわかっておらず、予測も難しい。理解を深めるためには今後の研究に待たねばならない。その結果、他の公衆衛生や環境問題と同様に、因果関係が確定しない中でどう対処するか、あるいは対策をとるべきかどうかという問題が、一般的な政策問題として登場する。

内分泌撹乱の問題は、議員たちの注目を集めるようになった。一九九六年、議会は食品品質保護法（ＦＱＰＡ）を通過させ、安全飲料水法を修正して、それぞれの法律で食品に用いられる殺虫剤と飲料水汚染物質のエストロゲン様効果のスクリーニングおよびテストプログラムを設けるよう環境保護庁（ＥＰＡ）に義務付けた。エストロゲン以外のホルモン撹乱特性についても、ＥＰＡ長官は検討を指示することができる。これを受けてＥＰＡは、スクリーニングおよびテストプログラムの具体案を作成するため、複数の利害関係者による内分泌撹乱物質スクリーニングおよびテスト助言委員会（ＥＤＳＴＡＣ）を設置した。

### ジエチルスチルベストロール（DES）

一九五〇年から一九七一年にかけて、天然のエストロゲンとは化学的構造をかなり異にする合成エストロゲン、ジエチルスチルベストロール（ＤＥＳ）が、女性の流産防止のため使われた。五〇〇万から一〇〇〇万人のアメリカ人が、妊娠中（DESマザー）か、子宮内（DES娘またはDES息子）でDESに曝露したと推定されている[14]。

一九七〇年まではDES曝露の悪影響が疑われることはなかった。しかし一九七〇年に、稀な膣ガンが一四歳から二一歳までの若い女性六人に発症したと報告された。彼女達は、母親の子宮内でDESに曝露していたのだった[15]。それ以前は、このガンの患者はほとんど例外なく年配の女性に限られていた。今では、発達中の胎児がDESに曝露した場合、それが原因となって若い女性にこのガンができることがわかっている。子宮内で曝露した女性が、誕生から三四歳までの間に膣ガンに罹るリスクは千分の一から一万分の一と推定されており、米国だけで数千件発症していることになる。

後の研究で、DESに曝露した女性（DES娘）は生殖器の異常、生殖能力の低下、子宮外妊娠、流産、未熟児などの妊娠および出産異常と、免疫系障害をきたすことが多いことが示された。DES息子は、精巣が小さい、停留睾丸、精液の異常、尿道下裂を伴う確率が高い[16]。DESに曝露した母親が乳ガンに罹るリスクは、曝露しなかった母親より三五パーセントも高い[17]。マウスとサルの動物実験において、出生前のDES曝露は、メスの脳の一部をオス化し、オスをメス化する可能性があることが示された[18]。人間を対象にしたいくつかの研究も、同様の結果を示唆している[19]。

DESに曝露された子どもたちには、現在まだ二〇代半ばの人もいる。また曝露したことを知らない人も多い。彼らの健康状態は、慎重に見守る必要がある。子宮内でDESに曝露した世代の子孫（DES曝露の孫世代）の健康への悪影響については、確かな証拠は何もない。しかし彼らの多くはまだ低年齢であるため、最終的な結論を出すのはまだ早すぎる。この問題は、まだ決着していない。

胎児の発達中にエストロゲン様の化学物質に曝露すると、何十年も後になってから、生殖・発達の異常、免疫系機能不全、ガンをおこす原因となりうることを、DESは具体的に示している。

## 作用メカニズム

身体はさまざまなホルモンを生み出すが、いずれのホルモンも各々独自のレセプターを細胞の表面か内部に持っている。その効果を発揮するには、ホルモンは鍵が鍵穴へはまるように、レセプターに結合する。正常な状態では、この結合によって一連の反応が始まり、その結果、細胞内で生化学反応、あるいは化学物質の産生が起こる。内分泌攪乱物質は、いくつかの異なったやり方で、これを攪乱する。

ホルモンは、一般に化学構造からステロイド、ポリペプチド、アミノ酸の三種類に分類される。卵巣と精巣から出る性ホルモン、副腎からのコーチゾン（副腎皮質ホルモンの一種）は、ステロイドの例である。甲状腺ホルモンはポリペプチドの一つである。これらのホルモンのレセプターは細胞の内部にある。ホルモンとレセプターの結合体は細胞核に運ばれ、そこでＤＮＡに結合して遺伝子の活動を促し、その結果さまざまな物質が生み出される。またいくつかのホルモンや神経伝達物質（視床下部から出るものなど）は、単純なアミノ酸あるいはペプチドで、細胞膜上にあるレセプターに結合する。すると一続きの「第二伝達物質」が一連の反応を起動し、生化学的変化へと導く。

ヒトの絨毛性ゴナドトロピンのような一部のホルモンでは、細胞内にあるレセプターの〇・五から五パーセントが占有されただけで、活性化反応は十分である。ホルモンによっては、それより多くのレセプターの占有が必要である[20]。

内分泌攪乱物質がホルモン機能を攪乱する方法は、さまざまである。

一、天然のホルモンになりすます、または妨害することができる。ある化学物質が天然ホルモンによく似ている場合、その物質がレセプターの結合部位を占有し、天然ホルモンと同じ一連の反応を引き起こすかもしれない。これが、擬似ホルモンである。レセプターを占有はしても生化学反応を始めるほどそっくりではないという場合もある。その場合はレセプターが天然ホルモンと結合するのを効果的に阻止し、ホルモン拮抗物質として作用する。

二、ホルモンが血液の循環で運ばれるときは、主に輸送タンパクに結合している。たとえば、天然のエストロゲンやテストステロンの大半は、性ホルモン結合性グロブリン（ＳＨＢＧ）に結合しているため、血流中に閉じ込められ、細胞が取り込める遊離ホルモンの量は制限される。ホルモン‐ＳＨＢＧ結合体はまた、一定の条件下では、細胞表面から細胞活動に影響を与えることができることもわかっている(21)。ホルモンがレセプターに結合する程度は、一つにはＳＨＢＧのような輸送タンパクの濃度に依存する。内分泌攪乱物質は、こうした輸送タンパクの濃度を変える、あるいはホルモンとの結合を妨害することがある。たとえば、ピレスロイド系殺虫剤のなかには、ＳＨＢＧからテストステロンを押しのけるものがあり、植物からとれる植物性エストロゲンの中にはＳＨＢＧの産生を促すものがある(22、23)。

甲状腺ホルモンは、Ｔ３、Ｔ４という二つの形で存在し、甲状腺ホルモン結合性グロブリン、トランスサイレチン、アルブミンといった数種のタンパクに結合する。甲状腺ホルモンは、トランスサイレチンに結合しＴ４となって、発達中の胎児の脳に入り、そこで正常な脳の発達に不可欠なＴ３に変換される。ポリ塩化ビフェニル（ＰＣＢ）などの工業化学物質のいくつかは、Ｔ４をトランスサイレチンから引き離して、発達中の脳への甲状腺ホルモン供給を妨害する力がある(24)。

三、内分泌攪乱物質への曝露はホルモンの産生を妨げることにつながり、胎児あるいは乳児が内分泌攪乱物質に曝露すると、ホルモンのベースライン濃度が生涯にわたって変わってしまう場合がある。たとえばラットでは、下垂体からの黄体化ホルモン（ＬＨ）を排卵期に増やすためのシグナルを、ジチオカーバメイト殺菌剤が抑制し、その結果、卵巣のホルモン産生は途絶える[25]。妊娠期の決定的な時期にラットが少量のダイオキシンに曝露すると、生まれたオスの仔のテストステロン・レベルは、生涯にわたり低い値となる[26]。

四、ホルモンレセプターの数と種類は、各種のホルモンや化学物質の影響を受けて、変動するのが普通である。一部の内分泌攪乱物質は、体内のさまざまな器官にあるホルモンレセプターを不適切に増減させる。たとえば、エストロゲンとエストロゲン類似物質は、常にエストロゲンとプロゲステロンのレセプター形成を誘導する。実際、実験室試験では、エストロゲン様物質の能力の物差しとして、子宮内のプロゲステロンレセプター誘導が、しばしば用いられる。

## 内分泌攪乱物質の健康影響

ごく低濃度で体内を循環しているホルモンは、正常な生殖に不可欠であって、複雑な発達を微妙に制御するシグナル伝達機構の重要な要素である。一般的に、発達中の生体は、大人より内分泌攪乱物質の影響を受けやすい。胎児あるいは乳児が曝露すると、生殖・成長・発達の異常、免疫・神経系の機能不全、ガンなどを含めた、さまざまな影響のおそれがある。この多様さこそ、こうした化学物質によって影響を受けやすいプロセスの根本的な性格であることを強調しておかなければならない。さらに内分泌攪乱物質の影響は、何年間も経たなければ、あるいは将来世代にならなければ明らかにならない場合もあり、このため人間や野生生物が過去に受けた曝露との関係を調べようとする試みは困難をきわめる。機能の異常は、かならずしも簡単に特定できず、またその原因を妊娠中や乳児期の曝露に帰することも難しい。

広く人口全体が曝露されれば、曝露していない比較集団を見つけるのが困難に、あるいは不可能になる。内分泌攪乱物質によっては、既に影響を及ぼすレベルに近い、あるいはそれ以上の量が、人間、家畜、野生生物に蓄積している(27)。とすれば、それに加わる曝露は、たとえ少量でもきわめて大きな意味をもつかもしれない。人間や野生生物の化学物質への曝露が安全かどうかを決めるために用いられている毒性研究を、内分泌攪乱物質の持つこのような側面から、設計し直すことが強く望まれている。

## 野生生物の健康影響

市販され、あるいは環境中にある化学物質の中には、さまざまな無脊椎動物、爬虫類、鳥類、魚類、哺乳類が多量に曝露すると、その内分泌系を破壊するものがある——それを示す証拠が大量に挙げられている。次に挙げるような事例が、健康影響の多様さを示している。

・各種の巻き貝は、環境中に存在する濃度のトリブチル錫（船舶用塗料に添加される防汚剤）に曝露すると、メスの巻き貝が不可逆的にオスの特徴を重ね合わせた状態（インポセックスと呼ばれる）になる(28)。

・イギリスおよび米国における下水処理場の下流で雌雄同体の魚が発見される。ビテロゲニンは、通常、メス魚がエストロゲンに反応して合成するタンパクであり、発達中の魚に栄養を供給する卵黄タンパクである。しかし川によっては、卵を孕んだメスと同じレベルのビテロゲニンを持つオスがいる(29)。洗剤や界面活性剤に使われ、下水排水中にも見られる、アルキルフェノールの一種ノニルフェノールがエストロゲン類似物質としてふるまい、オスのマスにビテロゲニンを作らせ精巣機能を抑制することが実験室で示された(30)。しかし下水排水中の化学物質のどれが、あるいはどの組み合わせが、川魚に見られる上述の所見の原因なのかは、すべて明確になっているわけではない。研究者のなかには、経口避妊薬を飲んでいる女性の尿に含まれるエストロゲンにも原因があると考えるものもいる。

・米国フロリダ州アポプカ湖に棲むアリゲーターとアカミミガメのオスは、殺虫剤ジコホルを含む汚染物質に曝露してメス化した。アポプカ湖には、正常なオスのカメは一匹も存在しない。孵化したての子ガメはすべて、外観は正常に見える卵巣を持つか、半陰陽である(31)。

・米国ピュージェット湾と五大湖地方で繁殖するカモメには、オスの胚のメス化とともに、卵殻が薄くなり、生殖管にも異常をきたした証拠がみられる。場合によっては、個体数が減少し、性比のひずみも生じている(32)。これらの地域は、ＤＤＴ、ＰＣＢ、多環芳香族炭化水素で汚染されており、これらの物質はいずれも観察された影響を引き起こす力がある。この地域の、そしてそれより産業活動から遠く離れた地域の鳥類でも、体内の汚染物質濃度が上昇している。

・西部地域のカモメの一部と、五大湖周辺のカモメとアジサシは、過去数十年の間に、一回に抱く卵の数が異常だったり、メス同士がペアを組んだりするようになった(33)。これらのコロニーのカモメは、雛の死亡率や奇形が異常に多く、メスの数が多すぎるという性比のひずみも見られた。これらの影響は、ＰＣＢやＤＤＴのような残留性有機汚染物質の量に相関している。

・オランダのワッデン海の一部では、アザラシの個体数が激減した。減少した地域の魚は、他の地域の魚に比べ、より高濃度のＰＣＢや殺虫剤で汚染されている。捕獲され、汚染水域で捕れた魚だけを与えられたアザラシは、より汚染の少ない魚を与えられたアザラシに比べ、二年間で生殖能力が低下し、エストロゲン値、甲状腺機能ともに異常だった(34、35)。

## 米国フロリダ州アポプカ湖のジコホル、DDTとアリゲーターの奇形

一九七〇年代、米国のアリゲーター（ワニ）の個体数は、絶滅危惧種として保護しなければならないレベルにまで急速に減少した。保護の結果、アリゲーターの個体数は一九八〇年代を通じ大幅に改善したが、ただ一か所、重大な例外があった。それはフロリダ州アポプカ湖のアリゲーターであった。ここのアリゲーターは既に激減してしまったが、その減少傾向は今日もなお続いている。

アポプカ湖は、フロリダでも最大級の淡水湖である。そして最も汚染された湖の一つでもある。この地域の農業活動と付近の下水処理施設が原因の一部ではあるが、少なくともアリゲーターにとっての最大の脅威は、近くのダウケミカル社からの大量の農薬流出であると思われる。同社は現在はもう営業していない。一九八〇年、DDTとその代謝産物とに汚染された殺虫剤ジコホルが、アポプカ湖に流れ込んだ。するとたちまち、アリゲーターの子の数が激減した[36]。現在、アポプカ湖の水から残留農薬は検出されないが、これらの化学物質は既に湖底の堆積物に、さらには食物連鎖へと入り込んでしまった。

科学者は、アポプカ湖のアリゲーターと、比較的自然が保たれた別の湖のそれとを比較し[37]、アポプカ湖のアリゲーターの生存率が極端に低下していることを発見した。アポプカ湖の卵が孵化できない確率は、きれいな湖に比べて三倍も高く、誕生後まもなく死ぬ確率は四〇倍、幼いうちに死ぬ確率は四倍高かった。

さらに気掛かりなことは、生き残ったアリゲーターが、正常に繁殖できないと思われることである。彼等は表面的には正常に見えるのだが、より詳しく調査すると、いくつかの奇妙で憂慮すべき異常が発見された。最も驚くべき特徴の一つは、かなりの比率で、外部生殖器官がオスとメス両方の特徴を備える、間性または雌雄同体と呼ばれるアリゲーターがいることである。アポプカ湖のメスのアリゲーターはことごとく卵巣に異常があり、オスのほとんどが精巣異常

と小さいペニスを持っていた。汚染されていない湖のアリゲーターではこのような異常は、ほぼ皆無だった。ホルモンの検査から、アポプカ湖のオスではある型のエストロゲン濃度が、メスではテストステロン濃度が上昇していることがわかった。

ジコホルとDDTは、体内でエストロゲンとして働くことが知られている。DDTの代謝産物、DDEは抗アンドロゲンとして作用する。こうした化学物質が、アポプカ湖で見られた異常とそれに続く個体数減少の原因であると、証拠は強く示している。DDTは米国で一九七二年に基本的に禁止となったが、ジコホルは今日でも米国をはじめ諸外国で使われている。

## ヒト健康影響

内分泌攪乱物質への曝露で野生生物に生殖・発達の異常が起きていること、そしてDESがヒトの内分泌攪乱化学物質の重要な例であることは、ほぼ一致した見解である。より「弱い」内分泌攪乱物質曝露に対するヒト健康影響の重要性については、一致の程度はやや低い。しかし内分泌系に関連するガン、生殖器の異常、精子数の明らかな減少などが増加している理由は、いまだ説明されていない。さまざまな分野の科学者が、これらの個々の状況を貫く共通の糸は、環境中にある汚染物質であるとの懸念を強めている。

### 発ガン性

胎児期にDESに曝露した若い女性の一部に見られるまれな膣ガンの原因が、この薬品にあることに疑いはない。内分泌攪乱物質への曝露は、乳ガン、前立腺ガン、精巣ガンの原因にもなる可能性があると考える研究者もいる。いずれも、その懸念を決定的に裏付けているとは言い難い断片的な証拠のみである。有毒物質がこうした悪性腫瘍の成長を助長するメカニズムと、関連する曝露の性質とタイミングは、少なからぬ論争となっていて研究の焦点でもある。

現在の発ガンメカニズムと矛盾しない一つの仮説は、ホルモン濃度、発達の決定的時期における環境からの曝露、遺伝的感受性の三つが互いに作用しあってガン発症への条件を創り出すという説である。この考え方によれば、はじめに起こった分子的、生化学的、分子的現象から、前ガン病変が作られ、これが長い時間の後に時々、認識しうるガンになる。

## 乳ガン

米国における乳ガンの発生率は、過去数十年間、増加してきている。今日、女性の八人または九人に一人がその生涯においてこのガンに罹患するので、乳ガンによる死亡者は年間四万四〇〇〇人を超える[38]。乳ガンの原因はあまりよくわかっていないが、早い時期の生化学的・分子的現象がガンへの感受性を高めるか、あるいは後になって本格的な悪性腫瘍に形を変える変化を引き起こすとみられている[39]。

男性と女性の胸は、女性の乳房の発達が始まる思春期前までは、きわめてよく似ている。思春期はエストロゲン、プロゲステロン、プロラクチン、成長ホルモンの相互作用によって、急激な細胞増殖と細胞分化が進む時期である[40]。この時期のエストロゲンとプロラクチンの濃度が、乳房組織中のエストロゲンレセプターの数を調整する。乳房に及ぼすホルモンの影響は複雑で、年齢、分子分化の段階、ホルモンレセプターの有無によって異なる。

生涯を通じた総エストロゲン被曝量が、乳ガンに罹患率に影響している証拠は、かなり存在する。血清中あるいは尿中の高濃度のエストロゲン、低年齢での月経開始、閉経の遅れ、第一子妊娠の遅れなどはいずれも、乳ガンのリスク要因である[41、42]。環境からの曝露が乳ガンのリスクを高めると思われるものの、関係が確立されているのは放射線への被曝とアルコールだけである[43]。しかし考えられる原因物質として、有機塩素化合物、溶剤、金属、燃焼生成物として環境全体に振りまかれる多環芳香族炭化水素などの環境汚染物質に、かなりの関心と研究が集中している[44-48]。母乳には、これらの汚染物質が大量に、しかも複雑な混合物として含まれており、閉経前の女性の乳ガンのリスクが授乳によって減少することを、いくつかの研究が示している[49、50]。それが正しいとすれば、授乳期間中はエストロゲン濃度が低いこと、あるいは母乳とともに化学物質を放出することにより濃度を下げていること、あるいはその二つの組み合わせに、リスク低下の原因を求めることができよう。

さまざまな化学物質が、エストロゲン、プロゲステロン、プロラクチンになりすますか、それを遮るか、あるいはその濃度に影響を及ぼす。成人の乳ガンが、胎児期、思春期前、あるいは青年期に、ホルモン活性物質に曝露することによって始まるのかどうかはわかっていない。しかし仮にそうだとすれば、曝露のタイミングは、その化学物質の性質と同じくらいに、決定的に重要な意味を持つ。乳ガンの女性に関する研究が、曝露のタイミングとその程度を正確に特定できることはまれなので、この問題は重要でありながら依然答えの難しい問いである。特に影響を受けやすい重要な時期を考慮しない研究では、因果関係があったとしても見落とされるおそれがある。

過剰なエストロゲン、あるいはエストロゲン様の環境汚染物質が乳ガンのリスクを高める経路には、二つある。一つ目はエストロゲンに反応しやすい細胞を増殖させる道、二つ目はエストロゲンの代謝産物が直接ＤＮＡを損傷する道である[51]。乳ガンは、ＤＤＴ、ＤＤＥ、ＰＣＢといった有機塩素化合物の細胞中濃度に関係することをいくつもの研究が示唆している[52-55]。たとえばある研究では、乳ガンに罹患した女性五八人から採取し保存してあった血液サンプル中の、ＰＣＢとＤＤＥの濃度を、健康な女性の血液中のそれと比較して、乳ガンの女性ではＤＤＥ濃度が著しく高いことを発見した[52]。これとは別に、白人、アフリカ系米国人、アジア人を同じ割合で含んだ乳ガンの女性一五〇人の研究では、血中ＤＤＥ、ＰＣＢ濃度との相関は見られなかった。ところが、白人女性とアフリカ系米国人女性だけを見ると、ＤＤＥ濃度が最も高い女性たちの乳ガンのリスクが増大していた(56)。その一方で、乳房組織中あるいは血液中の有機塩素化合物の濃度と乳ガンのリスクとの間に関係はないことを示す研究もいくつかあり、この問題には決着がついていない(57―59)。化学物質への曝露と乳ガンのリスクとの間に何らかの関係があるとすれば、ＤＤＥあるいはＰＣＢは関係の深い曝露としては大まかな指標にすぎないのであって、そのために研究結果が矛盾しているということであろう。

乳ガンのリスクを高めるエストロゲン代謝物の役割についても、かなりの論争がある(60)。アトラジンや有機塩素系殺虫剤を含め、多くの化学物質がエストロゲンの代謝異常を引き起こし、場合によってはきわめてエストロゲンと類似している代謝物の過剰をもたらす。また、直接ＤＮＡを傷つけて、異常細胞の増殖を促し、乳ガンのリスクを増大させる代謝物もある(60)。

### 前立腺ガン

前立腺ガンは年配の男性が罹患する一般的な疾患で、他の原因で死亡した人に見つかることもよくある。前立腺ガンによる死亡は過去三〇年間に増加しており、検診の改善だけで説明できる以上に、発生頻度自体が増加していることを示している。米国では、前立腺ガンによって年間四万人が死亡している(61)。このガンはアジア系の男性にはまれで、白人よりアフリカ系米国人男性に、より多く見られる。治療をしても腫瘍によってはかなり悪性で、その経過は一定ではない。

前立腺ガンの成長に寄与する要因は分かっていない。しかし天然エストロゲンと合成のエストロゲン様毒性物質の両方が、関与しているという示唆がある。乳ガンと同じように、エストロゲン様物質の細胞増殖機能を中心にしたものと、エストロゲン代謝物質の細胞損傷作用を中心にしたものとの二つの経路が根拠にはある。

まず、マウスの研究から、胎仔期にエストロゲンに曝露すると、成体の前立腺重量が増えることが示された[62]。これは、エストロゲンだけでなく、DES、ビスフェノールA、オクチルフェノールでも実証された。さらに、やはりマウスで、誕生後三日間にエストロゲンに曝露すると、前立腺ガンに伴うものとよく似た細胞変化が成体で起きた[63]。この異常細胞は、細胞核肥大や秩序異常といった、他の組織で前ガン状態とされることの多い特徴をもっている。さらに、胎仔期だけDESに曝露したオスのマウスは、曝露していないマウスに比べ、誕生後にエストロゲンを投与すると、エストロゲン反応性遺伝子（c-fos、細胞分裂を起こす遺伝子の一つ）の発現が高まった。イヌ、サル、そして人間も、その前立腺にはエストロゲンに反応する部位がある[64-66]。エストロゲン様物質には、少なくとも部分的には遺伝子発現の異常を引き起こすことによって、前立腺での細胞増殖と分裂を高める能力があることを、これらの所見は明らかに示している。

エストロゲン代謝物が大きな意味を持つ可能性もあるという推論がある。エストロゲンは、フリー・ラジカルの発生源となる代謝産物（たとえば4-ヒドロキシ-エストラジオール）に転換されることがある。フリー・ラジカルは、細胞タンパクやDNAを傷つける可能性がある[67,68]。損傷したDNAを特定し修復するメカニズムは常に働いているものの、その修復能力を上回るような急激な細胞分裂か、加齢に伴う修復能力低下のいずれかによってこうしたメカニズムが機能しないことがあり、その場合はガンへと進行する可能性がある。さらに、男性は高齢になるにつれ、テストステロンに比べエストロゲンの濃度が高まる。これは、年とってから前立腺ガンが形成される重要な要因かもしれない。

前立腺ガンとは無関係の別の原因で死亡した、一〇歳から四九歳までの男性一五二人の死体解剖で前立腺を顕微鏡で詳細に調べた研究によれば、四〇歳から四九歳までの全男性の三四パーセントに、また三〇歳から三九歳まででは二七パーセントに、ガンが見つかった。加えて、ガンに移行する可能性のある、あるいはガンになりやすいことの証拠である細胞変化が、二〇歳から二九歳の年齢層の九パーセントに見られた[69]。これらの結果は、知らずにいる前立腺ガンが、人生のきわめて早い時期に始まることがあり、またこれまで考えられていたよりずっと若い男性の病気であることを示している。

ヒトが胎児期にエストロゲン様物質に曝露することが、大人になってからの前立腺ガンの原因となるかどうかは、はっきりしない。しかし、これがさらに研究を進めるに値する問題であることは明らかである。これまでのところ、DES息子の前立腺ガン発症率は上昇していないが、リスク上昇が明らかになるだけの十分な時間が経過しているわけではない。

**精巣ガン**

精巣ガンの発生率は劇的に増加しており、現在先進国では、五〇年前に比べ二倍から四倍に増え、一般的な病気になった。しかし発生率の値自体は男性十万人あたり年間に四ないし五人程度であって、依然として比較的稀な病気である。精巣ガンは時おり乳児にも見られるが、発症のピークは若い成人である(8)。精巣ガンは、二五歳から三五歳までの男性で最も多い悪性腫瘍である。白人は、アフリカ系米国人に比べ、このガンになる確率が二倍以上高い。このガンは、精巣にある細胞のいずれの型からも発生しうるが、胚細胞（後に精子へと発達する未熟な細胞）から発生したものが症例の九〇パーセントを越す。

精巣ガンの形成に果たす生殖ホルモンの役割を、最近検討した著者らは、メカニズムは不確実であるけれども、未熟な精子細胞のガン化は「胎児期の早い段階で起こっている可能性が高い。発達のこの時期には、胚細胞は母親のホルモンや他の環境物質の影響をきわめて受けやすいからである」と結論付けている(8)。初期のガン細胞はおそらく、ホルモン変化が増殖を促す思春期まで、休眠状態にあると考えられる。

この結論を、いくつかの疫学および実験室の研究結果が裏付けている。精巣ガンは停留睾丸の人に多く、停留睾丸はDES息子によく見られる。妊娠中にエストロゲンに曝露したマウスの胎仔・新生仔にはガンの前駆体のように見える精巣や生殖細胞の異常がある(70)。第一子は精巣ガンのリスクが高く、最初の妊娠は、二回目以降の妊娠に比べエストロゲン濃度が高いのである(71、72)。

子宮内でのDES曝露と、後になってからの精巣ガン形成とを結びつける証拠は、矛盾を孕んでいる。ある研究は強い関連を見出し、別の研究は何の関連もないとしている(73、74)。この矛盾は、研究に関係する二つの問題に起因していると考えられる。研究が行われる何年も前の、妊娠中のDES投与のタイミングや量を特定することは困難な場合が多く、曝露の評価が難しい。さらに、精巣ガンは、発生率が上昇しているとはいえ依然として比較的稀な病気であり、DESに曝露した少数の男性を対象とした研究が、ガンの症例を発見する見込みは、統計的にみて低い。精巣ガンの形成におけるエストロゲン様物質の役割を解明するためには、DES息子だけを対象にしても、有意義な結果を生まないだろう。

実験室と臨床研究の証拠を総合的に考えて、多くの研究者はエストロゲン様物質との関係は細かく調べるべきだという点で一致している(75)。

### 精子数の減少、停留睾丸、尿道下裂

一般人の精子数の傾向について、近年、かなりの論争が起こっている。一九三八年から一九九一年までに医学誌に発表された論文六一件について再検討と分析をした研究では、過去五〇年間に、精液の質にかなりの低下があったと結論された(76)。起こりうるバイアス（偏り）を避けるため、彼等は不妊治療に訪れた男性はすべて除外した。また、初期の頃には使えなかった精子数計量法で行われた研究もすべて除外した。世界中から集めた文献の分析から、精子数は一ｃｃ辺り一億一三〇〇万個から、六六〇〇万個へと、四二パーセント減少したことが示された。この報告は統計

的手法が適切であったか否かを含む激しい論争を巻きおこした[77, 78]。同じデータを、いくつもの異なる統計手法を用いて再度分析したところ、もとの結論が確認はされたが、その減少は米国とヨーロッパでは見られたが、欧米諸国以外ではそのような傾向はなかったことが示された。ただし、後者のデータは少なかったが[79]。米国内でも地域的な差異がかなりあるようである[80]。今後の研究では、この差に目を向けその説明を見出すことが求められよう。

パリのある研究所が持っていた二〇年分の精子バンクのデータを調べてみると、一三五一人の健康な同年輩の精子提供者の精子は平均精子数と運動能力が、年を追って減少していた[81]。二〇年間に精子数は年あたり二・一パーセント減少していた。この分析は、個人の精子数に影響を及ぼす変数である禁欲期間を考慮に入れており、また単一の研究所から得たデータを用いたという利点がある。

スコットランドのある研究所で、一一年間にわたって五七七人の精液提供者のデータを分析したところ、誕生の年が遅いほど、射精時の精子数は少なく、運動能力のある精子数も減っていた。一九七〇年代に生まれた男性と、一九五〇年代に生まれた男性とを比較したところ、運動能力のある精子の総数は二五パーセントも減少していた[82]。

こうした減少を確認していない研究もある[83, 84]。しかしそれらの分析には違う統計手法が使われたため、比較は難しい。たとえば、前述のパリとスコットランドの研究は同年代の精子提供者の精子数を比較しているが、減少を見出さなかったとしている研究は一年間の提供者全員を合わせて平均年齢を使っている。後者の手法では、年齢グループ別の年々の減少を見逃すおそれがある。年齢グループ別の経年変化は、年齢を分けない平均値よりも感度の高い変化指標になりうる。

同一人物でも精子数は日々大きく変化するため、精子提供者の研究には多大な困難がつきまとう。フィンランド人男性の死体解剖による研究は、この限界を回避しようと意図されたものだ。五二八人の男性死体の精巣を顕微鏡で検査して、一九八一年と一九九一年の精子産生の質を比較した。その結果、正常で健康な精子を産生する男性の比率が、一九八一年の五六パーセントから、一九九一年には二七パーセントへと減少したことが示された[85]。また、精巣の平均重量の減少、細精管の縮小、繊維組織の量の増加などがみられた。年齢や体重、また喫煙、飲酒、薬物使用の前歴などの差は考慮されている。この結果は、過去数十年間に人間の精液に顕著な質の低下があったという結論を支持している。

精子数の減少とともに、尿道下裂と停留睾丸が過去数十年間で大幅に増加している[86]。一九六二年から一九八一年の間に、イングランドとウェールズで停留睾丸の発生頻度が倍増し、同様の増加がスウェーデンとハンガリーでも報告されている[87]。米国でも、一九七〇年代と八〇年代に尿道下裂の発生率が倍増したとの報告もある[11]。精子数の減少と、停留睾丸、尿道下裂、精巣ガンの発生率増加が、胎児期に内分泌攪乱物質に曝露したことに関係があるのではないかという懸念が、今広がっている。

### 行動および学習の異常

胎児期と新生児期にある種の環境中物質に曝露すると、神経と知能の発達にも悪影響を及ぼす。たとえば、鉛と水銀は神経毒性物質であることが以前から知られている。ただ、人間が受けていると思われる曝露量での内分泌攪乱メカニズムを通じての影響ではないが。ごく最近の研究で、知的機能の一般的な障害ともに、ある種の行動と学習の障害が、内分泌攪乱によって起こりうることが示唆されている。

胎児期にＰＣＢに曝露すると子どもの知的発達が損なわれる[88]。これは、胎児の脳の発達の決定的な時期に、甲状腺ホルモン機能にＰＣＢが干渉したためとする説がある。ＰＣＢやダイオキシンに曝露すると、その後の正常な脳の発達に欠かせない甲状腺ホルモンの一つの形であるチロキシンが減少する[89, 90]。加えて、一部のＰＣＢは、ホルモンの甲状腺レセプターあるいは甲状腺輸送タンパク〔トランスサイレチン〕への結合と競合するが、チロキシンは胎児の脳に入るためにはトランスサイレチンに結合しなければならない。ＰＣＢは甲状腺ホルモンの代謝を高める力がある。こうしたメカニズムのいずれも、脳の発達を阻害する可能性がある。

他の工業化学物質にも甲状腺を攪乱する特性があることが報告されており、それらが正常な発達を妨げるのではないかと懸念される(91-93)。研究者が直面する困難の一つは、胎児発達中に甲状腺の状態がわずかに変化したことによって起こる悪影響は、認識しにくいという点である。なぜなら、神経・行動上の影響は測定が難しいからである。

いくつかの内分泌攪乱物質が神経へ影響を及ぼすことの証拠が、このように断片的ながらも増加していることから、それらが一般の人々の学習障害や行動異常の一因となることへの不安は強まる一方である。しかしそれを完全に理解するという目標までは、まだ遠い。社会的行動が出生前の曝露に影響されるとする研究がある一方、誕生時に社会性に関する何らかのそう失があるとそれが、後に化学物質に過剰反応するようになることを示す研究もある(94)。乳幼児期の社会的要因、遺伝子、生涯を通じての代謝経路、ストレスホルモンの濃度、化学物質への曝露といった諸々の間にある複雑な相互作用を理解するためには、さらに研究を続けていく必要がある。

## 論　争

環境中のホルモン攪乱物質についての懸念は、空騒ぎにすぎないと考える人々がいる(95)。一定の条件下では各種ホルモンの機能が、いくつかの化学物質によって異常をきたすおそれがあることはわかっているが、一般の論争の大半が問題とするのは低用量曝露である。現状の曝露レベルでは内分泌攪乱物質の問題は取るに足りないと考える人々は、次の点に言及することが多い。

一、　天然ホルモンに比べ、合成された化学物質は効力が弱いから、それらの役割は微かで取るに足りない。（ＤＥＳは例外で、一般に「強い」という見解で一致している。）

二、自然の状態で食物中に存在するエストロゲン様化学物質（植物性エストロゲン）への曝露量は、エストロゲン作用をもつ合成化学物質への曝露量よりはるかに多い。

三、フィードバック・ループは弾力性に富み、ホルモン濃度の微妙な変動を簡単に調整することができる。

四、人工のエストロゲン様および抗エストロゲン様化学物質はお互いにバランスをとる傾向がある。

これらの点は、いくつかの理由で誤りに導くものである。まず、一つ目の主張について、合成化学物質のレセプターへの結合の強さと天然ホルモンのそれとの比較は重要な点ではあるが、ホルモン攪乱に寄与しうる他の要因、たとえばホルモン代謝の異常、化学物質の分布、貯蔵、蓄積、SHBGやアルブミンのような輸送タンパクへの影響、視床下部・下垂体・生殖腺軸との相互作用などについては、何も述べていない。

二番目の主張については、食品は天然の植物性エストロゲンを含んでいるが、体内のエストロゲン存在下では、実際にはエストロゲン拮抗物質のようにふるまうものもある。二つの化学物質のレセプター結合能力を試験管で比較することによって、生物体内でのふるまいを予測できると考えるのは単純すぎる。さらに、内分泌攪乱作用を持つ合成化学物質の代謝、蓄積、タンパク結合の方法は、人類や野生生物がその進化の過程を通じて曝されてきた天然物質に対するものとはまったく異なるとも考えられる。合成化学物質と天然の物質との比較は、慎重に行わなければならない。

三番目の主張は、大人のフィードバックループは弾力性があるとしている。しかし、胎児期のきわめて重要な時期には、発達中の生物は、微かなホルモン変動に対しても繊細な感受性を持つという証拠を無視している。大人のフィードバックループの閾値と感受性は胎児の発達中に確定し、この時期のわずかな曝露が生涯を通じた異常をもたらす場合もある。たとえばダイオキシンの発達への影響は、大人への毒性を示す量よりはるかに下回る濃度で起こる。17α-エストラジオール（天然エストロゲンの17β-エストラジオールの近縁）は、マウスの成体への作用は比較的穏やかだが、新生仔には腫瘍を起こす(96)。

さらに四番目の主張は、人工のホルモン類似物質と拮抗物質は相互にバランスを取るとしているが、これは何ら証拠に基づくものではない。ホルモンレセプターと競合的に作用する化学物質はあるが、ホルモン攪乱には複数のメカニズムがあることを考えれば、作用が相殺されてゼロになると考えるのは、まったくの推論である。

## 結論

内分泌系に対して擬似、遮断、その他の方法で介入する力のある、数々の天然・合成化学物質に、ヒトや野生生物は曝されている。こうした物質は、それら同士の間で、また食品成分、天然のホルモン、レセプター、輸送タンパクなどとの間で複雑な相互作用を持ち、生殖と発達のさまざまなプロセスを攪乱する。

こうした化学物質は、世界中の空気、土壌、食品、水、そしてヒトと野生生物の体内にも存在する。プラスチック、食品用ラップ、化粧品、哺乳瓶、洗剤、殺虫剤などに含まれている。人間が作り出した、おそらく六万種類と推定される有機化合物のうち、飲み水、廃水そして下水汚泥中で特定できたものはわずかに三〇〇〇種類程度に過ぎない(97)。こうした化学物質のうち二〇種類を無作為に選び出したところ、そのうちの九種類がエストロゲンレセプターと相互作用することが示された(98)。我々は、まだ特定もされず研究もされていない、多くの化学物質に曝されていると考えた方がよい。そしてその多くが内分泌攪乱作用を持つと思われる。

動物、実験室、疫学での各研究はいずれも、内分泌攪乱物質への曝露が健康に悪影響を与えることを実証しており、その量と同時にタイミングの重要性を明らかにしている。微量でも、影響を受けやすい特定の期間に曝露すれば、生殖機能と発達に、生涯にわたって続く異変をおこす可能性がある。こうした化学物質のいくつかが、エストロゲン様物質またはエストロゲン拮抗物質として作用することは何年も前からわかっていたが、現在は、アンドロゲン、甲状腺ホルモン、インスリン、コーチゾン、神経伝達物質を含めたエストロゲン以外のホルモンの機能をも妨害することがはっきりしてきた。

ホルモン活性化学物質に早い時期に暴露したことに関係すると思われる、乳児、子ども、大人の生殖系疾患や状態が、世界規模で増加している事実が報告されている。この関係が明確であると考える人々がいる一方、環境に原因があるとする証拠は限られたものだとする人々もいる。この数十年の間に、ホルモンに関係する幾種類ものガンの発生率も上昇してきた。生物学的にもっともな仮説が出され、影響を受けやすい時期の内分泌攪乱物質への曝露が、こうしたガンに関係する道を示している。子宮内でＰＣＢに曝露した子どもに精神運動面の発達の遅れがあるとする結果も、いくつもの機関から報告されている。神経行動障害と化学物質への曝露との関係性はまだ完全にはわかっておらず、調査が続いている。

ヒトや野生生物の全体が曝露した場合、わずかな変化で個々には検出できない変化であろうとも、個体群全体としては甚大な被害となる場合がある。たとえば、全人口規模で行動パターンや学習能力、精子数にわずかでも変化が起こると、大きな社会的・経済的影響がある。ほんの微かな変化であっても、それが全人口的な規模で起こると、特殊教育や不妊治療のニーズが大きく高まる。胎児期と乳児期における広範で低濃度の複数物質による曝露と、成長および発達の重要性をより完全に理解するには、この先何年もかかるであろう。その間、世界中の人々や野生生物は進行中の実験に参加することになる。

## 内分泌攪乱物質の特徴

広く地球上に振りまかれた合成化学物質の多くは、正常なホルモンのはたらきを妨害する力がある。また、植物や菌が産み出す天然の物質にも、エストロゲン性あるいは抗エストロゲン性の効果を持つものがある。こうしたあらゆる発生源から出る化学物質の組み合わせへの曝露全体が、生物学的影響を左右しており、単に投与量と反応を足し合わせることによってそれを予測することはできない。以下、内分泌攪乱作用があるとされる化学物質のいくつかについてまとめる。

## ダイオキシン

生殖への影響——酵素やホルモンなどの成長因子の産生あるいは活動を妨害する。さまざまなメカニズムを通して、生殖、成長、発達に悪影響を与える。

比較的よく知られ、研究も進んでいる内分泌攪乱物質の一つダイオキシンは、基本分子構造の上に、数と位置の異なる塩素原子が導入された一群の類似化合物を指す。個々の化合物の毒性には大きな差があり、通常最も毒性の強いものとの比較で記述される。全体として、これらの物質はいくつかの異なったメカニズムでホルモンを攪乱し、さまざまな生物学的影響をもつ。

ダイオキシンは、例えば紙パルプの漂白やある種の殺虫剤の生産、あるいは塩素を含む物質の焼却など、塩素と有機化合物の加熱で生じる。多くの消費者製品が塩素有機化合物を含むため（例えば塩化ビニールなど）、一般ゴミ、医療用廃棄物、有毒廃棄物の焼却炉は、ダイオキシンの主要な発生源である。ダイオキシンは環境中ではなかなか分解されないため、土壌や堆積物に蓄積され、食物連鎖の段階を登るにつれて濃縮される。ダイオキシンは脂肪組織中に蓄積し、その半減期は人間でおよそ七年と推定されている。

地域の産業活動の程度によってかなりの地域差はあるものの、ダイオキシンは地球上いたるところに広がっている。ヒトは主に、牛肉、豚肉、魚、貝、動物の乳、そして母乳からダイオキシンに曝露する。母乳は脂肪分が多いため、母乳から乳児が実際に曝露する一日あたりの量は、ほとんどの大人が摂取するよりも多く、彼等が一生に曝露すると思われる量の一〇パーセントを超す量を、特に傷つきやすく、精神的にも身体的にも発達の盛んなこの時期に受けている可能性がある(96)。

ダイオキシンは一九九一年以来、米国環境保護庁(EPA)から批判的に再検討されている。この年は、米国製紙工業会と塩素学会が、ダイオキシンにはそれまで考えられていたような危険はないと規制当局を説得するキャンペーンを繰り広げた年である(100)。彼等の主張は、一四年前に産業からの資金で行われたラットの研究の腫瘍数を数え直したものを基礎にしていた。産業と環境保護の圧力は凄まじく、規制上の対応ばかりでなく、その根拠になるはずの科学的結論の解釈さえ、高度な政治的性格を持つことが露呈された。

六年にわたるEPAの広範な検討報告書は、きわめて低レベルの曝露によるものも含め、ダイオキシンに曝露した結果生じたさまざまな健康被害を詳細に記録し、ダイオキシンの発生源に関する重要な情報を提供している。地理的な位置と食事内容によって多少の差はあるものの、動物研究で健康被害を引き起こすとわかっているか、あるいはそれに近いレベルのダイオキシンを、多くの人々が体内に持っている(101)。

**動物での研究**

動物研究において、ダイオキシンはさまざまな健康影響をもち、その影響は胎仔、新生仔、成体の間で異なっている。大量投与ではじめて明らかになる影響もあるが、ガン、免疫系毒性、生殖・発達への影響は、低レベルの曝露で起こる(**表6−1**参照)。ダイオキシンは、一日に、体重一キログラムあたり一〜一〇ピコグラム(pg)の曝露で、肝臓での代謝酵素合成を誘発する。この曝露量は、人間の大人一日あたりの平均値に近い(一ピコグラムは、一兆分の一グラム)。こうした酵素は、ホルモンなどの内因性化学物質、または外因性化学物質の代謝異常を引き起こす。酵素誘導

**表6－1　ダイオキシンの生殖・発達毒性――動物での研究**

| 健康への影響 | 動物種 |
|---|---|
| 受精能力と一腹で生まれた仔数の減少：繁殖につれて、子孫はこれより少量に対しても感受性をもつ（第2世代効果） | ラット　（1日あたり 0.1 μg/kg） |
| 出産予定日まで妊娠継続不能<br>エストロゲン濃度の低下 | サル(50 ppt　食餌中のダイオキシン) (110、111) |
| 子宮内膜症* | サル(5-25 ppt　食餌中のダイオキシン) (112) |
| 精巣重量、精子産生量、受精能力の低下 | 成体ラット（65μg/kg）<br>マウス（100 μg/kg）（餌の摂取量および・または体重減少をきたすに十分な量）(113-115) |
| テストステロン濃度の低下 | ラット　(15μg/kg) (116) |
| 胚の死亡率 | ニジマスの胚（$LD_{50}$, 0.4 μg/卵重量 kg）<br>ニジマス幼魚（$LD_{50}$, 10μg/体重量 kg）<br>レイクトラウトの受精卵（$LD_{50}$, 65 pg/卵重量 g）<br>ニワトリの胚（$LD_{50}$, 0.25μg/卵重量 kg） (117) |
| 先天性心疾患 | ニワトリ（1卵あたり1ピコモル投与した卵） (118) |
| 胸腺縮小、血球数異常、免疫系異常 | ほとんどの実験用動物でみられる。投与量は種によって異なる (101)。 |
| 口蓋裂、腎臓肥大 | マウス：母体には毒性のない量で、（例：妊娠6日目から15日目に、1-4 μg/kg）投与。他の種でも見られるが、マウスより多い投与量で。 |
| 学習障害（空間認知ではない。障害物の認知） | サル：母親の餌に 5-25 ppt 混ぜる (120)。 |

注：$LD_{50}$ とは、曝露した個体数のうち 50 %を死亡させる（致死量となる）ダイオキシン濃度をさす。
マイクログラム（μg）は、百万分の1グラム、1ピコグラムは、1兆分の1グラムである。
ppt は千分の1を示す単位。

＊食餌中ダイオキシンの4年間投与と中止後10年後に、中程度あるいは重度の子宮内膜症にかかったメスのサルは、5 ppt 投与で7匹のうち3匹（43 %）、25 ppt 投与では7匹中5匹（71 %）であった。また対照グループの発症頻度は 33 %であった。

は、マウスで免疫系毒性を示しラットで生殖影響を示すレベルで起こっている[23]。ラットでは、一四〇〇ピコグラム／キログラム〔体重〕／日という微量で、甲状腺腫瘍が起こる[102]。

ダイオキシンの毒性は、成体ではかなりの種間差があるが、胎仔期ないし生まれてまもない時期では、そして特に、その仔の発生・発達への影響という点では、種間差ははるかに小さい。たとえば、ダイオキシン毒性に対して、成体のハムスターは、成体のモルモットより数千倍の耐性がある[103]。しかしハムスターの胎仔の耐性は、モルモットの胎仔の一〇倍でしかない。同様に、胚のダイオキシンへの感受性は、魚類、鳥類とも成長した魚や鳥に比べ高い[104、105]。こうしたデータから、人間の場合も、たとえ大人は比較的抵抗力があるとしても、胎児へのダイオキシン毒性は、他の動物種の胎仔における毒性と同様なのではないかと思われる。

サル、モルモット、ウサギ、ラット、ハムスター、マウスの妊娠中に多量のダイオキシンを曝露すると胎仔は死ぬ。この反応は投与量に比例し、種によって異なる。サルとモルモットは最も感受性が高い。次にウサギ、ラット、ハムスターと続き、マウスがもっとも耐性がある。これらの種において、胎仔死亡を引き起こす母親への投与量は、一マイクログラム／キログラム〔体重〕から五〇〇マイクログラム／キログラム〔累積量〕まで開きがある。母親の曝露のタイミングは投与量に劣らず重要で、特に影響を受けやすい特定の期間が見られることが多い。たとえばモルモットでは、妊娠一四日目に、一・五マイクログラム／キログラムを一回投与すると、胎仔は死亡する。しかし、この時期を過ぎると、より多量でなければ同じ結果にならない[106]。

同様に、妊娠中の決定的な時期には、低量のダイオキシンを一回母親に与えただけで、脳の性分化異常を含め、発達上の永続的な影響をオスの仔に与えることができる[107]。ラットの妊娠期間は通常二一日間で、その一五日目には、ほとんどの器官が形成されているが、視床下部・下垂体・生殖腺（ＨＰＧ）軸は、ちょうど機能し始める時期である。脳の性分化の決定的な時期は、胎仔期の終わりごろから誕生後第一週目までの間である。この時期に、母親が低量のダイオキシン（二〇・六マイクログラム／キログラム）に一回曝露しただけで、その仔がオスであれば、テストステロン濃度の減少、睾丸下降の遅れ、肛門性器間の距離の短縮（よりメス様になる）、前立腺重量と精子産生量の減少が起こる[26]。また、その後何か月にもわたって、その仔の性行動にはオスらしさが失われる。妊娠一五日目に、わずか〇・〇六四マイクログラム／キログラムを母親に与えただけで、オスの仔の精子産生は四三パーセントも減少した。

ダイオキシンはエストロゲンレセプターには結合しない。しかし体内のさまざまな組織で、エストロゲン性、抗エストロゲン性の両方に作用する。ダイオキシンとPCBが結合するのはAhレセプターと呼ばれる別の細胞内受容体である。この結合を別にすれば、このAhレセプターの機能については十分わかってはいない。（ダイオキシンと違って、ある型のPCBはエストロゲンレセプターにも結合する）。ダイオキシンやPCBがおさまったAhレセプターは、細胞の核内に運ばれてDNAに結合し、化学物質の産生を調節する遺伝子の働きに影響を及ぼす。このメカニズムによって、ダイオキシンは間接的にエストロゲンの働きに影響を与える。ダイオキシンの主な作用は抗エストロゲン効果とみられるが、これは、細胞に働きかけて体内の本来のエストロゲン代謝酵素を産生させるか、本来のエストロゲンが使えるエストロゲンレセプターの数を減らす結果としての効果であろう[108, 101]。

## 疫学研究

枯葉作戦（ランチハンド）研究がある。一九六二年から一九七一年にかけてベトナムで枯葉剤オレンジ剤を散布した男性兵士のダイオキシン曝露が彼等の子どもたちに悪影響を及ぼしたかどうかを把握する目的で、一九七八年から生殖に関する履歴を調べ始めた[21]。オレンジ剤は、二種類の除草剤を混合したもので、ほぼ例外なくダイオキシンに汚染されている。曝露の数年後に調査参加者の血中ダイオキシンを測定し、その値から初期の濃度を推定しようという試みが行われた。すると子にあらゆる神経系異常が増加していることが認められた。しかし二分脊椎と口蓋裂の増加はわずかであったため、正式の統計分析はできなかった。結果の中で説明のつかない点は、流産、あらゆる先天異常、特定の発育遅滞のリスクが、ダイオキシンへの大量曝露でなく低量曝露グループで上昇していたことである。

ベトナム帰還兵についての別の研究では、オレンジ剤への曝露の機会と、その子の脊髄異常（二分脊椎）と口蓋裂のリスク上昇との間に関連があることが見出された(22)。米国科学アカデミーは、父親のオレンジ剤への曝露とその子の二分脊椎の間には、限定的ではあるが関係を示す証拠があると結論した。

米国ニュージャージー、ミズーリ両州の、化学物質生産に従事する労働者二四八人を対象とした調査では、ダイオキシン濃度の高い労働者は、近隣住民の対照群と比べ、黄体化ホルモンと卵胞刺激ホルモンの量が多く、テストステロンの濃度が低いことがわかった(23)。これは横断研究（一つの血清中のダイオキシン、テストステロン、ゴナドトロピンの量を測定しただけで、因果関係を決めるのは難しい）だったので、慎重に解釈しなければならないが、その結果は動物研究における ダイオキシン影響と一致している。

一九七七年にイタリアのセベソで起きた工場事故では、大量のダイオキシンが放出され、環境は汚染され、地域住民は被曝した。一九七七年から一九八四年の間に曝露の最も激しかった住民に生まれてきた子どもは、女児の比が際立って高くなった(24)。この間、男児に比べおよそ二倍の女児が誕生した。〔その後の研究で、女児の多いことは父親の被曝と関係していることが明らかにされた。〕その後の一〇年で、性比は正常に戻り始めた。ダイオキシンがどのようなメカニズムで性の決定に影響するかははっきりしていない。先天異常の登録簿から判断する限り、先天異常の発生率は、曝露しなかった人々と比べて増加してはいない(25)。しかし、この調査では、特定の先天異常を評価するには、高濃度で曝露した母親から生まれた子どもの数は少なすぎる。その他に、曝露の有無の分類に誤りがありうること、また胎児の奇形を原因とする流産なのにそれと分からないなどの限界がある。曝露した女性から生まれた子どもに構造的あるいは機能的な発達上の微妙な欠陥があるかどうかの検査は行われていない(26)。

米国ミズーリ州のタイムズビーチは、ほこり止めに道路に撒かれた油に含まれていたダイオキシンで汚染された地域である。ここでは胎児死亡や低体重児のはっきりしたリスク上昇はみられなかった。しかし、統計上有意とはいえないものの、神経系異常と停留睾丸のリスクは二倍から三倍上昇していた。サンプルの数が少ないため、統計的に有意となるためにはリスクは六倍に上昇している必要がある。

オランダの研究者は、母乳中ダイオキシンの高濃度と、その母乳で哺育される乳児の甲状腺ホルモンの低濃度との間に相関関係があることを発見した(90)。この相関はきわめて重要である。なぜなら、現実の環境中ダイオキシン曝露のレベルで、見られたからである。さらに、早産と低体重出生の乳児では、誕生後数週間の甲状腺ホルモン濃度が低いと神経障害のリスクが上がる。この神経障害には、九歳までに特殊教育が必要となるようなケースも含まれる(128)。このオランダの研究では、甲状腺ホルモン濃度はまだ正常値の範囲内にあるが、この濃度変化が乳児の発達に影響する可能性はある。これもさらに研究が必要なテーマである。

## ポリ塩化ビフェニル（PCB）

生殖への影響――多くの異なる種での生殖悪影響。エストロゲンになりすまし、甲状腺ホルモンの機能を妨害する。ヒトの出生児低体重や脳の発育の遅れに関係する。

一九二九年から一九七七年にかけて、PCBは米国で製造され、変圧器やコンデンサー、油圧液、可塑剤、接着剤に広く使われた。環境残留性、生物濃縮、毒性のため、米国ではほとんどの使用が禁止されたが、その後も環境中に広く残ったままである。微量のPCBに汚染された食物をヒトや野生生物が摂取すると、生物濃縮によってその体内総量は、徐々に必ず増加する。米国の魚の九四パーセントはPCBを体内に有し、平均濃度〇・五三ppm（一〇〇万分の一）であった(129)。海洋哺乳類の蓄積量は、それより三万から六万倍にもなりうる(130)。北極地方に住むイヌイットの母乳には、知られている中で最大レベルのＰＣＢが含まれているが、その原因の一つは彼等が海洋哺乳動物の脂肪を多く摂取しているからである[31]。

ＰＣＢ、ダイオキシンとも、構造的によく似た化学物質の集合である。結合している塩素原子の数は物質によって異なり、その数と場所によって分子の形と毒性はおおむね決まる。ダイオキシンのようにＰＣＢの多くもＡｈレセプターに結合し、同様の毒性をもつ。しかしＰＣＢは、ダイオキシンとは違う行動もする。ＰＣＢのいくつかは、甲状腺ホルモンの輸送タンパクに他よりも強い力で結合する能力があり、正常な成長と発達に不可欠な甲状腺ホルモンの運搬を妨害する[24]。やはりダイオキシンとは異なり、一部の型のＰＣＢはエストロゲンレセプターを占有し、それによりエストロゲン性あるいは抗エストロゲン性効果を発揮する。ＰＣＢ分子の一部がエストロゲンに類似するような代謝変更（水酸化）がおこる場合があり、そうするとエストロゲン＝レセプター結合が促進される。しかしこの代謝変更は、ＰＣＢのエストロゲン＝レセプター結合に必ずしも必要ではない[32]。

**動物研究**

ＰＣＢの生殖・発達健康への影響はさまざまな動物種について研究されてきた（表６－２）。生殖影響のいくつかは、現在の米国で人々が曝露しそうなレベルよりもはるかに高い濃度で起こる。しかし、野生生物はその餌が特定のものに限られているからリスクが大きい。野生状態と実験室での研究で、生殖能力の低下、流産、一腹の仔数の減少と新生仔生存率の低下が観察されているが、これらは、使われたＰＣＢ混合物の種類によるが、体重一キログラムあたりミリグラム、あるいはマイクログラムのオーダーで起きている。発達への影響は、それよりはるかに低濃度の曝露でしばしば起こるが、これもやはり研究に用いられたＰＣＢ混合物の種類に依存する。

特に懸念されるのは、一部のＰＣＢが持つ明らかな神経毒性である。脳の発育期に低濃度のＰＣＢに曝露すると、

表6－2　ＰＣＢの生殖・発達毒性――動物での研究

| 健康影響 | 動物種 |
| --- | --- |
| **生殖毒性** | |
| 生殖能力低下 (139) | 授乳期に曝露したオスのラット |
| 妊娠不成立および流産 (140) | サル |
| プロゲステロン濃度減少 (141) | サル |
| エストロゲン様活性（子宮の成長を促す） (142) | ラット |
| 発情周期の長期化 (140) | サル |
| **発達毒性** (143, 144) | |
| 妊娠期間の長期化 (145) | ラット、マウス |
| 出生時低体重、一腹の仔数の減少と新生仔生存率の低下 (146) | サル、ラット |
| 甲状腺機能低下 (147) | ラット胎仔 |
| 先天異常 | マウス（口蓋裂－ダイオキシンと類似） |
| 性分化異常 (136) | カメ |
| 視覚識別能低下、活動レベル上昇 (134) | ラット |
| 移動活動増加 (148) | ラット、サル、マウス |
| 学習困難 (149) | ラット、マウス、サル |

注：さまざまな研究において異なるＰＣＢ混合物が使用されており、すべての研究を総合して投与量と健康影響とを相関させることは難しいため、投与量は記していない。

学習能力低下と行動異常を起こす。ラットでは、妊娠九日目から一九日目にかけて一日おきに、一〇マイクログラム／キログラム（体重）のＰＣＢ‐１２６を母親に投与すると、神経筋の発達の遅れとともに、一腹の仔数が減少し新生仔の生存率も低下した(133)。分娩後の母親の体重も対照群に比べると若干減少した。投与量を二マイクログラム／キログラムにすると、母親の体重に影響はなく仔の身体的発育にも支障はなかったが、仔は離乳後に視覚識別能が低下し活動レベルが上昇した(134)。母親には毒性を示さない低用量が、仔の神経に与えうる微妙な影響について調べることの重要性を、こうした結果は裏付けている。

誕生から二〇週まで、ヒトの母乳に通常見られる組み合わせのＰＣＢを与えられたサルは、三歳時で学習と運動能力の顕著な障害が見られた(135)。障害が見られたサルの血中ＰＣＢ濃度は、二～三ｐｐｂ（一〇億分の一）という低いものだった。これは一般人の濃度に近い値である。

カメの性分化に及ぼす、二種類のＰＣＢのエストロゲン性影響の研究が、相乗作用を示した(136、137)。カメの性別は、他の多くの爬虫類のように、受精卵の孵化温度で決まる。ほとんどのカメは、低温だとオスになり高温でメスになる。カメの卵にエストロゲン活性を持つＰＣＢで処理すると、オスになるべき温度で孵化中の卵に、メスの発達が起こる。あるＰＣＢはわずかな温度変化と相乗作用を起こして、相加効果以上の劇的な性転換を引き起こす。微量のＰＣＢの組み合わせによっても同じ現象がおきる。

**疫学研究**

ＰＣＢは米国をはじめ世界の多くの国々で既に禁止されているため、曝露量がかなり多い職場環境で、その毒性を研究する機会はほとんどない。しかし禁止前に、コンデンサ製造工場でＰＣＢに曝露したと思われる母親たちについての研究があり、乳児の出生時体重にわずかとはいえ有意な減少があったことを示した(150)。

一九七〇年代後半、日本と台湾でＰＣＢに汚染された米ぬか油を摂取したことから、ヒトがＰＣＢに曝露するという不慮の事態が発生した。事件以来研究者たちは曝露した人々、その妊娠の状況、その子孫を観察してきた(151)。曝露した人々の免疫系は傷ついて感染症に罹りやすくなり、抗体レベルが低下した。出生前死亡、胎児の発育の遅れ、乳児死亡の数も増加した。胎児としてＰＣＢに曝された子どもたちの、脳の発育の遅れと行動異常は、事件後数年経っても消えなかった。他の子どもに比べ、発達を測るテストの成績が悪く、知能の発育も遅れていた。教師によると、被曝した子どもたちは多動で、非曝露の子どもに比べ、より多くの行動上の問題を示した(152)。中毒をおこしたのはＰＣＢでなく別の化学物質で、汚染物質のポリ塩化ジベンゾフラン（ＰＣＤＦ）であると考えられている(153)。

母親の子宮内あるいは母乳を通じて、環境レベルのＰＣＢに曝露した子ども二一二人のグループの追跡調査が米国ミシガン州で行われてきた。ほとんどの場合、彼等のＰＣＢ曝露量は、母親が妊娠前と妊娠中に摂取したミシガン湖の魚の量とともに増加していた。胎児期に最も多量にＰＣＢに曝露した子どもは、精神運動の発達が遅れるか低下し、視覚認識記憶検査の成績も劣っていた(154)。出生前の曝露だけに絞った分析（母乳経由の曝露を含めない）によると、身体的発育、記憶、注意力の欠陥が続いていた。研究者は、この子供たちが一一歳になった時、神経・知能テストを実施している。社会的経済的状況のような諸要因が影響しないように分析すると、出生前のＰＣＢ曝露がＩＱスコア低下につながることがわかった(88)。最も多く曝露した子どもは、ＩＱテストと注意持続時間テストで、悪い成績が三倍多く、文章読み取りの単語理解で二年以上の遅れが二倍多かった。

米国ノースカロライナ州の子どもについての研究も、同様の結果を示した(155)。ＰＣＢ曝露量は、出産時の母体と母乳のＰＣＢ濃度から特定した。胎盤経由でＰＣＢに曝露した子どもは、曝露量が少ない子どもに比べ、六か月目と一二か月目の精神運動発達テストで一致して低い成績だった。ニューヨーク州で、オンタリオ湖のＰＣＢ汚染魚を食べた母親から生まれた新生児数百人を対象とした研究が行われた。この結果、曝露レベルの高いグループでは、低いグループに比べると、反射作用と驚愕反応に異常が見られた(156)。オランダでは、母乳中のＰＣＢ濃度が高いと、母親の甲状腺ホルモン濃度が低く、乳児におけるＴＳＨ濃度が上がることが見出された(90)。この研究で被験者のＰＣＢ曝露濃度は、周囲の環境レベルであった。

米国でのＰＣＢ生産は二〇年前に禁止されたとはいえ、現在の環境レベルでも、子どもの知能・運動の発達を損なっていると思われる。ＰＣＢは環境中で難分解性で生物濃縮しやすいため、今後何年間も曝露が続くことは確実である。

## アルキルフェノール類

生殖への影響——動物研究における精巣の縮小、精子数減少、オスのメス化。

アルキルフェノール類は洗剤、塗料、農薬、プラスチック、食品用ラップ類、その他多くの消費者向け製品に使われている工業化学物質である。毎年、何十万トンも生産され、その大半が下水処理場から川や海に放出される[157]。アルキルフェノール類のあるものは、下水スラッジに蓄積し、別のものは水中に溶けたままである。食品の加工や包装に使われるプラスチックから溶け出して、飲み水や食品を汚染する場合もある[158,159]。アルキルフェノール類の仲間の中には、エストロゲン性のものがあるが、エストロゲンレセプターへの結合しやすさは、本来のエストロゲンに比べればかなり弱い。

エストロゲンに感受性の高い乳ガン組織を研究している実験室で、通常の実験手順で使う試験管に使われるプラスチック（ポリスチレン）に、エストロゲン様にふるまう物質が含まれていることが発見された。研究者らはこれをアルキルフェノール類の一つノニルフェノールと同定し、試験管のプラスチックから抽出して、培養細胞でも、ラットの子宮でもエストロゲン感受性細胞の成長を促すことを実証した[160]。その他の実験研究でも、これらの物質が魚、鳥、哺乳動物の細胞でエストロゲン様の特性を示すことが確認されている[157]。アルキルフェノールで汚染された下水の放水口付近の水中で育った魚のオスは、メス化する。このメス化したオスは、卵黄に含まれるビテロゲニンというメスのタンパク質を産生する。両性の生殖器を持つものもいる[161]。川の魚に見られるこのような異常の原因を、アルキルフェノールとすべきか、あるいは人間の尿に含まれるエストロゲンとすべきかは、まだ論争中である。アルキルフェノールがヒトに及ぼす影響については、情報がない。

## ビスフェノールA

生殖への影響——動物では、現在の人間の曝露レベルに近い曝露量でエストロゲン様効果が見られる。

ビスフェノールAは、ポリカーボネートプラスチック、エポキシ樹脂、難燃剤の主要成分である。毎年十億ポンド以上が、米国、ヨーロッパ、日本、台湾、韓国で生産されている[162]。ポリカーボネートプラスチックは、最も大きく最も急速に成長しつつある市場の一つである。ビスフェノールＡで作られるエポキシ樹脂は、食品缶詰の内側の皮膜、歯科のシーラント（充填剤）、その他さまざまな歯科・外科用機器や人工器官などに使われる。実験室の試験では、ポリカーボネート製の容器や缶詰内側のエポキシ皮膜からビスフェノールＡや関連する化学物質が溶け出すこと、特に殺菌のために加熱すると溶出しやすいことが示されている[163、164]。歯科でシーラントを用いて治療した後、唾液の中からこの物質が検出される。治療後何年も過ぎた後で検出されることもある[165]。

ビスフェノールＡとその関連化学物質は、エストロゲンレセプターに結合してエストロゲン様作用を発揮する[163、166]。ビスフェノールＡは、培養細胞内でエストロゲンに感受性の高い乳ガン細胞の増殖を促すが、エストロゲンレセプターへの結合力は、天然エストロゲンより二〇〇〇倍も弱かった[165、167]。ビスフェノールＡがラットに餌として与えられると、やはりエストロゲン様にふるまいプロラクチンの産生を促すが、この場合は天然エストロゲンより一〇〇倍から五〇〇倍弱いだけである。すなわち、細胞培養研究から予想される活性より一〇倍強いのである[168]。ビスフェノールＡとオクチルフェノールのエストロゲンレセプターへの結合力を比較する細胞培養実験では、輸送タンパクが存在しない場合は、オクチルフェノールの方が一〇〇〇倍も強力であることが示された。しかし、タンパク質を加えると、ビスフェノールＡの方が一〇〇倍強い[167]。こうした所見は、合成化学物質のホルモン攪乱能力について結論を出す前に、タンパク質結合について考慮すること、そしてさまざまな生物学的影響を調べることの重要性を示している。

マウスの胎仔期における血清中エストロゲン濃度のわずかな上昇が、成体になってからの前立腺肥大に関係があることを、過去の研究が示している。ある研究では、妊娠したマウスを投与量の違う二つのグループ、すなわち体重一キログラムあたりビスフェノールＡ二マイクログラムと二〇マイクログラムのグループに分けて、妊娠一一日目から一七日目にかけて餌の中にビスフェノールＡを入れて与えた。これらの投与量のいずれも、オスの仔が成体となってから、顕著な前立腺肥大を引き起こした[167]。これら二つの曝露のうち、投与量の多いほうでは、精子産生も減少した[169]。これらの投与量は、ヒトのビスフェノールAへの推定曝露量の範囲に近いため、この物質のさまざまな使用の相対的安全性に疑問が持ち上がった[170、171]。

ビスフェノールAに曝露したヒトに対する影響は研究されていない。

## フタル酸エステル類

生殖への影響――さまざまな曝露レベルで生殖・発達毒性がある。精巣・卵巣に対する毒物で、エストロゲン活性も持つ場合もある。

フタル酸エステル類は、環境中に最も大量に存在する合成化学物質であり、建築、自動車、医療、家庭用製品、衣料品、玩具、包装等に使われている[98]。米国では二五種類のフタル酸エステル化合物が、毎年一〇億ポンド以上生産されている[172]。その最大の使途は、ポリ塩化ビニール（ＰＶＣ）の可塑剤である。アルキルフェノール類と同様フタル酸エステル類も包装材から食品に溶け出す場合がある。ラップ類、飲み物の容器、金属缶内側のコーティングはすべてフタル酸エステル類を含んでいる可能性がある。フタル酸エステル類は、製造と使用の過程で揮発し大気中に拡散する。最も多いフタル酸ジ‐２‐エチル‐ヘキシル（ＤＥＨＰ）とフタル酸ジ‐ｎ‐ブチル（ＤＥＨＰ）は、土壌にも、淡水、河口、海洋の各水域にも、各種の魚の体内にも存在する。大西洋の海面から三〇〇〇フィート以上も下の深海のクラゲにさえ見られる[172]。フタル酸エステル類はいずれも脂肪組織に蓄積しやすいが、一部には体内で分解、排泄されるものもある。また、皮膚を通して簡単に吸収される。

フタル酸エステル類には、エストロゲンレセプターに結合するものがあり、これは実験室の試験では弱いエストロゲンとしてふるまう[173]。しかし個々の効力は物質によって大きく異なる。試験管テストによるエストロゲンレセプターへの結合強度順は、フタル酸ブチルベンジル（BBP）、フタル酸ジブチル（DBP）、フタル酸ジイソブチル（DIBP）、フタル酸ジエチル（DEP）、フタル酸ジイソノニル（DINP）であった。この研究ではDEHPはエストロゲン活性を示さなかった。

動物においては、DEHPの方がDBPより容易に、生殖能力と精巣重量を低下させる[174]。したがって、フタル酸エステル類の精巣毒性のメカニズムは、エストロゲン作用とは別のメカニズムであろう。フタル酸エステル類、あるいはその分解生成物が卵胞刺激ホルモン（FSH）の機能を妨害することを示す研究があるが、この毒性をよりうまく説明するかもしれない。なぜなら、FSHは精巣内での正常なセルトリ細胞の維持に不可欠だからである[175]。発育途上の動物は、成体よりはるかにこの作用の影響を受けやすい。DEHPに曝露したラットでエストロゲン濃度と排卵に変化がおきるが、この原因もFSH機能の妨害のためと考えられる[176]。BBPはラットに大量に投与すると（餌の二パーセント）胎仔毒性があり流産と先天異常を引き起こす[177,178]。BBPの第二世代への影響は第一世代のそれより大きい[179]。ヒトあるいは野生生物の長期で低用量の曝露影響については、実際には何もわかっていない。

人間がフタル酸エステル類に曝露する最大の原因は、おそらく食品からの曝露であろう。食事からの平均的摂取量は、一日一人あたり〇・一から一・六ミリグラム（体重六〇キロの人では〇・〇〇二から〇・〇三ミリグラム／キログラム（体重）／日）の範囲内であると推定される[180]。乳児用ミルクからの平均摂取量はこれより多く、新生児の摂取量は〇・一三ミリグラム／キログラム（体重）／日と推定される。動物実験からヒトのリスクに外挿する不確実性係数を用いて、オスの生殖系への悪影響のデータを見るならば、新生児の曝露レベルは安全レベルを七倍も上回っている。

DEHPは医療器具のプラスチックから溶出し、輸血や腎臓透析を受けた患者の血液や組織で検出される[181]。ヒトでのフタル酸エステル類の代謝、蓄積、排泄についてほとんど何もわかっていない。フタル酸エステル類は水や下水中に広く存在し、その濃度は一リットルあたりナノグラムからミリグラムのオーダーにもなるため、魚や野生生物への影響も懸念される[182]。

## 農　薬

有機塩素化合物――正常なエストロゲン機能に干渉する。動物では、胎仔期に一部の有機塩素化合物に曝露したオスがメス化する場合があり、メスの発情周期やホルモン濃度に異常が起きる。

ジコホル、ペンタクロロフェノール、ディノセブ、ブロモキシニル――甲状腺機能に干渉する。

ピレスリン、ビンクロゾリン――抗アンドロゲン活性を持つものがある。

内分泌攪乱の性質を持つ農薬は多数あり、これらはいくつかの種類に分けられる（表6－3、第5章を参照）。

### 有機塩素系殺虫剤

環境中の難分解性と内分泌攪乱の特性がある有機塩素殺虫剤は、米国では使用禁止になっている。たとえば、キーポンは、これに曝露した作業者の精子数減少と不妊の原因となった[183]。ＤＤＴは、野生生物の生殖に悪影響が及んだため禁止となった。しかしエンドスルファン、メトキシクロール、ジコホル、リンデン等、まだ使用されている物質もある。実験室の動物と野生生物の研究がさまざまな毒性効果を実証しており、そのいくつかは、正常な内分泌機能に干渉することによって起こるものである。またそれ以外にも、毒性のメカニズムはある。

ＤＤＴとその代謝副産物であるＤＤＥには弱いエストロゲン性がある。しかしＤＤＥはテストステロンのアンドロゲンレセプター結合を激しく妨害する。ＤＤＥはアンドロゲンの拮抗物質である[184]。

メトキシクロールは、各種の野菜や果物の殺虫剤として使われる。その代謝分解生成物が、鳥と哺乳動物でエストロゲン様に働き、性の発達、生殖、行動に干渉する[185－187]。出生前にエストロゲン様化学物質に曝露すると、どのよう

**表6－3　殺虫剤の内分泌撹乱効果**

| 殺虫剤 | 動物種と健康影響 |
|---|---|
| メトキシクロール | エストロゲン性<br>メスのラット:膣口の開口促進、発情周期異常、黄体機能の阻害、受精卵の着床妨害。<br>オスのラット:ライディッヒ細胞の機能抑制、プロラクチン濃度上昇、発達遅滞、攻撃的行動の増加。<br>ウサギ：一腹仔数の減少、先天異常 |
| エンドスルファン | エストロゲン性<br>ラット：精巣縮小<br>細胞組織で、エストロゲンに感受性の高い乳ガン細胞の増殖を促進 |
| リンデン | 抗エストロゲン性<br>ウサギ：排卵率抑制 |
| ジコホル | 鳥:卵殻薄化、孵化減少、精巣発達の異常、異常な服従的行動、仔や孫の生殖能力の大幅低下<br>トランスサイレチンからチロキシンを引き離す。 |
| アトラジン | エストロゲン・テストステロンの代謝異常、視床下部・脳下垂体・生殖腺軸への干渉 |
| ペンタクロロフェノール | トランスサイレチンからチロキシンを引き離す。チロキシン濃度を低下させる。 |
| ディノセブ | トランスサイレチンからチロキシンを引き離す。 |
| ブロモキシニル | トランスサイレチンからチロキシンを引き離す。<br>甲状腺ホルモン濃度低下、ＴＳＨ濃度上昇 |
| ジチオカーバメイト | 抗アンドロゲン<br>出生前後に曝露したオスのラット：肛門性器間距離の短縮、乳首の発達、尿道下裂を持ったペニス異常 |
| ビンクロゾリン | 抗アンドロゲン<br>出生前後に曝露したオスのラット：前立腺重量減少 |
| シペルメトリン | 抗アンドロゲン<br>出生前後に曝露したオスのラット：肛門－性器間距離の短縮、前立腺重量減少 |

な影響が行動に及ぶかを研究するための一連の実験において研究者らは、妊娠したマウスに、DDT、メトキシクロール、ジエチルスチルベストロールを妊娠一一日目から一七日目にかけて与え、生まれたオスの縄張り行動を観察した。縄張りの境界につける尿のマーキングは、他のマウスの社会的および性的行動に影響を与える。他のオスの攻撃を誘発し、メスを引き付ける。胎仔期に上述の各エストロゲン様物質に曝露したオスのマウスは、成体での尿マーキング行動が著しく増加した。

　果物や野菜の栽培農家の中には、作物にエンドスルファンを使用する場合がある。天然エストロゲンよりはかなり弱いものの、エンドスルファンもエストロゲンレセプターと結合する。細胞培養ではエストロゲンに感受性の高い乳ガン細胞の増殖を促す(189)。

　リンデンは樹木に使う殺虫剤だが、人間についたシラミや疥癬虫の駆除用としても処方される。リンデンは簡単に皮膚から吸収され、試験動物の卵胞、ファロピアス管（ラッパ管）、子宮に蓄積する。大方の研究者は、リンデンは抗エストロゲン性の特性を持つと結論している(190、191)。

　ジコホルはDDTと同じ仲間の化学物質で、市販品は、程度の差こそあれDDTに汚染されている。ジコホルは鳥にエストロゲン活性を持ち、オスの胚をメス化し、オスは異常な服従的行動をとったり、生殖ができなくなったりする(192)。ジコホルは甲状腺ホルモン輸送タンパクであるトランスサイレチンと強く競争してチロキシンの結合部位をふさぐ働きもある(193)。

　別の有機塩素化合物、ペンタクロロフェノール（PCP）も、甲状腺攪乱効果を持つ。PCPは木材の保存用に長年広く使われてきたが、一九八四年から多少の規制が行われるようになった。しかし一九九四年に行われたモニタリング研究の結果、米国民の六四パーセントの尿に残留PCPがあると推定された(194)。PCPはまたヒトにおけるトランスサイレチンの強力な競合相手であり、トランスサイレチンへの結合の強さは、天然のホルモンであるチロキシンの二倍である[195]。ＰＣＰはラットで甲状腺ホルモン濃度を著しく低下させる働きもある[196]。ある研究では、ＰＣＰはチロキシンの脳への取り込みを直接減少させた[197]。胎児の脳が正常に発達するには甲状腺ホルモンが必要で、チロキシン＝トランスサイレチン結合体はこの運搬に不可欠なのである。ジコホルとＰＣＰの甲状腺攪乱効果についての知見から、人間の発達中の脳に及ぼす影響が懸念される。広く商業利用されている殺虫剤ディノセブとブロモキシニルは有機塩素化合物でないが、同様の効果を持つ[198]。

**殺菌剤**

ビンクロゾリンは、果物、野菜、観賞用植物、芝生などに使われる殺菌剤である。これは土壌中あるいは植物中で二つの副産物に分解され、この副産物は殺菌剤を投与したラットでも検出された[199]。試験管実験とラットの研究から、このビンクロゾリン代謝副産物はアンドロゲンレセプターに結合してテストステロンを見事に遮断するため、オスのラットのメス化や他の先天異常を引き起こす[200、201]。しかしテストステロンがないときは、ビンクロゾリン副産物は抗アンドロゲンではなく、アンドロゲンとしてふるまう。これは、合成化学物質のホルモン効果は、一つには天然ホルモンが存在するかどうかによって決まる部分があることを示すものである[202]。

**ピレスロイド類**

ピレスリンと合成ピレスロイド類殺虫剤は家庭用・農業用殺虫剤として大量に使われている。細胞組織内でのフルバリネート、パーメトリン、レスメトリンの研究から、これらがテストステロンと競争してアンドロゲンレセプターに結合することが示されている[22]。妊娠したラットに妊娠の最終七日間、オスの仔に誕生から三〇日間、シペルメトリンを注射すると、肛門と性器間の距離は著しく短縮したが、精子数に変化はなかった[203]。この結果は、抗アンドロゲン効果と一致している。ピレスリンとピレスロイド系殺虫剤には、性ホルモン結合性グロブリンからテストステロンを追い出してしまうものもある。

### トリアジン系除草剤

アトラジン、シマジン、シアナジンといったトリアジン系除草剤は、米国では広域にわたる農業地域で大量に使われており、米国環境保護庁（ＥＰＡ）が特別な検討を行っている。アトラジンは、米国内各地で飲み水用の主要地下帯水層を汚染している。毒性面の懸念の一つは、この広く普及した汚染物質の内分泌攪乱性である。動物の研究では、実験計画に依存して、アトラジンはエストロゲン性もまた抗エストロゲン性の作用も持ちうる(204)。アトラジンはまた、ある系統のラットに乳ガンを起こす。

一連の実験室・動物実験で、アトラジンのホルモン効果はエストロゲンレセプターへの結合によるものではなさそうだということが示されている(204)。しかし、妊娠中のラットに毎日一七ミリグラム／キログラム〔体重〕のアトラジンを投与すると、オスの仔の前立腺におけるテストステロンレセプターの数は、対照群に比べ大幅に減少する。メスの仔の下垂体の酵素活性も、著しく変化する。さらに、この量のアトラジンを妊娠・授乳期間を通じて投与すると、オスの仔の下垂体の酵素レベルは変化したままとなり、テストステロンを、実際に作用する形のジヒドロテストステロンへと変換する能力が低下する。オスのラットの成体で同じ効果を持たせるには、それよりかなり大量の投与が必要である(205)。

アトラジンはまた、天然エストロゲンの代謝を変化させ、よりエストロゲン活性の強い代謝産物を産生すると報告されている(206)。アトラジンは視床下部と下垂体の排卵機能調節を攪乱することがわかっており、テストステロンの生化学変換に干渉して、前立腺内のテストステロンレセプターとの相互作用を妨害する(207–209)。

**ジチオカーバメイト殺菌剤**

ジチオカーバメイト殺菌剤の分解性生物であるエチレンチオウレアに曝露すると、ラットとマウスでは、甲状腺ホルモン（T4）濃度が低下し、それに対応して甲状腺刺激ホルモン（TSH）が増加した(210)。曝露した生物がこのTSHの不足だけのために悪影響を被るかどうかは、ホルモン減少の程度による。しかし、その結果TSHによって常に刺激を受ける状態になった甲状腺は、甲状腺ガンを増加させる原因になると考えられる。ジチオカーバメイト系農薬が使われたメキシコで施薬作業者と土地所有者の研究が行われたが、TSH濃度の上昇は見られたが、甲状腺ホルモン濃度の減少はなかった(211)。

## 植物性エストロゲン

多くの草、穀類、大豆、野菜、木の実、イチゴやスグリなどの果実と、一部の菌類には、エストロゲンまたは抗エストロゲン特性を持つ天然の化学物質が含まれている。植物性エストロゲンとして知られるこの物質のホルモン様化学物質の特性は何年も前から認識されてきた。植物性エストロゲンを多く含むある種のクローバーを食む羊には、月経異常と不妊が起こる。実験室での動物を使った研究では、出生前後にこうした化合物に曝露すると、発情周期、下垂体ホルモン濃度、思春期の開始、オスの性行動等の異常や、脳の視床下部部分の大きさの変化が起こることが確認されている(212－217)。植物性エストロゲンは子宮の成長と受精卵の着床に影響を与え、排卵を阻害し卵の縮退を引き起こすことがある。

植物性エストロゲンは、状況が異なると作用が異なることが多い。エストロゲン性の作用もあれば、エストロゲン拮抗物質としてふるまうこともある。ある特定の植物性エストロゲンがエストロゲン性であるかその拮抗物質であるかは、本来の天然エストロゲンの濃度によってある程度決まる。天然エストロゲンが存在すれば、植物性エストロゲンは天然エストロゲンの結合を妨害する拮抗物質として働くことが多い(218)。

植物性エストロゲンは、閉経前の女性の肝臓では性ホルモン結合性グロブリンの産生を促し、細胞が取り込める遊離エストロゲンを減らす。植物性エストロゲンはこれを多く含む食事をとる閉経前の女性に対し、乳ガン・子宮ガンを多少防ぐ効果を持つように見えるが、これは、エストロゲン拮抗作用と結合性グロブリン増加の組み合わせで、説明できるかもしれない。

# 第7章　生殖毒物への人間の曝露

化学物質への曝露は定量化が難しい。しかしそれは「毒物パズル」の重要で不可欠のピースである。しかもとりわけ難しいピースでもある。なぜなら、化学物質の生産から標的組織に至るまでの経路には、情報を収集すべきポイントが数限りなく存在し、しかもそれぞれのポイントからは限られた断片的な情報しか得られないからである。

米国環境保護庁（ＥＰＡ）が定義する曝露とは、人体の外部境界（皮膚、鼻、咽喉など）と汚染物質または汚染物質の混合物の接触である(1)。ある人のある化学物質に対する一日の総曝露量を、その物質が体内に入る時点で測定することは難しく、まして人々が日々出会うさまざまな化学物質の複雑な組み合わせに対する総曝露量を測ることは容易ではない。しかし技術的困難と高額の費用にもかかわらず、生殖毒性を持つとわかっているまたは疑われる物質について、この種の曝露評価を試みた研究はいくつかある。人間が受ける曝露量を推定する方法としては、他にも化学物質の生産量、使用量、排出量といった代用指標を使うこともできる。これらのデータは人間の曝露量を正確に表すものではないが、化学物質によっては他に情報がないということもある。

曝露するからには、化学物質は室内か屋外の空気中に、または飲用や水泳・魚釣りをする水の中、あるいは食品や埃の中にある。これらはいずれもサンプルとして採取し測定できる。曝露してからは、物質によっては血液、尿、脂肪、母乳中で測定できる。この生体測定情報は、ヒトが曝露したことを知らせてくれるが、曝露の経路や発生源についての情報を教えてくれるものではない。**図7－1**は、化学物質の生産から人体内に至るまでの経路の各段階を概括し、曝露情報がどこから得られるかをまとめたものである。曝露の証拠がないのは、測定が困難か、その化学物質を予想した探し方をしなかったか、あるいは実際に曝露していないかである。

曝露のモニタリングには多くの目的がある。まず、それによって化学物質に人々が曝露しているかどうか、多くの曝露はどのような経路で起こるかをつきとめることができる。曝露が定量化されれば、健康被害を起こすとわかっている、または疑われているレベルとの比較も可能になろう。疫学では曝露集団と比較集団ははっきりと識別・分離されなければならないから、曝露の正確な測定は重要である。さらに、長期間の評価によって、傾向を把握し、削減目標を設定し、曝露低減の対策が奏効したかどうかを判断することができる。

生殖毒物への曝露に関する情報を使った研究は、ほとんどが局地的であるか、評価対象が人口全体を代表するとは言えない小規模なものである。外国で行われ、米国の現状を必ずしも反映していない場合もある。本章では、一般米国民の曝露に関する、一般に公開された大規模で体系的なデータベースや研究に着目する。化学物質の生産と使用から、環境への排出を通して、人体組織におけるレベルに至る広範囲をカバーするように留意した。

**表7－1**は本章で取り上げる主要情報源の概略をまとめたものである。それぞれの情報源は化学物質と曝露ルートについて部分的にデータを提供しており、全体として前章までの健康影響データを補完する。本章では、これらの情報源を個々に検討し、どのような情報源か、長所と短所、得られる情報について説明する。次にこれらの情報源から得られる情報にあたって、本書で述べてきた既知のまたは疑われる生殖毒物へのヒトの曝露について現在我々が知る

図７－１　化学物質への曝露の経路

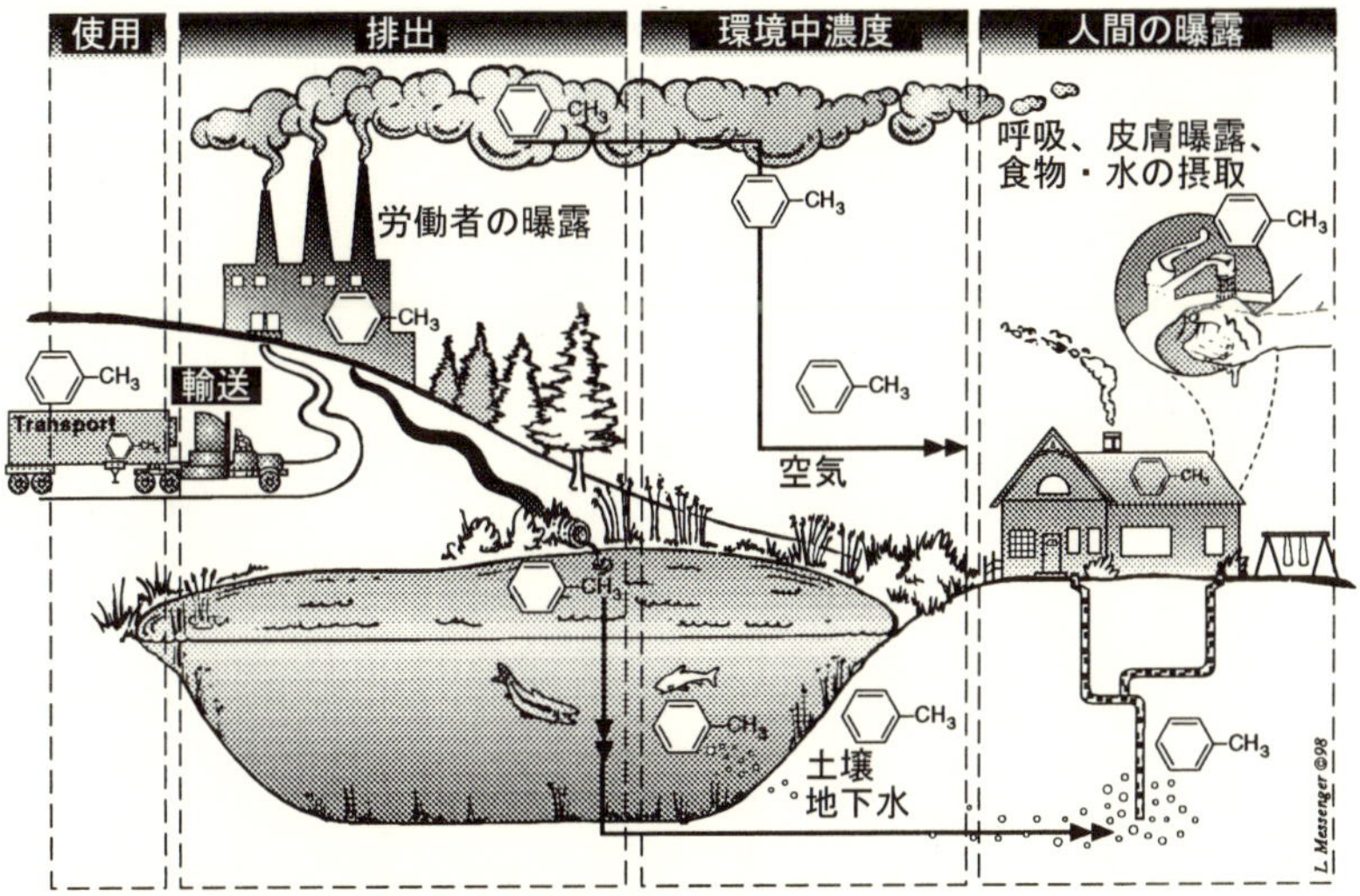


-CH₃ 化学物質の大きなグループを示す

| 図 | 意味 | 測定・モニタリング制度 |
|---|---|---|
| 生産と使用 | 化学物質の生産、販売、産業・農業での使用 | SOC、TURA、PUR、NCFAP |
| 排出 | 空気、水、地面への化学物質排出 | PUR、TRI |
| 環境中濃度 | 環境（空気、水、食物）中の化学物質のレベル | TDS、USGS、NAQET、FCA、DPD、FDA残留物質検査、NOPES、USDA食肉検査、NHEXAS、TEAM |
| 生物学的モニタリング | 呼吸、飲食、皮膚吸収による、人体中の化学物質濃度。血液、尿、呼気、脂肪組織、母乳。 | NHEXAS、TEAM、NHANES、NHATS、母乳モニタリング |

モニタリングのデータベース。詳細は本文参照。
ＳＯＣ――合成有機化学物質：米国の生産と販売、国際貿易委員会（ＩＴＣ）。ＴＵＲＡ――有害物質使用削減法。マサチューセッツとニュージャージー両州。他にいくつかの州で制限。大規模施設が使用を州に報告。ＰＵＲ――農薬使用報告制度。カリフォルニア州のみ。ニューヨーク州で制限。農薬施薬者が使用を州に報告。ＮＣＦＡＰ――米国食品農業政策センター。米国の作物生産における農薬使用。全米農薬使用推定量。ＴＲＩ――毒物排出目録。大規模施設が化学物質排出をＥＰＡ目録に報告。ＵＳＧＳ――米国地質調査所の全国水質評価（ＮＡＷＱＡ）プログラム。水中の残留農薬・溶剤。ＮＡＱＥＴ――全米大気の質・排出動向。環境大気中の溶剤と金属。ＴＤＳ――一日摂取量調査。「マーケット・バスケット」方式のサンプルによる、調理食品中の残留農薬・化学物質。ＰＤＰ――農薬データプログラム。米国農務省の測定による、食品中の残留農薬。ＦＤＡ残留物質検査――食品中の残留農薬。丸ごと、洗わずに検査。ＦＣＡ――魚の化学物質濃度に関する、連邦・州の魚類摂取注意報。ＮＯＰＥＳ――非職業農薬曝露調査。環境中の農薬濃度。米国農務省食肉検査――獣肉・鶏肉中の残留農薬。ＮＨＥＸＡＳ――全米人間曝露評価調査。空気、水、食物など環境中濃度。尿、毛髪、血液など人体中濃度。ＴＥＡＭ――総合曝露量評価方法。環境中濃度、人体の呼気中濃度。ＮＨＡＮＥＳ――全米健康栄養試験調査。血液・尿中濃度。ＮＨＡＴＳ――全米人間脂肪組織調査。人間の脂肪組織中濃度。

ところをまとめる。

## ヒト曝露に関する情報源

毒性化学物質へのヒトの曝露の推定に役立つデータの情報源は多数ある。しかしこうした情報源は、普通、一か所にまとまっているわけではない。あるものは毎年更新され、またあるものは、一回きりの収集か時々しか収集されない。ほかからも多くの情報が手に入るが、ここで取り上げるのは全米規模の主要な情報源である。情報源は、化学物質の生産量から人体組織中の濃度まで、曝露の流れに沿って順に挙げられている。

### SOCレポート

一九一七年から一九九五年まで、米国国際貿易委員会（ITC）は『有機合成化学物質――米国の生産と販売』（SOCレポートと呼ばれる）を発行していた(2)。このレポートには、医薬品、農薬、プラスチックなどの有機合成化学物質の情報が掲載された。鉛や水銀、カドミウムなど金属をはじめとした原材料はこのレポートから除外されている。また輸入された化学物質も含まれていない。このレポートのデータは、化学物質の製造者へのアンケートを基に編集された。

化学品製造企業は、法律によってアンケートへの回答を義務づけられているものの、その結果をITCが独立した立場で検証するわけではない。小規模の企業は対象外となることが多く、輸入品のデータは含まれず、また一定量以下では報告を要しないため、報告書には実際の生産・販売よりかなり低い数値が記載されている可能性が高い。さらに、企業秘密保持の配慮から、統計データの公表は、その化学物質の生産者が米国内に四社以上ある場合に限られる。

**表7－1　人間の曝露にとって意味のある情報源**

| 研究 | 金属 | 溶剤 | 農薬 | 内分泌攪乱物質* |
|---|---|---|---|---|
| **曝露代用指標** | | | | |
| 生産・販売データ（SOCレポート） | | 生産・販売 | 生産・販売 | 生産・販売 |
| 農薬使用量データ（NCFAP、US. EPA） | | | 使用 | |
| 毒物排出目録（TRI） | 排出 | 排出 | 排出 | 排出 |
| **環境対策** | | | | |
| 大気の質・排出傾向 | 環境濃度 | 環境濃度 | | |
| 米国地質調査所の水質試験 | | | 環境濃度 | 環境濃度 |
| 一日摂取量調査（TDS）、農薬データプログラム（PDP） | 摂取 | | 摂取 | 摂取 |
| 魚類注意報 | 摂取 | | 摂取 | 摂取 |
| 米国農務省食肉検査 | 摂取 | | 摂取 | 摂取 |
| 飲料水モニタリング | 摂取 | 摂取 | 摂取 | |
| 非職業農薬曝露調査（NOPES） | | | 摂取 | |
| 総合曝露量評価方法（TEAM） | | 摂取 | | |
| **生物学的モニタリング** | | | | |
| 全米ヒト曝露評価調査（NHEXAS） | 摂取・吸収量 | 摂取・吸収量 | 摂取・吸収量 | |
| 全米健康栄養試験調査（NHANES） | 吸収量 | 吸収量 | 吸収量 | |
| 全米ヒト体組織調査（NHATS） | | | 吸収量 | 吸収量 |
| 母乳モニタリング（各種調査） | 標的組織・胎児摂取 | 標的組織・胎児摂取 | 標的組織・胎児摂取 | 標的組織・胎児摂取 |

＊農薬は除く。以下に示す一部の内分泌攪乱物質を含む。ジベンゾダイオキシン、ジベンゾフラン、PCB、フタル酸エステル類の一部、オクチルフェノール、ノニルフェノール、ビスフェノールA。

たとえ生産企業が四社以上あっても、「機密扱い」としてITCに提供された場合はそのデータは公表されない。こうした制限があるため、この報告制度には穴が多い。しかし短所が多いとはいえ、SOCレポートは化学物質生産量の長期的な動向を示すデータであり、また大量に生産される化学物質をつきとめるのにも有効な情報源であった。

しかし一九九四年のデータをもとにした一九九五年のSOCレポートを最後に、七八年続いた豊かな情報源は姿を消した。一九九五年一〇月、米国下院歳入委員会はITCにSOCレポート発行を中止するように求め、「利用者がこれに代わる情報源を特定し、開発すべきである」とした(3)。不幸にして、こうした情報を一般の人々がいつでも入手できるような情報源は他にない。SOCレポートを失ったことは、国民の知る権利から見て大きな後退である。

## 全米農薬使用量推定

米国食品農業政策センター(NCFAP)は、米国の除草剤、殺虫剤、殺菌剤、燻蒸剤の総使用量を推定した全米規模の報告書を発行している。この情報は一般の人々も購入することができ、州別データ、全国概況、作物・州ごとの活性成分重量を含むデータベースを掲載している。データはカリフォルニア州の農薬使用量報告、米国農務省(USDA)の農業指導活動報告(州別、主要作物に関する報告)、農薬使用についての米国農業統計サービス(NASS)による調査、USDAによる農薬利益評価をもとに編集されている。最新の対象期間は一九九〇年から一九九三年までである。

この報告では、農業用農薬の総重量と施用した土地の総面積を概算するために多少の外挿と推定を行っている。報告されている農薬活性成分は二〇〇種類におよぶ。NCFAPは農薬産業から多額の資金を受けており、このデータベースは公表される前に産業側のチェックを受けている。ここから販売や使用についての企業内データは調べられない。

米国環境保護庁(EPA)も、『農薬産業の販売量と使用量』に農薬の販売・使用量の大まかな推定値を載せている(5)。

このデータはかなり大雑把なものではあるが、家庭での農薬推定使用量も出しているため、ＮＣＦＡＰの報告を補完している。

この二つの全国農薬使用報告が、現在誰にでも手に入るものとしては最善のものである。とはいえ、これらの正確度のチェックは難しく、また得られたデータから米国全体の量を推定するために多くの仮定が用いられているので、誤差の入る可能性は大きい。なお、カリフォルニア州の農薬使用報告には農薬使用の場所について詳しい情報が掲載されているが、これら二つのデータにはそうした情報はない。しかし大まかな推定使用量と、異なる農薬間の比較データが提供されており、今後、農薬使用の傾向を追跡するために利用できると思われる。

## 毒物排出目録（ＴＲＩ）

緊急対処計画および住民の知る権利法（ＥＰＣＲＡ）は、従業員一〇人以上の企業が、一定の化学物質を一定量を超えて加工・製造する場合、これらの化学物質の土、空気、水への排出を毒物排出目録（ＴＲＩ）へ報告することを義務づけている(6)。当初、ＴＲＩのリストは三〇〇をやや上回る化学物質を挙げていたが、ＥＰＡは一九九四年にリストを広げ、一九九七年からは六四三物質についての報告を義務づけてきた。最近になって、さらにＴＲＩの拡大が検討されている。当初、同法が対象としていたのは製造業だけだったが、一九九七年に大規模石油貯蔵施設、有害廃棄物処理業、鉱業、電気事業を含めた七産業部門が新たに加えられた。これらの新規産業部門からの排出量は一九九九年から報告が開始される。

ＴＲＩが提供するのは、現場でどのような化学物質が貯蔵され使用されるかということについての間接的情報だけである。さらに、これらの排出量は各企業が提出する報告であるため、正確かどうかを検証することは困難または不可能である。報告をまったく出さない企業もある。施行が不徹底であることから、ＴＲＩのもとに収集されるデータは実際の排出量より少ない値を示すと思われる。TRIは化学物質の使用量を含んでいない。マサチューセッツ州やニュージャージー州などでは、使用量データが収集されている。使用量のデータは、従業員が受けているかもしれない曝露量、事故発生時の曝露量、製品に含まれて出荷される化学物質量、トラックで運び込まれる化学物質量などを推定するために役立つ。しかしそれでもTRIは、特定企業からの、または特定地域での、あるいは一つの産業全体からの、化学物質排出量の情報を集めるためには、計り知れないほど貴重なツールである。TRIデータの一部、特に煙突や漏出事故による大気への排出データは、近隣住民の曝露を間接的に示しうるものと考えられる。TRIは人間の曝露を測るものとして理想には遠く及ばないものの、代りに使えるものとして無視することのできない指標である。

## 全米の大気の質と排出の動向

ＥＰＡは毎年、米国の大気汚染の傾向を報告している。その中心となるのは、清浄大気法のもとに規定された汚染物質、オゾン、粒子状物質、亜硫酸ガス、一酸化炭素、二酸化窒素、鉛の六物質である。これを基準汚染物質と呼ぶ。したがって、鉛は厳しく追跡監視されている。ＥＰＡはまた、オゾン濃度の高い地域で、本書で前述した溶剤の監視を行っているが、これは、溶剤がオゾン前駆物質だからである。この点に関しては気流測定情報検索システム（ＡＩＲＳ）のデータベースが、ＥＰＡの概要報告よりはるかに詳細な情報を掲載しており、インターネットで入手することができる。

ＥＰＡのデータは鉛に関しては有用である。しかし、本書で取り上げた生殖毒物の大半については、屋外大気中濃度に関する情報がほとんど、あるいはまったくない。入手できた情報からすると、ほとんどの地域で生殖毒物への曝露の大きさに対し屋外空気が寄与する部分はごくわずかである。空気中の有毒物質が地上に落ちて食物や水の中で濃縮したり、子どもが遊ぶ場所で埃の中に蓄積したり、一定のホットスポット（高汚染地域）、たとえば地域の汚染企業によって曝露が増えている地区で濃縮したりすると、問題である。鉛に関する情報は、曝露低減活動が必要なホットスポットが米国中にあることを示しており、鉛以外の物質も同様に遍在しているかもしれない。農薬の飛散が強く懸念されている地域もあるが、農薬の環境大気モニタリングは事実上存在しないに等しい。

## 水のモニタリングプログラム

米国地質調査所（ＵＳＧＳ）は水中の残留農薬を監視している。米国水質評価（ＮＡＷＱＡ）プログラムの農薬全米総括プロジェクトでは、一九九一年から一九九五年にかけて、八五種類の農薬と農薬代謝産物について約五〇〇〇件の水サンプルを分析した。試料は都市部、農業地域、主要帯水層から、また地下水と、川や湖など地表水から採取した。分析した水がすべて飲み水として使われているわけではないが、分析の結果、農薬流出の程度と飲用水汚染の可能性についてある程度の情報が得られた。

ＮＡＷＱＡプログラムは、農薬の分析に加えて全国規模で主要帯水層系・河川の揮発性有機化合物（ＶＯＣ）の評価を計画している。ＶＯＣの多くは溶剤である。まだデータは得られていないが、計画では五〇種類以上のＶＯＣについて、公共の飲用水に使われる地下水、河川、帯水層のサンプルを分析することになっている。残念なことに、この試験で対象とするのは、本書で取り上げた溶剤のうち五種類にとどまっている。水のモニタリングは、安全飲料水法、水質汚濁防止法のもとでも義務化されている。これらのデータは一般の人々も利用でき、地域にとってはきわめて有用である。

これらのデータはそれなりに興味深く有用であるが、水溶性のもの、あるいはすでに水中で検出されたことのある数多くの農薬や溶剤が、このモニタリングプログラムには含まれていない。ある種のフタル酸エステル類、ビスフェノールＡ、アルキルフェノール‐ポリエトキシレートといった内分泌攪乱物質も水中で検出されている。こうしたものは体系的に評価する必要がある。

## 全栄養摂取量調査（TDSプログラム）と農薬データプログラム

米国食品医薬品局（FDA）は、一九六〇年代初期から、米国で供給される食品中の汚染物質を毎年調査してきた。摂取量調査は、北東部、南部、西部、中央北部の各州で毎年行われている。食品は、FDAの食品消費調査に基づいて選択される。方法は、マーケット・バスケット方式といわれ、次のように実施される。研究者が三都市の地元スーパーマーケットで合計二六一品目までの食品を集め、食べられるように調理し、各年齢・性別層ごとに個人が通常食べる量に応じて、サンプルを混合する。こうして混合されたサンプルについて残留農薬、毒性金属、一部の放射性物質、そしてPCBなどの有害化学物質が分析される。調査地域の水道水サンプルも採取される。

これに加えてFDAは、輸入された、あるいは州間通商で出荷された食品のサンプル中の残留農薬を検査する規制プログラムも実施中である。約一万個の抜き取り検査が行われているが、これは輸入または州間取引きの食品の一パーセント未満である。この監視システムのもとで、穀類、果実、野菜、牛乳、乳製品、卵、魚、貝、ベビーフード、一部の加工食品が、残留農薬三四五種類について試験される。これらの食品サンプルは、まるごと、洗わない状態で分析される。

さらに、一九七一年に制度化された農薬データプログラム（PDP）の一環として、食品の残留農薬試験を米国農務省（USDA）が行っている(7)。このプログラムは一〇の州で集めた残留農薬データを提供し、食品摂取のデータを収集する。食品は主にスーパーマーケットか流通センターで収集し、洗って食べられるよう調理してから、一〇〇種類以上の農薬の有無と濃度について分析する。およそ六〇〇〇個の食品サンプルが集められるが、食品の全種類からみればわずかなものである。たとえば、一九九八年には、生の果実・野菜から五種類、缶詰・冷凍品で三種類、果汁三種類、穀類、牛乳、コーンシロップは二種類が、収集され分析された。

TDS、PDP、残留農薬試験プログラムからは、食品から、そして限られた範囲ではあるが水から人間がこうした毒物を実際に摂取している量が推定される。こうした調査は、人間が曝露する時点で残留物を測定しているので、これらの物質を我々がどれだけ摂取しているか把握するために有効である。特定の化学物質がサンプル中に大量に検出された場合は、その発生源までさかのぼることもできるかもしれない。

## 魚と野生生物についての注意報 advisories

米国環境保護庁（EPA）は、魚と野生生物の摂取注意報リストを作っている(8)。注意報は魚と野生生物の汚染レベルの調査をもとにしているので、調査、注意報とも、州ごとの差は大きい。注意報が高汚染地域を示している場合もあれば、単に環境モニタリングがきちんと行われている地域を示すだけの場合もある。さらに、一般にモニタリングが行われるのは、既知の汚染物質のごく一部（水銀、PCB、一部の農薬）にすぎず、それ以外の汚染物質が魚や野生生物の体内にあっても、試験も報告もされない。注意報を出すのは、州、アメリカ先住民の部族政府、連邦政府のいずれの場合もありえ、またその対象は汚染魚が発見された水域一か所だけに限られることも、州全体に及ぶこともある。魚の摂取に関する勧告には、摂取の上限を示すものから、妊娠中には魚を食べないように、または一切摂取しないよう勧めるものまである。野生動物の注意報は狩猟できる動物種を指定する。EPAの魚・野生動物注意報リスト（LFWA）はインターネットで見ることができ、定期的に更新されている。州、汚染物質、あるいは注意報の種類ごとに情報が入手可能で、年ごとの傾向もある程度記載されている。

この情報は、漁や狩りから食糧を得ている人々にとっては決定的に重要である。魚や獣肉には環境汚染物質が蓄積することがあるため、住民によってはこれが曝露の主要経路となるからである。

## 米国農務省（USDA）食肉検査 inspection

USDAの食品安全検査局は、獣肉・鶏肉に残留する有機塩素・有機リン系農薬と家畜用薬品について、定期的に試験を行っている(9)。これは、食品医薬品局の全栄養摂取量調査（TDS）ほど高度なモニタリングではないが、食肉を摂ると化学物質の摂取量はどれだけ増加するかについてある程度の情報を提供する。

物質によっては野菜や果物ではなく食肉に限って蓄積するため、食肉検査プログラムは特に重要である。食肉に残留物質が蓄積するのは生物濃縮といって、食用動物が植物を食べ、体内に残留化学物質を濃縮させるためである。特に毒性の強い化学物質の多くは脂肪に濃縮されやすく、食肉は野菜や果物より多く脂肪を含む。残念なことに、USDAが定期的に測定するのは化学物質のごく一部で、金属では動物用薬品として使われる砒素だけである。その他の重要な環境毒物の多くが見過ごされている。

## 非職業的農薬曝露調査（NOPES）

EPAは、農薬への一日の総曝露量を評価するため、一九八〇年代後半に非職業的農薬曝露調査（NOPES）を行った。NOPESはフロリダ州ジャクソンビルとマサチューセッツ州スプリングフィールド・チコピーで一年を通じて行われた。ジャクソンビルは農薬使用量が多いと予想される地域の代表として、スプリングフィールドは低使用地域の代表として選定された。被験者には、職業的に農薬に曝露しない一六歳以上の合計二六一名が選ばれた。被験者を抽出する手法は、被験者の予想農薬使用量がさまざまな段階に分かれるように計画された。被験者には農薬使用法をまず尋ね、次いで二八種類の農薬について、二四時間連続の個人空気モニタリング、屋内外の定置空気モニタリング、モニタリング期間の行動の記録が行われた。飲み水の分析も行われ、一部の被験者には皮膚曝露の推定も行われた。被験者は木綿の手袋を着けて農薬を散布し、その後手袋の農薬レベルを測定した(10)。

NOPES調査は、どのような経路の農薬曝露が多いのかを定量化しようとしたものであった。この試みはごく部分的にしか成功せず、また子どもの曝露はまったく定量化されなかった。しかし子どもは床を這いまわったり、手指を口に入れたりすることから、曝露量は大人よりはるかに多いものと予想される。

## 総合曝露量評価（TEAM）調査

一九八〇年代、EPAは総合曝露量評価法（TEAM）調査として、大規模な調査を行った。その目的は、二十数種類のVOCへの総曝露量を測定することであった。ベンゼン、トルエン、キシレンといったVOCは、おもにガソリンから曝露する。クロロホルムなどは飲み水に含まれている。ドライクリーニングしたての衣料品からパークロロエチレンに曝露する。TEAM調査は複雑な多角的プロジェクトで、有機溶剤に対する日々の曝露についてきわめて重要な情報をもたらした。中心となった調査は、ニュージャージー、ノースカロライナ、ノースダコタ、カリフォルニアの四州で行われ、州民各層を幅広く代表するような仕方で六〇〇人を選び出した。選出された人々には、個人の二四時間曝露モニタリング、家の近くの屋外空気サンプリング、飲み水のサンプリングによって集中的に調査した。最後に、被験者は質問票に答え、サンプリング期間の最後に呼気サンプルを提供した(11)。

TEAM調査は、困難で、高額の費用を要する注意深い曝露評価法である。なぜならこの調査の対象物質は、環境中にも人体にも長くはとどまらない化学物質だからである。VOCは水中から素早く蒸発し、空気中に分散し、人体中で分解され排出される。しかしVOCの寿命が短いからといって、必ずしも健康影響の点で安心できるわけではない。これらの化学物質はどこにでもあり、人々は日常的に曝露する。繰り返し取り込めば、その曝露は長い間には大きな影響を及ぼしうる。

ＴＥＡＭ調査によって、有機溶剤への一日の総曝露量をかなり詳しく推定できるとともに、こうした化学物質の曝露源についてもある程度の情報を得ることができる。呼気の測定はひとつの生物学的モニタリングであるため、この調査は化学物質の環境濃度測定と生物学的モニタリングの、二つの曝露カテゴリーにまたがっている。しかしそれでも、これらの調査から推定されるＶＯＣへの総曝露量は、実際より少ない可能性がある。この環境曝露モニタリングでは、皮膚からの吸収が考慮されていないからである。

## 全米健康栄養試験調査（ＮＨＡＮＥＳ）

全米健康栄養試験調査は、主に米国疾病管理センター（ＣＤＣ）が実施する定期的な全国規模の健康調査である。これまでに七回の調査が行われており、最新の調査は一九九九年に開始する。ＮＨＡＮＥＳ調査は主な病気とリスク要因の有病率と傾向を推定するために計画された(12)。調査に含まれる小規模の環境曝露評価は、基本的には後から付け足されたものである。

環境曝露を評価した最初の調査は、一九七六年から一九八〇年にかけて行われたＮＨＡＮＥＳⅡ（実際には、ＮＨＡＮＥＳ型の調査としては五番目）であった。この調査には、血中鉛濃度と残留農薬を調べる小規模の血液検査が盛り込まれた。ラテン系アメリカ人のＮＨＡＮＥＳ（一九八二年〜一九八四年）でも、血中の鉛と何種類かの農薬が測定された。ＮＨＡＮＥＳⅢ（一九八八年〜一九九四年）は、主調査で血中の鉛と尿中カドミウム濃度だけを測定したにとどまった。ＮＨＡＮＥＳⅢでは、二〇歳から五九歳までの年齢の志願被験者を対象とした特別調査も行われ、血中の三二種類のＶＯＣ、尿中の一二種類の農薬あるいは農薬代謝産物が測定された。

ＮＨＡＮＥＳⅢでは、米国内の八一郡から、年齢二か月以上の約四万人を無作為に抽出した(13)。被験者は面接と移動検査センターでの健康診断を受けるよう求められ、代謝、栄養、毒物の分析のため血液と尿のサンプルが採取された。

ＮＨＡＮＥＳの難点は、調査でサンプリングされた環境毒物の数があまりにも少ないことである。しかし使われたデータの質は優れており、他の住民への外挿もある程度は可能で、時間的な動向も判断できる。一九九九年にデータ収集が開始される予定のＮＨＡＮＥＳⅣでは、多数の農薬と内分泌攪乱物質についての特別な生物学的モニタリングが行われることになっている。

## 全米ヒト体組織調査（ＮＨＡＴＳ）

ＮＨＡＴＳ組織調査は、一九七〇年代前半から一九九〇年にかけてＥＰＡが毎年行っていた。一九九〇年に中止されたのは、ひとつにはデータの質に問題があったからである。ＥＰＡは米国民の曝露レベルを調べるために、米国各地の病院内病理学者から脂肪組織を集めた。組織サンプルは、外科手術の試験片と死体解剖された死体から採ったものだった。死体から採取したサンプルは、事故や心停止で突然死亡した人のものに限られていて、有毒化学物質に職業上曝露されていたかどうかはわからなかった。このサンプルの採取元から集められた情報は、年齢、性別、人種（白人か白人でないか）、そのサンプルが採取された地域名だけだった。調査では一部の農薬、ＰＣＢ、ダイオキシン、ジベンゾフラン、ＶＯＣなど関心の持たれる化学物質を含む、一〇〇以上の化合物について、サンプルの試験を行った。何種類かのフタル酸エステル類も含められた。

ＮＨＡＴＳ調査は質的な問題を数多く抱えており[14]、検出された残留濃度の発生源については何の情報も収集できなかった。ＮＨＡＴＳプログラムの見直しを行った米国科学アカデミー（ＮＡＳ）は、このプログラムには根本的な欠陥があるので段階的に廃止し、より質の高い組織モニタリング活動に切り替えるべきであると結論した。主な批判点は、サンプル数が不足していること、サンプルの抽出が無作為でないこと、除外されている住民があること（特に農村部住民）、サンプリングの誤差、調査結果の一般公開が不足していることなどであった[15]。その結果ＮＨＡＴＳは廃止されたが、NASの強い勧告にもかかわらず、NHATSに代わってこの重要な情報を収集する新たなプログラムは設立されていない。組織サンプリングは曝露情報を収集する有効な方法であるだけに、これは大変不幸なことである。加えて、現在のデータが手に入らないため、ヒトの脂肪組織中の残留物質について時間的傾向を追跡することはもはやできなくなってしまった。

## 全米ヒト曝露評価調査（NHEXAS）

NHEXASは政府が資金を出した曝露評価活動で、TEAM方式と生物学的モニタリングを併用している。NHEXASの第一段階が、中央北部の諸州[16]、アリゾナ州[17]、バルチモア都市圏で現在実施されているところである。この第一段階では、子どもも含めおよそ一〇〇〇人からサンプルを採取する。測定する物質は、鉛、砒素、カドミウム、マンガンなどの金属、各種のVOC、若干の農薬となっている。

曝露の値は、質問票、活動日記、個人に付けた空気サンプリングと屋内外の定置空気のサンプリング、飲み水と食品のサンプリング、土壌とハウスダストの採集、尿・毛髪・血液のサンプルによって確認される。曝露が長期間一貫して起こるかどうかを評価するため、サンプリングは同じ人々を対象に、一週間にわたり、あるいは一年間何度か繰り返して行われる。測定された曝露レベルは、その後、疑われるリスク要因に関連づけることができる。

この第一段階の中心課題は、現在の曝露モデルが、どれほど実際の曝露を予想しているかということである。この段階の調査で、現在の曝露モデルが実際の曝露を正確に予測しないことや、簡単な変更ではこのモデルを現実に沿ったものに修正できないことが明らかになった場合、EPAは第二段階として、対象を五〇〇〇人以上に拡大し同様の曝露の生物学的モニタリング方法を使って全国調査を実施する計画である。

残念ながら、多くの一般的農薬と、既知のまたは疑われる内分泌撹乱物質の大半についての曝露の測定は、今後も行われない。ＶＯＣの測定は、わずかな改良を加えたとはいえ、基本的にはＴＥＡＭ調査の繰り返しに過ぎず、人間の鉛への曝露については既に多くのことがわかっている。したがって膨大な時間、金銭、労力が費やされるにもかかわらず、その結果我々が手にするのは、既に理解している数種類の化学物質の立派な曝露評価データである。傾向を示すデータは有用だが、人々は日々、何千、何百のさまざまな化学物質に曝されているのであり、少数の化学物質だけに何度も金と人を注ぐのは最善の方法とはいえないのではないだろうか。

## 母乳モニタリング

母乳中の残留性有機化学物質濃度、特に一部の農薬と内分泌攪乱物質の濃度については、小規模だが数多くの研究が評価してきた。全米規模の調査で最も新しいものは、有機塩素化合物とＰＣＢの母乳汚染を評価するためにＥＰＡが一九七〇年代に行った、全米母乳モニタリングプログラム調査である。最新のデータは、一九七六年から一九七八年にかけて行われた第二回調査のもので、都市部・農村部に住む女性から採取した一八四二個の母乳サンプルが調べられている。この被験者は任意参加で、彼女たちについての情報は地域、年齢、食餌情報、人種、母乳で育てた子どもの数などであった。これ以降には小規模の調査から多少の情報が得られており、それをもとに、ごく最近の傾向をある程度は推定できる。しかし母乳中の汚染物質についての体系だった全米規模の調査は、最近は行われていない。

有機溶剤は脂溶性（脂肪に溶ける）のため、母乳に入る傾向があるが[18]、一部の農薬やＰＣＢに比べればはるかに寿命は短く、検出されることはまれである。しかしこうした溶剤は毒性学的にはきわめて重要である[19]。たとえば、母乳哺育中の乳児の黄疸に関する症例研究があるが、その報告によれば母親は環境中のパークロロエチレンに曝露されていた[20]。母乳には、この肝臓毒性物質が大量に含まれていたから、これが乳児の黄疸の原因になったものとみられる。

## 母乳で育てていいか？

母乳には大量の合成化学物質が含まれている。これらは脂溶性のため乳房の脂肪に濃縮する。六か月間授乳すると、母体に蓄積された脂溶性化学物質のおよそ二〇パーセントが乳児に移る。母乳で育てられている乳児は、生まれてから六か月の間に、体重一キログラムあたりの量として、健康を考えた限界量を超えるダイオキシンを摂取することがある[21]。PCBでは、成人の一日許容摂取量の五倍もの量を受け取っている可能性がある。牛乳でこれほど高濃度のPCBを含んでいたら、汚染がひどすぎて米国ではとても売り物にはならないだろう[22]。

第一子は二番目以降の子に比べ、より大量の汚染物質に曝される。母親の年齢が高いほど汚染物質の濃度も高まる傾向があり、また黒人と喫煙者が高濃度となる傾向が出ている。母乳中のDDE濃度が高い女性ほど、授乳期間が短縮するか、母乳が出にくいことを理由に授乳を中止している。これはDDEが乳汁分泌に干渉する可能性を示している[23]。しかし子どもの健康への影響が、母乳摂取中の汚染物質への曝露と明確に結び付けられた例はない。PCBは乳児の神経の発達に悪影響を及ぼすが、この影響は母乳哺育よりむしろ出生前の曝露に原因があるといえそうである。

母乳は、子どもの健康状態を最適に保つためにきわめて重要である。感染症から子どもを守る抗体や白血球やタンパク質を含んでいるからである[24]。母乳と人工乳でそれぞれ育てられた乳児を比較した研究は、母乳が腸、中耳、気道、尿路の感染症から子どもを守り、髄膜炎を防ぎ、またワクチンの効き目を高める可能性があることを示している[25-27]。その他にも、アレルギーを防ぎ、炎症性腸疾患のリスクを減らし[29]、若年性糖尿病のリスクも低下させるといった利点も考えられている[30]。しかし人工乳栄養の乳児の知能と、高濃度のPCBに汚染された母乳を摂取した乳児のそれとを比較した研究は、これまでのところない。

こうした長短両方の情報が飛び交っているので、母乳で育てた女性は不安に思い、罪悪感に悩むことさえあるかもしれない。ほとんどの女性の場合は、それでも母乳で育てる方が賢明なことは明らかである。しかし、現状の母乳中の汚染物質濃度は容認しうるものではなく、化学物質への曝露の問題に取り組むことがいかに重要かを示している。母乳中の化学物質の濃度は、環境の浄化に向けた我々の努力が実を結んでいるかどうかを示すバロメーターなのだ。

## 生殖毒物のヒト曝露に関するデータ

今日、米国に住む人々の大半は、数多くの有毒化学物質に、低濃度ながら常に曝露している。しかし高濃度で曝露するのはそれほど大勢ではなく、一部の少数の人々に偏っている（**図7－2**参照）。その歪んだ曝露分布が意味するのは、平均曝露レベルだけの報告では、最大レベルの曝露を覆い隠しかねないということである。曝露とリスクの負担が社会のある特定の集団だけに偏っていることが少なくない。化学物質の種類によって、最大曝露を受ける人々も異なる。各個人の選択、たとえば商品の使用パターンや食習慣が高曝露につながる場合もあり、職業、汚染物質発生源への近さなどの要因による場合もある。ある化学物質に対する曝露の分布を理解すれば、健康影響の研究や病気の予防対策の対象をより絞り込むことができる。

ここでは、これまでの各章で議論してきた化学物質を検討し、化学物質の生産からヒトの体内組織に至るまでの、ヒト曝露データをまとめる。化学物質のある時点の製造分を、生産から人体組織内まで追跡することは不可能であるため、この曝露の連鎖には多くの欠落部分がある。

ヒトの曝露量を一貫した表示方法で示すことは不可能であり、また一般には入手が難しい場合もある。たとえば、化学物質の排出量はポンドで示され、空気中濃度はｐｐｍ（一〇〇万分の一）、血中濃度はマイクログラム／デシリットル（μg／dl）〔またはｐｐｍ〕で表されることがある。こうした単位間の比較はきわめて難しい。報告される数値も、平均値、化学物質が検出されたサンプル数の割合、あるいは規制基準値の違反数の割合など、さまざまである。加工前のデータを徹底的に吟味しなければ、情報を一貫した方法で表し、それによってある化学物質の曝露の全体像を導き出すことは不可能である。本章では、具体的な数値を挙げるのは次の三つの場合に限った。一般的になじみのある単位（ポンドなど）の場合、測定された濃度を読者が健康への影響と対照できるような状況の場合、あるいはそれが人口全体における曝露分布に関する要点を具体的に示す場合である。それ以外では、データは検出下限以上のサンプルの割合、あるいはその他の一般的な推定値として概略的に示す。

## 金　属

### 金属の生産と排出

金属の生産、販売、使用についての情報は簡単には入手できない。なぜなら金属は原材料であり、合成して生産するのでなく採掘するものだからである。米国全体の使用量データは入手できず、本章では取り上げない。本書で議論する金属はすべて、ＴＲＩで報告されている（表7―2参照）。

### 環境中の金属濃度

鉛は、清浄大気法のもとで基準汚染物質に挙げられている唯一の金属であり、したがって鉛に関しては、他の金属で得られない、屋外大気の鉛濃度についての情報が入手できる。鉛の屋外大気中濃度は、農村部で一立方メートルあ

図7－2　曝露の典型的人口分布

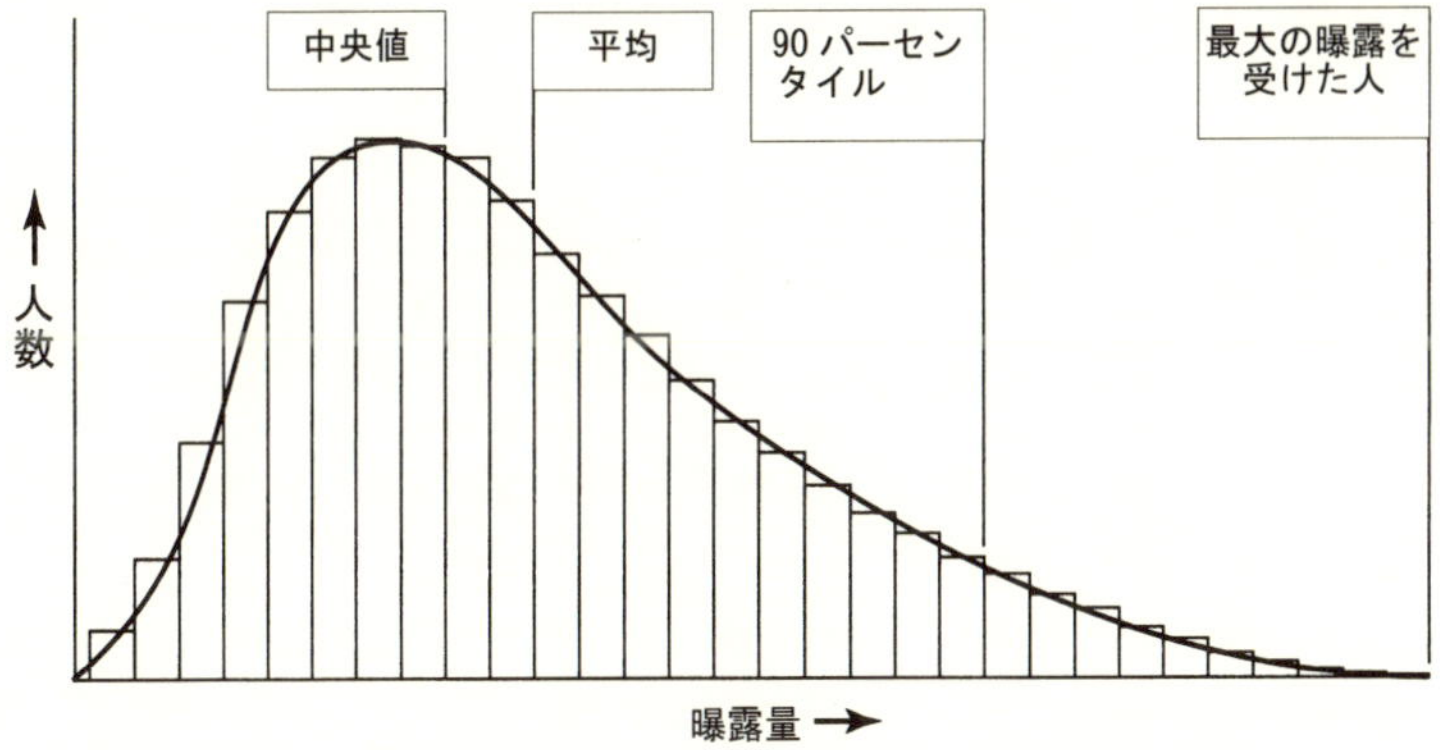


表7－2　　1年間に米国の環境に排出された生殖毒性金属（ポンド）

| 金属 | 大気 | 地表水 | 地下水 | 地面 | 施設外廃棄 | 総排出量 |
|---|---|---|---|---|---|---|
| 鉛 | 1,805,420 | 62,419 | 794 | 14,979,456 | 23,220,634 | 40,068,723 |
| 水銀 | 17,097 | 541 | 9 | 537 | 25,884 | 44,068 |
| カドミウム | 44,664 | 4,624 | 82 | 553,447 | 938,552 | 1,541,369 |
| 砒素 | 154,918 | 4,468 | 61,280 | 1,849,786 | 1,243,489 | 3,313,941 |
| マンガン | 8,963,136 | 2,018,602 | 17,696 | 50,189,866 | 40,570,018 | 101,759,318 |

出典：1996年毒物排出目録データ〔1ポンド＝約454g〕

たり〇・〇一マイクログラム（μg／$m^3$）、都市部で〇・〇六μg／$m^3$である。これらの値は、鉛濃度が過去一〇年間に八〇パーセント、過去二〇年では九七パーセント減少したことを示している。その理由は、鉛がガソリンから事実上除去されたことによる。〔現在〕屋外大気中の鉛の約六〇パーセントは工業工程から、残りは輸送と燃料の燃焼からきている。米国内の金属精錬所周辺には際立ったホットスポットがある。ペンシルバニア、ミズーリ、ネブラスカ、モンタナ、イリノイ、テネシー、フロリダ、オハイオの各州でそれが見られる(33)。

　水銀は基準汚染物質ではないが、米国北東部、特にニューイングランド地方に際立って集中していることがわかっている。これは、中西部各州の石炭火力発電所から排出される水銀を、北東部各州へと常時運び込む気象パターンに原因があると考えられる[34]。

ヒトの鉛への曝露の約二〇パーセントは飲み水から、特に旧式給水系の鉛管と家庭用配管の鉛はんだからくる。加えて蛇口や水道メーターにも、溶出しうる鉛が含まれていることがある。また自家用の井戸も、付近の有毒廃棄物の処分場から漏れ出した鉛などの金属で汚染される場合がある。飲用水中の鉛に対する規制レベルは、一五ｐｐｂ（一〇億分の一）である。一九九五年に一五ｐｐｂを越える飲用水を供給されたのは六九〇〇万人以上、三〇ｐｐｂを超える鉛を含んだ水を飲んでいる人も二六〇〇万人以上いるとＥＰＡは推定している。米国の約二〇〇〇万人が、一三〇ｐｐｂを超える鉛濃度の水を飲んでいる。これは、ＥＰＡが指定した規制レベルの一〇倍近くである[35]。

米国の飲用水中の水銀濃度は一般に低く、水一リットルあたり〇・〇〇三から〇・〇二五マイクログラムの範囲である。しかし、水銀などの金属は水中の食物連鎖に蓄積しうることを覚えておかなくてはならない。そのために水そのものの水銀濃度は低くても、魚の体内の水銀はきわめて高濃度となりうる。砒素濃度も水系によっては高いところがある。たとえば、米国中西部の北部各地には天然の砒素発生源があり、採鉱が行われている地域では鉱屑からの汚染がある。

### ヒトの金属摂取

食事からの鉛摂取推定量は、年齢によってかなり異なり、平均値も一・八二から四・一七マイクログラム／日まで幅がある。体重一キログラムあたりの投与量にすれば食事から最大の鉛被曝者は、年齢二歳未満の乳児である[36]。生殖年齢の女性では、鉛の平均的な一日総摂取量の四三パーセントは食物によると、ＦＤＡは推定している。次いで埃からのものが三一パーセント、水からが二二パーセント、空気からが四パーセントである。子どもでは、食品からくる鉛は一六パーセントにすぎず、約七五パーセントは埃からで、水、土、空気からはいずれもごくわずかである[37]。

この比率は子どもによって大きく変わる。ＦＤＡのＴＤＳ（全栄養摂取量調査）は、過去三〇年間で食物経由の鉛の低減化が成功したことを立証している。鉛はんだで密閉した食品缶詰の割合を、一九七九年の九〇パーセントから今日ではほぼゼロに減らしたことにより、食品からの鉛摂取量は過去二〇年間で八〇パーセント以上減少した。二歳未満の子どもの食事からの鉛摂取は、ピークだった一九七九年の一日あたり四五マイクログラムから二マイクログラム未満に減少した。生殖年齢の女性でも減少し、一九八二年には三五マイクログラム／日を超えていたものが、今日では四マイクログラム／日未満となった(38)。

他の金属の食事からの摂取量についての情報ははるかに少ない。米国でのカドミウム摂取は大人で約一〇マイクログラム／日、乳児ではそれより多少高い。カドミウムの主な発生源は、貝類、シリアル、穀類、ジャガイモである(39)。しかし全体としては、米国のカドミウム濃度は、健康に危険なレベルをはるかに下回っている。

米国で大人が食事から摂る水銀の量は約三・五ミリグラム／日だが、魚を多く食べる人は平均を大きく上回る可能性がある。子どもは、単位体重あたりの水銀曝露が大人の二倍から三倍多い。サメ、メカジキ、マグロのステーキ中の水銀量は、魚肉一グラムあたり平均一マイクログラムであり、妊娠中の女性や子どもにとっては大量の曝露源となる。ＥＰＡは、米国の生殖年齢にある女性の一〜三パーセントが、魚の摂取によって水銀の過剰曝露に陥っていると推定している(34)。淡水魚も、水銀に激しく汚染されている。一九九三年から一九九七年までの間に、水銀注意報は九八パーセントも増加し、一九九七年には、四〇の州で一七八二件が発令された。注意報は、その地域の魚に高濃度の水銀が検出され、その検出濃度は魚を摂取する人々のリスクとなりうるという場合に発せられる。米国のニューイングランド地方の各州、ワシントンＤＣ、ニューヨーク、ニュージャージー、フロリダ、インディアナ、ミシガンの各州は、全ての水域で水銀注意報が出ている(8)。米国の魚注意報全体の七八パーセントは水銀汚染によるものである。

マンガンの食品中濃度はきわめて高いとは思われないが、定常的に測定されているわけではない。しかしマンガンがガソリンに添加されるようになった現在、長い間にマンガン濃度が上昇しているかどうかを知ることは大切である。

食肉中の砒素検査は常時行われている。砒素化合物は、食肉用動物の細菌性胃腸感染症予防薬として投与されるからである。米国農務省の残留砒素検査によれば、豚では全体の三分の一、七面鳥の半数、ニワトリの三分の二（それぞれ最大）で検出される。違法な高濃度砒素が検出されるのは、検査される動物の一パーセント未満である。

### 体内に吸収されている金属量

一九七〇年代後半から九〇年代後半にかけて、米国民の平均血中鉛濃度は一二・八ｐｐｍから二・八ｐｐｍへと減少し、ＣＤＣ（米国疾病管理センター）の懸念レベルである一〇ｐｐｍを上回る割合は七七・八パーセントから四・四パーセントへと下がった。この顕著な低下はガソリンからの鉛除去とぴったり符合している(40)。一九九〇年代初期のデータをみると、減少傾向は続いており、平均血中鉛濃度が二・三ｐｐｍまで下がったことを示している。ところが五歳未満の一〇〇万人近い子どもが依然として一〇ｐｐｍを超えているのである（**表7－3参照**）(41、42)。血中鉛濃度の分布は偏っていて、少数の子どもが相対的に多く被曝している。これは、曝露とリスクの分布が不均一であることの一例である。

カドミウムも一九八〇年代後半に九六〇人の尿の中に検出された。尿中のカドミウム濃度は男女とも年齢と共に増加し、喫煙者の濃度は非喫煙者より高いことがわかった。また、四人の人が二〇マイクログラム／リットルを超えていたが、その理由ははっきりしない。彼等は、曝露が偏って多い集団を代表している可能性もある(43)。

### 母乳中の濃度

本書で取り上げた金属はいずれも母乳中で検出されている。鉛、マンガン、水銀の濃度には大きなばらつきがあり、

表7－3　血中鉛濃度平均値

| 調査期間 | 平均血中鉛濃度（ppm） | 10ppmを超える血中鉛濃度の割合（%） |
|---|---|---|
| 1976年～1980年 | 12.8 | 77.8 |
| 1988年～1991年 | 2.8 | 4.4 |
| 1991年～1994年 | 2.3 | 4.4 |

出典：全米健康栄養試験調査（NHNES）

表7－4　母乳中で検出された金属濃度

| 金属 | 中央値（μg/l） | 幅（μg/l） |
|---|---|---|
| 砒素 | 0.3 | 0.1-0.8 |
| カドミウム | 0.1 | 0.1-3.8 |
| 鉛 | 5.0 | 0.0-41.1 |
| マンガン | 18.0 | 7.0-102.0 |
| 水銀 | 2.7 | 0.6-257.1 |

きわめて高い濃度が検出される場合もある。世界保健機関（WHO）による、母乳中の希少元素に関する研究の結果を、**表7－4**にまとめた(44)。これらの濃度は、母親の体内吸収量と乳児の曝露量を示しているが、曝露量には大きな幅があることを具体的に示している。たとえば、魚を大量に食べる女性の母乳中水銀濃度は、曝露していない女性の一〇〇倍を超え、授乳期には乳児が大量の水銀を摂取することが報告されている(45)。

**金属に関するデータのまとめ**

鉛と水銀は十分に研究されてきた。血液中の鉛の生物学的モニタリングは安価で容易になり、標準化も進んだ。鉛の濃度は、米国では過去二〇年間で大きく低下したとはいえ、鉛そのものは現在でも大量に製造施設から排出されている。現在でも、一部の特定の人々が、鉛にも水銀にも、大量に曝露し続けている。曝露のモニタリングをすることで、我々は曝露源を特定し、曝露の削減対策を考えることができる。鉛と水銀では良質のデータが存在するが、残念なことに他の金属を含めたほとんどの化学物質ではよいデータは手に入らない。

**表7－5　溶剤生産情報　1994年**　（ポンド）

| 溶　剤 | 生産量 |
|---|---|
| ベンゼン | 14,189,646,000 |
| トルエン | 5,778,021,000 |
| キシレン | 14,123,817,000 |
| スチレン | 10,886,689,000 |
| トリクロロエチレン | ★ |
| パークロロエチレン | 246,408,800 |
| ホルムアルデヒド | 8,146,840,000 |
| フェノール | 6,836,652,000 |
| N-メチル-ピロリドン | 78,291,000 |
| 塩化メチル | 402,497,000 |
| クロロホルム* | 478,504,000 |
| グリコールエーテル類** | ★ |
| エピクロロヒドリン | ★ |

出典：合成有機化学物質――生産量と販売量（ＳＯＣレポート）、1995年(2)。
★　米国生産者数が２社以下か、データがＩＴＣに秘密扱いで報告されたため、データは報告されていない。
＊　販売量は記載されているが、生産用は入手できない。
**　本書でとりあげた、エチレン系のエーテルとアセテート。

## 溶剤

有機溶剤のほとんどは揮発性で、産業、趣味、消費者用商品などに幅広く使われているので、当然人間への曝露が考えられる。これらの化学物質は空気中に揮発して、皮膚から吸収されることもある。水の中に存在することも多い。環境を通じて素早く移動し、環境中の寿命は短く、体内からもすぐに排泄されるため、測定は難しい。加えて、有機溶剤には数多くの種類があり、どんな分析でも、測定されるのはそのうちのごく一部である。**表7－5**と**表7－6**は、溶剤の生産と環境排出についての情報をまとめたものである。

### 環境中の溶剤濃度

米国各地に設置された二〇か所の光化学評価測定局（ＰＡＭＳ）が約五六種類のＶＯＣ大気中濃度を測定している[33]。この測定は、オゾン前駆物質のレベルを測定するために計画された。なぜならＶＯＣは太陽光と反応してスモッグと地表レベルオゾンを作り出すから

表７－６　米国の環境に１年間に排出される生殖毒性溶剤　（ポンド）

| 溶剤 | 空気 | 地表水 | 地下水 | 陸 | 施設外廃棄 | 総排出量 |
|---|---|---|---|---|---|---|
| ベンゼン | 8,119,471 | 27,376 | 312,766 | 76,157 | 65,750 | 8,601,520 |
| トルエン | 125,382,228 | 68,697 | 329,275 | 557,160 | 1,022,535 | 127,359,895 |
| キシレン | 87,729,509 | 43,517 | 183,980 | 330,008 | 508,478 | 88,795,492 |
| スチレン | 41,929,161 | 12,864 | 228,317 | 266,690 | 3,251,349 | 45,688,381 |
| トリクロロエチレン | 21,272,166 | 541 | 1,291 | 23,140 | 76,327 | 21,373,465 |
| パークロロエチレン | 7,861,170 | 1,311 | 13,436 | 30,442 | 22,071 | 7,928,430 |
| ホルムアルデヒド | 11,419,200 | 320,003 | 9,403,275 | 114,406 | 329,509 | 21,586,393 |
| フェノール | 9,552,502 | 72,555 | 2,045,370 | 159,059 | 1,016,261 | 12,845,747 |
| N-メチル-ピロリドン | 3,090,538 | 52,339 | 2,907,704 | 66,949 | 550,926 | 6,668,456 |
| 塩化メチル | 53,420,465 | 10,060 | 749,507 | 4,957 | 116,409 | 54,301,398 |
| クロロホルム* | 9,321,418 | 340,396 | 45,387 | 32,709 | 38,868 | 9,778,778 |
| グリコールエーテル類** | 40,171,792 | 143,511 | 99,208 | 58,625 | 653,180 | 41,126,316 |
| エピクロロヒドリン | 331,024 | 20,735 | 0 | 2,205 | 4,137 | 358,101 |

出典：毒物排出目録　1996年

である。ＶＯＣの中では、トルエン、キシレン、ホルムアルデヒドが、環境中で最も多量に検出された。二〇測定点の全ＶＯＣ量、なかでもベンゼンは一九九〇年後半以降減少してきている。高濃度のオゾンが検出されている地域は、屋外大気中ＶＯＣのホットスポットであろう。都市部と農村部のＶＯＣ測定値にはきわめて大きな差があった。都市部大気のトリクロロエチレンの最大濃度は二五〇〇ｐｐｔ（一兆分の一）、塩化メチレンは五万七〇〇〇ｐｐｔという高さである。都市部の平均濃度は数百から数千ｐｐｔのオーダーである。反対に、農村部の濃度は一〇から五〇ｐｐｔの範囲内である(46)。この差は、ほぼ完全に自動車の交通によるといってよい。

**ヒトの摂取**

ＴＥＡＭ調査の一環として測定されたのは、本書でとりあげた溶剤のごく一部であった。事実上すべてのケースで、室内空気中の濃度が屋外大気より少なくとも二倍以上で、個人曝露レベルは屋外・屋内のいずれの大気レベルをも上回った。生殖毒性があるとわかっている、または疑われている少なくとも三種類のＶＯＣ、すなわちベンゼン、キシレン、1、

1、1-トリクロロエタンは、個人用空気サンプラーのほぼ一〇〇パーセントから検出され、「どこにでもある」物質と考えられる。クロロホルム、トリクロロエチレン、スチレンは、七九〜九二パーセントで検出された。塩化メチルとトルエンも、ロサンゼルス地域八世帯で行われたTEAM調査から、広範囲に広がっていると報告された。これら二種類の溶剤については、他地区では研究されていない(47)。ほとんどのVOCで、平均曝露量は一〇〜一〇〇μg／$m^3$の範囲であったのに対し、最大曝露量は一〇〇〜一〇万μg／$m^3$と、平均曝露量を一〇倍から一〇〇倍上回るのが普通だった。

いくつかの世帯で、一定のVOCの室内空気濃度が一定して高い値を示した理由は不明である。その例を除けば、主要VOCの測定濃度を上昇させるものとして、次のように多数の要因がつきとめられた。

喫煙（ベンゼン、スチレン、キシレン）
職業的曝露（パークロロエチレン、キシレンなど）
ドライクリーニング店への訪問（パークロロエチレン）
交通量の多い中での運転、ガソリンスタンドへ行くこと（ベンゼン）
塗装あるいは塗装除去（ベンゼン）
シャワー、水泳、皿洗い、衣服の洗濯（クロロホルム）

これらの活動をすると、呼気中のこれらの残留化学物質が、特に曝露しない時期に比べ一〇〜一〇〇倍増加する場合があった(48)。喫煙者は非喫煙者に比べ、その呼気中のベンゼンとスチレンの濃度が六倍から一〇倍高かった(49)。溶剤は呼気と共に外に出る（アルコールのように）ため、溶剤に曝露した労働者が家庭で溶剤蒸気を吐き出し、家族にも曝露させているという証拠がある(50)。低濃度のトルエン曝露実験から、曝露における性差が示された。尿と呼気の測定から体重、身長、空気中濃度を調整した後の体内トルエン濃度は、男性より女性のほうが一貫して高いことが示された。加えて、トルエンの吸収量は個人によって大きくばらつく。これは運動強度、身長、体重、その他の要因では説明できない(51)。

ＴＥＡＭ調査の一環として、飲み水中のＶＯＣも測定されている。水の塩素処理の副産物であるクロロホルムが測定した全サンプルで、また、トリクロロエチレン、パークロロエチレン、１、１、１-トリクロロエタンは検査した水道水のおよそ半数で検出された。ベンゼンは、飲み水のサンプルの二五パーセントから発見された。検出された濃度は、一般にきわめて低濃度であった。

ＴＥＡＭの主調査から分離され新設された調査が、水中のＶＯＣを取り込む際の、呼吸からと皮膚からの割合を示した情報を提供している。ゴムのウェットスーツを着てシャワーを浴びた任意被験者の呼気中のクロロホルム濃度は、これを着ないでシャワーを浴びた人の半分だった。これはシャワーで曝露するクロロホルムの半分は皮膚を通して吸収されたことを示している(52)。シャワーを浴びることから受けるクロロホルムなどの溶剤の総量は、同じ水二リットルを飲んだ曝露量とおおむね等しい。

### 水泳——予期せぬクロロホルムの曝露

微生物汚染を防ぐため、一般の水泳用プールは大量の塩素で消毒されていることが多い。この塩素と有機物質が水中で化学反応して、クロロホルムなどの多くの塩素化ＶＯＣを作り出す。

室内プールで泳ぐ人はクロロホルムを吸収していることがわかっている。吸収量に影響する要因は、泳いでいる人の数（人数が多いほど、水しぶきが増えることになるので、空気中のクロロホルム濃度が上昇する）、運動強度（呼吸数が速いほどクロロホルムの吸入が多い）、時間、水中と空気中のクロロホルム濃度などである(53)。

水泳する人に、不純物のない空気を供給するスキューバタンクを与えたところ、皮膚吸収がクロロホルム全吸収量の約二五パーセントになることがわかり、呼吸からが七五パーセントであることが示された(54)。水泳からの曝露の経路として、呼吸がシャワーより大きな位置を占めるのは、運動中には呼吸数が速くなることが理由であろう。水泳は優れた運動だが、プール周辺の換気を十分に行い、クロロホルム濃度を抑えるための手段（十分な濾過で有機物を除去する、過剰な塩素消毒を避けるなど）を採らなければならない。

**吸収量**

第三回NHANES対象者から六〇〇人の志願者を集め、血液中VOC三二種類のサンプリング集団とした。サンプリングしたVOCのうち八種類が生殖または発達への毒性物質と疑われる物質であり、いずれも血液サンプル中で検出された(55)。トルエンとキシレンは一〇〇パーセントの人から検出され、ベンゼン、スチレン、パークロロエチレン、1、1、1-トリクロロエタンはサンプルの七五パーセント以上から、クロロホルムは半数以上から検出された。トリクロロエチレンと塩化メチレンの検出頻度は高くなかった（一〇パーセント前後）。

第三回NHANESの所見のひとつは、VOCへの曝露は、全人口に正規分布していないということである。たとえば、サンプリングした母集団の半数は、血中パークロロエチレン濃度が〇・〇六三ppb未満だった。しかし母集団の上位五パーセントは、〇・六二ppb以上という、一〇倍以上の曝露を受けていた(56)。上位五パーセントの高濃度をもたらした曝露を突き止め、その曝露を低減する対策が計画できるよう、さらに分析が必要である。その他、全人口に対する曝露の分布情報は、高曝露が疑われる部分集団や個人があった場合に参照すべき濃度として使うことができる(57)。

ＮＨＡＴＳが測定したのは人体の脂肪中のＶＯＣ一七種類で、そのうち七種類は本書で取り上げている。年齢と脂肪中ＶＯＣ濃度との間に関係はなかったが、それはおそらく、これらの物質が時間とともに蓄積することはそれほどないからであろう。これらのＶＯＣ濃度は地理的に特定の地域に集中することはなく、曝露は地理的条件に関わりなく分布していることが示された[58]。

母乳からは、ベンゼン、クロロホルム、塩化メチレン、スチレン、パークロロエチレン、トルエン、トリクロロエチレン、１、１、１‐トリクロロエタン、キシレンなど、数多くの有機溶剤が検出される[19]。こうした化合物の母乳中濃度は、血液中濃度より高いことが非常に多い。なぜなら、溶剤は脂溶性であり、また乳房組織からは血液ほど速く溶剤が取り除かれないからでもある[18]。特にパークロロエチレンは母乳に濃縮することが知られている[59]。

### 溶剤のまとめ

金属と違って溶剤はさまざまな媒体の間を素早く移動する。水から急速に蒸発し、環境中で、あるいは人体中で分解する。その結果、溶剤は多くの残留性物質に比べて測定が難しい。しかしこうした困難にもかかわらず、いくつかの優れた研究が行われ、人間の曝露を量的に示してきた。一部の人々は、平均より一〇倍あるいは一〇〇倍も高い濃度に曝露している。これらのデータから、ＶＯＣ曝露は大きく低減できることが明らかになった。

## 農　薬

米国では有機塩素系農薬が数多く禁止されているが、その残留物は分解せずに環境中に残っており、現在でも人体組織中に広く見つかっている。有機塩素系以外の農薬は現在でも大量に使われており、水や食品、室内空気、ほこりなどに普通に見られる。有機塩素系以外の農薬について、ヒトの測定はわずかしか行われていないが、かなりの曝露が起きている可能性を示している。

### 農薬の生産と排出

ＴＲＩが対象とするのは製造施設からの農薬放出だけで、農業用の使用から出る量は含まれない（表７―７参照）。農業用のものは、農薬使用報告のデータに推定値がある（表７―８参照）。商業的農薬使用量（推定）に比べると、ＴＲＩの値（排出量）はごく少なく見えるが、しかしＴＲＩは農薬製品のライフサイクルを通じて放出される量について全体的情報をもたらすもので、またこうした物質を排出する施設の周辺地域住民にとっては、まさに必要な情報である。

ＥＰＡの推定では、米国の農薬全使用量の約二〇パーセントは、非農業部門、特に家庭からきている。２、４－Ｄは、家や庭で消費者が使う最も一般的な農薬で、一九九四年から一九九五年にかけては年間に七〇〇万～九〇〇万ポンドが撒布された。ジカンバは年間三〇〇万～五〇〇万ポンドを家主が使用する。ダイアジノンとクロロピリホスは年間二〇〇万～四〇〇万ポンド、カルバリルは年間一〇〇～三〇〇万ポンドが使われた。

### 環境中の農薬レベル

米国地質調査所の水質調査の一環として、各地の地表水、地下水が検査されてきた(60)。一九九二年から一九九六年まで行われた、八三種類の農薬と農薬分解物についての水質検査では、そのうち七六種類が少なくとも一回は検出された。川から採取された水の九五パーセント以上が少なくとも一種類の農薬を含んでいたが、井戸水からでは、半数だけであった。最も一般的に検出された農薬は、除草剤のアトラジン、シマジン、メトラクロールであった。検査した全水源の七八パーセント以上でアトラジンが検出された。殺虫剤、特にダイアジノンとクロロピリホスは、農業地域より都市部の川で検出されることが多かった。

**表７－７　環境への排出が報告される農薬（製造のみ）**　（ポンド）

| 農薬 | 空気 | 地表水 | 地下水 | 土地 | 施設外排出 | 合計 |
|---|---|---|---|---|---|---|
| **有機リン系** | | | | | | |
| ダイアジノン | 15,587 | 21 | 0 | 0 | 1,000 | 16,608 |
| クロルピリフォスメチル | 2,010 | 0 | 0 | 3,653 | 0 | 5,663 |
| アセフェート | 1,505 | 0 | 0 | 0 | 1,400 | 2,905 |
| テトラクロルビンフォス | 365 | 5 | 0 | 0 | 2,030 | 2,400 |
| **有機塩素系** | | | | | | |
| リンデン | 510 | 5 | 0 | 250 | 276 | 1,041 |
| **殺菌剤** | | | | | | |
| チラム | 3,634 | 40 | 0 | 2,000 | 94,436 | 100,110 |
| **除草剤** | | | | | | |
| シアナジン | 1,915 | 421 | 0 | 0 | 2,695 | 5,031 |
| シマジン | 4,591 | 93 | 0 | 0 | 54,457 | 59,141 |
| アトラジン | 27,011 | 1,326 | 1 | 614,353 | 188,963 | 831,654 |
| 2,4-D | 5,989 | 832 | 0 | 255 | 6,017 | 13,093 |
| パラコート | 1,000 | 0 | 0 | 0 | 5 | 1,005 |
| ジカンバ | 1,059 | 132 | 59,200 | 0 | 0 | 60,391 |
| ブロモキシニル | 15 | 0 | 0 | 0 | 1,388 | 1,403 |
| **燻蒸剤** | | | | | | |
| 臭化メチル | 2,299,843 | 7 | 303 | 6 | 0 | 2,300,159 |
| メタムナトリウム | 3,449 | 4 | 0 | 2 | 15,937 | 19,392 |
| 酸化エチレン | 789,439 | 4,474 | 22,200 | 551 | 1,048 | 817,712 |

出典：毒物排出目録（TRI）1996年
注：以下の農薬はＴＲＩリストに掲載されているが、1996年に報告された排出量の合計は1000ポンド未満であった。ベノミル、ジコホル、ジメトエート、フェンバレレート、マンネブ、メトキシクロール、ナバム、パラチオン、プロパルギット、レスメトリン、ジネブ。

地下水で農薬が検出される頻度は、川や湖などの地表水に比べると低い。ただ除草剤トリアジンだけは高頻度で検出された。アトラジンは地下水のサンプル全体の三一パーセントをやや上回る比率で、またシマジンは一二パーセント以上の比率で、それぞれ検出された。

飲用水検査プログラムを実施している州がいくつかある。やはり除草剤トリアジンが、最もよく見られる飲用水汚染物質である。オハイオ州は一四四の水系を検査し、これら飲用水を取る水系のそれぞれで、少なくとも一種類の除草剤トリアジンを検出した。水系によっては最大五種類の除草剤が含まれていた。オハイオ州では、検査した飲用水系の九四パーセントでアトラジンが、七〇パーセントでシマジンが、七六パーセントでシアナジンが、それぞれ検出された[61]。同様の結果が米国中西部各州でも得られている。農薬産業による自前のモニタリング調査においてさえ、同様の結果が出ている[62]。

多くの農薬に飲料水水質基準が設けられており、個々の水系で定期的にこうした汚染物質について検査が行われている。自らの飲み水について懸念する個人や組織はその検査結果を入手することができる。

**ヒトの摂取**

米国食品医薬品局（FDA）と農務省（USDA）の農薬モニタリングの結果は、食品に農薬が頻繁に検出されることを示しているが、それらはいずれも低レベルで、規制許容値を超えることはまれである。USDAは、検査した青果類の約七二パーセントに検出可能な残留農薬が含まれていることを見出した。大多数のサンプルが二種類以上の残留農薬を含んでおり、一個のモモのサンプルに最大一四種類の農薬が残留していたという記録もある[7]。一九九六年にFDAにより分析された一万個を超える食品サンプル中には、九二種類の異なる農薬が見つかった（表7-9参照）。FDAは米国産、輸入いずれの生産物でも残留農薬を検出しており、基準違反は輸入品のほうがやや頻度が高かった。大半の残留物が規制許容量を下回ったことにはいくらか安心させられるが、この結果は、ほとんどの作物が求められる使用条件の範囲内で処理されていることを示しているだけで、作物の実際の濃度が安全ということではない。

USDA農薬データプログラム（一九九六年）とFDAの全栄養摂取量調査（TDS）（一九九一年〜一九九六年）で最も頻繁に食品から検出された生殖毒性農薬は、クロロピリホス、メチルクロロピリホス、DDT／DDE、ダイアジノン、エンドスルファン、イプロジオン、マラチオンである。DDT／DDEは米国内で禁止されてから数十年が過ぎるというのに、FDAが検査した食品の二五パーセントから検出された。その他の農薬は、検査した食品の一〇か

表7－8　米国での農薬の推定使用量（農業用のみ）　(1000 ポンド)

| 農　薬 | NCFAP 推定 (4) | EPA 推定 (5) |
|---|---|---|
| **有機リン系** | | |
| パラチオン | 5, 962 | 4, 000-7, 000 |
| ダイアジノン | 1, 266 | ★ |
| クロロピリホス | 14, 765 | 9, 000-13, 000 |
| アセフェート | 3, 390 | ★ |
| ジメトエート | 2, 619 | ★ |
| プロパルギット | 3, 628 | ★ |
| **有機塩素系** | | |
| リンデン | 61 | ★ |
| エンドスルファン | 1, 797 | ★ |
| メトキシクロール | 89 | ★ |
| ジコホル | 1, 392 | ★ |
| **ピレスロイド** | | |
| シペルメトリン | 228 | ★ |
| フェンバレレート | 332 | ★ |
| レスメトリン | ★ | ★ |
| **殺菌剤** | | |
| ベノミル | 1, 198 | ★ |
| マンネブ | 3, 525 | ★ |
| マンコゼブ | 8, 062 | 6, 000-9, 000 |
| チラム | 199 | ★ |
| ビンクロゾリン | 135 | ★ |
| イプロジオン | 874 | ★ |
| **除草剤** | | |
| シアナジン | 32, 190 | 24, 000-29, 000 |
| シマジン | 3, 978 | ★ |
| アトラジン | 72, 315 | 68, 000-73, 000 |
| ジカンバ | 9, 064 | 6, 000-10, 000 |
| 2, 4-D | 41, 938 | 31, 000-36, 000 |
| **燻蒸剤** | | |
| 二臭化エチレン | ★ | ★ |
| メタムナトリウム | 29, 095 | 49, 000-54, 000 |
| 酸化エチレン | ★ | ★ |
| 臭化メチル | 44, 197 | 39, 000-46, 000 |

出典：米国作物生産における農薬の使用――全米概要報告 1995 年
★データ入手不可

**表7－9　食品グループ別農薬検出件数の割合**

| 食品カテゴリー | 検出可能な残留量を含むサンプルの割合（%） | 違反許容範囲（%） |
|---|---|---|
| **国産** | | |
| 穀類 | 40.6 | 0 |
| 牛乳、乳製品、卵 | 3.0 | 0 |
| 魚介類 | 32.0 | 0 |
| 果物 | 54.7 | 1.2 |
| 野菜 | 28.5 | 2.4 |
| **輸入** | | |
| 穀類 | 13.0 | 0.9 |
| 牛乳、乳製品、卵 | 10.6 | 0 |
| 魚介類 | 6.3 | 0 |
| 果物 | 38.2 | 1.2 |
| 野菜 | 34.9 | 2.1 |

出典：ＦＤＡ残留農薬モニタリングプログラム（1997年）

ら二〇パーセントから検出された[63]。ベビーフードも残留農薬を含んでおり、マラチオン、クロロピリホス、ジメトエート、カルバリル、パーメトリン、エンドスルファン、イプロジオンについて検査した食品の、一〇パーセント以上で検出された[64]。ジメトエートはベビーフードで最も多く検出された物質で、検査を行ったサンプルの三二パーセントに見られた。特に汚染の頻度が高かった青果類を**表7－10**に挙げた。検出された残留農薬は、規制許容値を超えていることを意味するわけではなく、実際多くの場合、超えてはいない。しかしこの表は、国産品・輸入品とも、広く残留農薬に汚染されていることを具体的に示している。

　残留有機塩素系農薬についての魚類注意報が時々発令される。ほとんどの有機塩素農薬が禁止されているという事実にもかかわらず、これらの物質に対する魚類注意報の数は、この数年増加してきた。この増加は、実際に汚染が増大しているというより、モニタリングの精度と意識が向上したことによる可能性もある。しかし農薬の汚染により、米国全体で一〇〇件近い魚類注意報が発せられている。注意報が発令される最も多い農薬は、ＤＤＴとクロルデンである[8]。

表7－10　汚染が頻繁にみられる食品

| 品目 | 検出可能な残留量を含むサンプルの割合(%) | 検出された農薬の数 |
|---|---|---|
| リンゴ | 98 | 39 |
| モモ | 96 | 27 |
| 小麦 | 91 | 16 |
| ホウレンソウ | 88 | 39 |
| オレンジ | 84 | 19 |
| ブドウ | 80 | 29 |
| ニンジン | 78 | 17 |
| サツマイモ | 67 | 20 |
| リンゴジュース | 66 | 14 |
| トマト | 64 | 23 |

出典：ＵＳＤＡ（1996年）
注：洗って検査用に調理したもの。

食肉も有機塩素系、有機リン系を含めた各種農薬の検査が行われる。評価対象の化学物質として、クロロピリホス、ＤＤＴ、ディルドリン、エンドスルファン、エンドリン、ヘプタクロール、リンデン、メトキシクロールなどがある。ＰＣＢも同様に検査される。結果は、物質ごとではなく、塩素化有機化合物と有機リン酸化合物にまとめて報告される。全体として、ＵＳＤＡによって検査される食肉のうち三〜一二パーセントに、残留農薬が含まれていた。検出される度合いが最も少ないのは七面鳥で、最も多いのは牛肉であった。

**複数経路による曝露**

室内空気中の農薬濃度は、屋外大気より通常一〇倍から一〇〇倍高いことがＮＯＰＥＳでわかった。サンプリングを行った家の大多数で、五種類の農薬、つまりクロロピリホス、クロルデン、プロポキスル、ヘプタクロール、オルトフェニルフェノールが見つかり、ほとんどの家で三種類から九種類の農薬が検出された。ある家では二〇種類もの残留農薬が見つかった。何年も前に禁止になった農薬も多くの家で検出された。ハウスダスト中にも頻繁に検出された[66]。乳児では、ハウスダストとの接触が農薬曝露全体の七〇パーセント近くを占める可能性がある[66]。農薬は空気中よりもハウスダスト中

表7－11　室内空気とハウスダスト中の農薬

| 農薬 | 空気中検出頻度★（%） | ハウスダスト中検出頻度＊（%） |
|---|---|---|
| **有機リン系、カルバメート類** | | |
| マラチオン | 4-21 | 報告なし |
| ダイアジノン | 17-83 | 82 |
| クロロピリホス | 30-83 | 100 |
| カルバリル | 報告なし | 45 |
| **有機塩素系** | | |
| DDT＊＊ | 9-12 | 82 |
| メトキシクロール | 0-1 | 報告なし |
| リンデン | 10-32 | 報告なし |
| ヘプタクロール＊＊ | 0-3 | 91 |
| ジコホル | 0-12 | 報告なし |
| ディルドリン＊＊ | 12-22 | 91 |
| **トリアジン類** | | |
| アトラジン | 報告なし | 18 |

★数字の幅は、マサチューセッツ州とフロリダ州の平均を示す。低い方がマサチューセッツ州。ただし、DDT、DDE、ジコホルの場合は、検出頻度、濃度ともマサチューセッツ州の方が高かった。
＊　ハウスダスト中の残留農薬のサンプリングを行ったのは、11軒のみ。
＊＊　禁止されている。

に溜まりやすい（表7－11参照）。

室内の農薬濃度の日変化はほとんどなかったが、地域ごとの差異はかなりあった。検出の頻度も濃度も、全般的にマサチューセッツ州よりフロリダ州の方が高い値を示し、全体として約一〇倍高かった。これはおそらく、高温多湿のフロリダでは室内の害虫が多く、殺虫剤の使用量が多くなるからであろう。農薬の平均濃度は、空気中よりダスト中で一〇倍以上高かった。

農薬を噴霧する人を測定した結果、皮膚からの吸収が主要な曝露経路であることが明確になった。この調査を行った集団では、曝露全体に対する飲み水の寄与は小さかった。空気中にきわめて頻繁に認められる農薬もあり、また主に食物と共に摂取されるものもあった。主に空気を通じて人々が曝露する農薬には、アルドリン、クロルデン、ヘプタクロールなどがある。主に食品中で摂取される農薬には、DDT、ジコホル、ディルドリン、マラチオン、メトキシクロール、カルバリ

**表７－12　人間の血液中の残留農薬**

| 農薬 | 検出頻度（%） | 範囲（ppb） |
|---|---|---|
| DDE | 99.5 | 0-378.6 |
| DDT | 35.7 | 0-57.8 |
| ディルドリン | 10.6 | 0-16.1 |
| ノナクロル | 7.1 | 0-17.0 |
| ヘプタクロール | 4.3 | 0-22.4 |
| リンデン | 0.2 | 0-6.2 |

出典：NHANESⅡ調査、1976～1980年

**表７－13 人間の尿中の農薬**

| 農薬 | 検出頻度 1976～1980年（%） | 検出頻度 1988～1994年（%） |
|---|---|---|
| クロロピリホス | 7 | 82 |
| パラチオン | 3 | 35 |
| カルバリル | 2 | 16 |
| リンデン | ★ | 10-20 |
| 2,4-D | 1 | 12 |
| ペンタクロロフェノール* | 79 | 64 |

出典：NHANESⅡ1976～1980年、NHANESⅢ1988～1994年
★データ入手不可
＊後の調査で、アーカンサス州で検査を受けた子ども197人全員に、検出可能なPCP濃度が認められた。この集団の中心値、95パーセンタイル、最大濃度は、それぞれ14、110、240ppbであった。

ルなどがある。クロロピリホス、ダイアジノン、リンデンの場合は、両方の経路による曝露がほぼ同程度に起こる。幼児では、ダストが主要な曝露源である。

**吸収量**

二回のNHANESでは、一般の人々の農薬曝露を推定する取り組みの一環として、志願者の血液中残留農薬の測定をした。NHANESⅡ（一九七六年～一九八〇年）で、およそ三六種類の農薬と農薬代謝産物の検査のため、米国全土から、年齢一二歳から七四歳までの約六〇〇〇人を抽出して、血清サンプルを採取した（**表7－12**）[67]。尿検査では、それより少数の農薬製品について行われた（**表7－13**参照）[68]。NHANESⅢ（一九八八年～一九九四年）では、二〇歳から五九歳までの九〇〇〇人以上から尿を採取した[69、70]。尿検査では、代謝して水

溶性の生成物となって尿中へ排出される一〇種類あまりの農薬しか測定することはできなかった。

ＮＨＡＮＥＳⅢが血液中の残留農薬を測定しなかったため、長期にわたって比較する手段はあまり多くない。尿中の農薬代謝産物の事例に気掛かりな傾向がある。ペンタクロロフェノール（ＰＣＰ）以外の農薬はすべて、人間の尿中で検出される頻度が増加している。特にクロロピリホスの検出は、一九八〇年頃には七パーセントであったものが、一九九〇年頃には八二パーセントと、一〇倍以上も増加している。検出頻度の増加は、一つには実験方法の感度が上昇したことにもよる。人々の曝露傾向について知ることは、人々へのリスクを特定し、規制の効果を評価するうえで、きわめて重要である。

ＮＨＡＴＳからごく最近発表された出版物によると、その報告が対象期間とした四年間で、有機塩素系農薬の残留の傾向は、これらがすべて以前から禁止されているという事実にもかかわらず、横ばい状態が続いている（表7–14参照）[71]。人間の脂肪中にこれらが長期にわたり残留していることは、それほど驚くことではない。食物連鎖を通じ、曝露は現在でも続いているからである。これより新しいデータはＮＨＡＴＳからは入手できない。

脂溶性の農薬は乳房の脂肪に蓄積し、やがて母乳へと出る。今日米国に住む事実上すべての女性の母乳に、検出可能な濃度のＤＤＴの代謝物ＤＤＥが見られる。乳汁がこれを飲む乳児に移行するにつれ、乳汁中の化合物の濃度は低下する傾向がある（表7–15）[72]。

その他にも、ディルドリン、ヘプタクロール、クロルデンを含め、数多くの有機塩素系農薬が、六〇パーセントの母乳中に検出されている。母乳で育てられる乳児がこれらの農薬を摂取する量は、世界保健機関で定めた許容一日摂取量を上回る可能性が高い[2]。

表7－14　長期的にみた一部有機塩素系農薬の人体脂肪中濃度　(ng/g)

| 農薬 | 1982年 | 1984年 | 1986年 |
|---|---|---|---|
| DDT | 189 | 123 | 177 |
| DDE | 1840 | 1150 | 2340 |
| ノナクロル | 109 | 105 | 130 |
| ヘプタクロール | 59.4 | 68.3 | 57.6 |

表7－15　授乳期間の母乳中DDE濃度 (72)

| 授乳期間 | 検出頻度（%） | メジアン濃度（ppm） | 最大濃度（ppm） |
|---|---|---|---|
| 誕生 | >99 | 2.4 | 25.4 |
| 3か月 | 99 | 2.1 | 23.4 |
| 6か月 | 99 | 1.9 | 22.5 |
| 1年 | 100 | 1.5 | 12.7 |
| 18か月 | 100 | 1.3 | 11.9 |

## 農薬のまとめ

農薬について入手できるデータには、大きな欠落部分がある。たとえば、食品中の残留農薬についてはかなりの情報があるが、公園、学校、職場などの屋内構造内での農薬の濃度についての情報は、まったくといってよいほどない。また、多くの人々にとって大きな曝露源であろうと思われる、皮膚からの吸収と、家庭での農薬使用を通じた曝露の程度についての情報も不足している。

農薬は、それが広い範囲で使用されていることから予想されるように、環境中あまねく広がっている。除草剤トリアジンなど水に溶けやすい農薬は、飲み水に一般的にみられる。食品には数限りない農薬が、濃度は低いとはいえ、残留している。農場労働者や農夫が、極端に多い曝露を受ける集団であることは明らかだが、職業として農薬に曝露するわけではない人々も、多大な曝露を受ける場合がある。子どもにとってはハウスダストが農薬曝露の主な原因である。害虫被害の程度や作物の周期が異なるために、季節や地域によって農薬の濃度は変化することを、かなりの証拠が示している。残留性の脂溶性農薬は、何年も前に禁止になったにもかかわらず、現在でもハウスダスト、人間の血液、脂肪、母乳をはじめ、無数の場所にみられる。

## 内分泌攪乱物質

本章の目的から、内分泌攪乱物質、またはそれと疑われている物質のごく一部を取り上げることとする。多くの農薬が内分泌攪乱物質であるが、曝露についての情報は既に述べた。ここで議論する化学物質は、ダイオキシン、ジベンゾフラン、ポリ塩化ビフェニル（PCB）、ビスフェノールA、オクチルフェノール、ノニルフェノール、フタル酸ジエチルヘキシル（DEHP）、フタル酸ブチルベンジル（BBP）、フタル酸ジブチル（DBP）である。後半の六種類の物質については、ヒト曝露に関する体系的情報はほとんどない。ダイオキシン、ジベンゾフラン、PCBについてはかなりの情報が得られている。その情報からPCBは二〇年も前に禁止されたにもかかわらず、今もいたるところで人間が大量に曝露していることがわかる。ダイオキシンとジベンゾフランは、工業プロセスから生じた非意図的副産物である。

### 内分泌攪乱物質の生産と排出

内分泌攪乱物質についての生産情報は、ほとんど入手できない（**表7－16**参照）。ダイオキシンやPCBの一部など、意図的には生産されないものもあり、また製造者が一社か二社に限られるため、その生産データは企業秘密と考えられているものもある。

TRIデータ（**表7－17**）にも深刻な欠落がある。TRIでは、ビスフェノールA、オクチルフェノール、ノニルフェノール、フタル酸ブチルベンジルの報告は求められていない。ダイオキシンは最近TRIリストに加えられたが、

表７－16　内分泌攪乱物質に関する米国での生産関連データ　(1995年)

| 化学物質 | 生産量（ポンド／年） |
|---|---|
| エーテル　フェノール類* | 688, 303, 000 |
| エトキシル酸ノニルフェノール | 620, 712, 000 |
| フタル酸ジブチル | 17, 054, 000 |

出典：合成有機化学物質——生産と販売（1996年）
*ビスフェノールAエトキシレートと関連化合物を含む。

表７－17　１年間に米国の環境中に排出される内分泌攪乱物質　(ポンド)

| 化学物質 | 空気 | 地表水 | 地下水 | 地面 | 施設外排出 | 合計 |
|---|---|---|---|---|---|---|
| DBP | 85, 126 | 452 | 180, 000 | 313 | 25, 217 | 291, 108 |
| DEHP | 464, 429 | 274 | 0 | 70, 311 | 1, 762, 843 | 2, 297, 857 |
| PCB* | 255 | 0 | 0 | 9, 205 | 51, 086 | 60, 546 |

出典：毒物排出目録（TRI）（1996年）
*米国ではPCBは1977年に禁止された。

その排出情報が公表されるのは、さらに数年の後になるだろう。米国でのダイオキシン排出量の一般的推定によれば、焼却炉が現在のところ主要な発生源である。

**環境中の内分泌攪乱物質濃度**

一部の農薬とＰＣＢを除けば、空気、水、食品を含めいずれの環境媒体においても、内分泌攪乱物質の定常的な測定は行われていない。空気中ダイオキシンの測定は散発的に行われることはあった。ダイオキシン、ジベンゾフランを合わせた大気中濃度は、一立方メートルあたり〇・四～五・六ピコグラム（pg／m³）の範囲である。土壌中のダイオキシン／ジベンゾフラン濃度ははるかに高く、一立方センチメートルあたり一〇〇～一万二〇〇〇ピコグラムの範囲で、地域的なばらつきも大きい(73)。

ＰＣＢは魚類と食肉で測定が行われている。淡水魚の場合、ＰＣＢ摂取に対する注意報は、一九九三年から一九九七年にかけて八七パーセント増加した。理由の一つは、モニタリング精度の向上にもある。全体で三五の州が、ＰＣＢ注意報を、州内の少なくとも一か所の水域について発令している。ワシントンＤＣとロードアイランド州は、州全域にＰＣＢ注意報を発令している。多くの州にPCB汚染はみられるが、魚類注意報の大多数は五大湖周辺の各州（ミネソタ、ミシガン、ウィスコンシン、ニューヨーク、インディアナ）が発令したものである(8)。

### ヒトの摂取

ダイオキシンとジベンゾフランは、人間の食用に販売される乳製品、食肉、魚に含まれている。米国ニューヨーク州で行われたある研究は、食肉の残留ダイオキシン・ジベンゾフラン合計量が〇・八〜六一・八pptの範囲にあることを見出した。魚類中の濃度はこれより低く、〇・四〜三・四ppt、乳製品での濃度はその中間で〇・九〜一九・〇pptであった。こうした結果から、この著者らは成人の一日あたりのダイオキシン毒性当量（TEQ）を、〇・三〜三・〇ピコグラム／キログラムと推定した(21)。

FDAのTDS（全栄養摂取量調査）は、食品中PCBへの食事を経由した曝露の全体量を推定するものだが、この調査から平均摂取量は一九七一年以降激減し、六・九マイクログラム／日から〇・〇五マイクログラム／日へと減ったことがわかった(74)。ただし食品中の残留PCBの大幅減少も、スポーツフィッシングで釣った淡水魚を多く食べる人と母乳哺育の乳児にはあてはまらない。

### 吸収量

一般の人々におけるフタル酸エステル類、アルキルフェノール類、ビスフェノールAのレベルの情報は入手できない。ここで取り上げた化学物質で情報が手に入るのは、PCB、ダイオキシン、ジベンゾフランだけである。これらはいずれも人体の脂肪、血液、母乳に残留する。ヒトの組織に見られる濃度は、動物実験で健康影響が出ている濃度に近い。これらの人体組織中の濃度は既にピークに達し、減少し始めたように見える。しかしそれは、環境全体、人口全体に、さらに均一にこうした物質が広がりつつあるからかもしれない。

NHATSは、ダイオキシン、ジベンゾフラン、PCBについてヒトの脂肪サンプルを検査した。全体として、ダイオキシンTEQは米国北東部に住む人々でやや高く、また年齢が増すと共に大きく上昇する。非白人は白人より高い傾向があり、女性の平均は男性よりやや高いといえるかもしれない。しかしこれらの差は統計的には有意ではない。全体として、一九八七年の調査では、米国の平均TEQ脂肪負荷は二七・九pg／gであった。一九八二年のNHATSと比べると、その五年間ではヒトのダイオキシン濃度に特に大きな変化は無かった(75)。NHATSでは、これより新しいデータは入手できない。PCBの場合、NHATSの結果は、一九八二年から一九八六年の間に脂肪組織中濃度の増加傾向を示した。この期間、体重一グラムあたりのPCB量は平均して一九八二年の四〇七ナノグラム（ng／g）から、一九八四年の五〇八ナノグラム、一九八六年の六七二ナノグラムへと増加した(71)。地理的なPCB曝露は東南部、中南部の各州で最も高く、中北部および五大湖周辺の各州でも高い(58)。

過去のNHATSデータがPCBについて興味深いことを物語っている。一九七二年に調査した集団の約八五パーセントがその脂肪組織に検出しうるPCBを持ち、そのうち半数近くは一ppmを超える高濃度であった。PCBが米国で禁止された一九七六年までに、サンプリングを行った集団の一〇〇パーセントがその脂肪中に検出可能なPCBを持っていたが、一ppmを超える高濃度を持つ人の割合は三〇パーセントへ減少した。一九七〇年以降、検出可能なPCBを持つ人の割合は一〇〇パーセントから変わらず、平均PCB濃度も幾分上昇したが、一ppm以上という高い値を持つ人の割合は五パーセント未満へと減少した(76)。PCBは、人口全体に、より均一に分布しつつあることがうかがえる。

一九六六年以降、PCB、ダイオキシン、ポリ臭素化ビフェニルが母乳中に存在することが報告されてきた(77、78)。DDEと同様、乳汁分泌の過程で乳児に移行するにつれ、母乳中のPCB濃度が減少することが示されてきた。授乳期間調整後の結果で、濃度は母親の年齢が上がるにつれ上昇する傾向が見られた(72)。一九七〇年代後半にはPCBは検査した母乳の三〇パーセントで検出され、平均は八七ppb、範囲は五〇から四〇九ppbであった。四〇九ppbはFDAの定める牛乳の規制レベル、六二・五ppbよりはるかに高い値である(22)。広範囲の検査データで、これより新しいものは入手できない。世界保健機関の一九八〇年代後半の研究によれば、米国の母乳中のダイオキシンおよびジベンゾフランの平均濃度は一六・七pg／gである(44)。

### 内分泌攪乱物質のまとめ

内分泌攪乱物質と疑われながら現在でも使用されている化学物質の多くについては、人間の曝露量を推定できる体系的データがごく少ないか、まったくない。既に禁止された数多くの有機塩素系農薬とPCBには、人間の曝露についての情報はかなりあるが、現在の使用や排出に関する情報はない。ダイオキシンは意図的に生産されるわけではないが、やはり人体組織中の濃度が細かく監視されている。人々の曝露を減らすべく努力が払われているにもかかわらず、これらの化学物質は、人々の中に依然として憂慮すべきレベルで広がっていることを、データが示している。これらの物質は母乳中に濃縮することから、母乳哺育中の乳児の曝露は特に高い。

## 曝露情報の重要性

もし我々が化学物質の健康毒性だけを研究するとしたら、公衆衛生への優先順位を見誤るに違いない。きわめて毒性の強い化学物質も、人間が事実上曝露しないのなら、大きな問題ではないかもしれない。逆に、それほど毒性の強くない物質でも、多くの人々が曝露するならば重要な問題であろう。ヒトが曝露するかどうかという点に加え、曝露の経路と曝露が起こりやすいタイミングを評価することも重要である。肝臓で解毒作用をうける物質については、曝露の経路が重要になろう。化合物が口から摂取されれば直接肝臓に送られて代謝される。しかし同じ化合物でも、吸い込む、あるいは皮膚から吸収した場合は肝臓を迂回して、より多くの量が直接胎児に届く可能性がある。加えて、もし妊娠中や新生児期に曝露する可能性があるならば、量よりも曝露のタイミングの方がさらに重要であるかもしれない。

残念なことに、曝露に関する情報の一元的な収集は行われておらず、ヒトの曝露に関する情報は断片的にさまざまな場所に収集されている。こうした情報には、常に一般の人々が利用できるものもなくはないが、簡単に利用できないもの、入手し利用するのが困難なものもある。物質が人体に入る時点で曝露を測定することは難しいため、我々は曝露の代用として別の情報を使って、曝露指標とするのが常である。つまり、化学物質の使用量、排出量、環境媒体での濃度、人体組織中の濃度測定などである。しかし化学物質の環境中の挙動には差があるので、代用の曝露指標は、役に立つものもあればたたないものもある。たとえば、物質によっては揮発性で寿命の短いものもあり、また残留性で生物濃縮するものもある。いずれも人間の健康に重要な影響を及ぼすものではあるが、それらへの曝露を推定する手法はまったく異なるに違いない。

本書で取り上げた物質の多くに、大勢の人々が曝露している。物質の多くが生産、販売、使用されて、環境中へと大量に排出され、食品、水、屋外・室内空気、埃の中に混じって人々のところへやってくる。こうした化学物質の多くが人体組織中に見つかっている。いくつかの例外は別として、一般にはこれらの物質の濃度は低いが、人々の曝露は、複数の物質に複数の経路を通じ、複数の機会に起こるのである。いたるところで起こる、こうした曝露の健康影響は、普通は、はっきりは分からない。しかしこの情報は、曝露を制限する方法についての今後の方向を示すものであり、また曝露低減の取り組みが成功しつつあるのかどうかを確かめ、比較する手段になるものである。なお、これら化学物質の多くに過剰な曝露を受ける、特定の集団が存在する。

ヒトの曝露を評価するには、大きなデータの欠落がある。ＴＲＩに掲載されていない有毒化学物質も、報告を義務化させるべきである。飲み水のモニタリング結果はより体系的に利用できるようにし、現在測定対象となっていない重要な生殖毒物も含めなければならない。空気やハウスダストを経由した室内曝露も重要であり、より体系的に評価しなければならない。室内曝露は乳幼児の曝露に極端に大きく寄与すると思われるからである。農業以外での農薬の使用、特に学校、公園などの公共施設での使用は報告が必要である。さらに、有毒化学物質の数を拡大した上で、現行の曝露モニタリングを続けることは、公衆衛生のインフラとして重要であり、優先課題として支援しなければならない。

# 第8章　有害化学物質の規制と国民の知る権利

人々の健康と環境を守るための規制法は、科学の知識、経済と政治の力、そしてさまざまな世界観に方向づけられながら、過去数十年間に進化してきた。歴史をひもとけば、有害で研究もされていない合成化学物質への曝露から、労働者や一般大衆、環境を守りえなかった事件は何度も起きている。こうした例は、法律に枠をはめている制限条項、不適切な運用、裁判所の狭量な判決、抜け道を求める企業の圧力、あるいは、臆面もない詐欺行為によって、今日でも続いている。

我々の社会は、断片化された分析手法を使って公共政策を導き出している。水、空気、土壌、農薬、工業化学物質、化粧品、食品添加物などを、それぞれ別々に扱っている。何か脅威が起こるたびに、公衆衛生のための財源や人材をあちこち振り向けているうちに、システム全体の健全性を考慮することを忘れ、統合的な公衆衛生のインフラを見失ってしまう。たとえば、当初のスーパーファンド法は、ニューヨーク州ラブカナルでの途方もない環境汚染事件に直接応えるものであった。また寝静まった町に不注意から工場の有毒ガスを放出させ、数千人もの死傷者を出した悲劇的なインドのボパール事件は、米国で「知る権利」の立法化へのきっかけとなった。これらは確かに極めて価値ある法律ではあるが、我々は持続可能な発展、ライフサイクル分析、そして、汚染防止に包括的な姿勢で取り組まなければならない。ところがそうなる代わりに、我々が困惑するような多種多様な法律と規制機関の混成品が誕生した。そこでこの章では、連邦諸機関の規制責任と、主な規制手段の長所と短所を概観することにしよう。

## 規制の責任

### 環境保護庁（EPA）

環境保護庁に権限を与えている法律と規制対象は次の通りである。清浄大気法（CAA）による有毒大気汚染物質、清浄水法（CWA）と安全飲料水法（SDWA）による有毒水汚染物質、連邦殺虫剤・殺菌剤・殺鼠剤法（FIFRA）による農薬、毒物管理法（TSCA）による有毒化学物質一般、資源保全回復法（RCRA）による地上・地中に投棄された有毒廃棄物、および、包括的環境応答・補償・責任法（通称スーパーファンド法）（CERCLA）による有害廃棄物処分場である。また、一九九〇年に成立した汚染防止法は、あらゆる汚染の防止手段として、まず発生源の削減を優先させるようEPAに求めている。

これらの法律のもとで基準を設定するにあたりEPAが考慮しなければならない要素は、法律ごとに大きく異なる。たとえばCWAとCAAは、その時の最高技術によって左右される、技術依存型の基準を課し、SDWAは、ヒトの健康を守るために設けられた、健康に基づく基準を課している。FIFRAとTSCAは、健康と環境影響を考慮した上で、提案した基準の費用便益分析を求めている。TSCAは、規制の決定を下す時は、経済的コストとともに社会的コストも考慮するようにＥＰＡ長官に課している。

場合によっては二つ以上の法律が重なり合い、ＥＰＡは毒物の排出を止めるために、いずれの法律を効かせるべきかで、引き裂かれることになりかねない。また他機関と規制権限を分かち合うこともおこる。たとえば、有害化学物質への労働者の曝露については、職業安全衛生管理局（ＯＳＨＡ）とＥＰＡの両方が規制の責任を負っている。

試験を求めることに関しても、法律によって相当な違いがある。農薬（ＦＩＦＲＡのもとにＥＰＡが規制）と医薬品（食品医薬品局（ＦＤＡ）が規制）の製造者は、登録審査の前に、その製品の効能と安全性を確かめる試験を行うよう義務づけられている。登録と販売の前に製品の安全を示す責任を、明確に製造者に負わせることによって、連邦政府は、消費者向け製品の規制に予防重視のアプローチを採用してきた。

これと対照的に、ＴＳＣＡのもとに規制される工業化学物質の大半は、もっと緩やかに管理されている。米国では、製造前または販売前に行うべき毒性試験の最低要件は定められていない。代りにＥＰＡ長官に責任が負わされている。化学物質が安全でないと考える理由、あるいは大勢の人々が曝露してしまうと考えられるだけの理由を、さらなる試験を求める前や、曝露の規制措置を提案する前に、ＥＰＡは説明しなければならない。これは欧州連合とは明らかに異なる。欧州連合では、年間一トンを超えて生産される物質についての上市前届出〔市場に出す前の届出〕には、急性・亜急性毒性、変異原性、および、短期発ガン性のスクリーニング試験結果を含めることが義務づけられている[1]。

## 毒物管理法（ＴＳＣＡ）一九七六年

ＴＳＣＡの目的は、化学物質が健康と環境に及ぼす影響について十分なデータを集めるように企業を促し、場合によっては義務づけることと、健康と環境に不当な危害を及ぼしうる化学物質を規制し、差し迫った災害に対しては対策を講ずることである。これは技術革新を無用に妨げようとするものではない。直ちに禁止する措置から単なるラベル表示の義務づけまで、工業化学物質に対する幅広い権限をEPAに与えている。同法の目録には現在およそ七万五〇〇〇種類の化学物質が掲載されており、毎年一〇〇〇種類以上の新たな物質の製造が申請されている。一九七〇年代に成立した他の法律は排出制限と大気、土地、水資源の浄化を主眼としているが、TSCAはそれらと異なり、どこまで汚してよいかを決めるようになっている。同法は、他の法律で規制されている農薬、食品添加物、薬物、化粧品、アルコール、タバコ、核物質などは対象としていない。それらを除く工業化学物質はすべて対象となっており、生物素材や遺伝子組み換え物質、また場合によっては、混合物も含まれる。同法案が可決されたとき商業的に使用されていた六万二〇〇〇種類の化学物質が、自動的に同法の目録に載せられた。

## 規定

毒物管理法（TSCA）は、「化学物質あるいは混合物が、健康と環境への不当な損害のリスクをもたらす、あるいは将来もたらすと結論付けるに足る正当な根拠」があるかどうかの判断を、EPA長官に求めている。その物質が「不当なリスクを及ぼす」、「大量に環境中に放出される」、「実質的な、あるいは、重大な曝露をヒトが受ける」見込みがあることが、データあるいはデータの不足から示される場合、EPA長官は製造者にその物質の試験を求めることができる。またその化学物質が「健康または環境に対し、重大で広範な、差し迫った不当な被害リスクをもたらす」と長官が判断する時は、措置を講じることを定めた規定もある。

「不当なリスク」が何を意味するかは、同法中に定義されていないが、以下の諸要素が考慮されなければならない。（1）健康と環境に化学物質が及ぼす影響、（2）ヒトと環境の曝露の規模、（3）その化学物質の利点と、代用物質の利用可能性、（4）「国の経済、小規模企業、技術革新、環境、公衆衛生への影響を考慮したうえでの、無理なく確認できる規則の経済的影響」。すなわち、明らかにTSCAは、環境とヒトとに対するリスクと同様に、企業の経済的健全さに対するリスクを、「不当なリスク」の一部をなすものととらえている。

新しい化学物質を創ったときは、製造前届出（PMN）によってEPAに申し出なければならない。するとEPAは九〇日間で、その届出を審査する。正当な理由があれば、さらに九〇日延長することもできる。EPA長官がPMNに対し何の措置もとらなければ、その新しい化学物質は目録の一部となり、旧来のあるいは現存化学物質として扱われる。措置をとらない場合は、EPA長官は、『連邦公報』にその理由を説明しなければならない。PMNには、化学構造の特定（わかっていれば）、製造・使用・廃棄において予想される副産物、生産または輸入推定量、予想される労働者曝露量と環境への排出量を記入しなければならない。ただし毒性データは要求されない。

TSCAは、省庁合同試験委員会（ITC）を設置した。この委員会は、同法の目録に既に記載されている化学物質を試験するための、優先順位リストを作成する。優先順位は、製造量、曝露あるいは環境への排出の可能性と程度、健康と環境への影響に関するデータの存在に基づいて決定される。

同法は、「化学物質あるいは混合物が、ガン、遺伝子突然変異、先天異常による人間への重大なあるいは広範な損害の著しいリスクをもたらしているか、将来もたらす可能性があると結論づける正当な根拠がありうる」ことを示す情報があれば、EPA長官は対策を講じなければならないとしている。長官は、「……そのようなリスクを十分に予防する、または低減するため、あるいはそのようなリスクが不当なものではないとの調査結果を連邦公報で公表するため……一八〇日以内に……適切な行動を開始する」よう求められている。

化学物質またはその混合物が、健康と環境に実質的なリスクをもたらすという結論を裏付ける情報を持つまたは取得した化学物質製造者は、ただちにEPA長官にその旨知らせなければならない。しかし製造者は新たな調査を行う必要はない。

その他には次のような規定がある。

**企業秘密情報の権利**　ＴＳＣＡは、特定の状況を例外として、製造者が秘密として情報を提出した場合、ＥＰＡ長官はそれを公表してはならないとしている。

**国民の救済手段**　同法は国民に対し、規定の執行を求める訴え、また同法のもとにＥＰＡの対策実施を請求する訴えを起こす機会を与える。

**他の法律との関係**　同法は、ＥＰＡの管轄でない別の連邦法の措置が、不当なリスクを予防または低減しうるとＥＰＡが判断した場合、ＥＰＡはその法律を施行する機関に、リスク情報を連絡しなければならないとしている。

**毒物管理法の主な欠点**

同法が定める基準がきわめて高いため、ＥＰＡはほぼすべての化学物質について、製造前毒性試験を求める権限を行使しえなかった。同法によれば、試験を求めるにはＥＰＡは人間の健康と環境に損害を与える不当なリスクをある化学物質が及ぼすと確信できるだけの理由があるか、実質的なまたは重大な曝露を見つけなければならない。毒性または曝露に関する情報がまったくない状況下で、ＥＰＡはデータをとるべき理由を明示しなければならない。その結果、労働者や一般の人々が常時浴びている化学物質の多くが、正式な毒性評価をまったく受けていない。すでに長期間使用されてきた化学物質もあり、また物質によっては新しく商業利用が申請されたのに、生物学的というより政治的、法的、あるいは官僚主義的理由で試験が要求されなかったものもある(2)。

欠点の二つ目は、製造者には、新しい化学物質を製造する意図をＥＰＡに通知するまでは、その物質の毒性について試験を行う義務はないという点である。毒性データを含む製造前届出は全体の半数未満で、データのある場合でも、そのほとんどは慢性的効果ではなく、急性効果についてのみである(3)。

新しい化学物質の製造申請は年間一〇〇〇件を超し、個々の物質についてＥＰＡが包括的な評価を行うことは不可能である。毒性データがないため、事実上すべての物質が、九〇日間の審査期間を難なく通過し、製造と使用が認められるTSCAの目録に自動的に加えられる。

既存化学物質に対しては、毒性試験を求める試験規則を公布しなければならないという条項は、並外れて時間と費用のかかるものである。ある一つの化学物質に対する試験規則を作るには二年以上の年月と、多ければ二三万四〇〇〇ドルもの費用を必要とする(3)。一九九七年現在、EPAがこれまでに公布した試験規則は、TSCAの目録の中の一二一の化学物質を対象としているにすぎない。

同法での経験をもとにEPAは、企業秘密の権利は、広範囲にまた不適切に使われてきたと結論した。企業は事業で必要だからといって、集めた毒性データを公表しないこともあった(3)。

**経緯と分析**

毒物管理法(TSCA)の執行の歴史は、変動する政治状況を反映し、法の要求のあからさまな無視、法廷闘争、一九八一年と八八年の議会の監視公聴会などによって特筆される。一般的に同法を実行することは、産業界との交渉の連続であった。同法の目録に挙げられた七万五〇〇〇の化学物質のうち、一九九七年までに、わずかに約六〇〇が試験されたが、自主協定によるか、強制力のある同意によるものであり、規則によるものではなかった。このことは、同時期に作られた試験規則がわずかに一二一物質についてだけだということと比べられよう。そのいくつかは作成中とはいえ、過去七年間で発令された規則は一つもない。言い換えれば、EPA長官は正式な試験規則制定の権限をほとんど行使しなかった、あるいはできなかったのである。交渉による試験計画が一般的となったが、それさえ、作成されたのは目録にある化学物質の一パーセントにもならない。

試験権限の行使にこれほど弱気な理由は、次のように説明できる。一つ目は、ヒトの健康と環境に及ぼす化学物質の影響を特定または予測するのに手持ちのデータで十分かどうかの判断を、TSCAはEPAに求めていることにある。その判断のために、EPAの職員は関連文献を徹底的に検索・精査しなければならない。これは費用と時間のかかる作業である。これと対照的に農薬規制政策は、製造者に関連情報の提出を義務づけている。TSCAの化学物質に関しては、人的・物的・金銭的資源への制約から、EPAは権限の行使を最小限に抑えざるをえない。

第二の理由は、化学物質の製造者がTSCAの試験規則を法廷に持ち込んだことである。提訴の直接的影響で、試験規則制定の進行は遅延するか、停止する。一つの例を挙げよう。実質的な量の物質が環境に放出されてヒトが被曝するおそれがあるということを、EPA長官は実証していないと、製造者が主張し[5]、法廷は「実質的な量」の意味をめぐる争いとなり、裁判所はEPAに定義のための基準を設けるよう命じた。この裁判での問題にEPAが対応している間、曝露の判断を根拠として試験を義務づけていた試験規則は、四年間ことごとく停止した。また別の事例では、大量に使われている十種類の溶剤に神経毒性試験を義務づける規則が法廷に持ち込まれ、その結果交渉によって解決することとなった。EPAは同意協定を締結するよう求められ、その協定によって、七種類の溶剤については試験項目を削り、二種類は試験不要となり、一種類は判断を先延ばしすることになった。

第三は、EPAが試験規則の発令に関して一般に保守的な姿勢をとる傾向だったことである。試験規則の提案は、細部まで詳しく規定し、十分な裏付けのある文書にしなければならないと従来より弁護士が主張している。しかしこの主張は往々にして行政手続法で求められている以上のものになる[6]。さらに、EPAが行政府の一環として働く限り、その活動は当然、現政権の政治的同盟の意向を反映する。たとえば、レーガン政権時代のEPA長官アン・ゴーサッチとそのスタッフは、ホルムアルデヒドの発ガン性の証拠に直面し、TSCAの第四条（f）は公衆衛生への深刻な危険を除去する緊急措置のためにしまっておくべきであるとの結論を出した[4]。実際は、第四条（f）は、試験データその他いかなる情報でも、ある化学物質が、ガン、遺伝子突然変異、先天異常の重大なリスクを持つと結論づける正当な根拠があるときは、ＥＰＡ長官に対策を義務づけている。また、産業寄りの議会から、試験規則をあまりにも積極的に推進していると見られた場合、ＥＰＡに批判や新たな障害が加えられたり、資金調達上の制約がつけられることも考えられる。

こうしたことから、ＴＳＣＡの目録に掲載される七万二〇〇〇を超える化学物質のうち、不当な健康リスクを及ぼすとしてＥＰＡが管理しているのは新規の物質の四種類と既存物質の五種類のみであると、一九九四年の会計検査院（ＧＡＯ）の報告が伝えている(3)。

製造業者が同法の予防的実施を覆してきた手段は、裁判所への提訴だけではない。一九九一年、ＥＰＡは遵守監査プログラム（ＣＡＰ）を開始した。これは、ＴＳＣＡによりＥＰＡへの報告が義務づけられている情報について、その届け出状況を監査するよう企業を促した、一回限りの自主プログラムである。提出していなかった調査結果をその時点で提出すれば、企業に罰金を課さないこととした。するとこのプログラムの実施期間に、ＥＰＡは化学物質の健康と環境に及ぼす影響に関する一万件以上の届け出を受け取った。化学物質の製造者は、法により定められた毒性の知見を公開する義務を、それまで明らかに無視していたのである。

ＴＳＣＡは、条文、法廷論争、解釈、実施のいずれに際しても、化学物質の製造と使用に先立って十分な毒性試験を義務づける権限をＥＰＡに与えていない。ＥＰＡ職員と省庁合同試験委員会（ＩＴＣ）は、試験に関する判断を、実際の生物学的実験でなく、主に毒性を予測するコンピュータモデルに頼って行うようになった。このモデルは、構造活性相関（ＳＡＲ）の考え方を用いている。ＳＡＲは、類似した構造をもつ化学物質同士は類似した毒性効果を持つという前提に立っている。ＳＡＲを認める人々は、これを多数の化合物のスクリーニングをするのにきわめて有用なツールと考える。そうでない人々は、ＳＡＲには重大な限界があり、重要な規制プログラムをこの手法に基づいて決めるのはおろかな考えであると指摘する。ＳＡＲ分析は、うまくいけば既知の毒物に構造上よく似た別の化学物質の毒性を予測するかもしれないが、調べようとする化合物に特有の毒性を予測することはできない。言い換えれば、予期しないことは予測できないことがあらかじめわかっている手法なのである。

一九九三年、ＥＰＡはＳＡＲ分析の結果と、ヨーロッパで化学物質登録プロセスの一環として実施・提出された、同じ物質の実際の毒性試験結果とを比較した。その結果、ＳＡＲ予測の有効性は、比較される毒性あるいは化学的特性によって異なることが示された。ＳＡＲが予測する蒸気圧、沸点といった化学物質の物理的特性は、化学物質のうちおよそ半数については正しかった。この程度の正確度しかないということには、重要な意味がある。なぜなら、蒸気圧が実際より低く推定されると、吸入による曝露も過少評価されるからである。ＳＡＲ予測は魚の急性毒性と生分解に関しては正確度が高く、その他の毒性の予測ではそれほど正確ではなかった。その主な理由は、他の毒性データ数が不足しており、また毒性が構造とともにどのように変化するかがよくわかっていないからである。

議会が、ヒトの健康と環境を守るために必要な試験を要求する権限をＥＰＡに与えずにおいて、何十年もかけてＳＡＲ技術を開発する研究ツールとしてＴＳＣＡを使おうとしたとは考えられない。しかしまさにそれが実際の展開である。一九九四年七月一三日、労働省職業安全衛生管理局局長、ジョセフ・ディアは、ＴＳＣＡについての彼の見解を、上院毒性物質・研究開発小委員会で次のように発表した。

「ＥＰＡに与えられた試験権限は、失望そのものです。職場で使われる化学物質の長期的または慢性的効果について十分な情報がありません。どの化学物質がどれほどの濃度でガンや心臓病、肺疾患の原因となるか、十分にはわかっていません。労働者が日々多数の化学物質に曝露する際の複合効果については、それ以上に分かりません。米国科学アカデミーのために行われたある調査から、起こりうるヒト毒性について適切に評価されたのは、工業化学物質のうちの二〇パーセントに満たないことがわかりました。職業安全衛生管理局（ＯＳＨＡ）はＩＴＣのメンバーですが、ＯＳ

HAには化学物質の試験を要求する権限はありません。したがって、ITCはOSHAが労働者保護のために使えるデータを入手する道です。消費者製品安全委員会（CPSC）も、消費者を守るためデータを必要としています。TSCAのもとでは、EPAはこうしたニーズを満たしていません。」

化学物質会社は、時には毒性試験の結果にまで機密保持を要求することがある。それが毒性試験の費用を払ってもよいと思うほどある化学物質に関心があるということを、競争相手の企業に知られたくないのだと主張する。機密企業情報審査・異議申し立てプログラムのもとに、二年間、秘密保持要求の審査が行われたが、この間に、EPAによる反論を受けて、産業側は六〇〇件を超す秘密保持要求を自主的に修正・取り下げた(3)。

現在制定されているTSCAを、よりよく機能するよう改善できるのではないかという議論もいくらかあるが、現行の法律には明らかに根本的な欠陥がある。同法は、大勢の人々が曝露する、急性毒性を持つ数多くの化学物質を、商取引から締め出すには有効であったかもしれない。しかし遅発性の効果や、慢性的曝露による効果については、まったくわかっておらず、同法の試験権限はその情報を常時収集するには有効でなかった。このプロセスのすべての段階で立証責任がEPAの側にあり、その結果、ひとつの化学物質に警告ラベルを貼り付けることさえ、全面禁止と同じ労力が必要とされる。さらに人々はその曝露について知らされていないことが多く、安全に関する情報が欠如していると告げられることなど、現実にはまったくない。化学物質の商業利用の前に、毒性評価を行なうよう義務づける法律が制定されるまで、安全でなく試験もされていない物質への曝露は続く。

## 一九四七年　連邦殺虫剤・殺菌剤・殺鼠剤法（FIFRA）

連邦殺虫剤・殺菌剤・殺鼠剤法（FIFRA）は、米国農務省が施行する害虫類駆除製品の表示法として、一九四七年に議会を通過した。その後修正が加えられ、却下、保留、そして控訴プロセス後の製品の登録取消の権限が同省に与えられた。

同法の目的は、健康と環境に農薬が及ぼすリスクを評価し、具体的な使用法ごとに農薬を分類・認証し、ラベル表示の義務づけ・作物使用の制限・完全な禁止によって有害な農薬の使用を規制し、検査・ラベル表示・通知・州規制を通じて法の内容を実施することである。

一九七二年に農薬登録の権限はＥＰＡに移管された。長年使われてきた多くの農薬は新たな規則の適用除外とされたので、製品の大半には直ちに試験が義務づけられなかった。動物で発ガン性が認められた製品の登録は取り消された。法廷での異議申し立てが何度か行われた結果、大規模な使用制限や登録農薬の取り消しをＥＰＡが考慮するための特別審査プロセスが設けられた。このプロセスには、控訴の権利と費用便益分析も含まれる。

一九八八年、既に使用されていた農薬の迅速な再登録を義務づける法案を議会は可決した。一九八四年より前に登録された製品は、新しい科学情報を考慮し、確実に新たな政策を守らせるため、登録しなおすことが義務づけられた。ＥＰＡは再登録のための優先リストを公表し、製造者は毒性データの欠落部分を、必要な場合には追加の試験をして埋めなければならない。この再登録が完了するのは、二〇〇六年以降になるとＥＰＡは予想している。ＦＩＦＲＡの最も新しい修正は、一九九六年の食品品質保護法（ＦＱＰＡ）に含まれている。この法律はＥＰＡが一五年ごとに農薬を審査し再登録することを義務づけている。

### 主な規定

毒物管理法（ＴＳＣＡ）と異なり、ＦＩＦＲＡは、登録を提案された個々の農薬成分について、徹底した毒性試験を要求している。試験項目は、それぞれの物質の使用法によって異なる。健康影響は、二種以上の動物種を用いた、急性、亜慢性、慢性、生殖の各面の研究に基づいて調べられる。ミツバチ、鳥類、稚魚のような野生動物個体を用いた試験が、生態系へのリスクを推定するために行われる。いくつもの活性・不活性成分を含む製品の評価は、急性曝露試験のみ行われる。最終的な製品に、慢性的・長期的に曝露したときの影響はわからない。

登録の要件には、現在、皮膚と目の刺激、臓器損傷、ガン、生殖毒性、催奇形性、変異原性（ガンあるいは遺伝性障害を引き起こすおそれのある遺伝子損傷）についての動物試験が含まれる。神経毒性と行動影響の試験は、すべての農薬に義務づけられているわけではなく、ケースバイケースで考慮される。

登録プロセスでは、ＥＰＡは経済・社会・環境面のコスト（費用）と、農薬製品がもたらす便益を、健康・環境に及びうる悪影響とあわせて考慮する。ある特定の農薬の使用が、健康または環境に悪影響を及ぼすかもしれない場合、ＥＰＡは登録を却下するか、一定の作物への使用を制限する、または起こりうる毒性と推奨される防護処置とを記したラベル表示を義務づけることができる。最近まで議会は、連邦食品・医薬品・化粧品法（ＦＦＤＣＡ）のもとに、食品の残留農薬の許容値を設定する際、費用・便益・農業慣行を考慮に入れる権限をＥＰＡに与えていた。しかしＦＩＦＲＡを修正した一九九六年の食品品質保護法（ＦＱＰＡ）は、食品の農薬許容値を健康を基にして、また特に子どもの健康と食習慣に特別の注意を払って設定するよう求めている。ＥＰＡ長官はまた、食品中の残留農薬が、残留農薬そのものの害よりも大きな別の健康リスクから消費者を守ることになっていないかどうかを考慮することになっている。また、その農薬が、十分で、健康的で、経済的な食糧供給の破綻を回避するのに必要かどうかを考慮することになっている。後者の規定は、食品許容値設定の際に、費用便益評価の機会を与えている。

**主な欠点**

ＦＩＦＲＡは、特定用途の農薬を登録するために、ごく狭い範囲で用いられる。この法律は、化学物質を使わない、農薬代替物の使用を促進するのかと思われるが、そうした目的では使われない。調査によれば、施薬業者はしばしば、誤った量で誤った種類の農薬を使っており、害虫などに耐性があるとわかっていて不適切に用いたり、代替品についてきちんとした知識を持たないことが多い(7)。同法は、これらのきわめて実際的な問題のいずれにも対策をとっていない。これは化学物質登録の一手段となっているに過ぎず、ラベルと警告表示の義務づけと農薬の使用法を規定する権限があるだけである。同法はその実施を各州に任せているが、州レベルでは農薬使用の取り締まりは不十分であることが多い。

登録前毒性試験は通常、ごく限られた急性毒性試験を除けば、一つの活性成分に限定され、調合ずみの最終品では行われない。最終調合剤には、活性成分に加えて溶剤や界面活性剤のような基剤を含むことが多く、それらはそれ自身の毒性を持っているうえ、活性成分の毒性をさらに強める可能性もある。

必要とされる試験でも、多くの遅発性効果、あるいは機能発達への影響が必ずしも評価されるわけではない。長期にわたる低用量の曝露の影響は、わからないのがふつうである。

農薬登録プロセスは、消費者や労働者が受ける全体的曝露負荷まで考慮しているわけではない。

便益評価は、規制プロセスの重要な一部分である。米会計検査院（GAO）は、農薬の利益を定量的に推定した値は、データの質の悪さまたは欠落のために一般に不正確であると報告している(8)。食用作物に使われる農薬の量についてのデータや、各種農薬代替物が作物収量に及ぼす効果について、信頼できる情報を出している所はほとんどない。EPAは費用便益データを提供するのに農薬製造者を頼っていることが多い。

警告ラベルの有効性は、それを読み理解する機会と能力がユーザーにあるかどうかにかかっている。多くの農夫が農薬に過剰に曝露しているが、その原因には、情報不足と、英語を読む能力不足がある。

最後に、生態系のリスク評価は、依然としてわずかな代用動物種での毒性試験に全面的に頼っている。生態系リスク評価のためにＥＰＡが提案しているガイドラインは、この方法がリスクを大幅に過小評価する可能性があり、他の要素も考慮に入れるべきことを認めている(9)。

## 食品品質保護法（ＦＱＰＡ）一九九六年

一九九六年、米国議会は、連邦殺虫剤・殺菌剤・殺鼠剤法（ＦＩＦＲＡ）と連邦食品・医薬品・化粧品法（ＦＦＤＣＡ）を修正する食品品質保護法（ＦＱＰＡ）を可決した。その目的は、食品の残留農薬に許容値を設定するにあたり、健康をもとにした基準を確立することにあった。

### 主な規定

この法律によると、ＥＰＡは生鮮品・加工品にかかわらず、あらゆる残留農薬に対し、健康に基づいた単一基準を設定しなければならない。これは、健康への影響でなく、通常の農業使用量に基づいて許容値を決めていた旧法を改めたものである。健康への影響に基づいて許容値を決めるためには、ＥＰＡはその設定にあたり、遅発性神経毒性、内分泌系への影響、子宮内曝露の影響を含めた、潜在的健康リスクをより徹底して評価しなければならない。このとき、たとえば乳幼児のような特に感受性の高い集団に対する特別の保護をあわせて考慮する。このためには、およそ九〇〇〇種類の現行食品許容値を見直すことが必要になる。考慮を要する健康影響として内分泌系を追加したことは重要である。ＦＱＰＡと安全飲料水法は、エストロゲン機能を攪乱する化学物質についての、スクリーニングおよび試験プログラムの開発をＥＰＡに義務づけている。いずれの法律も、それぞれそのプログラムを他のホルモン攪乱の試験にも拡大する権限を、ＥＰＡ長官に与えている。

ＥＰＡは、食事や飲み水を通じた、また家庭での農薬使用の結果も含めた、農薬への総合曝露とその健康影響を一般的な毒性メカニズムの範囲で評価しなければならない。また複数農薬についても評価する。総合曝露量と健康影響のデータは、農薬の登録、再登録、または特定の使用法を検討する際に用いられる。

ＥＰＡは次に、食料品店に掲示する消費者のための情報を作成しなければならない。この情報は、食品の表面または内部に使われる農薬のリスクと利益を述べるもので、健康基準を超えることが認められる食品の農薬を明示し、消費者が健全な食事内容を維持しながらも、食事による農薬曝露を減らしうる方法を提案する。

ＥＰＡは、食品許容値の見直しを一〇年後ごとに、農薬の再登録を一五年ごとに行う。

**主な欠点**

食品品質保護法（ＦＱＰＡ）は、それが食品の安全性に影響を及ぼす範囲での農薬政策のみを対象としている。食品に使われない農薬は対象外で、代替物の包括的評価あるいは改良を求めているわけでもない。また、ヒトと環境が曝されている、異種農薬、不活性物質などの化学物質の相互作用的、付加的影響の調査も要求していない。

ＦＱＰＡは「無視しうる」少量の食品中発ガン性農薬を認めている。以前の、ディラニー条項として知られている規定のもとでは、加工食品に濃縮される発ガン性農薬はことごとく禁止されていた。

総合曝露評価から職業曝露を除外してしまったため、農夫にはこの法律で保護が追加されなかった。そのため農夫は複数・累積的な農薬曝露にともなう健康被害の危険に曝され続けている。

加えて、食品の残留農薬については、消費者の包括的「知る権利」はない。

## 緊急対処計画および地域住民の知る権利法（ＥＰＣＲＡ）　一九八六年

緊急対処計画および住民の知る権利法（ＥＰＣＲＡ）の目的は、有害化学物質に関する、緊急事態の対処計画策定と、地域住民の知る権利のための報告を連邦、州、地域の各政府と産業に義務づけることである。

**主な規定**

ＥＰＣＲＡは、緊急事態への備えと化学物質のリスク管理における、州・地域政府と市民の役割を拡大した。同法は、企業と連邦・州・先住民族・地域の各政府に、化学物質の危険性の特定、緊急事態に備えた計画策定、緊急時の連絡、公共情報の伝達を目的とする地域緊急計画委員会を設置することを義務づけている。同法はまた、その地域社会における、有害化学物質の存在と放出についての情報を入手する市民の権利を拡大した。後者は、毒物排出目録（ＴＲＩ）への報告義務によって実施される。

同法は、国民の有毒化学物質についての情報を知る権利を確認しており、一定の企業の所有者と経営者に、毎年ＥＰＡに対し報告書を提出し、多くの工業用有毒物質の環境（土地、空気、水、廃棄物）への放出と、その施設外への移転について記述することを義務づけている。またそのデータは、コンピュータ化したＴＲＩ上から国民が入手できなければならない。ＴＲＩは連邦法によって定められた、国民が入手できる、コンピュータ化したオンライン・データベースとして初めてのものである。

ＴＲＩに関する条文は、ＥＰＡから支持がなかったにもかかわらず可決された。新法は、膨大な量のデータの収集整理や、それを直接市民が利用できるようにするなど、ＥＰＡの作業を増大させることは確実だった。この情報提供者という新しい役割は、ＥＰＡのそれまでの指揮統制型規制機関としての機能からはずれるものであった。環境保護グループ、労働者団体、草の根運動家たちは、各施設の有毒廃棄物の発生状況について有用な情報の必要性を認識して、この法律の制定を求めて運動を繰り広げた。一九八四年十二月にインドのボパールで、有毒ガスの放出によって就寝中の住民数千人が死傷するという、悲劇的な農薬工場事故が起き、この事件を背景に法案について激しい論争が巻き起こった。最終的に、鍵となる同法のＴＲＩの条項は、一票差（二一二対二一一）で議会を通過した。

同法は、六〇〇以上の化学物質のうちのいずれかを年間二万五〇〇〇ポンドを超えて加工または製造する施設、あるいは一万ポンドを超えて使用する施設に、空気、地面、水への放出量を毎年ＴＲＩに報告することを義務づけている。一九八六年以降、ＴＲＩは市民の知る権利を認めた法律の成功モデルとして、企業や市民活動家らに受け入れられている。

市民団体は企業や政府担当者との交渉でこのデータを効果的に使い、その結果として数々の成功例を生み出した。カリフォルニア、マサチューセッツ両州の工場ではオゾン破壊物質を早期に段階的廃止した。オハイオ州では大気汚染物質のモニターに予算がついた。ルイジアナ州と北カリフォルニアでは有毒物質排出に対する規制が強化された。ニュージャージー州で事故防止計画が策定された。マサチューセッツ、ニュージャージー、オレゴン各州で毒物使用削減法が成立した[10]。同法に強硬に反対した産業側担当者でさえ、ＴＲＩの年次データが広報宣伝のよい機会となることに気付くようになった。ただし、その企業が有毒物質の環境排出量をある程度削減していればだが。

ＴＲＩのもとに報告が義務づけられている、六〇〇を超える化学物質リストの更新が一九九四年にＥＰＡにより行われ、二八六の化学物質が追加された。これらの化学物質のうち、一五二物質の追加に対し、化学製造者協会（ＣＭＡ）が訴訟を起こした。ＣＭＡの主張は、ＥＰＡが先天異常やガンといった慢性的健康被害に関連づけられたこれらの化学物質を特定的にリストに加えたのは、権限の逸脱であるというものであった。一九九六年五月一日に連邦裁判所はＥＰＡを支持し、リストの拡大は適切な行為であると判断した[11]。

**主な欠点**

ＥＰＣＲＡは、あまりにも多くの化学物質や企業を免除扱いとしているため（たとえばドライクリーニング店のように、個々の排出は少量でも、全体が集まればパークロロエチレンの一大発生源となるものなど）、徹底したものではない。

地域レベルでのデータ収集と管理は、不十分、不正確なことが多い。同法では排出量の推定を汚染者に任せており、排出量の推定の仕方に一貫性がない。さらに同法には化学物質の使用量データは含まれていない。またきわめて毒性の高い、あるいは環境残留性のある化学物質に対し、報告義務の下限値は高すぎる。

緊急事態対応計画を適切に作成した地域社会は少なく、また有害物質の所在場所を示す、体系化された全国規模のデータベースも存在しない。

### 安全飲料水法（SDWA）一九七四年、修正一九八六年、一九九六年

SDWAのもとに、ヒトの健康に悪影響を及ぼすおそれのある汚染物質について、EPAは基準値を定めるか、処理技術を確立しなければならない。これを達成するため、EPAは化学物質の最大〔許容〕汚染レベル（MCL）を発表している。

#### 主な規定

同法の一九九六年の修正によってEPAは、同じ分野の複数専門家による評価検討を経た、最善の科学を用いて、MCLを定めることになった。MCL設定の際には、EPAは費用と便益を検討し、加えて乳幼児、妊婦、高齢者、深刻な病歴のある人など、特に感受性の高い集団を考慮しなければならない。

EPAはまた、化学物質が悪影響を引き起こすメカニズムの解明のための研究、複合汚染物質の影響を理解するための新たな取り組み、エストロゲン機能を撹乱するおそれのある汚染物質のためのスクリーニングおよび試験プログラムの確立も要求されている。EPA長官は、エストロゲン以外のホルモンの撹乱作用についてもスクリーニングお

よび試験プログラムを要求することができる。

一九九八年より地域水道事業者は、MCLが設定された汚染物質については、飲料水中の濃度と発生源を明示する年次報告を顧客向けに作成することになった。EPAは各地域の水道事業者から集めた情報を、全米汚染発生データベースにまとめる。これは一九九九年八月までに実施するよう求められている。

## 職業安全衛生管理局（OSHA）

職業安全衛生法（OSHAct）（一九七〇年）は、「米国で働くすべての男女に安全で健康的な労働条件をできる限り保証する」ことを目的として制定された[12]。化学物質曝露の影響に関する、正確で包括的なデータが欠けているとの認識のもとに、議会は入手された最善の証拠に基づいて、職場における有毒化学物質の基準値を設定することを決めた[12]。しかし作業が健康へのリスクがないことを確認する試験の義務まで、雇用主に負わせていない。

### 主な規定

このOSHActによれば、雇用者は一般的義務として、仕事と仕事場から死亡と深刻な身体的危害を引き起こすおそれのある、認識しうる危険を取り除かなければならない。そのため、同法により労働省内部に職業安全衛生管理局（OSHA）が創設された。その目的は、職場の基準値を設定し、この基準値と上述の一般的義務の遵守を確実にするため、同法の対象となる職場の査察を行うことである。OSHAは基準値の違反に罰金を課すことができるよう、同法の対象となる事業所を査察する権限が与えられている。また雇用者には、事業所の傷害・疾病記録を残す義務がある。

健康基準または安全基準の違反、あるいは一般的な義務の違反が発生したと思う従業員は、OSHAに査察を要請できる。その場合、従業員はその要請について雇用者に通知する必要はなく、名前を伏せたままにしてよい。同法はまた、研究と教育を目的とした国立職業安全衛生研究所（NIOSH）を設置した。

### 主な欠点

化学物質の労働基準値の設定に先立ち、リスクがあるかどうかと、そのリスクの大きさを判断する責任は、OSHAに負わされている。さらにOSHAには毒性試験を要求する独立した権限がないため、労働者曝露の安全を評価するためには、他の情報源から毒性データを入手しなければならない。

### 実施

一九七一年以降、OSHAが公表した健康基準値は三〇に満たない[13]。規制が最終決定されるまで、十年近くもかかるのが普通である。ある時OSHAが、三七六の物質の曝露限界値を一度に更新したことがあったが、裁判所はこれを、それぞれの物質について変更を裏付ける十分な証拠がないので受け入れられないとした。

同法を解釈した最高裁判所の判断は、保護のための基準は適切であるが、それは、著しい健康リスクを回避するために必要な場合のみであるというものだった。一九八〇年に最高裁はOSHAのベンゼン基準値を却下したが、それはOSHAが著しい健康リスクとは何と考えているかを明確に述べなかったという理由による。最高裁による基準判断の一例として、ジョン・ポール・スティーブンス判事は次のように記している。

「政府の論点とは逆に、危害についての著しいリスクを示す責任をOSHAに課すことは、OSHAから発ガン性物質を規制する力を奪うものではなく、また死亡者が出るまで何の対策も取ってはならないとOSHAに求めるものでもない。第一に、「著しい」リスクを特定せよとの要求は、数学的な拘束ではない。OSHAが何を著しいリスクと考えるかを……決めるのは、OSHAの責任である。明らかに受け入れられるリスクもあり、明らかに受け入れられないリスクもある。たとえば、塩素処理をした水を飲むことによりガンに罹り死亡する確率が十億人に一人なら、このリスクは著しく大きいとは考えられないだろう。一方、ベンゼン二パーセントのガソリン蒸気を常時吸い込むことが命取りとなる確率が一〇〇〇人に一人であれば、分別のある人ならばそのリスクが著しく大きいと考え、そのリスクを取り除くか低減させる手段を講じるだろう。OSHAには危害の正確な確率を算出する義務はないが、職場を『安全でない』とするには、そこに著しいリスクがあると認定する義務はある。」

最高裁の判断に埋め込まれたこの例は、一〇〇〇人に一人のガンのリスクを職場の基準として確立する効果をもった。これは「無視しうる」レベルとされる一〇〇万分の一の確率より緩い基準である。一〇〇〇分の一より厳しい基準を設定しようとしても、裁判所の反論にあう見込みが高い。

ここでもやはり、基準設定に先立ちリスクが存在すると判断し、そのリスクがどの程度かを明らかにするのはOSHAの責任である。毒性試験を義務づける独立の権限がないため、OSHAは労働者の曝露リスクを評価するために、他の情報源から毒性データを入手しなければならない。そしてEPAも、毒物管理法の下では毒性試験データが入手しにくいため、労働者は、健康影響のわからぬ工業化学物質に、常に曝露し続ける。

## 食品医薬品局（FDA）

一九三八年に制定された食品・医薬品・化粧品法（FDCA）は、食品医薬品局（FDA）にヒトと動物の食品および医薬品、医療用具、化粧品を規制する権限を与えている。この法律のもとで、EPAは食品の残留農薬許容量を定めており、ＦＤＡは医薬品と医療用具を規制している。

## 主な規定

### 食　品

食品・医薬品・化粧品法は、健康に害となりうる添加物を含むいかなる食品も、これを販売することを禁じている。一九五八年の食品添加物改正法は、添加物は販売される前に「安全であることが妥当な程度に確実」でなければならないとしているが、「一般的に安全であると認められる（ＧＲＡＳ）」添加物は適用除外した。要するにこの適用除外は、一九五八年より前に使われてきた添加物は、そのまま継続して使用することを是認し、安全性を示す毒性試験は要求しなかった。

三種類の添加物が規制基準値の対象となっている。一つ目は、生鮮農産物中の残留農薬で、これはＥＰＡによって規制されており、ＥＰＡの定めた許容値を満たせば許可される。果物・野菜中の残留農薬を監視する責任はＦＤＡにあり、食肉・鶏肉は農務省に責任がある。監視プログラムとマーケット・バスケット調査によって、調理された食品の残留農薬が測定される。監視プログラムに批判的な立場の人々は、ＦＤＡのサンプルは食品全体のごく一部であり、またその実験手法では、一部の重要な有害化合物を検出できないと述べている(13)。

二つ目は、動物用医薬品中の残留物質で、人間にとって安全であることが示されなければならない。発ガン性残留物は、及ぼすリスクが無視できるレベルを上回らなければ許される。無視できるレベルは、他の規制のもとでは、一般的に生涯にわたり曝露を続けたためにガンにかかる人の増加が、一〇〇万人に一人未満のリスクと解釈されてきた。しかしここでは明確に定義されてはいない。

三つ目は食品に接触する物質で、意図的に使われたとき、食品に入りこむことが無理なく予想される場合は、ＦＤＡによって規制される。ＦＤＡは食品に接触する発ガン性物質のリスクが一〇〇万分の一を超えない限り、使用を禁ずることはない⒃。解析技術の感度が高まるにつれ、包装材から移ってくる、きわめて少量の化学物質も食品中に検出されるようになった。そのためＦＤＡは食品への移動の可能性が低い食品接触物質を義務から除外するよう提案した。

一九三八年のＦＤＣＡ法はまた、優良製造法（ＧＭＰ）で避けられない「付加される有毒・有害物質」の許容値を設定する権限をＦＤＡに与えている。ここでＦＤＡは、健康影響と同時に、食品の価格と入手し易さを考慮する。

**医薬品**

ＦＤＣＡ法は、すべての新規医薬品について安全性と効能を考慮した、販売前承認を義務づけている。従来より、医薬品が市場へと出される前に長期の動物実験とその後の人間の臨床試験が行われている。

**医療用具**

一九七六年に改正されたＦＤＣＡは、ＦＤＡに医療用具の試験、販売、使用を規制する新たな権限を与えた。その権限は製品の使用中に患者が吸収する可能性のある物質にまで及ぶ。

**化粧品**

「健康に有害な化粧品となるおそれのある有毒・有害物質」を含む化粧品について、ＦＤＡはその販売を拒否する権限をもつ⒄。安全が示されなければならない着色用添加物を除けば、この規定違反の立証責任はＦＤＡ側にある。化粧品もその成分も、販売前にＦＤＡの審査や承認を受けることはない。ＦＤＡは化粧品製造者に販売前にその製品の安全性試験を行なうよう求めることはできず、データ収集あるいは報告の義務もない。

数千種類もの化粧品には、大量の化学物質が使われている。香水産業だけでも、その製品は五〇〇〇種類を超える。しかし使用が禁止されているのはわずかに六種類、その他に八種類の使用が制限されているだけである。企業秘密と考えられる香水を除いて、化粧品の成分を表示しなければならない。

公開された試験報告はごくわずかである。化粧品も他の化学物質と同様、皮膚に塗るとある程度吸収されるため、気がかりな問題である。試験された化粧品成分の中には、母乳や体の組織から検出されているものもある[18]。生殖と発達への影響や内分泌撹乱作用について適切な研究を経た化粧品成分は、ほとんどない。

## 消費者製品安全委員会（CPSC）

消費者製品安全法は、一九七二年、消費者製品安全委員会を設置した。この委員会は、消費者向けの製品によって死傷するという不当なリスクから国民を守る責任がある。委員会は、被害がおこる確率を、製品の効用、コスト、入手し易さと比較し差引勘定をしなければならない。

### 実施

委員会はいくつかの化学物質の、消費者向け製品への使用を禁止してきた。たとえば噴霧剤としての塩化ビニールや難燃剤ＴＲＩＳなどであるが、これらはいずれも発ガン性物質である[19]。一九八三年に委員会は、発ガン性と刺激作用があることから、尿素ホルムアルデヒド発泡断熱材の学校や住宅での使用を禁止しようとした。第五区連邦控訴裁判所は、発ガン性、刺激作用ともに委員会の毒性データ分析が不十分として、禁止を退けた[20]。それ以降、委員会は消費者向け製品の有毒化学物質のリスク低減に関して事実上何の役割も果たしていない。ＯＳＨＡと同様、この委員会も消費者向け製品中の化学物質の毒性試験を要求する権限をもっていないので、毒物管理法か連邦殺虫剤・殺菌剤・殺鼠剤法のもとで行われるＥＰＡの毒性試験に頼らざるをえない。

## 結論

ヒトの健康と環境を守る目的で設けられた種々の規制法は、あまり有効とはいえない状態にある。裁判所の狭量な判決と、規制担当者への産業側の圧力の結果、安全でない製品、あるいは安全かどうかわからない製品が市場に出回っている。製造前毒性試験を要求する権限は、農薬、医薬品、化粧品への着色用添加物に対してだけ与えられている。それ以外のすべての工業化学物質が、被害を事前に防ぐための試験をせずに製造され使用されている。あたかも製造者には、それをしない基本的権利があるかのようである。ほとんどの場合、適切な試験や規制を義務づけようとするときに、化学物質がヒトの健康あるいは環境に不当なリスクを及ぼすことを証明する責任は、規制機関の側に負わされている。

最近の法律には、健康と環境を守るための選択に必要な情報を得る権利があることを認めるものが出てきた。しかしこのような努力は、依然としてきわめて限定されたものである。特定の利益団体は、これからも一般の労働者や国民の知る権利を、拒否あるいは制限しようとしつづけるだろう。曝露と毒性の情報入手が制限されているのは不公正で、正当な法の手続きの欠如を反映しており、健康と環境への悪影響を助長する。健康と環境を守る規制には新たなアプローチが必要である。たとえば強制的な毒性試験、複合化学物質の毒性研究、汚染を一つの環境媒体から別の媒体へと移すだけの対策を排除する統合的な規制、ライフサイクル分析、および、新しい化学物質の必要性とその代替物質の入手性の評価などである。

## 情報に基づく合意と知る権利

知る権利法は、特定の情報へのアクセスを市民に「授与する」ものと書かれるのが普通である。「授与する」という言葉は、大衆は情報を知る一般的権利は持っていないが、そうさせてあげるのが正しいと思っている温情ある政治家によって、その権利が「授与される」という意味を含んでいる。人々と環境の健康に関係ある情報へのアクセスを、立法関係者の気まぐれや良心だけに頼って、「授与してもらう」という考えは、知る権利を求めてきた経済的、倫理的議論を無視するものだ。

経済的議論は、自由市場を修正する因子を働かせる必要の一つに情報流通があるという事実を論拠としている。ある産業活動あるいは製品を使用した結果として生じる損害や利益は、それが人々の目から隠蔽された状態では、市場での価格や選択に十分反映されえない。この論拠によって、リスクと便益を完全に明らかにするために必要な情報は、どんなものでも速やかに入手できなければならない。

功利主義的、人権主義的倫理についての議論は、知る権利を正当化するためにも使えるかもしれない。一九八九年にマサチューセッツ州で化学物質の使用報告の義務化が打ち立てられて以来、指定された化学物質の使用量と環境排出量は著しく減少した。この結果こそ、その法律が正しかったことを示していると主張する人々がいる。彼らは、結果を見て、強制的な報告義務が利益をもたらしたと主張する。しかしながら、この論拠は説得的ではあるが、情報に対する基本的人権にもとづく議論とはまったく異なるという主張、すなわち、法律が目に見える利益をもたらすかどうかにかかわらず、人々は知る権利があるという議論とは異質である。

人権にもとづく分析では、二つの重要な設問を置いている。すなわち、その権利の性質と権利の根拠はなにかと、我々に知る権利があると言えるのはどんな情報か、の二つである。

つぎに、倫理にもとづいた議論がある。これは、医療における「情報にもとづく合意」に似ていて、個人の自律とプライバシーの原則に基礎を置いている。個人の健康、安全、および、身体的無欠に影響する決定に、情報に基づいて参加することが、自律の基本的要素である。例えば、事前の情報がなく誰かに化学物質を浴びさせることは、説明なしに医療の処置を施すことと同じである。個人の自律とプライバシーが尊重されている世界では、意志決定に必要な情報を与えないことは、その人には意思決定の能力がないと判断された場合だけ可能である。実際、知る権利法の提案が政治の場で議論されたとき、化学品製造者、製品流通業者、および、一部のリスク分析者は、大衆はその情報を受け取っても何をすべきか分からないし、情報が彼らをいたずらに怖がらせることになると主張した。情報の流通を制限しようとする、こうした家父長的温情主義は大衆を侮蔑しており、さらに悪いことに、情報にもとづく合意の原則を破るものでもある。

権利には、能動的権利と受動的権利の二つがある。どちらも、個人と、個人の集合によって支配されている組織に、明確な義務と責任を与えている。受動的権利は何がなされるべきかを規定する。たとえば、他人を傷つけてはならないという責務である。これは、われわれが被害を受けると予想できたときに行われる、労働者の曝露規制や公共の場での喫煙の制限を正当化する。能動的権利は正義と公正を求める権利を含む。情報へのアクセスは、その情報がどんな風に流通しているかによって、優先権を与えるか逆であるかを決め、その後に正義と公正を考慮しなければならない。情報を与えないことによって、個人の自律と健康に直接影響するような意思決定からその人が排除されるとき、その情報は開示されなければならないというのが、正義と公正からくる決定である。たとえば、もし製品に望ましい性質を持たせている毒物があって、それがラベルに明示されていなければ、製造者は明らかに有利な立場で、消費者の無知から利益を得ることになる。この例のような情報の不平等な流通は、自由市場を修正する因子を妨げてしまい、健康に影響する決定に消費者が事前情報にもとづいて参加できなくなる分だけ、公平にも正義にも反する。ここで、秘密の企業利益が正当化される余地がないわけではないが、個人の自律を損なってまで認められるわけではない。

正義と公平をまもらなければならないという要求は、侵すべからざる権利を超えた絶対的命令である。それは、情報にもとづく合意が必要だという能動的権利を認め、雇用主と製造者は情報開示によって被雇用者と地域住民の自律を尊重する責任があることを求める。また、個々人は傷つけられない権利と、自身とその環境に対する曝露、潜在的曝露、および、曝露の影響を知る権利を有する。それによって、情報にもとづく選択が可能になる。そして、情報にアクセス出来なかったり不十分な情報だった場合は、責任を全うしたことにならない。

以上に見たように、能動的、受動的権利は、基本的公平さにもとづく当然の手続きという概念の形成を助ける。法的手続きでは、おそらく倫理的原則のなかでどれをわれわれが選択するかという表現に事実上なっているのだが、当然の手続きとして、情報は不公正な有利、不利という状況を避けるために必要であるということが求められる。これが、知る権利を求める、憲法にもとづく論拠をも与えている。

**カリフォルニア州第六五号条例**

発ガン性物質や生殖毒性物質に、知らぬ間に被曝し続けたくはないという思いから、カリフォルニア州の有権者は、一九八六年十一月に第六五号条例、すなわち安全飲料水と毒物規制法を可決した。これは有権者の直接提起したもので、凄まじい産業側の抵抗に抗して、二対一の得票差により通過した。中心的な二つの規定を通して、第六五号条例は、ガンあるいは生殖障害の原因になるとわかっている化学物質を、飲料水の水源に排出することを禁じ、このような化学物質を、承知のうえで故意に人々に曝露させる時は、必ず明確で正当な警告を出すよう企業に義務づけている。

第六五号条例は目的の達成と規定の実施のために奨励する形をとっている点で独特である。たとえば、有毒化学物質の製品使用について新たな制約を課すのではなく、一定の化学物質を含む製品に警告ラベルを付けるよう、製造者に義務づける。その結果、カリフォルニア州では企業が第六五号条例のリストに挙げられた化学物質の使用を控えるという動きが現れた。加えて企業の一部に、汚染軽減の手段として発生源削減を含めようという姿勢が強まってきた。自社の製品の危険性について人々に警告することを避けるために、企業はいま、有毒化学物質のいくつかを使用しない傾向にある。

企業側の反応を見ると、第六五号条例の成功はカリフォルニア州にとどまらない。いくつかの企業・産業は、製品の調合成分を改めて、発ガン性物質や生殖毒物の使用を止めている。たとえば、

・ジレット社は、修正液「リキッド・ペーパー」の成分から、先天異常を引き起こすことが知られているトリクロロエチレンを取り除いた。
・ダウケミカル社は染み取り剤「Ｋ２Ｒ」から、発ガン性物質パークロロエチレンを除去した。
・企業はワインボトルのホイルキャップに鉛の使用をやめ、水道蛇口メーカーは、鉛をまったく使わないことに同意した。
・オールドエルパソ社は鉛ではんだ付けした缶の使用を止めた。
・サラ・リー社はそのキーウィー靴防水スプレーに含まれていた発ガン性物質を取り除いた。

食品・医薬品企業を含む、第六五号条例の反対派は、同法が工業に非友好的な空気をカリフォルニア州に生み、それは州経済に有害であると主張し続けている。彼らは、化学物質を列挙したことによって消費者が一部の製品を必要以上に恐れるようになり、また列挙の仕方が、国民に深刻なリスクを及ぼす化学物質とそれほど危険ではない

物質とを区別していないと訴えている。逆に条例の支持者は、有毒物質への曝露が減ったことと消費者の知る権利を指摘する。彼らは、他の州も同様の法律を成立させるよう働きかけている。現在までのところ、産業側の反対者たちは、他州での成立を阻止している。(逆の例では、たとえばマサチューセッツの州法は、毒性化学物質のリストを定め、その使用報告を義務付けている)。

## 化学物質等安全データシート(MSDS)

化学物質等安全データシート(MSDS)(製品安全データシートとも言う)は、化学製品への曝露による健康被害に対処することを目的とした文書である。MSDSの義務化は、いくつかの連邦法とマサチューセッツ州法にみられる。たとえば、OSHAのハザードコミュニケーション基準(HCSまたはHazCom)のもとに、化学物質製造者と輸入者は、生産あるいは輸入する有害化学物質についてMSDSを入手または作成し、そのMSDSを流通業者や雇用者に提供することが義務づけられている。そして一九八六年のスーパーファンド修正法および再授権法(SARA)のタイトルⅢは、OSHAのHCSの対象企業に、人々に周知する資料として、地域緊急対策の計画と実施者にMSDSを提出することを義務づけている。一九八七年以降、HCSは製造業者および非製造業者に適用されている。HCS基準に記された特定の緊急・非緊急時の状況を除き、企業秘密情報は公開を免れる。

各MSDSには以下の情報を含めることになっている。化学名および一般名(企業秘密制限を受ける)、その物質の物理的・化学的性状、物理的・身体的危険性、考えられる曝露経路、定められている曝露限界、取扱い上の注意事項、管理方法、緊急事態発生時の対処方法、MSDSの作成日、製造者または輸入者への連絡方法、その物質が発ガン性物質リストに入っているかどうか。雇用者は製造者から渡される情報に依存してよいことになっており、MSDSの情報に不足があってもそれを修正することは求められていない。OSHAのHCSは、このHCS基準、職場での有害化学物質の場所、MSDSの入手法と場所を従業員が知らされていなければならないとしている。

MSDSは、化学物質曝露の健康への有害性について、労働者と一般の人々に情報を広めるための重要な、法的に求められている手段ではあるが、不備、情報不足、誤り、理解しにくいなどの問題があれば、ほとんど価値がない。

生殖・発達への有害性警告に焦点をあてた一九八九年の調査で、マサチューセッツ州中央環境保護局に届けられたグリコールエーテル類と鉛のMSDSの分析が行われた(22)。これらの物質はいずれも、健康有害性についての情報公開を義務づける連邦法、州法のいずれの対象にもなる生殖発達毒物である。六二パーセントの文書が生殖系への影響について触れておらず、情報の価値がまったくなかった。四一パーセントは生殖系の標的臓器について言及するか示唆していたが、徴候や症状については明確にしていなかった。二八パーセントは発達への効果についてのみ述べ、二パーセントが生殖への効果のみを述べていた。二九パーセントは生殖・発達両方のリスクについて述べていた。生殖への効果について述べた記述はすべて、男性の曝露に関するもので、性による偏りを示していた。

メリーランド州の労働組合に加入している一〇〇人の製造業労働者について一九九三年に調査が行われた。MSDSに示された健康・安全情報のうち、労働者が理解できたのは約三分の二に過ぎなかった(23)。わかりにくい原因には、冗長な文章、専門用語、あるいは文書の紛らわしいレイアウトが挙げられた。サンプリングしたMSDSのうち、健康影響に関し「正確」か「部分的に正確」なのはわずか三七パーセントであったとする以前のOSHA報告があるとも記されている。

## 二十世紀に起きた有毒化学物質事件

有毒化学物質の使用と規制について、歴史は大切な教訓を我々に残している。たとえば、深刻な環境あるいは公衆衛生問題への解決策という触れ込みで迎えられた化学物質が、のちに致命的な毒物であると判明した例がある。さらに、化学物質を規制する多くの主要な法律は、重大な化学事故あるいは悲劇的な環境災害が起こってから、それに対応する形で作られたことが明らかである。以下に示すのは、我々の有毒化学物質との関わりを方向づけた重要な発見、実験、出来事、災害を挙げた簡単な年表である。

**一九二九年**　米国でPCBが初めて製造され、変圧器、コンデンサ、油圧油、接着剤などの製品に広く使われる。米国では一九七七年に禁止となる。

**一九三八年**　食品・医薬品・化粧品法が可決され、食品医薬品局に食品、医薬品、医療用具、化粧品を規制する権限が与えられる。

**一九四五年**　第二次世界大戦の神経ガスの研究が、昆虫に有毒な化学物質の開発につながり、また、DDT、2、4-Dなどの農薬が、戦後の爆発的市場参入につながった[24]。

**一九四七年**　連邦殺虫剤・殺菌剤・殺鼠剤法が可決され、通常の使用で環境への不当な悪影響を引き起こすことが示された農薬の販売が禁じられる。これは主に登録・ラベル表示に関する法律である[25]。

**一九四八年**　スイス人化学者カール・ミュラーが、DDTの殺虫特性の発見によりノーベル賞受賞[26]。

**一九五四年**　水俣湾周辺の住民が神経障害を発症し、子供たちは脳性まひ、精神遅滞などの苦しみを被る。近くの塩化ビニール原料製造工場は、何年も水銀〔メチル水銀〕を湾内に垂れ流しつづけていた。

**一九六二年**　科学者・生物学者レイチェル・カーソンが『沈黙の春』を出版する。

**一九六二〜一九六九年**　米軍がベトナム国土の三六〇万エーカーに枯葉剤オレンジ剤を散布する。先天異常の原因となりうるとの結論が科学的に報告されるに至って、米軍はようやく散布を中止する(27)。

**一九六四年**　土壌燻蒸剤ジブロモクロロプロパン（ＤＢＣＰ）が、精巣と精子に有害であるとの証拠があるにもかかわらず、製造者のシェルとダウケミカル両社の圧力に屈した米国農務省は、「蒸気を吸入しない」ようにとの軽い警告を付しただけで、この物質の登録を認める。その後、この物質に被曝した、農業・製造業に従事する数千人の男性労働者が不妊となる。この物質は米国では一九八五年に禁止となった。

**一九六六年**　七月四日、連邦情報の自由法（ＦＯＩＡ）は、その可決を妨げようとする議会論争が一二年間続いた後に、署名された(28)。ＦＯＩＡは、政府の記録、特に化学物質と毒性に関する情報を、市民が入手することを認めている。

**一九六九年**　深刻な汚染から、一八八一年にオハイオ州クリーブランド市長が「市の中央を貫く蓋のない下水」と呼んだクヤホガ川が火災を起こし、米国の環境悪化についての国民の抗議に火をつける(29)。カリフォルニア州サンタバーバラで石油掘削装置が爆発し、海岸を石油で黒く汚す(30)。人類が月に降り立つ。アポロ十一号が人類が初めて見る地球全体の写真を宇宙から送り、地球が「途方もなく美しく健やかな、生きた惑星……生命に満ちた、青と緑の素晴らしい球体」(31)であることを示した。宇宙に浮かぶ脆弱な球としての地球の写真は、環境資源を守る必要性を認識するうえで、大きな促進剤となった。

**一九七〇年**　四月二一日、およそ二〇〇〇万人の米国人が、第一回アースデイの行事に参加する。怒れる若者達はガスマスクを着けてニューヨークの五番街を歩き、サンフランシスコのスダンダード・オイル社ビルの池に石油を注いで汚染に抗議し、一五〇〇か所の大学でティーチインを実行した(32)。

連邦レベルで環境保護を担当する省庁の設立を提案する計画が、議会に提出される(33)。

連邦機関として、環境保護庁（ＥＰＡ）が設立される。予算は九億ドル、職員は五四〇〇人、その使命は、環境の質を保全向上させ、またヒトの健康を守ることとされる(10)。

職業安全衛生法が可決された。目的は「わが国のすべての労働者に安全で健康的な労働条件を可能な限り保証し、我々の人的資源を保全する」ことと明確に定められる(34)。

清浄大気法が可決され、きれいな空気の基準値と規制を設置する。

**一九七二年**　国としてのきれいな水の基準値を定めるため、清浄水法が可決される。

消費者製品安全法が可決される。

米国でＤＤＴの生産が禁止される。

**一九七四年**　米国の飲料水の安全を確保するため、安全飲料水法が可決される。

**一九七六年**　ヒトの健康と環境に対する化学物質の有害性を特定し管理するため、毒物管理法が可決される。

有害廃棄物の輸送と廃棄に対処するため、資源保護回復法が可決される。

**一九七八年**　ニューヨーク州ナイアガラ・フォールズ市のラブカナルに、一九四二年から一九五三年にかけて、二万トン以上の有毒化学物質が捨てられる。その結果この地に米国で最初の、人為的環境災害に対する連邦緊急事態宣言が発せられる(35)。

**一九八〇年**　有害物質の廃棄場所に対処するため、包括的環境対処・補償・責任法（スーパーファンド法としても知られる）が可決される。

**一九八四年**　インドのボパールでの化学物質の大災害が、世界中で大ニュースとして報道される。ユニオン・カーバイド農薬工場で起きた爆発のためにメチルイソシアネートのガスが三〇〇平方マイルにわたって広がり、数千人が死亡、数十万人が被害を受ける(36)。

**一九八六年**　スーパーファンド修正法および再授権法が可決される。緊急対処計画および住民の知る権利法を含む、同法のタイトルⅢには、画期的な知る権利の規定が盛り込まれる。三〇〇以上の化学物質の、毒物排出目録（TRI）への報告を規定し義務づけている。

**一九八九年**　カリフォルニア州で、安全飲料水と毒物規制法（第六五号条例）が可決される。同法では、発ガン性あるいは生殖毒性があるとわかっている物質を含む製品には、警告ラベル表示が義務づけられる。

**一九九〇年**　マサチューセッツ州毒物使用削減法が可決され、事業所に化学物質使用の報告を義務づけた、米国で最初の法律となる。

**一九九四年**　カリフォルニア州で、農薬の使用についての報告を義務づける法律が可決される。この種の州法で最初のものとなる。

**一九九四年**　汚染防止法が成立して、有毒廃棄物をその発生源で防ぐことが連邦の方針となる。

**一九九四年**　EPAは二八六の新たな化学物質をTRIに加える。新規物質の九四パーセントに、ガンや生殖障害のような慢性的な健康危害と環境影響があることが実証される(37)。

**一九九六年**　連邦食品品質保護法が可決され、農薬の導入とモニタリングに、より厳格な、健康保護のための規定が設けられる。

# 第9章　行動する——家庭、地域、職場での生殖への脅威をどのように評価するか

次のようなことは科学的確かさをもって断言することはできない。例えば、ある時期のあるレベルの化学物質曝露が子どもに先天異常をおこす、若い女性の流産をおこす、夫を不妊にする、あるいは逆にそうしたことは起きない、といったことである。しかし、生殖健康を阻害している証拠が増え続けていることを考えれば、用心と予防の原則に従うことが賢明な道である。この原則は、現在のところ公共政策のすべての指導原理になっているわけではないが、個人の行動は常にこの原則に導かれている。我々は日々感じ取った危険と脅威を解釈して、どのように行動すべきかを直観的に決めている。たとえば車が近づいている時には道路を横断しないと決めるのもそうだ。我々は無意識に、確率と用心の原則に頼って生きている。環境からの有害な曝露に対する個人の活動も、この同じ賢明な方針に導かれるべきである。市民として、我々の活動は個人の行動の域を超えて、汚染防止を優先する社会活動を支持するところまで行かなければならない。

毒物の脅威を評価し管理するために、流産や欠損・発達障害をもつ子が生まれるなどの危機が起こるまで待ってよ

いはずはない。自分自身の家や近隣地区、あるいは職場を調べることは、潜在的問題領域を特定する方法の一つである。多くの場合、化学曝露による当面のリスクを減らせるきわめて簡単なことがいくつかある。また複雑で、企業や政府の方針転換を迫るように市民が動かなければならないものもある。

本章では、人々や地域社会の健全さを守るための有用なツールを紹介する。ただし利用可能な行動や選択のすべてを網羅しているわけではない。この取り組みに役立つ優れた情報源などは他にも数多くある。そのいくつかは付録Aに挙げた。

## 一般的な曝露経路

工業化社会に住む我々は、日々無数の化学物質に曝されている。いくつかの重要な例外を除けば、職場以外の被曝量は、少ないことが多い。しかし繰り返し、複合的に被曝することによって、健康リスクは累積される可能性がある。たとえば、農薬の使用はきわめて広範であるため、農薬への曝露を避けることは、世界中どこでも不可能に近い。普通の日に、ある人は家、職場、学校、地域、ゴルフ中でさえ、農薬に曝されているかもしれない。

システム思考が求められている。この思考態度は系内の構成部分は相互に依存し合っていると考えるもので、製品の生産、使用、廃棄の結果、生じうる多数の曝露経路を、よく考えなければならない。ある製品の寿命を川の流れとすると、毒性物質への曝露は、実際に使用している段階に加え、川の上流、すなわち資源の採取、製造、輸送の段階でも起こり、また下流に当たる廃棄の段階でも起こりうる。たとえば、水銀を含む電池は、直接には健康リスクにならないかもしれないが、焼却炉での廃棄処理すれば空気中水銀の大きな発生源となる(1)。

化学物質に距離的に近い場所にいるからといって、必ずしも直接の健康リスクがあるとはいえない。たとえば空気中の物質を吸入する、水中の物質を飲む、皮膚を通して吸収するといったことがなければ曝露は存在せず、さらにそれが体内で標的の組織へと到達して初めて曝露されたことになる。それでも化学物質が近くにあれば、曝露の道ができる可能性が高まる。たとえば、有害廃棄物を適切に封じ込めていない処分場は、地下水を水道水源としている町の飲み水を汚染することがある。

## 情報源

一九八六年の緊急対処計画および地域住民の知る権利法（ＥＰＣＲＡ）、および職場の健康と安全に関する他の法律が可決されてから、米国民は有毒化学物質の排出量と起こりうる健康影響について、ある程度の情報を手にすることができるようになった。しかしこの情報は、地域への産業排出量と職場での化学物質を主に対象としており、排出量と曝露の関係や、曝露と健康への影響との関係を明らかにするわけではない。さらに、連邦法はほとんどの消費者製品に対し、毒性成分または起こりうる健康影響を詳しく説明するラベル表示を要求していない。

職場での汚染または健康被害の恐れを監視、規制、調査する権限を与えられている機関には、米国人労働者を守る職業安全衛生管理局（ＯＳＨＡ）、米国疾病管理センター（ＣＤＣ）の国立職業安全衛生研究所（ＮＩＯＳＨ）、各州の労働・保健担当諸機関などがある。地域に関わる情報と支援は、地域と州の公衆衛生担当官、州の環境保護機関、スーパーファンド法、緊急対処計画および地域住民の知る権利法、安全飲料水法、消費者製品安全委員会といった、各種機関と法律の組み合わせから得られるだろう。情報へのアクセスを規定する法律も、州によって異なることがある。たとえば、マサチューセッツ、ニュージャージーの州民は、州の法律によって、有毒化学物質の工業利用についての情報を入手できる。国民がより簡単に、環境中の危険を特定し健康リスクを評価できるよう、連邦政府は、さまざまな情報源からの情報を統合する取り組みを始めている。どのような情報を国民は入手できるか、どこでそれを見つけるか、それをどのように解釈し利用すればよいかについて、知っておくことが重要である。

## 効率的に研究する

家庭、職場、地域で有毒物質の危険性について研究または調査を効率よく進めるには、各種擁護団体や専門機関・情報源等を有効に使う。専門的情報の説明を求めたいときにもそれが役立つことが多い。以下に研究を行う際のいくつかの指針を挙げる。

一、自分の周囲から始める。最も身近な機関やセンターで情報を探す。たとえば、
- 職場では、同僚、労働組合代表、会社の保健安全担当者、産業医から。
- 地域では、地元の保健衛生局、消防署、水道局、地元・地域の労働者権利擁護団体、地域社会擁護団体、医療機関、大学から。
- 州の公衆衛生局また労働産業局、環境保護局、被選挙公務員から。
- 連邦の環境、衛生、安全担当省庁（環境保護庁EPA、職業安全衛生管理局OSHA）の地域事務所から。
- 省庁の連邦事務所、連邦保健機関（米国職業安全衛生研究所NIOSH、有害物質・疾病登録庁ATSDR）から。

二、具体的に要求する。ある化学物質の健康影響について、わかりやすい、しかし科学的根拠を明示した概要がほしいと思うなら、そのように要求する。

三、問い合わせるとき、礼儀正しくすること。しかし敵対的な扱いを受けたときは、躊躇してはならない。あなたは

公開情報を入手する権利があり（国の安全保障上の機密と見なされる情報など、いくつかの例外を除いて）、必要なら、情報の自由法に基づく情報請求を提出することができる。

四、収集した情報は一か所に記録しておくこと。できれば、日付順に、日時、参加者、会話の内容を記録する。最初の試みで、適切な部局や情報に到達できなかったとしても、落胆することはない。おそらく、到達できない見込みのほうが高い。次回の問い合わせで、必要な支援か求める情報に行き着くかもしれない。

五、情報を探している時は職場の他の人とともに行動するようにと、労働者権利の擁護者は助言している。これはあなたを法的に守り、またあなたの行動に対する証人を作ることになる。会社が、あなたの懸念事項に十分対応していないと思ったら、労働者権利擁護者（労働組合の代表者、権利擁護団体の代表者など）に相談する。彼らは正式な苦情申し立てを進めてくれる。問題を政府機関に報告すると失業のおそれがある場合は、匿名の扱いを要請できる。こうして、雇用主の報復を防ぐ。

インターネットは、ほとんどどんな問題についても情報を入手できる最も簡単な方法である。ＥＰＡなどの政府機関は市民や研究者のために、大量の情報を使いやすい形式でＷＷＷにのせている。公的文書になっているという点で、政府サイト上のデータはある程度の質の管理が行われている。しかし政府機関以外のサイトでは、情報の信憑性について基準も指針もない。種々の問題について、誰でも意見を書き込むことができ、そして実際多くの人々がそうしている。さらに、数多くの組織や団体が、産業や業界団体の資金提供と支援のもとに設立されている。こうした組織や団体は、あたかも独立した、環境と健康の擁護者であるかのような名称を付けていることが多い。常識を働かせよう。不当な偏りを発見した時は、さらなる情報を求めよう。

## 情報の自由法のもとでの開示請求のしかた

情報の自由法（ＦＯＩＡ）は一九九六年四月四日に可決された。この法のもとで、公文書（機密と見なされる情報は除く）は、国民が入手できるべきことが義務づけられている。この法のもとでの情報開示請求の提出は比較的簡単だが、コピー代を請求される場合がある。コピー代の免除を要請することもでき、その情報が実際に公共の利益のために使われるということであれば、支払い免除が認められる場合がある。簡単な書簡に、次の情報を含めなければならない。

・あなたの名前、住所、電話番号
・請求する具体的情報
・その情報の処理手続きにいくら支払う意思があるか、あるいはその料金の部分的または全額免除を求めるのであれば、その情報の使用目的（たとえば、公益のための研究など）。次の模範例は、一つの手引きである。

日付

〔宛名、住所〕米国環境保護庁　情報の自由法担当官
401 M Street, SW
Washington, DC 20460

件名　〇〇〇の生殖あるいは発達毒性

情報の自由法担当官様

私は、〇〇〇が人間の生殖と乳児の発達に及ぼしうる影響についての情報に関心があります。情報の自由法（FOIA）に基づき、以下の情報の開示を請求いたします。

（1）〇〇〇についてのリスク評価が行われていれば、その評価内容

（2）〇〇〇について起こりうる生殖・発達影響を評価した動物毒性試験の結果。これには以下を含めるが、それに限定されない。生殖または発達毒性研究、多世代研究、連続繁殖研究。環境保護庁、産業、あるいは外部コンサルタントにより行われた試験の報告書全文および研究の要約。

（3）〇〇〇が人間の生殖または発達に及ぼしうる影響に関する、ヒトの研究あるいは症例報告。発表、未発表にかかわらない。

（4）〇〇〇の生殖または発達毒性に関する、環境保護庁の要約、内部・公開文書、覚書（電子メールを含む）などの情報文書。

請求したすべての文書を入手する権利が、私にはあると確信します。しかし、もしどれかの文書または文書の一部が開示されない場合は、開示文書とともに、開示されない文書のリストと、非開示に対する環境保護庁の根拠を詳細に説明していただくようお願いします。

加えて、この開示請求は非商業的な目的のため、そして公益のために一個人により提出されたものであることから、料金の免除をお願いいたします。料金が免除とならない場合は、私は〇〇〇ドルまでの料金を、支払う意思があります。この請求は一〇執務日内に処理していただけると幸いです。

ご協力に感謝いたします。

## 情報の自由法が陽の目を見るまでの長い道のり

一九六六年七月四日、リンドン・ベインズ・ジョンソン大統領は、一〇年以上の長期間の拘束を放ち、画期的な法案をついに世に出した。法案署名の儀式もなく、記念のペンが配られることもなく、一二年間、法案の成立に向けて運動を繰り広げてきた国会議員、弁護士、ジャーナリストからなる小さなグループの誰一人として、出席した者はいなかった。市民の要望があれば、政府の活動について情報を公開するよう政府機関に義務づけた情報の自由法（ＦＯＩＡ）Ｓ１１６０に、ジョンソン大統領はテキサス州にある自分の農園で静かに署名した。ホワイトハウスから発表された声明の中でジョンソン大統領は次のように述べた。「この法律は我々の最も基本的な原則の一つから誕生した。すなわち、国の安全保障が許す情報のすべてを国民が手にするとき、民主主義はもっともよく機能するという原則である。」

ジョンソンの声明からは、一〇年以上の長きにわたって法案の可決を阻もうとして続けられた、激しい論争はうかがえない。反対の主な理由は、ＦＯＩＡ成立によって行政府から立法府へ権力のシフトが避けられないという点であった。一九六四年から一九六五年にかけて、法案への強い反対を述べた何通かの文書が、予算局から議会に送られた。結局は、大統領の拒否権が行使されそうもないことがはっきりとしてくるにつれ、激しい反対は影をひそめた。

ＦＯＩＡは、一九五〇年代に新聞編集者協会（ＡＳＮＥ）と専門ジャーナリスト協会（ＳＰＪ）によって起案され、その後、その理念が次第に議会の中に広まった。この法律は米国五〇州での情報公開法に向けた動きの促進剤になるとともに、市民の情報入手のための国際的モデルにもなった。ジェファーソン大統領は、新生国家で自由を守るために必要不可欠なものは「警戒」であると警告していた。三〇年経った今でも、開示の要望に沿わなければならない連邦職員から嫌われているけれども、ＦＯＩＡはジェファーソンの警戒を維持するために重要な、知る権利ツールであり続けている(2、3)。

## 脅威を評価するための家庭における調査と曝露の回避手段

平均的な家庭で受ける生殖毒物への曝露は、その家の中にあるものから直接浴びる経路だけでなく、周りの家や地域の空気、水、土からのものもある。溶剤、金属、農薬、環境ホルモンは、農薬、塗料、ニス、洗浄剤、洗剤など有害な化学物質を含むことがよく知られている消費者製品や趣味用品だけでなく、マニキュアの除光液、香水、マーカーペン、接着剤、靴墨、シミ取りといった、見たところ害はない製品にも含まれている。食品の内部や表面、また包装容器やラップ類など食品関連製品に含まれるものもある。さらに、建材や仕上げ塗装材料、飲料水や風呂・シャワー用の水、趣味の材料、ホームオフィス製品、自動車メンテナンス製品などにも含まれている。人々は家庭で長い時間を過ごすため、そして通信を介した在宅勤務の仕事が増えていることもあり、家庭用品からの曝露は、日常曝露全体のきわめて大きな部分になるだろう(4–6)。

有毒物質からの健康影響に、子どもは平均的大人より脆いことを、親は知っておくことが大切である。子どもは次のような理由から、大人より曝露レベルが高くなる。床の上に転がる、ものを口に入れる、子どもの呼吸数は速いので、体重あたりの汚染物質の吸入量が増える、単位体重あたりの飲む水の量・食べる食事量が大人より多い、農薬を含む可能性のある果物や野菜を食べる量もかなり多い(7、8)。

家庭での曝露も、多くの一般的なものは、除去、代替、行動の仕方の変更により、かなり簡単に減らすことができる。生活に潜む曝露を特定する取り組みの手始めとして、好ましくない身体的反応、たとえば頭痛、めまい、吐き気などを引き起こす製品や材料、あるいは副作用についての警告ラベルが添付されている製品や材料を検討するとよい。次に、曝露するすべての経路を考えてみよう。経路には呼吸、飲食、接触などがある。以下に挙げるのは、問題の主要な毒物で、人々が日常的に接触する可能性のあるものである。

## 含鉛塗料

一九七八年以前に建設され塗装された住宅はおそらくどれも、内装用に含鉛ペンキを使っている(9)。含鉛ペンキは、住宅だけでなく、その周囲の土壌も汚染している可能性がある。一九九二年に成立した住宅用含鉛塗料危険低減法は、住宅販売者に、その住宅における含鉛塗料の情報をすべて開示することを義務づけている。しかし、塗料の試験は要求していない。したがって、住宅購入を考えている人は、特に窓枠と放熱器に特別の注意を払って、ペンキの剥がれがあるかどうか、塗装面を調べなければならない。最もよい分析技術は、住宅内に持ち込める携帯用蛍光X線計器である。塗料の小片を認定された検査施設に送って分析してもらうこともできる。家庭での鉛試験キットも入手可能だが、こうしたキットに頼らないようＥＰＡは消費者に勧めている(10)。試験の情報は、地域あるいは州の保健局の鉛中毒予防部門が提供でき、また全米鉛情報センターが、認定検査施設を紹介してくれる(11)。

### 回避手段

含鉛塗料を剥して改装するのはおそらく高い費用を要する。また訓練を積んだ作業者によって慎重におこなわれるのでなければ、作業者の急性鉛中毒、鉛を含んだ埃や煙の家の中への拡散、庭の汚染といった、より多くの問題を作り出すことにもなる。地域社会や州によっては、優れた鉛低減プログラムを持ち、鉛の除去に資金援助までするところもある。米国住宅・都市開発省（ＨＵＤ）は、民間の、低所得者住宅で鉛の危険防止への資金援助をするため、含鉛塗料危険防止助成プログラムを運営している[12]。

含鉛塗料の除去が不可能であれば、しかもその塗料が剥けたり小片になって落ちたりしている場合、日常の対策が重要になる。たとえば、塗装面や床を濡れた雑巾で常に拭き取る、子どもの手や玩具を頻繁に洗うなどである。壁紙、タイル、石膏ボード、羽目板などで、鉛を含む塗装面を覆ってしまうことも可能であろう。しかし含鉛塗料のうえに、単に塗装を重ねるのは有効ではない。

庭の汚染された土壌は土砂の層で覆うことができる。理想的には、食用の植物は植えない方がよい。鉛は根の部分に蓄積するが、地上の葉や茎には上がってこない。したがって、ジャガイモやニンジンなどの根菜は、鉛で汚染された土壌に植えてはならない。

## 消費者製品中の鉛

米国民がその家から鉛を取り除くために何百ドルもの大金を投じている間に、製造業者は鉛を含む製品、たとえば一部の口紅、カルシウム補助用の錠剤、制酸剤、毛髪染料、ミニブラインドなどの消費者製品を売り続けている。多くの擁護団体が、こうした製品中の鉛の使用に抗議してきた。たとえば、自然資源防衛評議会（ＮＲＤＣ）が他の団体とともに、食用のカルシウム補充錠剤と制酸剤における鉛の存在に関する規則を制定するようＦＤＡに要求した[13]。『米国薬学会誌』に報告されたある研究は、薬剤師に対し、無鉛の毛髪染料を買うよう消費者に助言すること、鉛を含む染料の販売を止めることを促している。残念ながら、ＦＤＡは次のような声明を以って返答した。「手元にあるデータは、酢酸鉛を含む毛髪染料は、安全に使用できることを示している」。ＦＤＡの化粧品用「禁止成分および他の有害物質」リストには、鉛は含まれていない[14、15]。

**回避手段**

製品に鉛が含まれているかどうか、ラベルを調べること。鉛を含む可能性のある毛髪染料や口紅などの製品の使用は避けること。

## 飲料水

供給される水の質は、環境要因にも左右されるが、公営水道か私設水道かでも大きく変わる。公営あるいは共同体の水道水は、ＥＰＡと州の最大汚染レベル（ＭＣＬ）をクリアすれば飲んでも安全とされている。ＭＣＬは揮発性有機化学物質や農薬、金属、放射性核種、微生物など、さまざまな汚染物質のレベルを設定している。ところが給水の対象者が二五人未満、あるいは給水接続が一五か所未満の私設井戸や非共同体による水道には、この規制は適用されない（それでも、こうした小規模の「非共同体」は米国で二二〇〇万人を超える人々に水を供給している）[16]。米国六州の飲料水水質について会計検査院が一九九七年にまとめた報告は、共同体の給水システムで基準を超える例が最も多かったのは、大腸菌群、放射性元素、硝酸塩、除草剤アトラジンであったとしている。自家用井戸の水質についての情報はほとんど入手できないとも述べている[17]。

水は、地下でも、家庭用配管によっても汚染される。生殖に影響するおそれのある一般的汚染物質には、鉛、有機溶剤、残留農薬、そして微量のクロロホルムなどの有機塩素または臭素化化合物がある。こうした化学物質は、安全飲料水法（ＳＤＷＡ）の下で監視が義務づけられている。

共同体の給水について懸念があれば、誰でも次の各行動を行うことができる。

・地域の水道局に試験結果を請求する。水道局は、その給水設備におけるＳＤＷＡ違反事項はすべて年ごとに消費者に通知することが義務づけられてもいる。

・水道局に対し、過去数年間の違反項目で公的に通知されたものは何か、またそれが問題の解決にどのように役立ったかを尋ねる。水の汚染物質についての測定結果の写しを求める。

・鉛について調べる。屋内の配管、水道メーター、屋内の蛇口から漏れ出す鉛は、蛇口で調べなければならない。この試験は、通常二〇ドルから四〇ドルの費用を要する。米国ＥＰＡの飲料水ホットラインで、便利な認定試験施設がわかる。

小規模の給水システムから水を受け取っている者、あるいは自家用井戸の利用者は、地域または州の保健所に地下水の水質を問い合わせることができる。こうした給水施設や井戸については、定期的な試験をＥＰＡは推奨している。試験プログラムを設けている地域もある。現在では、ほとんどの物質について水質試験をしてくれる施設があり、その費用も九五〇〇ドル以上から三〇〇ドル前後までと、大幅に値下げされている。金属のような一定の物質の存在については、水質を検査するための消費者用キットが手に入るが、これでは有機化学物質は検査できない[18]。ＥＰＡは、家庭で有毒物質による汚染水の検査をすることは勧めていない[19]。

**回避手段**

鉛については、しばらく水道水を使わないでいた後には（たとえば一晩）、水道の配管から鉛を洗い流すため一、二分間水を出しっ放しにする。飲むための湯は給湯からの温水を使わず、水を温めて飲むようにする。飲料水の蛇口につけるフィルターは、水道水中の鉛対策として効果的である[20]。シャワーに関しては、鉛は大きな問題はない。皮膚を通じて吸収されることはなく、揮発性でもないからである。

水の濾過フィルターは、一定の溶剤など化学物質の除去にも役立つ場合がある。溶剤は、シャワー中に皮膚吸収や吸入によっても人体に入りうる。フィルターで塩素を除去するシャワーヘッドが入手可能である。しかし溶剤含有量の多い井戸は、閉鎖しなければならない。

技術的に個々の目的に見合ったフィルターを購入することが重要である。たとえば、カーボンフィルターは味、匂い、色に加え、クロロホルムなどいくつかの有機物も取り除くことができるが、金属の除去に効果的な技術だとは、通常考えられていない。溶解した金属を取り除くには、逆浸透のような他の種類のフィルターが必要である。ある機器で汚染物質の除去を確実にするためには、適切なメンテナンスが不可欠である。活性炭フィルターは定期的な交換が必要である。その内部でバクテリアが繁殖し、また飽和状態のフィルターでは、濃縮された汚染物質が突然放出されることがあるからである。

水を濾過するフィルターの購入は、買い手側の危険負担である。無責任な製造業者は、実際には水質を悪化させかねないフィルターを売ってきた。ある事例では、大規模製造業者の一つの処理システムが、ＥＰＡの設定した安全レベルを超える量の塩化メチレンを水中に漏出させていたので、この業者を連邦取引委員会（ＦＴＣ）が起訴したことがあった。この業者は、通告を受けたにもかかわらず、三五万四〇〇〇個もの汚染フィルターを、夢にも疑わない国民に四年間近くも売り続けたのである[20]。

## 食　品

食品は、環境中に残留する、また食物連鎖の高位の生物（たとえば食肉や魚）に濃縮する水銀、ＰＣＢ、ダイオキシンなどの物質や農薬で汚染される可能性がある。

**回避方法**

果物と野菜は皮をむき、洗うことで、表面の残留汚染物質を取り除くことができる（生分解性の特殊な果物・野菜用洗剤が市販されている。あるいは薄い石けん水を使う。）その他のガイドラインを以下に挙げる。

・化学物質が噴霧されていない、有機栽培の食品を購入して食べる。
・自分の食べものの管理を徹底するため、自分で果物や野菜を栽培する（土壌の鉛検査をした後）。
・食品に生物濃縮する有毒物質を避けるため、食物連鎖の下位の食品を食べる。主に果物と野菜からなる低脂肪食は、ほとんどの環境毒物の濃度も低いと思われる。
・なるべく遠洋の魚を食べる。遠洋の魚は、沿岸の魚より汚染が少ないと思われる。水銀などの汚染物質について注意報が発令されている湖や川の魚を食べてはならない。注意報が発令されているかどうかがわからないときは、州の公衆衛生局に問い合わせる。FDAは、妊婦にメカジキ、サメ、マグロといった一定の海水魚の食事を、一月あたり二回にとどめるよう勧めているが、これらの魚にきわめて高濃度の水銀がしばしば検出されるため、我々は妊娠した女性、または妊娠を予定している女性は、一切摂らないように勧めたい(1)。

## 殺虫剤などの家庭用品

農薬は、生殖に害を及ぼすおそれのある家庭用品の中でも重要な部分を占める。農薬容器には活性成分（害虫などに実際に有害作用を及ぼす成分）の表示が義務づけられているが、成分全体の九八パーセントをも占める、いわゆる不活性成分は表示されていない。これらの不活性成分の多くが有機溶剤であり、生殖に害を及ぼすおそれがある点では活性成分と同じである。

庭で使う除草剤、殺菌剤などの農薬は、靴に付着して屋内に運ばれることがあり、カーペットの上で長期間残留するおそれがある(21)。一軒の家で農薬を使っただけで、それが周辺の家々の曝露経路になる可能性もある。州によっては、農薬を使用するときは、その直前に近隣住民に連絡することを求める法律を考慮しているところもある。ノミ取り剤など動物に使う薬剤も、しばらくの間動物の毛皮に残留し、やがてその動物をなでた人の皮膚に付着するかもしれない。子どものアタマジラミに使われる殺虫剤製品のいくつかは、毒性の強いリンデンを含んでいる。保育所に通う子どもが増えるにつれ、アタマジラミが伝染するようになった。親はこの治療法が副作用を引き起こす可能性のあることを認識しておく必要がある。このような毒性の強い製品を使わなくとも代替品はあり、また予防手段もある。

他にも、考慮すべき家庭用品がある。住宅・トイレ用消臭剤（たとえば便器消臭剤、芳香剤、消毒薬など）や一部の洗浄剤には、有機溶剤も、またアルキルフェノール類のような環境ホルモンと疑われる物質も、そして時には農薬も含まれている。化粧品の中には、ホルムアルデヒドまたはグリコールエーテルを含むものがある。一部のうがい薬と薬用スキンケア用品にはフェノールが、食品関連包装材やビニールラップ類にはフタル酸エステル類とビスフェノールAが、それぞれ含まれていることがある。

もし製品に成分は表示されていないが、製造者の電話番号が記されているならば、次のように行動しよう。

一、製造者に電話し、その製品の化学物質等安全データシート（ＭＳＤＳ）を請求しよう。ＭＳＤＳには、成分の一覧と、起こりうる主要な健康影響が掲載されているはずである。ＭＳＤＳは政府機関やインターネット、化学物質輸送緊急センター（ＣＴＥＣ）、地域の毒物管理センターなどでも手に入れることができる。

二、ある製品から自分が健康被害を受けていると思われ、ＭＳＤＳあるいはそれに相当するものを手に入らないときは、かかりつけの医師に製造者への連絡を頼む。企業秘密に関する法律のほとんどは、製品から健康被害を被っている可能性のある患者のために医師が入手する情報を、適用除外にしている。

三、情報を手に入れたら、今度はそれを理解するための助けが必要になるかもしれない。かかりつけの医師が関わっていない場合でも、さまざまな方法で調べることができる。その一つに米国医療図書館のオンラインサービスがあり、これにはメドライン Medline などの保健医療データベースが含まれる。他の政府機関、たとえば有害物質・疾病登録庁（ATSDR）もToxFAQプログラムを通じ、二〇〇を超える化学物質の健康影響データを公表している。有害物質データ表は、カリフォルニア州危険評価システム・情報サービス（HESIS）、およびニュージャージー州保健老人局でも入手できる。

四、収集した情報を、かかりつけの医師など医療提供者とともに検討する。医療提供者は、医療ネットワークに属している場合があり、リスクを研究・分析する内部機構を通じ、さらに多くの情報を提供してくれる可能性がある。

五、その製品が、望まないリスクを及ぼしうると判断したならば、まず自分が使うのを止める。次に他の人に対しその使用を止めるよう働きかけ、製造者にはその調合を毒性の低いものに変更するか、製造を中止するよう要請し、政府に対しそれを毒性物質として規制するよう説得する。

**回避方法**

家庭用品については、低毒性か無害のさまざまな代替品が入手できるので、その中から選ぶ。たとえば、ふくらし粉、石鹼、酢を混ぜたものを洗剤として使うなど。残念ながら、「無害」な製品のラベル表示に関する連邦基準はない。しかしドイツの「ブルーエンジェル」やカナダの「エンバイロメンタル・チョイス（環境選択）」のような外国のラベル表示プログラムに倣って、さまざまな民間の試みは行われてきた。また、環境・健康情報に関するラベル表示の向上を企業に促すため、EPAが組織した自発的な共同の取り組みとして、「消費者ラベル表示構想」がある(2)。

無害な製品について何冊かの書物を著した、ある著名な作者が、「無害で、社会的責任を果たす、環境に全力で取り組んだ製品」と宣伝された、ある洗浄剤のMSDSシートの取得について記している。彼女は「毒性があまりにも強いために大手の化学会社が生産中止を決めた毒性物質」、エチレングリコール・モノブチル・エーテルがその洗剤の主成分であることを発見した。この化学物質は、二パーセントにまで希釈してあり、比較的害が少ないという毒性研究がその後公表された。しかし彼女は、希釈した有毒化学物質の製品が、本当に無害なのか疑問だとしている(5)。この例は、ラベル表示における基準と情報公開の必要性、そして「低毒性」あるいは「無害」とラベル表示された製品が、実際には安全とはいえない可能性があるという警告である。

製品中の有毒化学物質は、そのライフサイクルを通じて人間に影響を及ぼしうる。有毒化学物質を製品に使い続ける理由として通常の産業側が主張するのは、消費者がそれを望むからというものである。したがって毒性の低い製品を選ぶ消費者は、有毒化学物質サイクルを続けてほしくないというメッセージを製造者に伝えている。

農薬は、屋内でも、また芝生や庭でも、なるべく使わないようにしよう。害虫の駆除には、多くの代替方法がある。たとえばアリを家の中に寄せ付けないように粉末トウガラシのような単純な物質を使う方法から、庭の害虫の繁殖を防ぐための植物の混植まで、さまざまな方法がある。また芝生のような単一種栽培は、昆虫の大発生を招きやすい。多くの品種の植物からなる自然な庭造りこそ、害虫に抵抗力がある(農薬の代替手段の情報については付録Aを参照)。

さらに、害虫の大発生など特別な問題が起きて、こうした有毒製品を使わざるをえないときでも、可能な限り最小限度の使用にとどめること。こうした製品は慎重に選び、よく換気された場所で使い(もし屋内で使う場合は、すべての窓を開放する)、皮膚への接触を避け、ラベルの使用方法をよく読み、使用後は空気の入れ替えに十分な時間を取ってから部屋に入る。有毒化学物質を使うときは、子どもと妊婦を絶対に近づけてはならない。

## 建築・仕上げ用製品

集成材（ベニヤ合板、削片板、木屑の圧縮板）や乾式壁材（石膏ボードなど）、断熱材、カーペット地、カーテン類、ビニール剝形材、戸棚、さらには家具類に至るまで、ある種の建築材料・仕上げ用製品は、ホルムアルデヒドなどの揮発性有機化合物を含むか、吐き出している可能性がある[23]。壁紙や塗料には、殺菌剤が含まれていることがある[24]。家の改築や住宅を新築すると、こうした化学物質に高濃度で曝露するおそれがある。ある研究では、カーペットの鉛濃度は、改築中に三〇倍も上昇した[21]。ユリアホルムアルデヒドを使用した発泡断熱材は今日ではほとんど使われないが、入手は可能である。決してこの材料を使ってはならない。

**回避方法**

妊婦と幼い子どもは、家の改築や建設現場に近づいてはならない。解体や新たな建築の最中は、鉛や有機化合物を含んだ有毒な煙や埃が出るのが常である。解体や建設中に曝露を避けられない場合は、防護マスクと防護服を着用するべきである。

- 毒性の低い塗料、仕上げ剤、建築材料を見つけるのは難しいかもしれないが、確かに存在し、店やカタログを通じて販売されている。施工業者に製品仕様書を求め、樹脂で固めた集成材のかわりにムク材を使うなどの代替方法を考える。
- 建築中とその後の換気をよくする。断熱効果と気密性の高い住宅ほど、内部に閉じ込められる汚染物質の量も多い。扇風機や換気装置で外気を屋内に送り込むとよい。

・家に入るときは靴を脱ごう。居間のカーペットから掃除機で吸い込んだ埃の中には、一六種類の農薬が含まれており、そのいくつかは何年も前に禁止されたものであったと、ある研究が明らかにした。また別の研究は、家の中で靴を脱ぐと、カーペットの鉛を九〇パーセント低減できることを示した(25)。

・カーペットは、敷きこむ前に数日間風に当てるよう、施工業者に依頼しよう。あるいは、化学物質を使わずに製造された、天然繊維のカーペットを選ぼう。床の一部に敷くエリアラグは、敷き込み式のカーペットの代用になりうる。

・既にカーペットを使っている場合は、高性能の掃除機を購入しよう。ほこりたたき付き掃除機は、普通の掃除機の二倍から六倍の集塵能力がある(26)。

## 趣味

絵画、陶芸、ステンドグラス工芸など、鉛のような金属に曝露するおそれのある趣味を持つ人、あるいは銃の取扱い、射撃、掃除をする、または銃弾を作る人は、鉛の健康影響について知っておく必要がある。有機溶剤に曝露する可能性の高い趣味には、家具表面の再仕上げ、自動車修理、絵画、模型制作などがある。実際に、剥離剤、グリース除去剤、水性以外の接着剤、塗料を使う趣味もすべてこの範疇に含まれる。

非営利団体の「美術工芸劇場安全(ACTS)」と「美術・創造材料研究所」(付録A参照)は、芸術家と消費者に対し、美術や工芸品に含まれる化学物質の危険性に関する情報を提供している。

### 回避方法

家庭で鉛を安全に取り扱うのは事実上不可能である。鉛の粒子は皮膚、手、衣服に残って、家や車まで汚染しかねず、そうなれば、家族全体が曝露する。鉛を含むものを扱う趣味は、家の居住エリアで行ってはならない。

有機溶剤を使う趣味は、非常によく換気された場所でのみ行うべきである。溶剤は簡単に皮膚を通り抜け体内に入るので、皮膚への接触は避ける。耐化学性の手袋を着け、皮膚から塗料や接着剤を落とすためにも決して溶剤を使ってはならない。妊婦は、溶剤への不要な曝露は、一切避けるよう努めるべきである。

一部の防護マスクは粒子状物質しか除去しない。特定の化学物質を濾過して取り除くよう設計された特別なマスクが入手可能であり、ＮＩＯＳＨが各種の用途にあわせ格付けしている。製品ラベルの格付けを確認すること。

## 地域社会の曝露評価

地域社会の環境保健の特徴は、さまざまな要素と情報から作り出される。最初の懸念は、地域の汚染に気付いた、あるいは化学物質が排出された空気や水が、近隣の町や地域から自分の地域に化学物質で汚れた空気や水が流れ込んだのを知ったということから来るかもしれない。あるいは、住民がその家族や地域に起こったある健康状態に悩み、それが環境汚染物質から起きたものかどうか迷っている場合もある。

### 健康不安

近所か市内の何世帯かが似たような健康問題を抱えていれば、これが異常な集団発生なのかどうか確かめたいと思うだろう。地域の有毒物質による被害に反応して組織される市民運動は、「大衆疫学 popular epidemiology」として知られるようになってきた。健康あるいは汚染問題に気付いたあとの行動は、通常、情報の収集と他の住民との情報共有、そして政府担当官や科学分野の専門家との話し合いという段階をたどる(27)。

住民が考えることは、近隣・地域社会の住民の予備的な健康調査、あるいはガンおよび先天異常登録機関、地域の病院、あるいは診療所などが収集した保健統計データの分析などであろう。しかし予備的な調査であっても、それは大変な作業である。包括的な健康調査となれば、結果ができるかぎり完全・正確で、また他の地域と比較できるように、適切な計画と慎重な情報収集が必要なので、複雑な作業となり、費用も高額になるだろう。強い不安を持ち、この方法をとる必要を感じる者は、計画の早い段階から保健医療の研究者の支援を仰ぐべきである。地域あるいは州の公衆衛生担当職員が支援できるはずである。調査では、基本的な人口統計的情報、特定の生殖健康の症状についてのデータ、そして地域の汚染食品・水や職場の毒性危険物への曝露のようなリスク因子などを探ることになるだろう。

ある汚染をある症状に直接結びつける因果関係を証明することはきわめて困難だが(第2章で述べた理由のため)、健康上の問題と、その地域における考えられるリスク要因とについて、理解を深めることは可能である。市民による大衆疫学の活用が効を奏し、それが引き金となってやがて政府機関が別の研究を開始したよい例に、マサチューセッツ州ウォーバーンの町の事例がある(第4章参照)。そしてもう一つに、ラブカナルの事例がある。

## ラブカナルと市民運動の高まり

一九七〇年代後半、得体の知れない物質が地下室に滲み出していると、ニューヨーク州ナイアガラフォールズ市の住民が苦情を訴え始めた頃、彼らはその経験が、その後の一〇年間で最も意義深い環境問題の発火点の一つになろうとは、思ってはいなかった。

一九四〇年代、フッカー・ケミカル・コーポレーションは、放棄されていたラブカナル〔運河の名前〕を有毒化学物質の投棄場所として使っていた[28]。フッカー社が一〇年間に棄てた二万トンの中にはリンデン、クロロベンゼン、ダイオキシンで汚染されたトリクロロフェノールが含まれていた。一九五三年に運河が保護用の粘土で密閉された後の土地を市が買収した。やがて住宅や学校がかつての運河の上や付近に建てられ、建設工事によって粘土の密閉層が破壊された。一九六〇年代に運河地区からの地下排水路を高速道路が遮断したので、一九七〇年代までには汚染水が家々に染み出し始めていた。

住民は彼等の家に染み出している液体は何かに汚染されていると気付き、健康に不安を感じて政府に訴えた。政府からは何の助けもなかった。ほどなく、地域住民の一人であるロイス・ギブスに導かれて、ラブカナル住宅所有者協会が、抗議行動を組織し始めた。彼等の行動によって、全米がラブカナルの現状に注目した。一九七八年、カーター大統領は人災としては米国史上最初の非常事態宣言をこの地域に発した。政府は運河に最も近い場所の二〇〇戸を超える住宅の避難、買収、取り壊しを決定した。多くの住民はこれに満足せず、一九八〇年には、さらに進んだ対策をとるよう政府に圧力をかけるため、住宅所有者の一部が、ＥＰＡ職員数人を数時間人質に取った。その二日後、カーター大統領は再度非常事態宣言を出し、追加の五〇〇戸以上を買収した。

ラブカナルでの経験の結果、一九八〇年に政府は包括的環境対処・補償・責任法を可決した。これは国の有害廃棄物問題に対処するために設けられた法律で、スーパーファンドとも呼ばれる。ラブカナルでの経験はまた、環境汚染の問題をめぐる市民運動に刺激を与え、その成長を促した。ロイス・ギブスはその後さらに活動を発展させて有害廃棄物市民クリアリングハウスを設立した。この組織は現在では一般社会の人々を守るための大規模な活動家組織、「健康・環境・正義支援センター」として知られている。

## 汚染の心配

環境汚染を不安に思う住民は、その汚染の発生源を突き止めたいと思うに違いない。そこで有毒化学物質の発生する場所、発生量、その使用と排出の性質、そして個々の化学物質に伴う危険性と性状についての具体的な情報を集めることになる。汚染源には、産業施設からの有害排出物のように、規制を受け監視のもとにおかれた発生源（ＥＰＡにより特定汚染源と定義される）と、農地やゴルフ場からの流出水に含まれる化学物質のような非特定汚染源がある。家庭から出る有害廃棄物も非特定汚染源に入る。一般的な家庭でも毎年約五五ガロンもの有害な用品を使っている(29)。

焼却炉や製造工場のような産業施設は、有毒化学物質を周囲の土壌、大気、下水、地域の水路などに排出している可能性がある。原材料、製品、廃棄物がトラックで搬入・搬出されれば、化学物質の流出をともなう事故が、輸送中や工場内部で起こるかもしれない。病院、空港といった施設も汚染源となる場合がある。たとえば病院では、有害な、または汚染の原因となる製品を使い医療行為を行っている。医療廃棄物の焼却炉は、ダイオキシン、水銀など危険な化学物質の主要発生源である。自家用・軍用の空港も、化学物質の流出や結氷防止などの活動によって、大気汚染と有害廃棄物放出に寄与する可能性がある。ドライクリーニングやガソリンスタンドなどの企業活動も考慮すべき対象である。

多くの有害廃棄物投棄場所は、もはや現在の産業活動と関係があるわけでないが、過去の活動で汚染されている。それらは空地になっていたり、その上に新しい施設が建設されていたりする。過去一五年間にＥＰＡに報告された、汚染のおそれがある投棄場所は約五〇万か所以上である。そのうちの二〇万か所以上が、まだ浄化処理されていない。（「浄化」の定義と程度については論争が相当ある。）これらの投棄場所は、七つの異なるプログラム、法律、機関のもとに分類される。すなわち、スーパーファンド法、資源保護回復法、漏出する地下貯蔵タンクのためのプログラム、国防総省とエネルギー省、そして州の指定地などである。一九九六年の汚染除去費用は、一八七〇億ドルに上ると予想されている(31)。

## 汚染を究明する

### 疑われる危険を特定する

地域の環境の健全さを評価するには、まずその地元の当局とその資料、および地元の図書館と新聞から始めるべきである。地元の当局には、公共事業、水道、計画、保健、消防の各部局が含まれる。また、地域で保管・排出される有毒化学物質の記録を管理することが法で義務づけられている、地域の緊急対処計画委員会(LEPC)は、もうひとつのよい情報源である。米国全体で、四〇〇〇を超えるLEPC地区が指定されている(32)。(残念なことに、法の規定を厳密に遵守しているのはLEPC全体のうちおよそ二五パーセントに過ぎず、約二〇パーセントは休止状態か機能していないことが調査でわかっている。)(33) 州の緊急対処委員会は、どのLEPCがどの地区を担当するかの情報を提供してくれる。

近隣、地域の潜在的汚染源地図は、大小の産業施設、ガソリンスタンド、バスターミナル、病院、空港、あるいはその他の土壌、水、大気汚染を起こす可能性のある発生源の場所を、地図上に印をつけることによって作成することができる。排出量と廃棄場所の情報は、数多くのデータベースから入手できる。たとえば、毒物排出目録(TRI)や包括的環境対処・補償・責任情報システム(有害廃棄物処分場に関する情報)、許可遵守システム(七万五〇〇〇を超える項目の、水への排出許可に関するデータ)などがある。EPAはまた、環境情報のリレーショナル(関係型)データベース、エンバイロファクツ Envirofacts を管理している。これを使ってユーザーは、前述のものを含めた多くのデータベースを相互参照でき、またEPAの規制と監視下にある六七万五〇〇〇を超す施設を一括した、ファシリティ・インデックス・システムにアクセスできる(34)。マサチューセッツやニュージャージーといったいくつかの州は、物質会計法をもち、企業に化学物質の使用量、保管量、および製品として出荷した量を報告するよう求めている。州・連邦機関への報告が義務付けられていない小規模企業についての情報は、直接その企業か地元当局から収集しなければならない。

コンピュータソフトウェアのツールには、情報の重ね合わせや合成に役立つ優れたものがある。ＥＰＡの「ＬａｎｄＶｉｅｗ」を使えば、いくつかのデータベースから情報を組み合わせて、道路、河川、鉄道や陸上の目印、地理的境界、調査区域などを含めた詳細な地図を市民や地域共同体が作成することができる(35)。環境防衛基金のオンライン「ケミカル・スコアカード」は、排出量と地理的情報とに新たに化学物質の健康影響情報を加えている（付録Ａ参照）。

公文書から得られない情報は、住民の不安の対象となっている企業の代表者から直接入手する必要があるだろう。ほとんどの企業には地域担当窓口か、少なくとも広報部門がある。さらに深刻な問題については、継続的な対話と問題解決のために、地区助言委員会が役立つかもしれない。

ある物質の排出量が規制値を越えているかどうか、あるいはある物質を規制しているのはどの機関かさえ、特定するのは難しい。どんな物質についても、それらを明記した包括的なリストはない。水や大気への排出は、いくつもの異なる許可制や法の管轄下におかれている。したがって、違反があるかどうか特定するためには、個々の施設ごとの許可を審査する必要がある。より効率のよい方法は、実際に排出されている物質、あるいは汚染された場所に含まれている物質について、それが及ぼしうる健康影響を研究することであろう（付録Ａ参照）。

現時点でははっきりしていないが、有毒廃棄物の投棄場所から、または有害物質の排出によって、住民の健康に危険が及んでいるはずだと住民が考えた場合、州または連邦政府にその場所の評価を請求することができる。地域あるいは州の当局は、この請求を支援することができる。初めに関与する機関はおそらく州保健局で、事態が発展すれば、州が連邦機関とも協力し合うことになるだろう。場所の発見と調査は、地域か州によっても、国家対処センターへの市民の報告によっても実施されうる。このセンターは主に、化学物質流出の緊急事態に対応するために設置されているが、有毒物質が関わると疑われる場所についての連絡も受け付ける。

次の段階は、投棄場所に関する健康調査を連邦政府に請求することである。有害物質・疾病登録庁（ＡＴＳＤＲ）は、スーパーファンド法の健康関連規定の実施に責任を持つ公衆衛生局内の主要機関である。ATSDRは、有毒廃棄物処分場の「全米優先リスト」に掲載されている場所、そして、その他でも評価の請求があった場所はすべて、公衆衛生評価を行うことを任務としている。ATSDRへの健康影響評価の請求は誰でもできるが、住民が健康リスクの証拠集めをし、他の人々と共同行動している場合、あるいは地区から正式に評価の請求をした場合は、評価実施が実現する見込みは高まる。

### 行動する

病気あるいは健康状態と、地域の空気、水、土地への化学物質の排出との間に関連がありうることを調査結果が示した場合は、住民はその不安を保健局などの機関に相談し、その支援を得て、民間、州、あるいは連邦の公衆衛生団体・機関によって、さらなる調査が行われるよう請求すべきである。

地域のまとめ役は、行動を起こすのに延々と続く調査を待っていてはならない。家庭、職場、地域におけるリスク要因を取り除くように、地域住民を教育し組織することができるはずである。

## 地域内の懸念される場所

地域の企業の中には、住民が頻繁に訪れ、生殖毒性のある化学物質を常に使っているという理由から、特に懸念されるものがある。それは特に、ドライクリーニング店、ガソリンスタンド、農業、公園・ゴルフ場などである。

### ドライクリーニング店

ほとんどのクリーニング業者は、きわめて危険な方法で衣類を洗っている。ドライクリーニングの機械は、パークロロエチレン（ＰＣＥ）で満たされているのが普通である。ＰＣＥは生地を傷めることなく油脂分を溶かし出す溶剤であるが、鼻をつく匂いを衣類に残し、流産と不妊に関連があるとされ、発ガン性物質であると疑われてもいる。

ＰＣＥへの最大曝露は、衣類を引き取った直後で、衣服に残留した化学物質の蒸発により曝露される。ドライクリーニングしたての衣類から発散するガスは、密閉した車の中にたちまち充満し、三〇分ほどの短時間で中枢神経系に麻酔効果を起こすおそれがある(36)。ドライクリーニング後すぐに家に持ち帰り、クロゼットに入れれば、クロゼット内部のＰＣＥ濃度は、連邦政府が定めた労働安全基準値を一〇〇倍も上回るだろう。そのクロゼットのある寝室は、労働安全基準値の八倍、その隣の部屋でさえ、五倍の濃度に汚染されうる(37)。

ドライクリーニング施設で働く労働者と近くの住民は、高濃度で頻繁に曝露されるので、さらに大きなリスクを負う。ニューヨーク市内の、ドライクリーニング業者の上階に位置する集合住宅について、一九九五年に消費者同盟が行った調査では、検査した集合住宅のほとんどでＰＣＥの平均値が、ニューヨーク州保健局が設定した、健康に基づくガイドラインを四倍以上も上回っていた。この調査を受けた住宅のほぼ三分の一が基準値の一〇倍以上の高濃度を記録し、少なくとも一戸の平均ＰＣＥ値は、保健局ガイドラインの二五〇倍であった(38)。

従来型の溶剤によるクリーニングに代わる新しい方法が利用可能である。水を制御しながら石鹸を加える水洗いプロセスはきわめて効果的で、顧客の盲検テストではドライクリーニングと同等かそれ以上の満足度を達成した。これ以外にも、曝露のリスクを減らす方法はある。

**回避手段**

・可能な限り、化学物質によるドライクリーニングを避ける。
・ドライクリーニングしたての衣類は、それを着たり、家の中で保管する前に風にあてる（戸外で行うのが望ましい）。

・ドライクリーニング業者の上階か近隣に住んでいる場合は、家の中のＰＣＥ濃度を検査する。
・妊娠中か、妊娠しようとしている女性、あるいは授乳中の女性は、ＰＣＥへのいかなる曝露も避けるべきである。
・地域のドライクリーニング業者に、より安全なクリーニング方法に切り替えるよう勧める。

**ガソリンスタンドと自動車修理工場**

ガソリンは複雑な有機溶剤混合物を含んでいる。また、マンガンを含むこともある。ガソリン中の溶剤はきわめて揮発性が高いので、給油中に吸い込む危険な物である。蒸気密閉システムを持たないガソリンスタンドは、その近隣地区に大量のガソリン蒸気を漏出させてしまう。ほとんどの人々にとって、その有機溶剤への曝露の大半は、通常、自分の車にガソリンを給油する作業中に起こる。燃料を移し変える時にこぼれた燃料も蒸発し、周辺地域に漂う可能性がある。さらに、地下タンクから燃料が漏れ出し、水を汚染するおそれもある。

自動車の修理工場や車体工場も、大量の揮発性有機化学物質を近隣地域に放出し、またその施設内に保管された化学物質や廃棄物が地下に漏れ出して、やがて地下水を汚染するおそれがある。

**回避手段**

蒸気密閉システムが設置され、また給油中にその場を離れることができるよう、ポンプを「オン」位置に固定するロックを備え付けたガソリンスタンドへ行くのが望ましい。この蒸気密閉システムは、ガスが漏れ出さないよう、ガソリンタンクの開口部にゴムのパッキンをはめ込む。現在では多くの州で義務づけられている。給油サービス付きのガソリンスタンドなら、お客の曝露は減るが、ガソリンスタンドの給油係の曝露は減らせない。

## 農業

近くに農業施設があると、農薬の使用による曝露リスクがある。畑に散布された農薬は天候条件によって、ある程度離れた場所まで漂い出る。畑に撒かれた農薬は、雨や灌漑で流出し、川や湖、地下水へ流れ込むことも考えられる。作物によっては農薬の大量投入を必要とするものがある。成長期の比較的短期間だけ散布する農薬もあるが、一年を通じ施薬されるものもある。温室でも農薬が使われるかもしれない。

カリフォルニア州と、それより小規模ではあるがニューヨーク州は、農薬使用について詳細な報告を義務づけている。カリフォルニア州の商業的農薬使用への報告システムは、きわめて完成度の高いものである。

### 回避手段

農薬が、近くの農場で常時使用されている場合、引っ越す以外に農薬への曝露を避ける方法はほとんどない。しかし、その農場経営者に、農薬の使用を減らすため、自然の害虫防除を取り入れる総合害虫管理（ＩＰＭ）や有機農法について話をするか、散布の間その付近から離れていられるように散布スケジュールを知らせてもらうことはできる。

## 公園、競技場、ゴルフ場

ゴルフ場、公園、競技場には大量の農薬が散布されている可能性があり、それが地下水の農薬汚染をも招くおそれがある。サンフランシスコ市レクリエーション公園部が一九九四年から一九九五年に行った調査では、生殖に有害であると疑われる二〇種を含め、六〇種類以上の農薬が使われていることがわかった[39]。公園や競技場の設備にはまた、含鉛塗料や木材防腐剤が使われている場合がある。皮膚を通じて吸収される殺菌剤も使われている。一つにはこの調査によって認識が高まったこともあって、サンフランシスコ市は、二〇〇〇年までに公園、競技場、公共の建物での農薬使用を廃止することを目指す、画期的な計画を実施した。この計画は、最も有害な農薬の使用禁止で始まり、すべての公共の建物での四日前の散布通知と、市の公式な政策として総合害虫管理の採用も定めている(40)。

**回避手段**

公園、競技場、公共の建物の農薬使用について自治体に問い合わせ、サンフランシスコ市の条例と同様のものを採択するよう運動する。少なくとも、こうした場所での農薬散布の間は近づかないよう、事前の通知を求めるべきである。ゴルフのようなレクリエーション活動については、ゴルフコース施設経営者に、いつ農薬が散布されるかを問い合わせる。多くのゴルフ場は、ほとんど継続的な農薬散布計画を持っている。可能であれば、散布直後のプレーは避ける。農薬を一切使わないメンテナンスは無理としても、総合害虫管理にするよう、経営者に働きかける。

## 職場での曝露評価

職場環境は曝露源となりうる場所としてきわめて重要である。職業で起こっている化学物質への曝露は、家庭や地域で通常遭遇するレベルを超えることが多い。化学物質への曝露による生殖健康影響が明らかにされているものの大半は、労働者を対象とした調査から得られた。

### 職場での知る権利

化学物質を取り扱う労働者、あるいはその近くの職場で働く労働者は、その物質の名前と起こりうる健康影響、そして曝露を防ぐ手順を熟知している必要がある。職業安全衛生管理局（ＯＳＨＡ）は、雇用主に安全な職場を提供することを求めている。すべての労働者（一部の州政府・市役所の労働者を除く）にはＯＳＨＡのハザードコミュニケーション基準（ＨＣＳまたはＨａｚＣｏｍ）が適用され、雇用主は化学物質の容器に物質名または危険警告のラベルを貼り、施設で取り扱う化学物質すべてに化学物質等安全データシート（ＭＳＤＳ）を用意し、労働者が曝露する有毒化学物質の健康と安全への危険性について教育をしなければならない。求めに応じてＭＳＤＳを提出しない雇用主、あるいはＭＳＤＳを請求したことで労働者に報復する雇用主は、法を犯していることになる。すべての労働者は、業務上彼らが直接取り扱うすべての化学物質のＭＳＤＳの写しを持たなければならない(41)。

ＭＳＤＳは質的に一定ではなく、そこに書かれる健康影響に関する情報は大雑把であったり、不備があったり、誤っていることさえある。ある化学物質は生殖に毒性を持つ可能性があるとＭＳＤＳが述べているならば、その毒性を示すきわめて確かな証拠があると考えたほうがよい。ＭＳＤＳが生殖への影響について何も述べていないか、影響がないとしているときも、さらに調査する必要がある(42)。

生殖健康に不安を感ずる従業員は、以下のことを行うのがよい。

・職場を調査し、化学物質が、工場のどこに入り何処へ行くか、換気が適切かどうか、どれほどの頻度で雇用主はシステムをチェックしているか、空気のサンプリングが行われるかどうか（またはいつ行われるか）を知る。また、仕事に関係すると思われる健康問題を抱える同僚がいるかどうかも調査する。
・防護服や呼吸マスクが支給されているなら使用する。作業方法は曝露を左右する重要な要因の一つであり、労働者自身がある程度自分でコントロールできる。食事、喫煙、帰宅の前に手や顔を洗うことは、本人と家族の曝露を減らすために重要である。しかし曝露量が多い場合は、いくら慎重に作業しても、十分保護できるとはかぎらない。

・雇用者が、妊婦のために生殖健康を守る方針を整備しているかどうか、またそれを妊娠予定の従業員にまで提供しているか（場合により、男女ともに）を調べる。女性が妊娠を理由に雇用を拒まれたり、解雇されたりすることは法によって禁じられている。雇用者が、ある仕事が、妊娠しているか妊娠しようとしている人にとって安全でないかもしれないからといって、その仕事から女性を締め出すことは違法である(41)。むしろ作業がすべての従業員にとって安全となるよう、危険な要素を取り除かなければならない。時に、妊娠した従業員は、職場における曝露の状況と曝露防止対策とを見直し、全従業員の曝露を削減する対策に進む、よいきっかけとなる。

・心配があれば監督者、社内看護士、医師と話し合う。雇用者に質問をぶつけることが不可能あるいは困難であれば、その不安を医師に持って行く。

・多くの州に妊娠と環境ホットラインがあり、奇形学情報サービス機関（ＯＴＩＳ）〔teratology の訳は「奇形学」として学問的に確立しており、現在適切な代替用語がない。そのため、ここではこのまま「奇形学」と訳しておく〕が運営している。質問があれば電話しよう。

生殖健康に不安を持つ従業員が何人かいて、その不安が雇用主によって適切に対処されていない場合、何段階かの方法が考えられる。

・同僚とともに州の保健あるいは労働機関に正式に苦情を言う。またＯＳＨＡ基準の違反があると考えられるならば、直接ＯＳＨＡの地域事務所に正式な苦情申立てをする。ＯＳＨＡの対応は州によって差がある。一部の州ではＯＳＨＡの州計画を承認し、それを執行する権限を与えている。執行権限は持たないが、州の職業衛生および労働機関を通じて相談に応じる州もあり、ＯＳＨＡに対策をとるよう促すことができる。ＯＳＨＡ地域事務所あるいは州労働衛生部（通常は州の保健局か労働局の下におかれる）が、今後のとるべき道を決定する。労働者の権利擁護者は、常に他の人と協力して行動するように勧めている。労働組合の代表者、あるいは労働者の権利擁護団体に連絡を取り、組織や制度を通じて導いてもらうことは賢明であろう。雇用主からの報復を恐れるならば、匿名を希望することもできる。

・苦情が提出されると州の保健機関の検査官はその職場の検査を行い、安全性を高めるための変更を勧告する。OSHAが関わったときは、職場の基準への違反があるかどうかを調べ、危険な状態が是正されない場合は危険の除去を命令し、罰金を科すことができる。しかしOSHAは生殖毒物の被害に対処する機能は十分もっていない。

・国立職業安全衛生研究所(NIOSH)の健康被害評価プログラム(HHE)のもとに、職場の健康調査を要請することができる。特に、あまり例のない、あるいは新しい問題に関する不安である場合は、これが適切である。この要請を行うには、証人となる同僚二人を伴う従業員か労働組合の代表者、あるいはその企業の役職者でなければならない。苦情の調査のために職場を訪問するかどうかNIOSHが決定する[43]。

## 事務職員(オフィスワーカー)

オフィスでの曝露は、家庭での曝露と同様である。しかし換気が悪ければ、清掃用洗剤や芳香剤・脱臭剤、あるいはマジックペン、のり、接着剤のような事務用品中の溶剤への曝露がありうる。付近に複写機やコピーセンターがあれば、そのトナーなどの製品も曝露レベルを高める。オフィス内に、木材削片を合成樹脂で固めたチップボードやカーペットがあれば、それらがホルムアルデヒドを空気中に放出する。夜間に散布される殺虫剤は、空気中にも物の表面にも残留している場合がある。こうした曝露の大半は、おそらく生産に関わる職場での曝露ほど高いものではないだろう。しかしオフィスで使われるものを管理することは難しく、何が使われたかを知ることさえ簡単ではない。雑役清掃員や建物の管理者に聞くと、化学物質や殺虫剤の情報が得られる。

## 学校、保育所などの公共の建物

学校は家庭、地域社会、職場の間をつないでおり、この場所に多くの共通の問題がある。学校での曝露に関しては、子どもたちが有毒化学物質の影響にますます弱くなっていることを考える必要がある。潜在的リスクの調査に関与する者として、地域・職場の担当当局、教師、管理者、教育委員会などが考えられる。まず連絡をとる相手は学校経営者と建物の管理人である。その次の段階は、教員組合（教師）あるいは教育委員会（親）に連絡するのがよい。やはり、地域の労働安全衛生連合組織や労働組合や労働者擁護団体に連絡して、支援を得るのがよい。

学校内外の農薬散布、清掃用の化学物質の種類といった問題について、親は地域の意思決定プロセスに参加することができる。また、農薬の使用について、前もって連絡を求めることもできる。特定の製品の使用に関する公衆衛生上の問題があるかもしれない。しかし常に代替方法を考えていかなければならない。旧態依然の政策がそのまま行われているのは、見直しや問い合わせがそれまでなかったという単純な理由のためかもしれない。

学校の室内空気の汚染を解決し防止するために活動する、マサチューセッツ安全な学校ネットワークは、学校での衛生と安全に着目した活動の一例である。この活動で使われる重要な素材は、環境保護庁の「学校用室内空気の質ツール」キットである。これは、人々の室内活動計画の実施を支援するために作られたもので、学校職員のためのチェックリスト、室内空気汚染のデータ表その他の資料が含まれている。環境保護庁は学校の飲料水中の鉛問題、害虫駆除問題についての参考資料も、利用できるようにしている。

図書館、市役所といった公共施設も、そこで働く人と一般の人への、室内・屋外の化学物質への曝露源となりうる。こうした施設における懸念については、まず地域の保健担当官に連絡するのがよい。

## 医師に相談する

医師の多くは、環境から影響を受ける健康（環境健康）についての教育・研修をほとんど、あるいはまったく受けておらず、環境からの曝露についての問いに答える用意はできていない。この状況に対処する一つの方法は、産業衛生医学（ＯＥＭ）の専門家を探すこと、あるいはそのような専門家への照会を依頼することである。照会は産業衛生医学診療所協会（ＡＯＥＣ）が実施できる。医師に相談する際、化学物質の不安と曝露についての十分な詳細情報を用意することも一つの方法である。重要なのは、不安を感ずる化学物質について、可能な限り多くの情報を持って相談に臨むことである。

消費者製品や趣味に使われる化学物質であれば、その製品と、もしできればＭＳＤＳを持参する。製造者がＭＳＤＳを提供していない場合は、製造者の電話番号を持参し、医師に連絡をとってもらう。一定の状況のもとでは企業秘密であっても、医師には公表しなければならないからである。曝露が職場でのものであれば、懸念される化学物質すべてのＭＳＤＳを持参する。近くの工場が化学物質を放出しているといった地域の汚染問題であれば、その化学物質とおよその放出量について、できる限り具体的な情報を用意する。

こうした化学物質の健康影響についての情報を探してほしいと、医師に依頼する。時にこれは彼等の専門分野を逸脱することもあるし、一人の患者に割ける時間を超えてしまう場合もある。したがって、ＭＳＤＳや本書に挙げた他の情報源から得た、その化学物質の及ぼしうる健康影響についての情報を持参することが役立つのである。

話し合いでは、さまざまな問題を出したほうがよい。医師は妊婦に健康問題、喫煙、アルコール、医薬品、薬物などの環境からの曝露、そして家族の病歴について尋ねるべきである。目的は、妊娠に対するリスクを洗いざらい並べ上げて、それらのリスクの改善に取り組むことである。

ＡＯＥＣに所属する診療所の初診用紙には、一般に次のような質問が書かれている。

・曝露歴。家庭、職場、地域での、化学物質への曝露についての質問。また過去行った仕事の全種類についての質問（夏休みだけのアルバイトなども含む）。

・曝露の種類。わかっている有毒物質への、特に大量の曝露についての質問。

・地域と家庭。地域での汚染、あるいは家庭で使われる製品についての質問。

もし医師が関心はあるが質問に回答するだけの知識がないと思うならば、あるいはそれ以上の調査もせずに心配に取り合わないようであれば、本書の第10章を医師に見せ、ＯＥＭ専門家への照会を求めよう。

曝露がすべて危険なわけではなく、またある場所の化学物質がすべて労働者や近隣住民への重大な曝露につながるわけではない。しかし、どの化学物質が問題となる徴候を示すかを知ることと、重大なリスクはないと結論づける前に、どんな曝露についても調査することは重要である。

## 結　論

この工業化社会では、我々の生活すべてに、日々の曝露要因が数多く存在する。これら曝露の多くは低濃度であって、一回の曝露がもたらす健康リスクはおそらくわずかなものであろう。しかしこうして曝露している物質には、普通の人が何とか対処できるものもある。一日に一種類の曝露をなくすことができれば、あるいは数種の曝露レベルを下げることができれば、曝露全体量は減り、したがって健康リスクも減少する可能性がある。

# 第10章　臨床医への手引き

○　初めての子を妊娠して一二週目になる二七歳の女性が診察を受けにきます。彼女は研究技術者としての仕事が、おなかの子に危険なのではないかと不安に思っています。

△　不妊に悩む夫婦が、あなたの診察室を訪れます。結婚してから二年近くになるが子どもができないことが心配なのです。

☆　三歳になる患者の様子が最近気にかかります。乳児の頃は健康でしたが、今は三歳児としての正常な発達の目安から遅れているようです。あなたは専門家に見せようかと考えています。

直接患者に接する医療従事者はすべて、患者の職業または環境からの曝露がないかどうか、目を光らせている必要がある。生殖・発達毒性物質は、妊婦、生殖年齢にある男女、そして未だ発達過程にある体をもつ乳幼児を脅かす。環境・職業についての簡単な履歴は、通常の病歴を記すカルテの重要な一部である。良い結果が出た治療法を慎重に追跡することも、同様に重要である。

## 職業と環境に関する履歴

患者の病歴と身体を十分に診断するための一部として、次の質問に答えてもらわなければならない。

・現在どのような仕事をしているか。また、過去にどのような仕事をしたか。
・趣味は何か。
・職場あるいは趣味で、煙、煤塵、化学物質に曝露しているか。
・家や地域での曝露について心配しているか。

これらの質問に対する答えが「いいえ」であれば、曝露問題の疑いが高くない限り、ここで止めておいてよいだろう。最後の二問のどちらかが「はい」であった場合、職業や趣味が医師のよく知らないものであった場合、または化学物質や物理的作因（放射線、高温など）への曝露を伴う職業や趣味の場合は、患者の答に従って以下の質問を続ける必要がある。

### 職場での曝露の場合

患者が職場での曝露を主に心配しているならば、次の点を含めたフォローアップ質問を追加する。

・職場でどのような仕事をしているか、何の化学物質を使うかを、具体的に説明せよ。
・どれほどの期間この仕事に就いているか。

・職場の同僚やその家族が、同じ問題を経験しているか。
・職場で症状が出ているか。その症状は、週末や休暇の間も持続するか。
・職場の空気は十分に換気されているか。
・身につける防護手段を使っているか（手袋、防護マスク、つなぎ作業服など）。
・職場で飲食あるいは喫煙をするか。
・職場に適切な手洗い・シャワー設備があるか。
・作業服を家でも着ているか。誰が作業服の洗濯をするか。
・雇用主、ＯＳＨＡ、州当局は空気曝露の測定を行ったか。
・作業中、事故や曝露事件が発生したことがあるか。

○　妊娠一二週目の研究技術者は、狭い品質管理室内で一人で働いています。彼女はそこで、少量だがさまざまな種類の化学物質を、ある溶剤に溶かしています。ガラス容器をこの溶剤で洗い、また作業台の上や床にこぼれた数多くのしずくを拭き取っています。彼女は換気が悪いことを訴え、一日の終わりには頭痛や目の痛みを覚えます。これらの症状は週末には出ません。彼女はゴム手袋とエプロンはしていますが、防護マスクはしていません。

## 趣味からの曝露の場合

曝露のリスクのある趣味を持つ人々もいる。生殖毒性物質への曝露を伴う一般的な趣味としては、自動車修理（鉛、溶剤）、陶芸、絵画、銃器の取扱い（鉛）、家具表面の再仕上げ（溶剤）、庭いじり（農薬）などがある。これらの曝露を探るための、フォローアップ質問は、職業曝露の場合と同様である。

☆　前述の三歳児の父親は、魚釣りを趣味としています。父親は週末ごとに、地元の湖に釣りに出かけ、釣った魚を持ち帰って家族の夕食の食卓に載せています。家族は毎週少なくとも二回は、その魚を食べています。父親は州の魚注意報については何も知らないようです。あるいは英語を読めないのではないかとも疑われます。

## 家庭での曝露の場合

趣味に加え、家の内外での化学物質の使用、職場から持ち帰った曝露、あるいは家庭での文化的、社会的、宗教的行為によっても家庭での曝露が起こりうる。適切な情報を引き出すための質問には、次のようなものがある。

・家ではどのような化学物質、洗浄剤、農薬を使っているか。
・配偶者の職業は何か。配偶者は家で作業服を着ているか。
・家が建築されたのはいつか。最近改築したか。
・水は井戸から汲んでいるか、自治体の水道水か。
・民間療法、あるいは処方箋によらない医薬品を使っているか。
・どのような化粧品を使っているか。

民間療法の中には、鉛や水銀を含むものがある。水銀は、他国で売られる、または違法に輸入される美容（肌の色を明るくする）クリームに含まれている可能性がある。また金属水銀は宗教的行為に用いられる場合もある。鉛は化粧品によくある。米国で販売される口紅や毛髪染料、また外国からくる目の化粧品（たとえば中東で一般に使われる墨）など。

△　農場に住むある若い夫婦には子どもができません。夫は、季節によっては週一回という高頻度で農薬を散布しています。夫は散布の作業中、体全体を覆う作業服を着ず、作業で着た服は妻が他の衣服と一緒に洗濯します。夫婦は自家用の井戸水を使っているが、その水質検査は受けたことはありません。

### 地域での曝露

患者の不安が、地域での曝露を中心としたものであれば、次のようなフォローアップ質問が適切であろう。

・家族の他のメンバーや近隣住民も同様の問題を抱えているか。
・自分の家の中や近所で、化学物質の匂いを感じるか。
・家の近くに、産業施設、有毒廃棄物処分場、焼却場などがあるか。
・風はどの方角から吹いているか。その場所は坂の上にあるか、坂の下にあるか。

☆　三歳児の母親は近隣地区の汚染について不安を抱いています。彼女の家から一ブロック離れた所にある産業施設が、刺激臭と煙を頻繁に放出しています。朝、車の上に油っぽい煤が積もっているのを見つけることもあります。この施設の名前がベイビュー精錬所だということを彼女は知っています。

### 避けるべき落とし穴

職業と環境からの懸念を評価するにあたり、臨床医が冒しやすい間違いがある。一つは、馴染みのない職種を聞いたら、次のステップはその仕事についての情報をさらに聞き出すことが必要であるにもかかわらず、フォローアップ質問を止めてしまうことである。もう一つの落とし穴は、十分な評価もしないまま患者の懸念に取り合わないか、逆に過剰反応をすることである。仕事を辞めなさいとか、その地域から引っ越しなさいなどの助言を、そのような極端な行動が本当に必要かどうか十分評価しないで、言ってしまうことである。

臨床医の重要な役割の一つは、安心を与え、根拠のない不安を取り除くことである。この安心は、潜在的曝露の性質、曝露の度合い、健康影響の証拠などについて慎重な評価をした後のような、適切な状況の時だけに限って与えなければならない。口先だけの安心も、情報に基づかない過剰反応も、患者に対し著しい不利益を及ぼす。

生殖健康に不安を抱える患者を診るときは、生殖機能に影響しうるか、他の曝露と相互作用を持ちうる、個人的な習慣についての質問をするなどして、生殖関連以外の、問題ないと思われる履歴にも注意を払うことが重要である。職業と環境の履歴は、患者の主な訴えに則した、総合的・徹底的な病歴の代わりとなるものではない。

## さらに多くの情報を得るためには

職業と環境からの曝露あるいは疾患が懸念される場合、次の段階は、考えられる曝露の素性に関する証拠をさらに多く集めることである。患者が曝露しているかもしれない化学物質の正体がわからない場合は、その同定には次のステップのいくつかが必要となる。

- 患者に、その雇用主に対しＭＳＤＳ（化学物質等安全データシート）を要求させる。このデータシートには、化学物質の素性と、ある程度の健康影響情報が含まれている（図10－1参照）。
- 曝露源が消費者製品である場合は、製造者に電話してＭＳＤＳを請求する。または毒物管理センターがよくこの情報を提供してくれる。
- 成分が企業秘密であるためにその化学物質がＭＳＤＳで特定されていない場合、医師はこの情報を入手することができるが、それにはまず秘密保持の合意書に署名しなければならないかもしれない。
・不安の対象が付近の産業施設にある場合は、毒物排出目録（ＴＲＩ）が有用かもしれない（第９章参照）。

△　若い夫婦の不妊の精密検査を続けていくうちに、農薬への曝露の可能性を調べることになりました。夫には次回の診察に、頻繁に使っている農薬の缶やビンを持参させることにします。農薬の成分は2、４-Ｄ、ダイアジノン、カルバリル、ビンクロゾリン、クロロピリホスなどです。農薬のラベルには、成分の九七パーセントが「不活性」成分であると記されていますが、それ以上の説明はありません。製造者に電話して、この「不活性成分」についての詳しい情報を請求しようと思います。
○　研究技術者が、ＭＳＤＳを入手して二回目の診察に来ます。研究所では数多くの化学物質を扱っているが、特にＮ-メチル-２-ピロリドンを毎日大量に使っていると彼女は言います。ＭＳＤＳには生殖への影響について何も記されていません。
☆　インターネットで数分調べると、三歳児の母親が不安を抱く企業、ベイビュー精錬所の毒物排出目録（ＴＲＩ）の排出データが取り出せます。この工場は、州内で第二の、鉛の大量排出者であることがわかります。

曝露の素性がわかれば、曝露の定性的情報はある程度、患者の履歴から得ることができる。環境、換気、患者の症状の種類などがこの意味で役立つ。残留化学物質の生物学的モニタリングは、曝露の推定値を確認する、あるいは定量化するのに有用である（表10-1参照）。残念なことに、多くの化学物質の生体分析法は開発されていないか、十分な検証を経ていないか、あるいは利用できない研究所も多いと思われる。だから、この方法でいつでも曝露を確認あるいは定量できるわけではない。

図 10－1　悪いＭＳＤＳの例

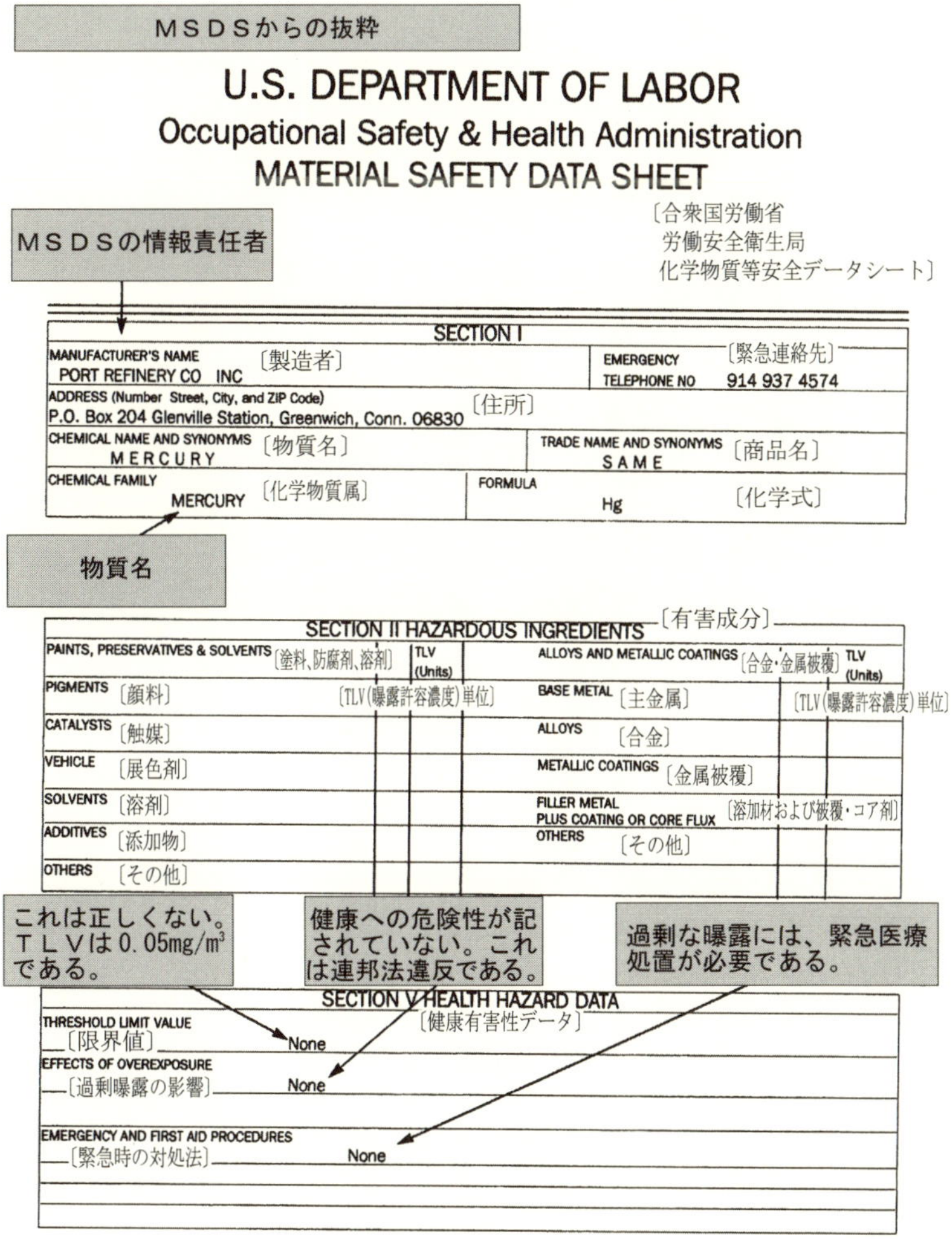

ＭＳＤＳからの抜粋
U.S. DEPARTMENT OF LABOR
Occupational Safety & Health Administration
MATERIAL SAFETY DATA SHEET
〔合衆国労働省
労働安全衛生局
化学物質等安全データシート〕
ＭＳＤＳの情報責任者
SECTION I
MANUFACTURER'S NAME 〔製造者〕
PORT REFINERY CO INC
EMERGENCY TELEPHONE NO 〔緊急連絡先〕 914 937 4574
ADDRESS (Number Street, City, and ZIP Code) 〔住所〕
P.O. Box 204 Glenville Station, Greenwich, Conn. 06830
CHEMICAL NAME AND SYNONYMS 〔物質名〕 MERCURY
TRADE NAME AND SYNONYMS 〔商品名〕 SAME
CHEMICAL FAMILY 〔化学物質属〕 MERCURY
FORMULA 〔化学式〕 Hg
物質名
SECTION II HAZARDOUS INGREDIENTS 〔有害成分〕
PAINTS, PRESERVATIVES & SOLVENTS 〔塗料、防腐剤、溶剤〕
TLV (Units) 〔TLV（曝露許容濃度）単位〕
PIGMENTS 〔顔料〕
CATALYSTS 〔触媒〕
VEHICLE 〔展色剤〕
SOLVENTS 〔溶剤〕
ADDITIVES 〔添加物〕
OTHERS 〔その他〕
ALLOYS AND METALLIC COATINGS 〔合金・金属被覆〕
TLV (Units) 〔TLV（曝露許容濃度）単位〕
BASE METAL 〔主金属〕
ALLOYS 〔合金〕
METALLIC COATINGS 〔金属被覆〕
FILLER METAL PLUS COATING OR CORE FLUX 〔溶加材および被覆・コア剤〕
OTHERS 〔その他〕
これは正しくない。ＴＬＶは0.05mg/m³である。
健康への危険性が記されていない。これは連邦法違反である。
過剰な曝露には、緊急医療処置が必要である。
SECTION V HEALTH HAZARD DATA 〔健康有害性データ〕
THRESHOLD LIMIT VALUE 〔限界値〕 None
EFFECTS OF OVEREXPOSURE 〔過剰曝露の影響〕 None
EMERGENCY AND FIRST AID PROCEDURES 〔緊急時の対処法〕 None

より正確に曝露レベルを特定する必要があるときは、環境測定をしなければならない。その測定は、職場の曝露については、州の保健局、連邦の職業安全衛生管理局（OSHA）ないしは職業安全衛生研究所（NIOSH）が実施するだろう。雇用主に測定能力があり、この情報を進んで共有しようとする場合もあろう。産業医は産業衛生士とともに職場を訪問し、労働環境の観察とおそらくは曝露の測定を行うよう手配することができる。地域の曝露は州または地元の保健担当部門、環境保護部、連邦の有害物質・疾病登録庁（ATSDR）によって測定が行われるだろう（付録A参照）。

△　農場の夫婦は井戸水だけで暮らしているので、州の保健局に水の検査をしてもらえるかどうかきくように勧めましょう。

○　研究技術者の雇用主は、品質管理室では空気の測定をしたことがないといいます。患者は雇用主からの報復を恐れて、OSHAや州の労働局に連絡しないでほしいと求めています。さらに調べていくと、こぼれた溶剤を患者が掃除する際にゴム手袋が部分的に溶け、結果として皮膚が直接溶剤に接触することがわかります。加えて、彼女が働く部屋は狭く換気もよくありません。彼女は大量に被曝しているものと推測できます。

☆　あなたは三歳児が地元の湖でとれた魚を食べていると判断し、さらに情報を探します。地元の保健所は、魚類注意報が出ている地域の湖のリストを喜んで提供してくれます。地元の湖でとれる魚の多くは、水銀で著しく汚染されていることがわかっていました。

化学物質が特定されて、患者が被曝している可能性のある証拠が、たとえ定性的にもせよ、手に入れば、次のステップは起こりうる健康影響に関する情報を収集することである。残念なことに、今日使用されている七万五〇〇〇種類

**表10－1　生殖毒物への曝露についての生物学的モニタリング**

| 物　質 | 生物学的モニタリング |
|---|---|
| **金属** | |
| 砒素 | 尿（S)、毛髪、爪（L） |
| 鉛 | 血液（S)、尿、骨（L） |
| 水銀 | 尿（S)、血液、毛髪（L） |
| カドミウム | 血液（S)、尿（L） |
| マンガン | (尿、血液) |
| **溶剤** | |
| ベンゼン | 呼気中にベンゼン、血中にS-フェニールメルカプツル酸、尿中にムコン酸、(尿中にフェノール) |
| キシレン | 尿中に馬尿酸メチル、血中にキシレン |
| トルエン | 血中・呼気中にトルエン、(尿中に馬尿酸) |
| スチレン | 尿中にフェニールグリオキシル酸、呼気・血中にスチレン（尿中にマンデル酸) |
| フェノール | (尿) |
| パークロロエチレン（PCE) | 呼気・血中にPCE、尿中にトリクロロ酢酸 |
| トリクロロエチレン（TCE) | 尿中にトリクロロ酢酸、トリクロロエタノール、呼気中にTCE、血中に遊離トリクロロエタノール |
| クロロホルム | 呼気、血液 |
| エチレングリコール－モノエチルエーテル | 尿中にエトキシ酢酸 |
| ジクロロメタン | 血・呼気中に一酸化炭素ヘモグロビン、ジクロロメタン |
| **農薬** | |
| 有機リン系 | 赤血球コリンエステラーゼ、血漿コリンエステラーゼ;尿中にDMP、DMTP、DEP、DETP |
| パラチオン | 尿中にp-ニトロフェノール、DEP、DETP |
| マラチオン | 尿中にアルファ・モノカルボン酸、ジカルボン酸、DMP、DMTP |
| クロロピリホス | 尿中に3,5,6-トリクロロ-2-ピリジノール、 DEP、 DETP |
| カルバリル | 尿あるいは血中に1-ナフトール |
| プロポキスル | 尿中にイソプロポキシフェノール |
| ＥＢＤＣｓ | 尿中にエチレンチオ尿素 |
| リンデン | 血清中にリンデン、トリクロロフェノール・テトラクロロフェノール異性体 |
| ＤＤＴ | 血清ＤＤＥ |
| クロルデン・ヘプタクロール | 血清中にトランス・ノナクロル、ヘプタクロル・エポキシド、オキシクロルデン、ヘプタクロール |
| ２，４－Ｄ | 尿中に2,4-ジクロロフェノキシ酢酸 |
| 臭化メチル | 血中に臭化物イオン |
| ペンタクロロフェノール | 尿中にペンタクロロフェノール |
| ＰＣＢ、ダイオキシン | 血液、脂肪 |

**注**：括弧内の試験は、正確度、感受性、個体差の大きさ、毒性との相関などの理由から、選択肢としては望ましくない。
（S）は短期（最近の）曝露、（L）は長期曝露
EBDCsはエチレン・ビスジチオカルバミン酸塩（マンネブ、ジネブ、ナバム、メチラム、マンコゼブ）；EDPはリン酸ジエチル；DETPはチオリン酸ジエチル；DMPはリン酸ジメチル；DMTPはチオリン酸ジメチル

以上の化学物質のうち、生殖と発達への影響について試験が行われているのはごく一部である。したがって、ある特定の曝露によるリスクについて患者から尋ねられても、臨床医は容易には答えられないだろう。生殖健康への影響についての情報が得られる有用なところは、妊娠リスクホットラインや毒物管理センター、労働環境医学の教科書、米国立医学図書館（ＮＬＭ）を通じたコンピュータデータベース（メドライン、トキシライン、リプロトックス、ＲＴＥＣＳなど）、そして労働環境医学の専門家などである。本書の第３章から６章、付録Ａの情報源ガイドからも情報が得られる。

---

△　中毒管理センターに電話をしても、また何冊もの教科書を調べても、不妊と農薬曝露についての情報は得られません。しかしメドラインを検索すると、農薬混合物への曝露と男女の不妊とが関係するという何件かの報告が見つかります。ただ農場の夫婦の場合、農薬に関係があるとしても具体的にどの農薬が問題なのかを特定することができません。

○　溶剤についてメドラインを検索すると、さまざまな溶剤と流産とを結びつける研究が多数見つかります。そのうちの数件が、特に流産のリスク増加と関連づけて、例の研究技術者が使っているＮ－メチル－２－ピロリドンの名前を挙げています。

☆　労働医学についての一般的な教科書では、メチル水銀が胎児と子どもに及ぼす影響について一章を設けています。三歳児の血液、尿、毛髪中の水銀濃度が検査できることと、適当な検査施設に頼んで、家族全体の生物学的モニタリングを計画してもらえそうだとあなたは気付きます。そこであなたもこの子の血中鉛濃度の検査を指示します。

## フォローアップ

健康を脅かす問題が特定されれば、臨床医はそれに適切に対処できるよう、フォローアップしなければならない。職業病については、然るべき機関への報告を義務づけている州もいくつかある。臨床医は、できる限り明確で完全な方法で、患者に対し情報と代替手段とを提示しなければならない。そうした後で次のような行動を取ることができる。

- きめ細かい綿密な医学的モニタリングを行う。
- 行動を修正してリスクを低減する（禁煙、趣味や仕事の行動内容変更、食事内容の変更）。
- 雇用主に連絡をとり、仕事場の改善、仕事内容の変更、作業者の配置換え、患者への一時的休暇の付与などを促す。
- 州あるいは連邦機関に連絡をとり、仕事場と地域での曝露状況を調査するよう促す。
- 労働・環境医学の専門家へ照会する。

職場での曝露低減にはいくつもの選択肢があることが多い。一般に最もよい方法はプロセスの変更である。このためには、特定の化学物質の使用をやめるための作業、またはより安全な代替物質に切り替えるための作業を評価する必要がある。プロセスの変更ができない、あるいは現実的でない場合は、そのプロセスを囲って換気をよくする（おそらくは、排煙フードを用いて）ことが、第二の方法である。身に着ける防護用具は、うまく合わない、使用法を誤る、あるいはその曝露を十分に防がないので、通常、あまり有効ではない。作業者を妊娠中だけ別の部署に配置転換することは可能であるが、健康被害に取り組んでいるとはいえない。

患者個人は、生殖健康への危険と経済的不安との選択に迫られて、困難な状況に陥っている可能性がある。職を失う心配から、多くの人々は健康リスクを受け入れる。あるいは金銭的な理由から、古い含鉛塗料を除去できなかったり、汚染源に近い地区からの転居ができないでいる。こうした状況では、臨床医は情報提供、代弁、支援はできるかもしれないが、必ずしも最適な解決法を示せるわけではない。

---

△ 農場の夫婦について予備的な検査を行った結果、夫の精子数が不妊の境界線上にあること以外、特に明らかな異常はありません。彼ら夫婦の不妊が、必ずしも農薬に関係があるとはいいきれませんが、治療を進める一方で曝露も減らすように勧めます。農薬の使用量の低減、適切な防護服の着用、汚染された衣服と通常の衣服とを一緒に洗濯しないなどを話し合います。また農薬使用を減らすための情報を提供する非営利組織をいくつか、この夫婦に紹介します。

○ 研究技術者の雇用主に手紙を書き、品質管理室で曝露評価をするよう依頼し、産業衛生士が評価を済ませるまで、この技術者を化学物質への曝露がない仕事へと配置転換するよう勧告します。さらにフォローアップとして再度電話をし、雇用主がこの助言に従うつもりであるかどうかを確認します。その後も妊娠期間を通じてこの患者を注意深く観察します。雇用主はやがて研究室の作業台の上に排煙フードを設置し、曝露の大半の原因であった溶剤濾過のステップを廃止します。

☆ 三歳児の血中有機水銀濃度はやや高かったが、それが臨床的な発達遅滞の原因となるほどの濃度かどうかは明らかではありません。この子の血中鉛濃度は一九ｐｐｍで、米国疾病管理センター（ＣＤＣ）が憂慮すべき水準として示している一〇ｐｐｍを超えています。子どもの両親に、地元の湖で釣った魚を食べるのを止めるよう求め、家庭の鉛検査を手配し、今後の指導を受けるために、この子の件を医療コンサルタントに照会することにします。

## さらに深めるための参考資料

労働と環境の履歴を詳細かつ簡潔に把握する上で臨床医の手引きとなる、優れた論文や書籍は多数あるが、特に有用と思われる文献を以下に挙げる。

### 労働と環境の履歴


Goldman RH. Suspecting occupational disease. In : McCunney RJ (ed), *A Practical Approach to Occupational and Environmental Medicine.* Boston : Little, Brown, 1994.

Goldman RH, Peters JM. The occupational and environmental health history. *JAMA* 246 (24) : 2831-2836,1981.

Occupational and Environmental Health Committee of the American Lung Association. Taking the occupational history. *Ann Intern Med 99* : 641-651,1983.

Paul M. Clinical evaluation and management. In : Paul M (ed), *Occupational and Environmental Reproductive Hazards : A Guide for Clinicians.* Philadelphia : Williams and Wilkins, 1993.

Paul M, Himmelstein J. Reproductive hazards in the workplace:What the practitioner needs to know about chemical exposures. Obstet Gynecol 71 : 921-938,1988.


### 化学物質等安全データシート（ＭＳＤＳ）

ＭＳＤＳの臨床的有用性については、これまで何人もの執筆者が適切に批判してきた。以下の文献は、ＭＳＤＳが成分情報を特定するには有用であるが毒性情報、特に生殖・発達毒性の情報源としてはほとんど役立たないことを具体的に示している。


Kolp P, Sattler B, Blayney M, Sherwood T. Comprehensibility of material safety data sheets. *Am J Ind Med* 23 : 135-141,1993.

Lerman SE, Kipen HM. Material safety data sheets : Caveat emptor. *Arch Intern Med* 150 : 981-984,1990.

Paul M, Kurtz S. Analysis of reproductive hazard information on Material Safety Data Sheets for lead and the ethylene glycol ethers. *Am J Ind Med* 25 : 403-415,1994.


## 生物学的モニタリングと一般情報

生物学的モニタリングは、これから臨床医学に大いに役立つ可能性を秘めた、いま急速に発展しつつある興味深い分野である。以下に挙げる文献から、特定の化学物質に対する生物学的モニタリングの方略について詳細な議論が得られるだろう。


Coye MJ, Lowe JA, Maddy KJ. Biological monitoring of agricultural workers exposed to pesticides : II. Monitoring of intact pesticides and their matabolites. *J Occup Med* 28 (8) : 628-636,1986.

Lauwerys R, Hoet P. *Industrial Chemical Exposure : Guidelines for Biological Monitoring*, 2d ed. Boca Raton, FL : CRC Press, 1993.

Rosenberg J, Harrison RJ. Biologic monitoring. In : LaDouJ (ed), *Occupational and Environmental Medicine*. Stamford, CT : Appleton & Lange, 1997.

# 第11章　まとめと提言

そういえば、よくあることだ。人を破滅の道に誘いこもうとして、地獄の手先どもが、時には真実を語る、つまらぬことでご利益を見せておいて、いちばん大事なところで打っちゃりを食わすという手だ。〔福田恆存訳〕

――「マクベス」第一幕第三場より

有毒化学物質を浴びせられる人々に何の事前の相談もなく、たいていの曝露は起きていることが、本書を通して明らかになった。曝露や毒性の証拠がある時には無視され、あるいは隠蔽され、また時にはリスクを負っている人々に伝えられない。公衆衛生上の措置の基本原則を違え、あるいは基本的人権に配慮することのないシステムを維持し続けるのには、多くの要因が絡んでいる。すなわち、バラバラな対症療法的対策、科学を完全に客観的だと見る見方、情報を知らされない大衆、新規化学物質を急いで開発して売るように仕向けている経済システム、そして、企業は試験が済んでいない化学物質を人々に浴びせる権利があるのだという奇妙な考えなどである。

近代工業社会の複雑さが、専門分化、断片的思考、そして還元主義的世界観にわれわれを導いている。われわれは、複雑な問題を効果的に管理しようとして小さな破片に分割するが、総合的な分析のためにそれらを再構成することはしない。この傾向は科学では浸透していて、それは一般市民や政治の世界のあり方にも反映される。医者たちは専門の科、その先の細かい専門分野に分かれ、患者たちのからだ全体に影響を与えている健康問題や生活環境のすみずみを診ることも理解することさえもできない程である。科学者たちは狭い疑問に集中し、自分たちの仕事のより広い意味を見失っている。地域、州や連邦政府は責任の範囲を細かい断片にして、それを各機関や部局に配分して監視、規制させている。そこでは制度的慣習が縄張りを作り、本来は存在しない障壁を固定化する。

還元主義的世界観はわれわれに、複雑な生態系を構成成分に分けることを求め、空気、土壌、水、個体、細胞、酵素、そしてDNAをそれぞれ試験せよという。統合的分析のめがねを通して初めて見える、関係性と残響、正負のフィードバックループ、予期しえない連続事象などはこの世界観から失われる。規制政策はこの還元主義の考え方を反映している。分立しているさまざまな計画が、大気中、水中、食物中の個別化学物質を測定している。われわれは現実の曝露形態である複雑な混合物ではなく一個一個の化学物質を規制している。農薬の健康影響は特定の動物種を使った個別化学物質の試験データから予測され、現行の曝露レベルにおける被害についての疫学からの証拠は無視される。一般の人々や種の多様性や生態系に対する農薬の影響を総合的に試験する道は開かれていない。また、化学物質ではない代替法の有効性や現行の農業法の持続可能性の試験も存在しない。提案されてくる規制措置は、一化学物質の一曝露経路からの健康影響に対して許容レベルが理論的に決まるまで何年間も研究され検討される。そうしている間にも、測定値の方が、母乳や血液や、尿や呼気の中に有毒化学物質が次々と出てくることを明らかにしている。

一九二三年に規制担当者がガソリンへの四エチル鉛の添加を許可した時、彼らはガソリン中にわずかな鉛があっても大気のレベルは安全だと安心した。しかし、当時最も尊敬されていた学者を含め、公衆衛生の専門家たちは、鉛の微粒子で国中が覆われると重大な健康被害を生ずる恐れがあると、はっきり不安を表明した。エチル・コーポレーションは、リスクについての具体的証拠がないと、抗弁した。実際は、有鉛ガソリンの害が石油精製工業から自動車修理工業に至る労働者に出た。大気中の鉛は大地に、水に降り、そして食物に入った。鉛はヒトの骨に宿り、妊娠中には骨から溶け出して、誕生前の子どもの脳に害を与えた。公衆衛生に警告した人々の立場は、生態系中での鉛の動きを単純に理解する立場、低レベル曝露でおこるわずかな発達影響に対する理解の欠如、企業の利益によって圧倒され、人々の健康を守ることに失敗するという場面を作った。

## 科学――断片化と政治的影響

科学的調査が、ほとんどの環境衛生政策の基礎を提供している。科学的調査が行われるとき、科学が非常に客観的だから多くの政策立案者が様々な世界観や優先事項の間を調整する道具としてこれを推進するのだと言って実施されることが多い。彼らは、科学が（感情や特定の利益ではなく）公共政策の指針だと言う。特に公衆衛生問題ではそう言われる。しかし、もし科学にそれが課せられるなら、科学と政治は還元主義者が考えている程にはっきりと分かれているのかを検証することが大切である。様々な意見がこれまでに出されている。

一方の極には科学的な企てはまったく客観的でかつ社会的な勢力から独立していると考える人々がいる。他方の極に、科学的情報は常に社会的に作られるものであると考える人々がいる。彼らにとっては、社会的、政治的、文化的構造の理解が、科学研究の設計、実施、解釈を理解するのに不可欠である。

どんな文化でもそれ自身の言語、やり方、基準を持っている。科学も同じである。科学が、確立された約束事、仮定、論理、証明の基準を持った方法であることはよく知られている。特殊化された言語はその文化の内側で明確な価値を持つが、その言語は往々にして外部からの参加を排除し、その結果、社会の政治から孤立して科学的努力のみに専念し、閉ざされた会員だけを支えるという傾向をもつ。公共政策決定を目的とする科学をどう実施し、どう解釈するかに影響する基礎は何かということは、すぐには明らかとはならないかもしれない。

経済的政治的力が微《ひそ》やかな影響を科学調査に与えながら、科学の客観性を公的に推進する役目をしている特定の方針があることをわれわれは見てきた。研究費の決定が、どんな研究をすべきか、誰がその解答をすべきかを左右する。編集長の決定が、何の研究をどこに発表すべきかを左右する。所属機関から好まれない意見を持ち、政策論争から遠くはなれている科学者は、自分の研究費が干上がっていくのを知っている。帰無仮説を客観的選択と見せることや、統計的有意さの水準を $p$ 値〇・〇五とすることさえ、公衆衛生に影響する一つの政治的決定である。どこでも、社会的政治的論争は、科学が提供してきた情報を使って何をすべきかという代替案に限定されるのが普通である。その科学情報がどう集められたのかを詳細に調べようと人々が求めることはそれ程多くない。

科学に基づいた技術の中には偏った操作に、簡単に、なびいてしまうものがある。科学と政策との重なりがはっきりとは分からないときは、特定の政治的経済的方針を持った人々につけ込まれる。例えば、リスク評価と費用便益分析はリスクと費用と便益を定量化するのに役立つとして支持されている道具である。しかし、その数学的に複雑な方程式にあいまいさがあるのに、その結果が明らかな精度を持つのは、簡単化と仮定と価値判断のせいであるが、これらは通常知らされず、外から説明が要求されることもない。ここにガンのリスク評価があると言って示されると、本書で多く議論しているガン以外のリスクをどう推定すべきかまったく知らないという事実から、われわれの注意はそらされる。費用便益分析によって推定される費用と便益は第一に化学品製造会社から提供されるもので、化学品の製造と使用の継続を支持する方向に偏りやすい。

## 科学の健全性

科学は政治と経済の利益から完全に独立に実行できるし、するべきだという考えを最も声高に推進している人々の中に工業界がいる。彼らは、政策決定は感情やイデオロギーではなく健全な科学に基づくべきだと主張する。彼らは、分子メカニズム、証明と原因説の定義、悪影響を狭く定義することなどを考えている。つまり、原因と被害の完全な証明なしに行われる警告的衛生の活動は科学的に不健全で不当であると言うのである。

私利的な目的をもった文化的言語を推挙する顕著な例の中に、タバコ産業の主張がある。ガンが作られるメカニズムが完全に理解されていない状況では、喫煙がガンを起こすという証明は存在しないとタバコ産業は何年間も、主張してきた。しかし、喫煙者は肺ガンリスクが著しく上昇するという疫学的証拠は確立していたし、圧倒的であった。この例では、生化学的にありうべきメカニズムの知識が必要であるという厳密な因果関係の定義が採用されて、衛生政策の議論に使われ、タバコ産業を支持することから利益を得ている政治家に隠れ蓑を提供した。今日でもなお、被害の証明がない、科学的に完璧に定義された証明がないという主張があり、有害物質を製造し販売する者たちに口実を与えている。こういう風に使われて、科学は、公平な仲介者として推進されながら、人々の健康と環境の保護を誤らせる方向に寄与する。

## 知る権利

本書で精査した医学および科学論文から、人々は生殖と発達に悪影響となるような有害化学物質に曝されていることとが明らかになった。多くの場合、人々はこの曝露に関連するリスクにも気づいていない。労働者たちは、労働現場での状況を余り詳しく調べてもらいたくないと強く思っている職場では、危険な化学物質を浴びていることが多い。その他に一般消費者が使う商品のラベル表示が適切でないために、使用中に被曝している。これまで政治が用意してきた制度・機構では、人々に知らせ、人々を守ることができない。医療の分野では、十分な説明と同意なしに薬を使ったり、試験の対象にしたりすることは倫理的でない。この倫理則は国際法に相当する、と全世界で一般に認識されている。しかし、本書で述べてきたように、人々は事前の情報も同意もなしに有毒な物質、適正な試験がされていない物質に常に曝されている。これを拒否する権利は無視されてきた。環境正義が基本的人権として認められるにはまだ遠い道のりである。

不吉と言おうか、別の権利グループの主張を支持する声の方が大きい。こちらは私有権に基づいており、ほとんどの化学品製造業および加工業者は自由に化学品を作り、売る権利があって、事前に公衆の健康や環境のリスクを規定する義務はないと強調する考え方を反映している。例えば、毒物管理法の下でEPAは、有害である可能性のある工業化学品の製造および使用に対して何らかの規制措置を発動する前に、そのリスクが工業界のコストと規制がない場合に得られたであろう利益の両方を超えるほど大きいことを示さなければならない。商業利用されている膨大な化学物質のほとんどについて、リスクはわからない。そしてリスクがわからなければ、EPAの権限は極めて制限され、意味のある試験を求めることですら、できないできた。この状況はまぎれもなく、製造者の権利を労働者や消費者や被曝住民の権利より上位に置いていることを示す。

知る権利法は二つの目的を達成すべく作られている。第一に、これが最も重要なことだが、人々の人間的自立に影響を及ぼす選択を情報に基づいて行おうとする時、必要な情報を入手する権利を認めている。第二には、この法律のおかげで被曝と発症の間の結びつきに光を当てられるかもしれない情報が得られるという点である。ただ残念なことに、病気の登録制度、化学物質の使用量と排出量、環境と生物学的モニタリングのデータ、および規制の情報の統合がうまく行っていない。バラバラな情報を個人、地域社会、全人口問題、そして生態系を統合するために使おうという、組織立った努力は何もない。また、有毒化学物質のありかと排出量の算定はまだ完全には行われていない。知る権利を拡大してもっと多くの情報を与える必要がある。さらに、生殖健康に懸念をもっている個人が職場での被曝や地域での被曝、また水、大気、食物からの被曝に関する情報を入手し、かつ、その情報を治療記録と照合しやすいように、完全に統合したものに法律を変える必要がある。

こうした改善が行われれば、個々人も家族や地域のために組織的な分析を始めることも、自他をより良く守るための方法を考え始めることもできるであろう。

## 統合的な公衆衛生の取り組み

人工化学物質が放出される生態系の複雑さを認識することが、統合的な公衆衛生の取り組みにとっての重要な第一歩である。

組織的系統的分析の経験によれば、ある系に投入されるインプットは不確実で予測不能な影響を生むことが多い。水俣湾への水銀放出は健康に悪影響を及ぼすとは予想されていなかった。狭小な分析は、水銀は海で希釈されて、人々の健康の脅威とはならないと仮定していた。実際には湾の底にいるバクテリアが水銀を変換していた。そして、食物連鎖に入って蓄積され人々の健康に大災害をもたらした〔バクテリアによる無機水銀のメチル水銀化問題は現在の大きな課題であるが、水俣では大量のメチル水銀そのものが工場から湾に垂れ流されて、大災害となった〕。カナダ北部ケベック州では水力発電ダムの建設がダム底の底質を厚くしたことが、水銀の生化学変化をおこすバクテリアの棲み家を提供した。ダムの底に貯っていた水銀は何千マイルも離れた所にある化石燃料の炉やゴミ焼却炉から風に乗って運ばれて来たものだった。有機水銀は、このダムの魚を主食とする原住カナダ人の食物連鎖に入った。結果的に、発生源からこんなにも遠く離れた所で胎児の発達途上の脳が、中枢神経毒物に常時曝されることになってしまった。

試験が完全に終って、その結果が人々に示されるまでは、化学物質の製造と使用は安全であると主張するのは傲慢である。また、分解しにくい化学物質を環境に放出した影響を自信をもって予測できると考えることも傲慢である。もし人々の健康を守りたいと思うならば、科学と政治に対して注意深く、組織的な接近法を考案する必要がある。排他的で狭く、断片化された評価法では、人々の健康を守ることに失敗するのは必定である。専門分化が一つの役割であるのは確かだが、それは、生物学、社会学、生態学的相互関係を含む広い評価法の一部でなければならない。統合的な公衆衛生の取り組みでは目標と優先順位を定義し直すことになろう。それを実行するためには、科学的道具を問題の複雑さに見合ったようにうまく使わなければならない。また、より賢明な、適切な問いを用意しなければならない。

## 目標の再定義

### 予防原則

人々の健康と環境を組織的に守るには、予防原則が基本的に重要である。不確実を認識することによって、予防的取り組みから情報を作り出す気運が生まれる。この取り組みでは、被害の証明よりは安全性の証明を要求することになる。つまり、化学物質は環境に放出されるより前に健康影響と環境影響がよく研究されることが求められる。

適切な目標を設定し、優先順位を評価し直し、進展度を測るためには、生物と環境のモニタリングを系統立てて、完全に実施しなければならない。残留化学物質がヒトの組織あるいは環境媒体中に見い出された時は、その曝露の安全性が分かっているか、完全に評価されていなければならない。しかしながら、曝露量を低減する努力は、被害の証明次第ということであってはならない。環境と労働被害を生じる可能性についての情報は直ちに、公けに入手できなければならず、そうすることによって人々は情報に基づく意志決定を前進させることができる。

## 科学的道具を選択する

予防的取り組みには新しい科学的道具の選択が求められる。例えば、予備段階で毒性の証拠があった場合には、科学研究における帰無仮説を反転させることで、ある化学物質は有害であると仮定するための要件（否定されるべき仮説のような）を作ることができるだろう。

次に、安全だということを示す証明、あるいはこの条件下なら安全ということを示す証明責任を製造者に負わせる。これは医薬業界に求められているやり方である。現在医薬工業界は新規薬品を市場に出す前にヒトに対する臨床試験を実施しなければならない。しかし、ヒト、野生生物、生態系が日常的に曝露している工業化学品の大部分には、わずかの例外を別にして、このような安全の証明は求められていない。統計的有意水準を $p<0.05$ とする厳しい定義は、確かに、これこれは真実だと間違って結論しないために役立っている。しかしながら、もしこの定義がわれわれに、複数の変数を制御することが困難な地域研究における重要な傾向を無視させることになるなら、この定義は公衆衛生を誤らせる原因になる。統計的有意水準をどこに定めるかは、しきたりとして定着している数学的な手法にすぎない。そして、あらゆる状況に適切であるということはできない。

疫学の分野では、どんな分析においても曝露評価が決定的に重要な部分であるが、しかし、それこそ「失われた一片」であることが多い。環境中のさまざまな化学物質に対するヒトの曝露の程度と広がりについてのよいデータを集めることは不可欠である。曝露に関する情報がなければ、原因物質への曝露と発症の関連性を見い出すこと、長期傾向をモニターすること、平均以上に影響されている地域を知ること、何か干渉している変数があるか否かを決定することはおぼつかない。同様に、病気の長期傾向を知って、真に適切で、情報に基づいた設問を作るための根本的要件は、良い調査があることである。研究と研究の方針策定に利害関係者が参加することもまた、優先事項である。さまざまな地域グループが平等な参加者として関与し、質問の定義づけ、議題作り、分析と結果の解釈に参加し、観察結果の広報を助けなければならない。

医学教育では患者たちを物理的社会的環境の文脈の中においてとらえる方法を医師に教えるべきである。科学者たちの学際的努力が報いられるようにし、個々の科学者の疑問をより広い生態学的社会的文脈の中において為された仕事が報いられるようにしなければならない。

## より良い質問を発する

人々の健康と環境への影響をふまえた、ライフサイクル分析と長期的持続可能性の実践は、すべての政策決定において考慮すべき基本事項である。例えば、スチロフォームを消費者が使っている時は、それは公衆衛生上の毒物ではないが、真のリスクを理解するためには製造中の労働者が曝されているベンゼンとスチレンの曝露分析、廃棄物焼却による副生成物の分析、および、その生態系と人々への影響が、すべて重要である。

ある時点で、製造と使用段階で曝されている化学物質はそもそも必要なのかと問うこと、あるいは、もっと安全な代替品はないのかと問うことは必要なことである。この問いは、その化学物質から経済的利益を得ている人々より広い人民層によって発せられ、答えられるべき問題である。例えば、現行の農業法は少数の会社の経済利益のために農薬と化学肥料を流し続けているだけではないのか、本当に必要なのだろうかと大勢の人が疑問に思っている。あるいは、われわれの水と空気と土地の質を悪化させない、持続可能な農業法に置き替えるべきではないのかと問うている。

毒性試験については、混合物の試験、低濃度で広く起きている曝露によるわずかな影響の研究、もっと多くのエンドポイントを試験することなどを問うことは適切である。伝統的な試験法では、重要だが見えにくいわずかな健康影響を見逃したり、覆い隠してしまう恐れがある。例えば発達影響を見ようとして行われたPCBの高用量試験で、胎児毒性が測定された。これはPCBの適切なエンドポイントと想定され、そこからヒトに対する安全用量への外挿が行われた。しかしながら、もっと低用量で注意深く試験すると、初めに安全だと考えられたよりも一〇〇倍低い用量で子の神経行動学的発達にわずかな影響が出ていることが判明した。

化学時代に入って後生まれた世代の時代は、専門分化、断片化と不確実性の時代であった。労働者その他の高曝露の人々に起こった健康災害事件で表面的な静けさが破られ続ける時代でもあった。水銀、鉛、DBCP、そしてグリコールエーテルなどによる生殖被害の発生が、その度短期間だけ科学者や規制当局や一般大衆の注意をひいた。しかし、一つ一つの事件は狭く受けとられ、孤立した事象のように見られて、ほとんどの人には関係ないこと、すっかり解決したことと思われて、忘れ去られた。

個人的な悲劇をフォローしていた医者たちには、静寂の幻想はなかった。一部の科学者、公衆衛生専門家、環境運動家と大衆への警鐘を鳴らす人々にとっては、時と共に明らかになってくる心配な傾向がある。われわれの知識は少ないことを忘れず、人々と環境の健全性を求める立場に立ってわれわれがその一部をなしている生態系の複雑さに畏敬の念を持たねばならない。そしてわれわれは、情報への人々の権利を主張し、来るべき世代を守るために予防的取り組みを採用しなければならない。

(415) 391-8511
www. pesticides. org/pesticides
農薬の使用と健康影響について国民を教育する。

## 学校問題

**マサチューセッツ健全な学校ネットワーク**
Massachusetts Healthy Schools Network
MassCOSH
555 Amory St.
Boston, MA 02130
(617) 524-6686, ext. 19
健全な学校環境の問題について活動する他のNGOや政府機関との共同の取り組み。

**米国環境保護庁（U. S. EPA）**
質内空気の質についての「学校のためのツール（Tools for Schools)」キット（文書055-000-00503-6）が、以下の連絡先で入手できる。
Superintendent of Documents
P. O. Box 371954
Pittsburgh, PA 15250-7954
(202) 512-1800

## 消費者のための一般情報源

**コープアメリカ**
Co-op America
1612 K Street NW, Suite 600
Washington, DC 20006
(202) 872-5307
www. coopamerica. org
National Green Pages〔製品とサービスのカタログ〕といった手段を通じ、全米のグリーンマーケットで社会的・環境的責任を果たすビジネスに消費者を結びつけることに努める非営利の会員組織。

*Sustaining the Earth : Choosing Consumer Products That Are Safe for You, Your Family, and the Earth*, by Debra Dadd-Redalia/ New York : Morrow, 1994.
豊富な情報。この著者はこの他に次の優れた情報源を著している。
*The Nontoxic Home and Office*. Los Angeles : Jeremy P. Tarcher, 1992.

(212) 777-0062
www. caseweb. com/acts/
有害な美術材料の安全な使用法、安全な作業環境、美術材料の化学組成に関する情報。

**美術・創造材料研究所**
Art and Creative Materials Institute, Inc.
100 Boylston Street, Suite 1050
Boston, MA 02116
(617) 426-6400
美術材料の認定プログラムを主催しており、認定無害製品のリストを提供する。

**バイオインテグラル資源センター (BIRC)**
Bio-Integral Resource Center (BIRC)
P. O. Box 7414
Berkeley, CA 94707
(510) 524-2567 ; fax : (510) 524-1758
www. igc. org/birc/
環境に調和する害虫防除法の全側面に関する情報を提供する。

**農薬誤用を防止する全米連合**
National Coalition Against the Misuse of Pesticides
701 E Street, SE, Suite 200
Washington, DC 20003
(202) 543-5450 ; fax : (202) 543-4791
www. ncamp. org
農薬改革のために活動するグループの連合。害虫防除の代替方法に関する情報。

**北米農薬行動ネットワーク**
Pesticide Action Network of North America
49 Powell Street, 6th Floor
San Francisco, CA 94102
(415) 981-1771 ; fax : (415) 981-1991
www. panna. org/panna/
農薬改革のための情報と行動。

**農薬教育センター**
Pesticide Education Center
P. O. Box 420870
San Francisco, CA 94142

の危険に対するその他の地域住民の対応について。

*The Toxics Free Neighborhoods Guide.* The Environmental Health Coalition, (619) 235-0281.
地域社会の周辺での毒物の使用削減、防止、汚染除去についての手引き。電話で注文する。

*Toxic Nation : The Fight to Save Our Communities from Environmental Contamination*, by Fred Setterberg and Lonny Shavelson. New York : Wiley, 1993.
全米の草の根団体が、どのように毒性化学物質の汚染を食い止めているか。

*Work on Waste*. Ellen and Paul Connett. 82 Judson Street, Canton, NY 13617. (315) 379-9200, (315) 379-0448 (fax).
合理的な資源管理に関する週刊報告。焼却の危険に関する情報。

### 化学物質等安全データシート（MSDS）および危険物質シート

**カリフォルニア産業保健プログラム**
**危険評価・情報サービス**
California Occupational Health Program
Hazard Evaluation and Information Service
2151 Berkeley Way, Annex 11,3rd Floor
Berkeley, CA 94704
(510) 540-3138
職場の化学物質の健康影響についてのデータ表等の情報を提供する。

**ニュージャージー州保健老人局知る権利プログラム**
New Jersey Department of Health and Senior Services
Right-to-Know Program
Cn 368
Trenton, NJ 08625-0368
(609) 984-2202
www. state. nj-us/health/eoh/rtkweb/rtkhome. htm
危険物質のデータ表を提供する。

## 化学物質と農薬

**美術工芸劇場安全**
Arts, Crafts and Theater Safety
181 Thompson Street, #23
New York, NY 10012

www. pirg. org
米国の市民と環境のための監視役を努める、全米に 100 万人を超す会員を持つ非営利組織。35 州に広がるＰＩＲＧ各州支部は、公衆衛生と環境の問題を調査し、解決策を考え、国民を教育し、市民参加の有意義な機会を市民に提供する。

**ワシントン毒物連合**
Washington Toxics Coalition
4649 Sunnyside Avenue N, Suite 540E
Seattle, WA 98103
(206) 632-1545 ; fax : (206) 632-8661
www. accessone. com/~watoxics
毒性化学物質の代替物を見出し使用促進することによって、公衆衛生と環境を守ることに専念する非営利組織。

**地域住民の知る権利に関する作業部会**
Working Group on Community Right-to-Know
Hosted by the U. S. PIRG Education Fund
218 D Street, SE
Washington, DC 20003
(202) 546-9586
化学物質の危険と毒性物質による汚染を懸念する公益団体のために、地域住民の知る権利プログラムを調整する。

## 出版物

*Chemical Alert:A Community Action Handbook*, edited by Marvin Legator and Sabrina Straw-n. Austin : University of Texas Press, 1993. (512) 471-4032
市民、活動家、医療専門家のために書かれ、化学物質が健康に及ぼす影響についての情報を提供し、地域住民が自らの健康調査を行うための戦略を検討する。きわめて有用で広い支持を集める『Health Detective's Handbook』を更新したものである。

*Get to Know Your Local Polluter*. 1993. Citizens for a Better Environment, 3255 Hennepin, Minneapolis, MN 55408. (612) 824-8637, (612) 824-0506 (fax).
毒性化学物質についての情報をどのように利用すれば成果が得られるかの優れた事例を紹介する。

*No Safe Place : Toxic Waste, Leukemia and Community Action*, by Phil Brown and Edwin J. Mikkelson. Berkeley : University of California Press, 1990.
マサチューセッツ州ウォーバーンの市民が、子どもの白血病患者群を公共上水道中の産業化学物質に結びつけるために、どのように大衆疫学を利用したか、また毒性物質

**北東有機農業協会**
Northeast Organic Farming Association (NOFA)
c/o Julie Rawson
411 Sheldon Road
Barre, MA 01005
(978) 355-2853
よりクリーンな食品と安全で健全な環境のために活動する、消費者、植木屋、農夫の連合組織。活動内容は、教育を目的とした会議や機関紙。

**社会的責任を果たすための医師団（PSR）**
Physicians for Social Responsibility
1101 Fourteenth Street, NW, Suite 700
Washington, DC 20005
(202) 898-0150 ; fax : (202) 898-0172
www. psr. org
核などの大量破壊兵器の廃絶、環境とそれに付随する公衆衛生の保護、暴力の防止のために活動する全米規模の組織で、15,000 人を超す医師、保健専門家、支援者らによって構成される。全米に広がる地域・州の支部会員は、これらの諸問題に関して学校教育、研究、政策活動を行う。PSR は、ノーベル賞を受賞した「核戦争を防止する国際医師団」の米国支部である。

**知る権利ネットワーク**
Right-to-Know Network
1742 Connecticut Avenue, NW
Washington, DC 20009
(202) 234-8494 ; fax : (202) 234-8584
www. rtk. net
地域社会と政府の意思決定への、市民参画を支援するものとして設立された。TRI、IRIS を始めとした各種データベースや、EPA の施行措置と罰金、化学物質の生産、企業汚染物質排出許可、化学物質の影響、企業の環境影響、人口統計、化学物質事故等の情報が無料で利用できる。地域図等のグラフィックファイル、コンピュータ支援地域活動管理（CAMEO）の最悪事態の事故シナリオモデル化プログラム、討議グループも持つ。RTK ネットのスタッフがサポートも行う。優れたリソースである。

**米国公益研究グループ**
U. S. Public Interest Research Group
218 D Street, SE
Washington, DC 20003-1900
(202) 546-9707 ; fax : (202) 546-2461

**グローバルコミュニケーション研究所**

Institute for Global Communications (IGC)
P. O. Box 29904
San Francisco, CA 94129-0904
(415) 561-6100
www. igc. apc. org

EcoNet、WomensNet、LaborNet、ConflictNet、PeaceNet を持つ進歩的なインターネット・ネットワークを提供。数百の進歩的加盟組織へのリンク。

**インフォーム社**

INFORM, Inc.
120 Wall Street, 16th Floor
New York, NY 10005-4001
(212) 361-2400 ; fax : (212) 361-2412
www. informinc. org

非営利の環境研究機関。『Preventing Industrial Toxic Hazards: A Guide for Communities』、『Toxics Watch　1995』を含む多数の優れた出版物を出版している。

**JSI 環境健康調査センター**

JSI Center for Environmental Health Studies
44 Farnsworth Street
Boston, MA 02110
(617) 482-9485
www. jsi. com

地域、労働、環境団体に対し、環境健康に関する技術支援、訓練、学校教育を提供する。地域社会の健康調査を実施する。最近の出版物・訓練コースに、『Every Community's Right to Know : A Guide for Community Outreach and Education on Environmental and Health Information』があり、『Environment and Health』として個別指導がある。

**自然資源防衛委員会**

Natural Resources Defense Council
40 West 20th Street
New York, NY 10011
(212) 727-2700
www. nrdc. org

全米に 35 万人の会員を持ち、環境保護、公衆衛生の保護、自然保護区域や自然資源の保全を目的とする非営利組織である。全米 5 か所の事務所が、研究、擁護活動、訴訟、教育を通じて NRDC の目標の達成に努めている。

**労働安全健康連合**

Coalition for Occupational Safety and Health (COSH)

(Call information for the nearest COSH.)

全米に 23 の事務所を持つ非営利の委員会。これらの事務所では、健康と安全の問題に関して労働者の支援を行い、また職業上の危険に対する教育や技術支援、ホットライン、資料室、出版物・ビデオなどの各種リソースを提供する。出版物の例として、『Confronting Reproductive Health Hazards on the Job : A Guide for Workers』(1992 年、90 ページ) がある。

**環境防衛基金**

Environmental Defense Fund (EDF)

257 Park Avenue South

New York, NY 10010

(800) 684-3322 (入会、公開情報)

www. edf. org

www. scorecard. org (ＥＤＦ化学物質スコアカード (EDF Chemical Scorecard) へのアクセス)

1967 年に設立された会員 30 万人を擁する非営利会員組織で、将来世代を含めたすべての人々の環境に関する権利を守ることを目的とする。5 つの都市に事務所を持つ。オンラインの EDF Chemical Scorecard は、知る権利を守る、きわめて貴重な双方向式ツールである。これによって市民は、地図と化学物質排出情報の関連による各地域レベルでの汚染源の特定、化学物質に関する科学的、健康影響、規制関連情報の調査研究、汚染防止に関する学習、さらにはある地域での主要汚染者へのファックス送信なども行うことができる。

**環境研究財団**

Environmental Research Foundation

P. O. Box 5036

Annapolis, MD 21403

(410) 263-1584 ; fax : (410) 263-8944

www. monitor. net/rachel/

高い評価を受ける環境関連出版物である『Rachel's Environment and Health Weekly』を発行する。以下のアドレスに電子メールを送れば、このオンライン購読が可能である。

rachel-weekly-request@world. std. com.

また毒性化学物質とその影響についての研究方策の優れた手引きである『How to Research Chemicals : A Resource Guide』(1995 年) の出版もしている。

官民の環境・健康情報源へのオンラインのリンクが多数。

**全米女性健康ネットワーク**
National Women's Health Network
514 10th Street, NW, Suite 400
Washington, DC 20004
(202) 628-7814 (Information Clearinghouse) ; fax : (202) 347-1168
女性の健康擁護団体で、女性の健康に関する一般の情報とリソースセンターがある。入手できる出版物は、Turning Thing Around: A Woman's Occupational and Environmental Health Resource Guide (1990) $ 9.95。

**奇形学情報サービス機関**
Organization of Teratology and Information Services (OTIS)
2128 Elmwood Avenue
Buffalo, NY 14207
(716) 874-4747, ext. 477
出生前曝露に関する疑問に答える、妊娠と環境に関する全米ホットラインを運営。

## 環境保護、知る権利、地域社会の行動、労働者の権利

### 組織・機関

**健康・環境・正義センター**
CCHW (Center for Health, Environment and Justice)
P. O. Box 6806
Falls Church, VA 22040
(703) 237-CCHW
www. essential. org
有毒物質の危険と汚染除去についての支援と組織化。『Everyone's Backyard and Environmental Health Monthly』を刊行。

**子ども環境健康ネットワーク**
Children's Environmental Health Network
5900 Hollis Street, Suite E
Emeryville, CA 94608
(510) 450-3818 ; fax : (510) 450-3773
www. cehn. org
小児の環境健康専門の全米プロジェクト。環境中の危険に関心を持ち、子どもの健康を守ることに目的を絞った、唯一の学際的全米プロジェクトである。教育、研究、政策を三つの重点分野としている。

**米国産業衛生学会**
American College of Occupational and Environmental Medicine
55 West Seegers
Arlington Heights, IL 60005
(847) 228-6850
産業医学の医師の専門職組織。

**米国肺協会**
American Lung Association
1740 Broadway
New York, NY 10019-4374
(212) 315-8700 ; fax (212) 315-8872
www. lungusa. org
空気汚染と空気中の化学物質の危険に関する、各種印刷物を提供する。

**産業衛生医学診療所協会**
Association of Occupational and Environmental Health Clinics
1010 Vermont Avenue, NW, Suite 513
Washington, DC 20005
(202) 347-4976 ; fax : (202) 347-4950
occ-env-med. mc. duke. edu/oem/aoec. htm
産業・環境保健の問題を専門とする、米国・カナダの 55 か所の診療所と 255 人の個人メンバーの協会。医療ケアと助言が受けられる診療所の紹介、教育活動の実施、またスライドショーやビデオテープなどの貸し出しを行っている。

**医学における環境教育のための連合**
Consortium for Environmental Education in Medicine
44 Bromfield Street, 5th Floor
Boston, MA 02108
(617) 292-0094
www. 2nature. org/ceem/health. html
医学教育・医療行為に環境健康の視点を組み入れるために活動する非営利組織。教職員、学生の能力向上、カリキュラム開発を重点とする。

**メドウェブ**
MedWeb
Emory University Health Sciences Center Library
www. gen. emory. edu/MEDWEB/medweb. html

**職業安全衛生管理局（OSHA）**
**米国労働省**
Occupational Safety and Health Administration
U. S. Department of Labor
200 Constitution Avenue
Washington, DC 20210
(202) 219-8148
www. osha. gov/
労働者保護の監督の任を帯び、職場環境に関する施行機関である。各州機関とともに活動する。ホームページには、プログラムやサービス、基準遵守への支援、基準、技術情報に関する情報とリンクを記載。

**REPROTOX**
**生殖毒性学センター**
Reproductive Toxicology Center
2440 M Street, NW, Suite 217
Washington, DC 20037-1404
(202) 293-5137 ; fax : (202) 778-6199
化学物質や物理的作因の生殖・発達に関するデータを提供するが、利用できるのは医療従事者だけで、何段階かの購読レベルがある。

## 非政府の医療・保健機関

**米国産業保健婦（士）協会**
American Association of Occupational Health Nurses
2920 Brandywine Road, Suite 100
Atlanta, GA 30341
(800) 241-8014 ; fax : (770) 455-7271
www. aaohn. org
産業保健婦（士）・看護婦（士）の専門職組織である。教育活動を実施し、看護や医療実務の基準を設けている。

**米国産婦人科学会**
American College of Obstetricians and Gynecologists
409 Twelfth Street, SW
Washington, DC 20024
(800) 673-8444 ; (202) 863-2518 to reach Resource Center
www. acog. org
産婦人科医の専門職組織。生涯教育と紹介を行う。

atsdr1. atsdr. cdc. gov : 8080/atsdrhome. html
廃棄物処理場の公衆衛生評価、健康調査・登録の運営維持、有害物質に関する教育・訓練を実施する。ToxFAQs プログラムのもとに、100 を超す毒性化学物質のデータ表を提供している。有害廃棄物処分場と地域社会の健康影響に関する情報のオンラインデータベース、HazDat の運営も行っている。

**米国疾病管理センター（CDC）**
**米国職業安全衛生研究所（NIOSH）**
Centers for Disease Control and Prevention (CDC)
National Institute of Occupational Safety and Health (NIOSH)
4676 Columbia Parkway
Cincinnati, OH 45226
(800) 356-4674
www. cdc. gov/niosh/homepage. html
職業安全衛生管理局（OSHA）のため、職場の危険についての調査・評価を担当している。職場の健康有害性評価 (HHE) を受けるための情報は、ここに問い合わせよう。化学物質 677 種類についての情報を記した、NIOSH の『Pocket Guide to Chemical Hazards』の購入には、次の方法で注文する。
ファクス : (513) 533-8573、電子メール : pubstaft@NOISDT1. em. cdc. gov 、郵便 : NIOSH Publications, Mailstop C-13, 4676 Columbia Parkway, Cincinnati, OH45225。
２部以上は有料である。

**米国国立医学図書館（NLM）**
National Library of Medicine
8600 Rockville Pike
Bethesda, MD 20894
(800) 638-8480
www. nlm. nih. gov
健康、毒物学、化学、化学物質排出に関する豊富な情報が無料で入手できる。これらの情報へのアクセスは MEDLARS（医療文献分析検索システムの略）を通じて行う。MEDLARS は ELHILL と TOXNET という二つの下位システムから構成され、これに 40 を超すオンラインデータベースがあり、およそ 1800 万件の参考文献が掲載されている。データベースには次のようなものがある。MEDLINE（NLM 随一の参考文献データベースで、3700 誌を超す国際生物医学雑誌から集めた参考文献がある）、ChemID（化学物質識別）と CHEMLINE（オンライン化学物質事典）、HSDB（有害物質データバンク）、RTECS（化学物質有毒作用登録）、DART（発達・生殖毒物学）、IRIS（統合リスク情報システム）、TRI（毒物排出目録）、TRIFACTS（毒物排出目録データ表）。

**鉛情報センター全米安全委員会**
Lead Information Center, National Safety Council
情報パッケージの請求は (800) LEAD-FYI、情報スペシャリストと話すには (800) 424-5323 へ電話する。

**全米農薬通信ネットワーク　ＥＰＡおよびオレゴン州立大学**
National Pesticide Telecommunications Network, EPA and Oregon State University.
(800) 858-7378
農薬に関するさまざまな情報を提供し、さらに多くの情報源を紹介する。入手可能な文書として『Citizens Guide to Pest Control and Safety』、『EPA Catalog on Pesticide Publications』など。http : //ace. orst. edu/info/nptn は、EXTOXNET を含め数多くのデータベースへのリンクがある。

**全米対処センターホットライン**
National Response Center Hotline.　(800) 424-8802
化学物質の流出事故や新たな廃棄物処分場を報告する。このホットラインは National Response Team により運営される。これは 15 の連邦機関から成り、ＥＰＡが議長を、ホットラインのスタッフを提供する米国湾岸警備隊が副議長を務める。

**ＲＣＲＡ／スーパーファンドホットライン**
RCRA/Superfund Hotline. (800) 424-9346
固形・有害廃棄物の問題とスーパーファンド対象地に関する情報。

**米国ＥＰＡ安全飲料水ホットライン**
U. S. EPA Safe Drinking Water Hotline. (800) 426-4791
清浄水法（CWA）およびフィルター、州飲料水事務所、試験に関する情報。

**毒物管理法ホットライン**
TSCA Hotline. (202) 554-1404
毒物管理法に関する問い合わせ。または以下に電子メールで問い合わせる。
tsca-hotline@epamail. epa. gov.

## その他の連邦機関

**有害物質・疾病登録局 (ATSDR)**
Agency for Toxic Substances and Disease Registry
U. S. Department of Health and Human Services
1600 Clifton Rd., NE
Atlanta, GA 30333
(800) 447-1544, (404) 639-6315 (fax)

at Workplace』(職場での有害物質を懸念する市民）と題するページへのリンクもある。

www. epa. gov/opptintr/tri
(毒物排出目録（TRI）ホームページ）
製造施設から空気、水、土壌への有害化学物質排出について、国民に情報を提供するデータベース。一般市民が TRI データを見つけ利用できるよう、TRI 利用者支援サービスが手伝ってくれる（電話 (202) 260-1531)。TRI の一般情報の提供、各データ形式へのアクセス支援、TRI オンラインおよび CD-ROM での検索の総合的支援、EPA の地域および州の TRI 窓口と TRI が利用できる図書館の紹介などがある。

## ＥＰＡその他の連邦または政府委託による情報ラインおよびホットライン

**消費者製品安全委員会ホットライン**
Consumer Product Safety Commission Hotline. (800) 638-2772

**緊急対処計画および住民の知る権利法ホットライン**
Emergency Planning and Community Right-to-Know Hotline. (800) 535-0202
毒物排出目録（TRI）の州の排出量についてのデータ表を提供する。州の TRI 連絡先もあり。

**環境出版物・情報、全国センター**
Environmental Publications and Information, National Center. (800) 490-9198

**食品医薬品局、化粧品着色料部自動情報ライン**
Food and Drug Administration's Office of Cosmetics and Colors Automated Information Line. (800) 270-8869

**会計検査院（GAO)**
Government Accounting Office（GAO). (202) 512-6000.
GAO 報告書は www. gao. gov.

**室内空気の質に関する情報クリアリングハウス**
Indoor Air Quality Information Clearinghouse. (800) 438-4318
www. epa. gov/iaq/index. html.
ＩＡＱ情報ラインを通じて無料で入手できる情報は、次の通り。
*The Inside Story : A Guide to Indoor Air Quality* (April 1995, IAQ-0029) ; *Carpet and Indoor Air Quality Fact Sheet* (October 1992, IAQ-0040), and *Indoor Air Pollution : An Introduction for Health Professionals* (1994, IAQ-0052)

# 付録A

## リソースガイド――情報源への手引き

個々の毒物の危険性についてあらゆる情報を網羅した情報源というものはない。公共機関・民間組織とも、それぞれ異なる目的や課題を持ちうること、そして機関や組織が明示する目的に基づいて情報の解釈や提示方法の主観性と利害関係を分析し吟味する必要があることを覚えておかなければならない。おおかたの題材については、いまやインターネットが何にも増して簡単な情報入手手段である。（インターネットのWWWのアドレスは、すべて http://で始まることに注意。）以下に挙げる情報源は、その情報が一般に認められているかどうか、また有用かどうかによって、そして我々が知る限り信頼できるかどうかによって選び出したものである。我々は決して完全なリストを提示するものでも、またいかなる組織または製品を推奨するものでもなく、ただ研究への道筋を示すに過ぎない。〔機関、組織名は、特に日本語訳が定着していないものには、参考のため適切と思われる訳をつけた。なお、アドレス等の情報は出版時点のもので、その後変更された可能性もある。〕

## 米国連邦政府機関――環境、健康、労働者の保護

### 米国環境保護庁（EPA）

Environmental Protection Agency
United States Environmental Protection Agency（EPA）
401 M Street, SW
Washington, DC 20460
(202) 260-2090 (directory assistance)
www. epa. gov
全米に 10 か所の地域 EPA 事務所がある。それぞれの連絡先は、以下の電話番号で確認すること。EPA の環境サービスとデータベースへの案内書である『Access EPA』（出版番号 220-B-93-008）は、政府印刷局で入手できる。（電話 (202) 512-1800）。

#### ＥＰＡの主要サイト

www. epa. gov/epahome/r2k. htm
地域住民の知る権利に関する優れたページであり、食品、空気、水、土壌の問題とデータベース（たとえば毒物排出目録（TRI））へのリンクがある。『Concerned Citizens

| 化学物質 | 健康影響 * | 使用場所・発見場所 ** |
|---|---|---|
| **溶剤** | | |
| 1,1,1-TCA | SA, SBD | CW, IP, WP/S |
| ベンゼン | C, LBW, MA, SBD, O（小児白血病） | CP, CW, IP, WP/S, O（ガソリン） |
| クロロホルム | LBW, SBD | AP, CW, CF, IP |
| エピクロロヒドリン | C, MI | H/S, IP, WP/S, O（汚染された樽に貯蔵されたワイン） |
| ホルムアルデヒド | MA, SA | CP, IP, O（建築材料） |
| グリコールエーテル | FI, LBW, MI, SA, SBD | CP, H/S, IP, WP/S |
| N-メチル-ピロリドン（NMP） | SA, O（死産） | CP, H/S, IP, WP/S |
| パークロロエチレン（PCE） | FI, MI, SA, O（新生児黄疸） | CW, IP, WP/S |
| フェノール | C, LBW, O（新生児黄疸） | AP, CP, CW, IP |
| スチレン | H, MA, MI | AP, CP, CW, IP, O（消火） |
| トルエン | FD, H, LBW, MI, SA, SBD | CP, CW, IP, O（煙草の煙、ガソリン） |
| トリクロロエチレン（TCE） | LBW, FD, H, SA, SBD, O（小児白血病） | CW, IP, WP/S |
| キシレン | LBW, SA, SBD | CW, H/S, IP, WP/S, O（ガソリン） |
| **金属** | | |
| 砒素 | SA, SBD, FD, LBW, O（聴力障害） | CF, CW, IP, O（木材製品） |
| カドミウム | FD, LBW, MI, SBD, O（肺損傷、胎盤毒性） | CF, CW, IP, O（煙草の煙） |
| 鉛 | FD, FI, H, LBW, MI, SA, SBD | CF, CS, CW, O（塗料） |
| マンガン | MI, FD, LBW | IP, AP, O（ガソリン） |
| 水銀（無機） | MA, SA, O（先端疼痛症） | CP, IP, O（歯科充填剤） |
| 水銀（有機） | FD, SBD | CF |
| **農薬** | | |
| 2,4-D | C, MI, SBD | AG/P, AP, CW, HG/P |
| アトラジン | H, LBW, SA, SBD | AG/P, AP, CW, HG/P |
| ベノミル | MI, SA, SBD | AG/P, CF, HG/P |
| ブロモキシニル | SBD | AG/P, CW |
| クロロピリホス | SBD | AG/P, AP, CF, CW, HG/P |
| シアナジン | LBW, SA, SBD | AG/P, CW |
| シペルメトリン | FD, H, LBW | AG/P, CF |
| ダイアジノン | C, H, MI, SA, SBD | AG/P, AP, CF, HG/P, CW |
| ジコホル | FD, H, MI | AG/P, CF |
| ジメトエート | H, MI | AG/P, CF |
| ジチオカーバメイト | FD, H, MI, SA, SBD | AG/P, CF, O（ゴム、プラスチック） |
| エンドスルファン | H, MI | AG/P, CF, HG/P |
| 二臭化エチレン | MI | CW, WP/S, IP |
| 酸化エチレン | C, MI, SA | IP, O（殺菌用医療器具） |
| リンデン | H, MA, MI, SA | AG/P, AP, CF, HG/P, O（コロモジラミ処理） |
| リニュロン | SA, LBW | AG/P, CW |
| マラチオン | H | AG/P, AP, CF, CP, HG/P, O（ノミ・ダニ駆除剤） |
| メタムナトリウム | SBD | AG/P, AP |
| メトキシクロル | FD, FI, H, SA | AG/P, CF, HG/P |
| 臭化メチル | MI | AG/P, IP |
| パラチオン | C, FD, MI, SA | AG/P, CF |
| プロパルギット | O（骨形成異常） | AG/P, AP |
| レスメトリン | SA, LBW, H | AG/P, AP, HG/P |
| ビンクロゾリン | H, SBD | AG/P, CF |
| **その他** | | |
| アルキルフェノール類 | H | CP, CF, CW, IP |
| ビスフェノールA | H, O（前立腺肥大） | CP, CF, IP, O（歯科封鎖剤） |
| ダイオキシン | H,FD,MI,SA,SBD,O（性比異常、霊長類で子宮内膜症） | AP, CF, CS, IP |
| PCB 類 | H, FD, FI, LBW, MA, SA | CF, CS, IP（米国では禁止） |
| フタル酸エステル類 | H, MI, SA, SBD | CP, CF, CW, IP |

# 付録B

## 化学物質への曝露に伴う生殖への影響　（右頁の表参照）

**注**：健康影響は少なくとも２件の、動物での研究および・またはヒトでの研究に基づく。健康影響の中には、一貫して証拠が得られるものもあるが、そうでないものもある。ある健康影響が記されていない場合、それは否定的な研究、肯定的な動物研究が１件のみ、あるいはデータ欠如を意味する。

表には、それぞれの曝露に帰しうるヒトへのリスクのレベル、用量反応曲線、ヒトの曝露レベルについての情報は含まれていない。

表に挙げた農薬は、商業用、あるいは家庭で（たとえば芝生・園芸用品、ペット用）、一般に使用されており、各種の製品に含まれ、その多くは処方箋がなくとも店頭で簡単に手に入るものである。

*　C：染色体損傷、FD：機能上の異常、FI：女性の不妊、H：ホルモン、LBW：出生時低体重、MA：月経異常、MI：男性不妊または精子毒性、O：その他（かっこ内は内容）、SA：自然流産、SBD：構造的な先天異常。

** AG/P：農業用農薬、AP：空気汚染（焼却を含む）、CF：汚染された食品、CP：消費者向け製品、CS：汚染された土壌、CW：汚染された水、H/S：家庭用溶剤、HG/P：家庭・園芸用農薬、IP：産業プロセス（ドライクリーニングを含む）、O：その他（かっこ内に内容）、WP/S：職場で使用する溶剤

# 監訳者あとがき

母親の子宮の中で胎児が環境汚染物質をあびている。親たちが暮らしている環境と胎児の環境とが直結していることに、私たちが気づいたのは何時のことだろうか。水俣で、生まれながらにして水銀中毒に罹っていた子どもを見たとき（一九五〇年代）だろうか、それとも、カネミ米ぬか油を食べた母親から生まれた肌の黒い赤ちゃんを見たとき（一九六八年）だろうか？

その二つの事件以後、私たちは胎児の環境に注意を払ってきただろうか？　答えは「ノー」であろう。その証拠に、一九九〇年代も後半になって、私たちは再び過去の二つの事件を思い出さざるをえなくなった。環境ホルモン問題が浮上した後、一般の人々から採取した臍帯血から、羊水から、水銀やＰＣＢやダイオキシンが測定されたのである。受精卵という、たった一個の細胞から人間の形に育つまでの精巧なプログラミングの一段一段に、こうした汚染物質が悪さをする可能性が指摘され始めた。ものすごい速さで細胞分裂と細胞分化をしている時期に、プログラムが誤作動したらどんな結果になるか、誰にも正確な予測はできない。正確な予測はできないけれども、正常からのずれが起こるだろうことは充分予想できる。誤作動を起こす物質を排除する責任が大人たちにはある。

胎児の環境を守ることは一人の母親にできることでも、任せられることでもない。社会全体の努力を動員しなければば、不可能である。しかしまだ、その努力は具体化していない。

本書は、米国ボストン市の医師たちの努力の成果である。「社会的責任のための拡大ボストン医師会」と「マサチューセッツ公益研究グループ教育基金」が発行した冊子、「In Harm's Way――子どもの発達を脅かすもの」を出発点としている。その冊子は、汚染に曝されている胎児の危機を救おうと立ち上がって、人々に事実を知らせるために作られた。それを使った、保健関係者への教育プログラムも展開されている。それをさらに充実させたものが本書である。

胎児の危機は、次世代を生むべき若者や子どもを救うことでしか、回避できない。本書に取り上げられている化学物質は少ないが、それだけまだ研究されていないということである。けれども、「研究されていないことイコール悪影響がないこと」ではない。一〇万種類もある化学物質のうちで胎児に有毒なデータはこれこれしかなかったといって、安心させることは間違いである。化学物質を合成することはいくらでもできる（学術的にはすでに、五〇〇〇万種類が登録されている）が、その生物への影響を調べることは大変で、五〇〇種類程度しか行われていない。そういう実態であるから、転ばぬ先の杖、すなわち、予防原則に基づいて用心することが肝心である。なぜ、そうしなければならないか。少ない研究とは言え、丁寧に採録されている本書の記述からそれをしっかり理解することができる。

環境ホルモンに関する本はたくさん出ているが、胎児を守ることに焦点を定めて、最新の研究結果を分かりやすく解説した、一般の人にも読める教科書的な本はない。関心ある一般読者のほか、産婦人科医、小児科医など、保健関係者にも手元において頂きたい本である。

二〇〇二年二月

監訳者の一人
松崎早苗

39. Green Corps, Pesticide Watch Education Fund. *An Evaluation of San Francisco's Recreation and Parks Department Pesticide Control Program*. San Francisco: Pesticide Watch, January 1997.

40. 私信。Gregg Small, Pesticide Watch。 1997 年 9 月 12 日。

41. MASSCOSH. Agencies and laws factsheet, 1997.

42. Paul M, Kurtz S. Analysis of reproductive hazard information on material safety data sheets for lead and ethylene glycol ethers. *Am J Ind Med* 25:403–415, 1994.

43. HHE 評価についての NIOSH ホットラインの指示。

19. 私信。Safe drinking water hotline. 1997 年 8 月 25 日。

20. U.S. General Acounting Office. *Drinking water.* GAO/RCED-92-34. Washington, DC: US Government Printing Office, 1991.

21. Raloff J. Home carpets: Shoeing in toxic pollution. *Sci News* 138:86, 1990.

22. EPA's OPPT:www.epa.gov/opptintr/labeling/readme1.htm

23. U.S. EPA, Office of Air and Radiation. *The Inside Story: A Guide to Indoor Air Quality.* EPA 402-K-93-007. April 1995.

24. Special Legislative Commission on Air Pollution, Commonwealth of Massachusetts. *Indoor Air Pollution in Massachusetts.* April 1989.

25. Ibid.

26. Roberts J. *Reducing Exposure to Lead in Older Homes.* Seattle, WA: Washington Toxics Coalition, 1990.

27. Brown P. Popular epidemiology challenges the system. *Environment* 35(8):16, 1993.

28. Hoffman AJ. An uneasy rebirth at Love Canal. *Environment* 37(2):4–16, 1995.

29. John Snow Institute and U.S. EPA. *Every Community's Right to Know.* Appendix IV, September 1977.

30. U.S. EPA. *Estimating Exposure to Dioxin-like Compounds.* Review draft. EPA/600/6-88/005Ca. June 1994.

31. U.S. EPA, Office of Solid Waste and Emergency Response. Cleaning up the nation's waste sites: Markets and technology trends. EPA 542-R-96-005A. April 1997.

32. U.S. EPA. Office of Solid Waste and Emergency Response. Sara Title III fact sheet. EPA 550-F-93-002. January 1993.

33. Adams W, Burns S, Handwerk P. *Nationwide LEPC Survey: Summary Report.* Washington, DC: George Washington University, 1994.

34. EnviroFacts Warehouse online queries. July 1997.

35. U.S. EPA, Office of Solid Waste and Emergency Response. LandView factsheet. EPA 550-F-95-003. April 1995.

36. Wallace D. *Upstairs, Downstairs: Perchloroethylene in the Air in Apartments Above N.Y. City Dry Cleaners; A Special Report from Consumers Union.* New York: Consumers Union, October 1995.

37. Cantin J. *Overview of Exposure Pathways.* Round Table Proceedings: Falls Church, VA, May 27–28, 1992.

38. Leubuscher S. *Dry Cleaning—Hidden Hazards.* Amsterdam: Greenpeace International, 1992.

## 第9章


1. Commonwealth of Massachusetts, Department of Environmental Protection. *Mercury in Massachusetts: an Evaluation of Sources, Emissions, Impacts and Controls*. June 1996.

2. Feinberg L. The day LBJ signed FOIA. *Quill* 84(8):13, 1996.

3. FOIA, it's always there. *Quill* 84(8):10, 1996.

4. Burns P. *Handy Products, Hidden Poisons: The Danger of Toxic Chemicals in Household Products*. Boston: MASSPIRG, 1996.

5. Dadd-Redalia D. *Sustaining the Earth: Choosing Consumer Products That Are Safe for You, Your Family and the Earth*. New York: Morrow, 1994.

6. Dickey P. *Buy Smart, Buy Safe: A Consumer Guide to Less Toxic Products*. Seattle, WA: Washington Toxics Coalition, 1994.

7. Shoemaker JM, Vitale CY. *Healthy Homes, Healthy Kids: Protecting Your Children from Everyday Environmental Hazards*. Washington, DC: Island Press, 1991.

8. Mott L, Vance F, Curtis J. *Handle with Care: Children and Environmental Carcinogens*. New York: Natural Resources Defense Council, 1994.

9. National Institutes of Health, NIEHS. *Lead and Your Health*. NIH 92-3465. Washington, DC: NIH, 1992.

10. U.S. EPA, U.S. CPSC, U.S. HUD. *Protect Your Family from Lead in Your Home*. EPA747-K-94-001. 1995.

11. 私信。National Lead Information Center. 1997年9月2日。

12. National Lead Information Center. Information packet, 1997.

13. NRDC et al. Citizens' petition to initiate rulemaking concerning the presence of lead in certain dietary calcium supplements and antacids, January 27, 1997.

14. Neergaard L. Danger found in hair dyes with lead. *San Francisco Examiner*, February 4, 1997.

15. U.S. Food and Drug Administration statement. Lead acetate used in hair dye products. February 5, 1997.

16. Olson E. *Think Before You Drink: The Failure of the Nation's Drinking Water System to Protect Public Health*. New York: Natural Resources Defense Council, 1993.

17. U.S. General Accounting Office. *Drinking Water: Information on the Quality of Water Found at Community Water Systems and Private Wells*. GAO/RCED-97-123. June 1997.

18. Ingram C. *The Drinking Water Book: A Complete Guide to Safe Drinking Water*. Berkeley, CA: Ten Speed Press, 1991.

16. FDA. Indirect food additives: Polymers: Acrylonitrile/styrene copolymers. *FR* 49(183):36635-36644, September 19, 1984.

17. FD&C Act Sec. 601(a).

18. Rimkus GG, Wolf M. Polycyclic musk fragrances in human adipose tissue and human milk. *Chemosphere* 33(10):2033–2043, 1996.

19. Merrill RA. Regulatory toxicology. In: Klaassen, CD (ed), *Casarett and Doull's Toxicology*. New York: McGraw-Hill, 1996.

20. Gulf South Insulation v. CPSC, 701 F.2d 1137 (5th Cir. 1983).

21. Rawls J. *A Theory of Justice*. Cambridge, MA: Harvard University Press, 1971.

22. Paul M, Kurtz S. Analysis of reproductive health hazard information on Material Safety Data Sheets for lead and the ethylene glycol ethers. *Am J Ind Med* 25: 403–415, 1994.

23. Kolp P, Sattler B, Blayney M, Sherwood T. Comprehensibility of material safety data sheets. *Am J Ind Med* 23:135–141, 1993.

24. Environmental law—FIFRA after *Wisconsin Intervenor v. Mortrei:* What next? *J Corp L* 17(4):887, 1992.

25. Nelson L, Kenen R, Klitzman S. *Turning Things Around: A Woman's Occupational and Environmental Health Resource Guide*. Washington, DC: National Women's Health Network, 1990.

26. Walbott G. *Health Effects of Environmental Pollutants*. St. Louis: CV Mosby, 1978.

27. Agent orange update supports link with veterans' health problems. *Nation's Health* 26(4):7, 1996.

28. FOIA, it's always there. *Quill* 84(8):10, 1996.

29. Opheim T. Fire on the Cuyahoga. *EPA J* 19(2):14, 1993.

30. Taylor R. *Ahead of the Curve*. Washington, DC: Environmental Defense Fund, 1990.

31. Wild R (ed). *Earth Care Annual 1990*. Rodale Press, 1990.

32. Nixon W. Making Earth Day count. *E magazine* 6(2):30, 1995.

33. EPA. *Preserving Our Future Today*. EPA 21K-1012. October 1991.

34. Kovach K, Sullivan J, Alston T, Hamilton N. New prescriptions for a healthier OSHA. *Business Horizons* 40(1):45, 1997.

35. Econotes. *Environ Action* 28(1–2):6, 1996.

36. Kates RW, Clark WC. Expecting the unexpected. *Environment* 38(2):6, 1996.

37. EPA 長官 Carol Brownsner の記者会見。1997 年 5 月 20 日。

76. Robinson PE, Mack GA, Remmers J, Levy R, Mohandjer L. Trends of PCB, hexachlorobenzene, and benzene hexachloride levels in the adipose tissue of the U.S. population. *Environ Res* 53:175–192, 1990.

77. Laug EP, Kunze FM, Prickett CS. Occurrence of DDT in human fat and milk. *Arch Ind Hyg* 3:245–246, 1951.

78. Rogan WJ, Gladen BC, McKinney JD, et al. Polychlorinated biphenyls (PCBs) and dichlorodiphenyl dichloroethene (DDE) in human milk: Effects on growth, morbidity, and duration of lactation. *Am J Public Health* 77(10):1294–1297, 1987.

## 第8章

1. Merrill RA. Regulatory toxicology. In: Klaassen CD (ed), *Casarett and Doull's Toxicology*. New York: McGraw-Hill, 1996.

2. Dahl R. Can you keep a secret? *Environ Health Perspect* 103:914–916, 1995.

3. US GAO. *Toxics Substances Control Act: Legislative Changes Could Make the Act More Effective*. GAO/RCED-94-103. 1994.

4. Ashford NA, Caldart CC. *Technology, Law, and the Working Environment*. New York: Van Nostrand Reinhold, 1991.

5. Chemical Manufacturers Association v. EPA, 899 F.2d 344 (5th Cir. 1990).

6. 私信。Gary Timm, US EPA.

7. マサチューセッツ州の農薬使用についてのマイクロコンピュータのデータベースが、果樹に実る果実、小果樹、クランベリー、野菜について推定している。University Massachusetts Cooperative Extension Service, 1990

8. GAO report. *Pesticides: Better Data Can Improve the Usefulness of EPA's Benefits Assessments*. GAO/RCED-92-32.

9. EPA. Proposed guidelines for ecological risk assessment. *Fed Reg* 61(175), September 9, 1996.

10. Orum P, MacLean A. *Progress Report: Community Right-to-Know*. Washington, DC: U.S. Public Interest Research Group Education Fund, July 1992.

11. Cushman J. Court backs EPA authority on disclosure of toxic agents. *New York Times*, May 2, 1996, sec A20.

12. OSHA Public Law 91-596, 91st Congress, S. 2193.

13. GAO. *Status of Regulation of Toxic Chemicals Under Selected Laws*. GAO/RCED-91-154. 1991.

14. Industrial Union Dept. v. American Petroleum Institute, 48 US 607, 1980.

15. Wargo, J. *Our Children's Toxic Legacy*. New Haven, CT: Yale University Press, 1996.

61. Ohio EPA Pesticide Special Study. http://www.epa.ohio.gov/ddagw/pestspst.html.

62. Cohen BA, Wiles R. *Tough to Swallow: How Pesticide Companies Profit from Poisoning America's Tap Water.* Washington, DC: Environmental Working Group, August 1997.

63. U.S. Food and Drug Administration. Pesticide Program Residue Monitoring—1996. http://vm.cfsan.fda.gov/~dms/pes96rep.html.

64. FDA. Food and Drug Administration Pesticide Program: Residue monitoring 1993. *J Assoc Anal Chem Int* 77(5):163A–185A, 1994.

65. Simcox NJ, Fenske RA, Wolz SA, et al. Pesticides in household dust and soil: Exposure pathways for children of agricultural families. *Environ Health Perspect* 103: 1126–1134, 1995.

66. Fenske RA, Black KG, Elkner KP, et al. Potential exposure and health risks of infants following indoor residential pesticide applications. *Am J Public Health* 80: 689–693, 1990.

67. Stehr-Green P. Demographic and seasonal influences on human serum pesticide residue levels. *J Tox Environ Health* 27:405–421, 1989.

68. Murphy RS, Kutz FW, Strassman SC. Selected pesticide residues or metabolites in blood and urine specimens from a general population survey. *Environ Health Perspect* 48:81–86, 1983.

69. Needham LL, Hill RH, Ashley DL, Pirkle JL, Sampson EJ. The priority toxicant reference range study: Interim report. *Environ Health Perspect* 103(Suppl 3): 89–94, 1995.

70. Hill RH, Head SL, Baker S, et al. Pesticide residues in urine of adults living in the United States: Reference range concentrations. *Environ Res* 71:99–108, 1995.

71. Lordo RA, Dinh KT, Schwemberger JG. Semivolatile organic compounds in adipose tissue: Estimated averages for the US population and selected subpopulations. *Am J Public Health* 86:1253–1259, 1996.

72. Rogan WJ, Gladen BC, McKinney, et al. Polychlorinated biphenyls (PCBs) and dichlorodiphenyl dichloroethene (DDE) in human milk: Effects of maternal factors and previous lactation. *Am J Public Health* 76:1172–1177, 1986.

73. Thomas VM, Spiro TG. An estimation of dioxin emissions in the United States. *Toxicol Environ Chem* 50:1–37, 1995.

74. Fensterheim RJ. Documenting temporal trends of polychlorinated biphenyls in the environment. *Regul Toxicol Pharmacol* 18:181–201, 1993.

75. Orban JE, Stanley JS, Schwemberger JG, Remmers JC. Dioxins and dibenzofurans in adipose tissue of the general U.S. population and selected subpopulations. *Am J Public Health* 84:439–445, 1994.

indoor and outdoor air. *Environ Health Perspect* 62:313–318, 1985.

47. Wallace L, Nelson W, Ziegenfus R, et al. The Los Angeles TEAM study: Personal exposures, indoor-outdoor air concentrations, and breath concentrations of 25 volatile organic compounds. *J Expo Anal Environ Epidemiol* 1(2):157–192, 1991.

48. Wallace LA, Pellizzari ED, Hartwell TD, et al. The influence of personal activities on exposure to volatile organic compounds. *Environ Res* 50:37–55, 1989.

49. Wallace L, Buckley T, Pellizzari E, Gordon S. Breath measurements as volatile organic compound biomarkers. *Environ Health Perspect* 104(Suppl 5):861–859, 1996.

50. Thompson KM, Evans JS. Workers' breath as a source of perchloroethylene (perc) in the home. *J Expo Anal Environ Epidemiol* 3:417–430, 1993.

51. Baelum J. Toluene in alveolar air during controlled exposure to constant and to varying concentrations. *Int Arch Occup Environ Health* 62:59–64, 1990.

52. Jo WK, Weisel CP, Lioy PJ. Routes of chloroform exposure and body burden from showering with contaminated tap water. *Risk Anal* 10:575–580, 1990.

53. Aggazzotti G, Fantuzzi G, Righi E, et al. Chloroform in alveolar air of individuals attending indoor swimming pools. *Arch Environ Health* 48:250–254, 1993.

54. Levesque B, Ayotte P, LeBlanc A, et al. Evaluation of dermal and respiratory chloroform exposure in humans. *Environ Health Perspect.* 102:1082–1087, 1994.

55. Ashley DL, Bonin MA, Cardinali FL, McCraw JM, Wooten JV. Blood concentrations of volatile organic compounds in a nonoccupationally exposed U.S. population and in groups with suspected exposure. *Clin Chem* 40(7):1401–1404, 1994.

56. Ashley DL, Bonin MA, Cardinali FL, McCraw JM, Wooten JV. Measurement of volatile organic compounds in human blood. *Environ Health Perspect* 104 (Suppl 5):871–877, 1996.

57. Pirkle JL, Needham LL, Sexton K. Improving exposure assessment by monitoring human tissues for toxic chemicals. *J Exp Anal Environ Epidemiol* 5:405–424, 1995.

58. Phillips LJ, Birchard GF. Regional variation in human toxics exposure in the USA: An analysis based on the National Human Adipose Tissue Survey. *Arch Environ Contam Toxicol* 21:159–168, 1991.

59. Fisher J, Mahle D, Bankston L, Greene R, Gearhart J. Lactational transfer of volatile chemicals in breast milk. *Am Ind Hyg Assoc J* 58:425–431, 1997.

60. U.S. Geological Survey. National Water Quality Assessment Pesticide National Synthesis Project. Provisional data, August 1997. http://water.wr.usgs.gov/pnsp/gwsw1.html.

Reduced risk of insulin-dependent diabetes mellitus among breastfed children. *Diabetes* 37:1625–1632, 1988.

31. Morley R, Cole TJ, Powell R, Lucas A. Mother's choice to provide breastmilk and developmental outcome. *Arch Dis Child* 63:1382–1385, 1988.

32. Lucas A, Morley R, Cole TJ, Lister G, Leeson Payne C. Breast milk and subsequent intelligence quotient in children born preterm. *Lancet* 339:261–264, 1992.

33. U.S. EPA. *National Air Quality and Emissions Trends Report,* 1995. EPA 454/R-96-005. October 1996.

34. U.S. EPA. *Mercury Study Report to Congress.* EPA-452/R-96-001c. Office of Air Quality Planning and Standards and Office of Research and Development, December 1997.

35. U.S. EPA. *Environmental Indicators of Water Quality in the United States.* EPA 841-R-96-002. June 1996.

36. Bolger PM, Yess NJ, Gunderson EL, Troxell TC, Carrington CD. Identification and reduction of dietary lead in the United States. *Food Addit Contam* 13:53–60, 1996.

37. Adams MA. FDA Total Diet Study: Dietary intake of lead and other chemicals. *Chem Spec Bioavail* 3:37–41, 1991.

38. Bolger PM, Carrington CD, Capar SG, Adams MA. Reductions in dietary lead exposure in the United States. *Chem Spec Bioavail* 3:31–36, 1991.

39. Galal-Gorchev H. Dietary intake, levels in food, and estimated intake of lead, cadmium, and mercury. *Food Addit Contam* 10:115–128, 1993.

40. Pirkle JL, Brody DJ, Gunter EW, et al. The decline in blood lead levels in the United States: The National Health and Nutrition Examination Surveys (NHANES). *JAMA* 272:284-291, 1994.

41. Update: Blood lead levels—United States, 1991–1994. *MMWR* 46(7):141–146, 1997.

42. Brody DJ, Pirkle JL, Kramer RA, et al. Blood lead levels in the U.S. population: Phase 1 of the third National Health and Nutrition Examination Survey (NHANES III, 1988–1991). *JAMA* 272:277–283, 1994.

43. Whittemore AS, DiCiccio Y, Provenzano G. Urinary cadmium and blood pressure: Results from the NHANES II survey. *Environ Health Perspect* 91:133–140, 1991.

44. Somogyi A, Beck H. Nurturing and breast-feeding: Exposure to chemicals in breast milk. *Environ Health Perspect* 101 (Suppl 2):45–52, 1993.

45. Grandjean P, Jorgensen PJ, Weihe P. Human milk as a source of methylmercury exposure in infants. *Environ Health Perspect* 102:74–77, 1994.

46. Andelman JB. Human exposures to volatile halogenated organic chemicals in

14. Holzman D. Banking on tissues. *Environ Health Perspect* 104(6):606–610, 1996.

15. Committee on National Monitoring of Human Tissues. *Monitoring Human Tissues for Toxic Substances*. Washington, DC: National Academy Press, 1991.

16. Pellizzari E, Lioy P, Whitmore R, Clayton A, et al. Population-based exposure measurements in EPA Region 5: A phase I field study in support of the National Human Exposure Assessment Survey. *J Exp Anal Environ Epidemiol* 5(3):327–358, 1995.

17. Lebowitz MD, O'Rourke MK, Gordon S, et al. Population-based exposure measurements in Arizona: A phase I field study in support of the National Human Exposure Assessment Survey. *Anal Environ Epidemiol* 5(3):297–325, 1995.

18. Schreiber JS. Predicted infant exposure to tetrachloroethylene in human breastmilk. *Risk Anal* 13:515–524, 1993.

19. Labreche FP, Goldberg MS. Exposure to organic solvents and breast cancer in women: A hypothesis. *Am J Ind Med* 32:1–14, 1997.

20. Bagnell PC, Ellenberger HA. Obstructive jaundice due to a chlorinated hydrocarbon in breast milk. *Can Med J* 5:1047–1048, 1977.

21. Schecter A, Startin J, Wright C, et al. Dioxins in U.S. food and estimated daily intake. *Chemosphere* 29:2261–2265, 1994.

22. Rogan WJ, Bagniewska A, Damstra T. Pollutants in breast milk. *New Engl J Med* 302:1450–1453, 1980.

23. Gladen BC, Rogan WJ. DDE and shortened duration of lactation in a northern Mexican town. *Am J Public Health* 85(4):504–508, 1995.

24. Newman J. How breast milk protects newborns. *Sci Am* 76–79, December 1995.

25. Aniansson G, Alm B, Andersson B, et al. A prospective cohort study on breastfeeding and otitis media in Swedish infants. *Pediatr Infect Dis J* 13:183–188, 1994.

26. Howie PW, Forsyth JS, Ogston SA, Clark A, Florey C. Protective effect of breastfeeding against infection. *Br Med J* 300:11–16, 1990.

27. Van-Coric M. Antibody responses to parenteral and oral vaccines were impaired by conventional and low-protein formulas as compared to breast feeding. *Acta Paedr Scand* 79:1137–1142, 1990.

28. Saarinen UM, Kajosaari M. Breastfeeding as prophylaxis against atopic disease: Prospective follow-up study until 17 years old. *Lancet* 346:1065–1069, 1995.

29. Koletzo S, Sherman P, Corey M, Griffiths A, Smith C. Role of infant feeding practices in development of Crohn's disease in childhood. *Br Med J* 298:1617–1618, 1989.

30. Mayer EJ, Hamman RF, Gay EC, Lezotte DC, Savitz DA, Klingensmith, GJ.

217. Faber KA, Hughes CL. Dose-response characteristics of neonatal exposure to genistein on pituitary responsiveness to gonadotropin releasing hormone and volume of the sexually dimorphic nucleus of the preoptic area (SDN-POA) in postpubertal castrated female rats. *Reprod Toxicol* 7(1):35–39, 1993.

218. Adlercreutz H. Phytoestrogens: Epidemiology and a possible role in cancer protection. *Environ Health Perspect* 103(Suppl 7):103–112, 1995.

## 第7章

1. U.S. EPA, 57 Federal Register 22888–22938 (1992)

2. United States International Trade Commission. *Synthetic Organic Chemicals: United States Production and Sales, 1994.* USITC Publication 2933. November 1995.

3. 米国歳入委員会 (Committee on Ways and Means) の Sam Gibbons と Bill Archer から国際貿易委員会（International Trade Commission）委員長の Peter Watson に宛てた書簡。1995 年 10 月 17 日。

4. Gianessi LP, Anderson JE. *Pesticide Use in U.S. Crop Production: National Summary Report.* Washington, DC: National Center for Food and Agriculture Policy, February 1995.

5. U.S. EPA. *Pesticides Industry Sales and Usage: 1994 and 1995 Market Estimates.* EPA 733-R-97-002. August 1997.

6. U.S. EPA. *1995 Toxics Release Inventory: Public Data Release.* EPA 745-R-97-005. April 1997.

7. USDA. *Pesticide Data Program Progress Report.* Washington DC, February 1998.

8. U.S. EPA. *Update: Listing of Fish and Wildlife Advisories.* EPA-823-F-98-009. March 1998.

9. U.S. Department of Agriculture Food Safety and Inspection Service. *Domestic Residue Data Book: National Residue Program, 1994.*

10. U.S. EPA. *Nonoccupational Pesticide Exposure Study (NOPES) Final Report.* EPA/600/3-90/003. Office of Research and Development, January 1990.

11. Wallace LA. *The Total Exposure Assessment Methodology (TEAM) Study: Summary and Analysis: Vol. 1.* EPA/600/6-87/002a. Office of Research and Development, June 1987.

12. U.S. Department of Health and Human Services. *Plan and Operation of the Third National Health and Nutrition Examination Survey, 1988–94.* (PHS) 94-1308. July 1994.

13. Ezzati-Rice TM, Murphy RS. Issues associated with the design of a national probability sample for human exposure assessment. *Environ Health Perspect* 103(Suppl 3):55–60, 1995.

202. Wong C, Kelce WR, Sar M, Wilson EM. Androgen receptor antagonist versus agonist activities of the fungicide vinclozolin relative to hydroxyflutamide. *J Biol Chem* 270(34):19998–20003, 1995.

203. Ronis MJJ, Barger TM, Gandy J, et al. Anti-androgenic effects of perinatal cypermethrin exposure in the developing rat. *Abstracts of the 13th International Neurotoxicology Conference.* Hot Springs, AK, 1995.

204. Connor K, Howell J, Chen I, et al. Failure of chloro-s-triazine-derived compounds to induce estrogen receptor-mediated responses in vivo and in vitro. *Fundam Appl Toxicol* 30:93–101, 1996.

205. Babic-Gojmerac T, Kniewald Z, Kniewald J. Testosterone metabolism in neuroendocrine organs in male rats under atrazine and deethylatrazine influence. *J Steroid Biochem* 33:141–146, 1989.

206. Davis DL, Bradlow HL. Can environmental estrogens cause breast cancer? *Sci Am* 166–172, Oct 1995.

207. Kniewald J, Osredecki V, Gojmerac T, et al. Effect of s-triazine compounds on testosterone metabolism in the rat prostate. *J Appl Toxicol* 15(3):215–218, 1995.

208. Cooper RL, Stoker TE, Goldman JM, et al. Atrazine disrupts hypothalamic control of pituitary-ovarian function. *Toxicologist* 30:66, 1996.

209. Cooper RL, Stoker TE, Goldman JM, et al. Effect of atrazine on ovarian function in the rat. *Reprod Toxicol* 10(4):257–264, 1996.

210. Houeto P, Bindoula G, Hoffman JR. Ethylenebisdithiocarbamates and ethylenethiourea: Possible human health hazards. *Environ Health Perspect* 103:568–573, 1995.

211. Steenland K, Cedillo L, Tucker J, et al. Thyroid hormones and cytogenetic outcomes in backpack sprayers using ethylenebis(dithiocarbamate) (EBDC) fungicides in Mexico. *Environ Health Perspect* 105:1126–1130, 1997.

212. Whitten Pl, Lewis C, Russell E, Naftolin F. Potential adverse effects of phytoestrogens. *J Nutrition* 125(3 Suppl):771S–776S, 1995.

213. Whitten PL, Lewis C, Russel E, Naftolin F. Phytoestrogen influences on the development of behavior and gonadotropin function. *Proc Soc Exp Biol Med* 208(1): 82–86, 1995.

214. Levy JR, Faber KA, Ayyash L, Hughes CL. The effect of prenatal exposure to the phytoestrogen genistein on sexual differentiation in rats. *Proc Soc Exp Biol Med* 208(1):60–66, 1995.

215. Whitten PL, Russel E, Naftolin F. Influence of phytoestrogen diets on estradiol action in the rat uterus. *Steroids* 59(7):443–449, 1994.

216. Whitten PL, Lewis C, Naftolin F. A phytoestrogen diet induces the premature anovulatory syndrome in lactationally exposed female rats. *Biol Reprod* 49(5): 1117–1121, 1993.

188. vom Saal FS, Nagel SC, Palanza P, et al. Estrogenic pesticides: Binding relative to estradiol in MCF-7 cells and effects of exposure during fetal life on subsequent territorial behavior in male mice. *Toxicol Lett* 77:343–350, 1995.

189. Soto AM, Chung KL, Sonnenschein C. The pesticides endosulfan, toxaphene, and dieldrin have estrogenic effects on human estrogen-sensitive cells. *Environ Health Perspect* 102:380–383, 1994.

190. Sircar S, Lahiri P. Lindane (gamma-HCH) causes reproductive failure and fetotoxicity in mice. *Toxicol* 59(2):171–177, 1989.

191. Cooper RL, Chadwick RW, Rehnberg GL, et al. Effect of lindane on hormonal control of reproductive function in the female rat. *Toxicol Appl Pharmacol* 99(3):384–394, 1989.

192. MacLellan KN, Bird DM, Fry DM, et al. Reproductive and morphological effects of o,p′-dicofol on two generations of captive American kestrels. *Arch Environ Toxicol* 30(3):364–372, 1996.

193. Van den Berg KJ, van Raaij AGM, Bragt PC, Notten WRF. Interactions of halogenated industrial chemicals with transthyretin and effects on thyroid hormone levels in vivo. *Arch Toxicol* 65:15–19, 1991.

194. Hill RH, Head SL, Baker S, et al. Pesticide residues in urine of adults living in the United States: reference range concentrations. *Environ Res* 71:99–108, 1995.

195. Van den Berg KJ. Interaction of chlorinated phenols with thyroxine binding sites of human transthyretin, albumin, and thyroid binding globulin. *Chem Biol Interact* 76:63–75, 1990.

196. Jekat FW, Meisel ML, Eckard R, Winterhoff H. Effects of pentachlorophenol (PCP) on the pituitary and thyroidal hormone regulation in the rat. *Toxicol Lett* 71:9–25, 1994.

197. van Raaij JA, Frijters CM, Kong LW, et al. Reduction of thyroxine uptake into cerebrospinal fluid and rat brain by hexachlorobenzene and pentachlorophenol. *Toxicol* 94(1–3):197–208, 1994.

198. Van den Berg KJ, van Raaij AGM, Bragt PC, Notten WRF. Interactions of halogenated industrial chemicals with transthyretin and effects on thyroid hormone levels in vivo. *Arch Toxicol* 65:15–19, 1991.

199. Kelce WR, Monosson E, Gray LE. An environmental anti-androgen. *Recent Prog Horm Res* 50:449–453, 1995.

200. Gray LE, Ostby JS, Kelce WR. Developmental effects of an environmental antiandrogen: The fungicide vinclozolin alters sex differentiation of the male rat. *Toxicol Appl Pharmacol* 129(1):46–52, 1994.

201. Kelce WR, Monosson E, Gamcsik MP, et al. Environmental hormone disrupters: Evidence that vinclozolin developmental toxicity is mediated by antiandrogenic metabolites. *Toxicol Appl Pharmacol* 126(2):276–285, 1994.

173. Harris CA, Henttu P, Parker M, et al. The estrogenic activity of phthalate esters in vitro. *Environ Health Perspect* 105(8):802–811, 1997.

174. Heindel JJ, Gulati DK, Mounce RC, Russell SR, Lamb JC. Reproductive toxicity of three phthalic acid esters in a continuous breeding protocol. *Fund Appl Toxicol* 12:508–518, 1989.

175. Lloyd SC, Foster PMD. Effect of mono-(2-ethylhexyl)phthalate on follicle-stimulating hormone responsiveness of cultured rat Sertoli cells. *Toxicol Appl Pharmacol* 95:484–489, 1988.

176. Davis BJ, Maronpot RR, Heindel JJ. Di-(2-ethylhexyl) phthalate suppresses estradiol and ovulation in cycling rats. *Toxicol Appl Pharmacol* 128:216–223, 1994.

177. Ema M, Itami T, Kawasaki H. Teratogenic phase specificity of butyl benzyl phthalate in rats. *Toxicology* 79(1):11–19, 1993.

178. Ema M, Itami T, Kawasaki H. Embryolethality and teratogenicity of butyl benzyl phthalate in rats. *J Appl Toxicol* 12(3):179–183, 1992.

179. Gulati DK, Barnes LH, Chapin RE, Heindel J. *Final Report on the Reproductive Toxicity of Di(N-butyl)phthalate in Sprague-Dawley Rats.* NTIS Technical Report (NTIS/PB92-111996) September 1991.

180. Ministry of Agriculture, Fisheries, and Food Safety Directorate. Food surveillance information sheet No. 82. London, March 1996.

181. Jaeger R, Rubin R. Migration of a phthalate ester plasticizer from polyvinyl chloride blood bags into stored human blood and its localization in human tissue. *New Engl J Med* 287:1114–1118, 1972.

182. Menzer RE. Water and soil pollutants. In: Amdur MO, Doull J, Klaassen CD (eds), *Casarett and Doull's Toxicology, The Basic Science of Poisons,* 4th ed. New York: McGraw-Hill, 1991.

183. Guzelian PS. Comparative toxicology of chlordecone (kepone) in humans and experimental animals. *Annu Rev Pharmacol Toxicol* 22:89–113, 1982.

184. Kelce WR, Stone CR, Laws SC, et al. Persistent DDT metabolite p,p′-DDE is a potent androgen receptor antagonist. *Nature* 375:581–585, 1995.

185. Eroschenko VP, Cooke PS. Morphological and biochemical alterations in reproductive tracts of neonatal female mice treated with the pesticide methoxychlor. *Biol Repro* 42(3):573–583, 1990.

186. Gray LE, Ostby JS, Ferrell JM, et al. Methoxychlor induces estrogen-like alterations of behavior and the reproductive tract in the female rat and hamster: Effects on sex behavior, running wheel activity, and uterine morphology. *Toxicol Appl Pharmacol* 96(3):525–540, 1988.

187. Gray LE, Ostby JS, Ferrell JM, et al. A dose-response analysis of methoxychlor-induced alterations of reproductive development and function in the rat. *Fund Appl Toxicol* 12(1):92–108, 1989.

ethoxylates and their acetic acid derivatives in drinking water by particle beam liquid chromatography/mass spectrometry. *Int J Environ Anal Chem* 47:167–180, 1992.

159. Junk GA, Svec HJ, Richard JJ, et al. Contamination of water by synthetic polymer tubes. *Environ Sci Technol* 8:1100–1106, 1974.

160. Soto AM, Justicia H, Wray JW, Sonnenschein C. p-Nonyl-phenol: An estrogenic xenobiotic released from "modified" polystyrene. *Environ Health Perspect* 92: 167–173, 1991.

161. Purdom CE, Hardiman PA, Bye VJ, et al. Estrogenic effects of effluent from sewage treatment works. *Chem Ecol* 8:275–285, 1994.

162. Stahl FW, Mulach R, Sakuma Y. Bisphenol-A. In: *Chemical Economics Handbook*. Menlo Park, CA: SRI Consulting, 1996.

163. Krishnan AV, Stathis P, Permuth SF, et al. Bisphenol-A: An estrogenic substance is released from polycarbonate flasks during autoclaving. *Endocrinology* 132: 2279–2286, 1993.

164. Brotons JA, Olea-Serrano MF, Villalobos M, et al. Xenoestrogens released from lacquer coatings in food cans. *Environ Health Perspect* 103:608–612, 1995.

165. Olea N, Pulgar R, Perez P, et al. Estrogenicity of resin-based composites and sealants used in dentistry. *Environ Health Perspect* 104:298–305, 1996.

166. Olea N, Pulgar R, Perez P, et al. Estrogenicity of resin-based composites and sealants used in dentistry. *Environ Health Perspect* 104:298–305, 1996.

167. Nagel SC, vom Saal F, Thayer KA, et al. Relative binding affinity-serum modified access (RBA-SMA) assay predicts the relative in vivo bioactivity of the xenoestrogens bisphenol-A and octylphenol. *Environ Health Perspect* 105:70–76, 1997.

168. Steinmetz R, Brown NG, Allen DL, et al. The environmental estrogen bisphenol-A stimulates prolactin release in vitro and in vivo. *Endocrinology* 138:1780–1786, 1997.

169. vom Saal FS, Cooke PS, Buchanan DL, et al. A physiologically based approach to the study of biphenol A and other estrogenic chemicals on the size of reproductive organs, daily sperm production, and behavior. *Toxicol Ind Health* 14(1–2):239–260, 1998.

170. Hoyle WC, Budway R. Bisphenol A in food cans: An update. *Environ Health Perspect* 105(6):570–571, 1997.

171. Welshons W, vom Saal FS, Nagel S. Response. *Environ Health Perspect* 105(6): 571–572, 1997.

172. Menzer RE. Water and soil pollutants. In: Amdur MO, Doull J, Klaassen CD (eds), *Casarett and Doull's Toxicology, The Basic Science of Poisons*, 4th ed. New York: McGraw-Hill, 1991.

144. Agrawal AK, Tilson HA, Bondy SC. 3,4,3′,4′-tetrachlorobiphenyl given to mice prenatally produces long term decreases in striatal dopamine and receptor binding sites in the caudate nucleus. *Toxicol Lett* 7:417–424, 1981.

145. White RD, Allen SD, Bradshaw WS. Delay in the onset of parturition in the rat following prenatal administration of developmental toxicants. *Toxicol Lett* 18:185–192, 1983.

146. Barsotti DA, Marlar RJ, Allen JR. Reproductive dysfunction in rhesus monkeys exposed to low levels of polychlorinated biphenyls (Aroclor 1248). *Food Cosmet Toxicol* 14:99–103, 1976.

147. Collins WT, Capen CC. Fine structural lesions and hormonal alterations in thyroid glands of perinatal rats exposed in utero and by the milk to polychlorinated biphenyls. *Am J Pathol* 99:125–142, 1980.

148. Bowman RE, Heironimus MP, Barsotti DA. Locomotor hyperactivity in PCB-exposed rhesus monkeys. *Neurotoxicology* 2:251–268, 1981.

149. Rice DC, Hayward S. Effects of postnatal exposure to a PCB mixture in monkeys on nonspatial discrimination reversal and delayed alternation performance. *Neurotoxicology* 18(2):479–494, 1997.

150. Taylor PR, Stelma JM, Lawrence CE. The relation of PCBs to birth weight and gestational age in the offspring of occupationally exposed mothers. *Am J Epidemiol* 129:395–406, 1989.

151. Rogan WJ, Gladen BC, Hung KL, et al. Congenital poisoning by polychlorinated biphenyls and their contaminants in Taiwan. *Science* 241:334–338, 1988.

152. Chen YC, Guo YL, Hsu CC, Rogan WJ. Cognitive development of Yu-Cheng ("oil disease") children prenatally exposed to heat-degraded PCBs. *JAMA* 268(22):3213–3218, 1992.

153. Safe, S. Toxicology, structure-function relationship, and human and environmental health impacts of polychlorinated biphenyls: Progress and problems. *Environ Health Perspect* 100:259–268, 1992.

154. Jacobson JL, Jacobson SW. Effects of in utero exposure to PCBs and related contaminants on cognitive functioning in young children. *J Pediatr* 116(1):38–45, 1990.

155. Gladen BC, Rogan WJ. Effects of perinatal polychlorinated biphenyls and dichlorodiphenyl dichloroethene on later development. *J Pediatr* 119:58–63, 1991.

156. Lonky E, Reihman J, Darvill T, et al. Neonatal behavioral assessment scale performance in humans influenced by maternal consumption of environmentally contaminated Lake Ontario fish. *J Great Lakes Res* 22(2):198–212, 1996.

157. White R, Jobling S, Hoare SA, et al. Environmentally persistent alkylphenolic compounds are estrogenic. *Endocrinology* 135(1):175–182, 1994.

158. Clark LB, Rosen RT, Hartman TG, et al. Determination of alkylphenol

through the aquatic food chain in arctic Quebec. *Environ Health Perspect* 101:618–620, 1993.

132. Fielden MR, Chen I, Chitten B, et al. Examination of the estrogenicity of 2,4,6,2′,6′-pentachlorobiphenyl (PCB 104), its hydroxylated metabolite 2,4,2′,4′,6′-pentachloro-4-bephenylol (HO-PCB 104), and a further chlorinated derivative, 2,4,2′,4′,6′-hexachlorobiphenyl (PCB 155). *Environ Health Perspect* 105(11):1238–1248, 1997.

133. Bernhoft A, Nafstad I, Engen P, Skaare JU. Effects of pre- and postnatal exposure to 3,3′,4,4′,5-pentachlorobiphenyl on physical development, neurobehavior and xenobiotic metabolizing enzymes in rats. *Environ Toxicol Chem* 13(10):1589–1597, 1994.

134. Holene E, Nafstad I, Skaare JU, et al. Behavioral effects of pre- and postnatal exposure to individual polychlorinated biphenyl congeners in rats. *Environ Toxicol Chem* 14(6):967–976, 1995.

135. Rice DC, Hayward S. Effects of postnatal exposure to a PCB mixture in monkeys on nonspatial discrimination reversal and delayed alternation performance. *Neurotoxicol* 18(2):479–494, 1997.

136. Crews D, Bergeron JM, McLachlan JA. The role of estrogen in turtle sex determination and the effect of PCBs. *Environ Health Perspect* 103(Suppl 7):73–77, 1995.

137. Bergeron JM, Crews D, McLachlan JA. PCBs as environmental estrogens: Turtle sex determination as a biomarker of environmental contamination. *Environ Health Perspect* 102:780–781, 1994.

138. Battershill JM. Review of the safety assessment of polychlorinated biphenyls (PCBs) with particular reference to reproductive toxicity. *Hum Exp Toxicol* 13:581–597, 1994.

139. Sager DB, Shih-Schroeder W, Girard D. Effect of early postnatal exposure to polychlorinated biphenyls (PCB) on fertility in male rats. *Bull Environ Contam Toxicol* 38:946–953, 1987.

140. Barsotti DA, Marlar RJ, Allen JR. Reproductive dysfunction in rhesus monkeys exposed to low levels of polychlorinated biphenyls (Aroclor 1248). *Food Cosmet Toxicol* 14:99–103, 1976.

141. Muller WF, Hobson W, Fuller GB, et al. Endocrine effects of chlorinated hydrocarbons in rhesus monkeys. *Ecotoxicol Environ Safety* 2:161–172, 1978.

142. Jansen HT, Cooke PS, Porcelli J, et al. Estrogenic and anti-estrogenic actions of PCBs in the female rat: In-vitro and in-vivo studies. *Reprod Toxicol* 7:237–248, 1993.

143. Tilson HA, Davis GJ, McLachlan JA, Lucier GW. The effects of polychlorinated biphenyls given prenatally on the neurobehavioral development of mice. *Environ Res* 18:466–474, 1979.

117. Grieg JB, Jones G, Butler WH, et al. Toxic effects of 2,3,7,8-tetrachlorodibenzo-p-dioxin. *Food Cosmet Toxicol* 11:585–595, 1973.

118. Cheung MO, Gilbert EF, Peterson RE. Cardiovascular teratogenicity of 2,3,7,8-tetrachlorodibenzo-p-dioxin in the chick embryo. *Toxicol Appl Pharmacol* 61:197–204, 1981.

119. Weber H, Harris MW, Haseman JK, Birnbaum LS. Teratogenic potency of TCDD, TCDF, and TCDD-TCDF combinations in C57BL/6N mice. *Toxicol Lett* 26:159–167, 1985.

120. Schantz SL, Bowman RE. Learning in monkeys exposed perinatally to 2,3,7,8-tetrachlorodibenzo-p-dioxin (TCDD). *Neurotoxicol Teratol* 11:13–19, 1989.

121. Wolfe WH, Michalek JE, Miner JC, et al. Paternal serum dioxin and reproductive outcomes among veterans of Operation Ranch Hand. *Epidemiology* 6(1): 17–22, 1995.

122. Erickson JD, Mulinare J, McClain PW, et al. Vietnam veterans' risks for fathering babies with birth defects. *JAMA* 252:903–912, 1984.

123. Egeland GM, Sweeney MH, Fingerhut MA, et al. Total serum testosterone and gonadotropins in workers exposed to dioxin. *Am J Epidemiol* 139(3):272–281, 1994.

124. Mocarelli P, Brambilla P, Gerthoux PM, et al. Change in sex ratio with exposure to dioxin. *Lancet* 348:409, 1996.

125. Mastroiacovo P, Spagnolo A, Marni E, et al. Birth defects in the Seveso area after TCDD contamination. *JAMA* 259:1668–1672, 1988.

126. Birnbaum LS. Endocrine effects of prenatal exposure to PCBs, dioxins, and other xenobiotics: Implications for policy and future research. *Environ Health Perspect* 102:676–679, 1994.

127. Stockbauer JW, Hoffman RE, Schramm WF, et al. Reproductive outcomes of mothers with potential exposure to 2,3,7,8-tetrachlorodibenzo-p-dioxin. *Am J Epidemiol* 128:410–419, 1988.

128. den Ouden AL, Kok JH, Verkerk PH, et al. The relation between neonatal thyroxine levels and neurodevelopmental outcome at age 5 and 9 years in a national cohort of very preterm and/or very low birth weight infants. *Pediatr Res* 39:142–145, 1996.

129. Schmitt CJ, Zajicek JL, Ribick MA. National pesticide monitoring program. Residues of organochlorine chemicals in freshwater fish, 1980–81. *Arch Environ Contam Toxicol* 14:225–260, 1985.

130. U.S. EPA. *Environmental Transport and Transformation of PCBs*. EPA-560/5-83-05. Washington, DC: EPA, 1983.

131. Dewailly E, Ayotte P, Bruneau S, et al. Inuit exposure to organochlorines

104. Gilbertson M. Effects on fish and wildlife populations. In: Kimbrough RD, Jensen AA (eds), *Halogenated Biphenyls, Terphenyls, Naphthalenes, Dibenzodioxins, and Related Products,* 2d ed. Amsterdam: Elsevier Science Publishers, 1989.

105. Walker MK, Peterson RE. Potencies of polychlorinated dibenzo-p-dioxins, dibenzofurans, and biphenyl congeners for producing early life stage mortality in rainbow trout (*Oncorhyncus mykiss). Aquatic Toxicol* 21:219–238, 1991.

106. Couture LA, Abbott BD, Birnbaum LS. A critical review of the developmental toxicity and teratogenicity of 2,3,7,8-tetrachlorodibenzo-p-dioxin: Recent advances toward understanding the mechanism. *Teratology* 42:619–627, 1990.

107. Mably TA, Moore RW, Goy RW, et al. In utero and lactational exposure of male rats to 2,3,7,8-tetrachlordibenzo-p-dioxin. 2. Effects on sexual behavior and the regulation of LH secretion in adulthood. *Toxicol Appl Pharmacol* 114:108–117, 1992.

108. McKinney JD, Waller CL. PCBs as hormonally active structural analogues. *Environ Health Perspect* 102(3):290–97, 1994.

109. Murray FJ, Smith FA, Nitschke CG, et al. Three-generation reproduction study of rats given 2,3,7,8-tetrachlorodibenzo-p-dioxin (TCDD) in the diet. *Toxicol Appl Pharmacol* 50:241–252, 1979.

110. Allen JR, Barsotti DA, Lambrecht LK, et al. Reproductive effects of halogenated aromatic hydrocarbons on nonhuman primates. *Ann NY Acad Sci* 320:419–425, 1979.

111. Barsotti DA, Abrahamson LJ, Allen JR. Hormonal alterations in female rhesus monkeys fed a diet containing 2,3,7,8-TCDD. *Bull Environ Contam Toxicol* 21: 463–469, 1979.

112. Rier SE, Martin DC, Bowman RE, et al. Endometriosis in rhesus monkeys (Macaca mulatta) following chronic exposure to 2,3,7,8-tetrachlorodibenzo-p-dioxin. *Fund Appl Toxicol* 21:433–441, 1993.

113. Kociba RJ, Keeler PA, Park GN, et al. 2,3,7,8-tetrachlorodibenzo-p-dioxin: Results of a 13 week oral toxicity study in rats. *Toxicol Appl Pharmacol* 35:553–574, 1976.

114. McConnell EE, Moore JA, Haseman JK, et al. The comparative toxicity of chlorinated dibenzo-p-dioxins in mice and guinea pigs. *Toxicol Appl Pharmacol* 44: 335–356, 1978.

115. Chahoud I, Krowke R, Schimmel A, et al. Reproductive toxicity and pharmacokinetics of 2,3,7,8-TCDD. Effects of high doses on the fertility of male rats. *Arch Toxicol* 63:432–439, 1989.

116. Moore RW, Jefcoate CR, Peterson RE. 2,3,7,8-tetrachlorodibenzo-p-dioxin inhibits steroidogenesis in the rat testis by inhibiting the mobilization of cholesterol to cytochrome p450. *Toxicol Appl Pharmacol* 109:85–97, 1991.

87. 匿名。An increasing incidence of cryptorchidism and hypospadias? *Lancet* i:1311, 1985.

88. Jacobson JL, Jacobson SW. Intellectual impairment in children exposed to polychlorinated biphenyls in utero. *N Engl J Med* 335:783–789, 1996.

89. Porterfield SP. Vulnerability of the developing brain to thyroid abnormalities: Environmental insults to the thyroid system. *Environ Health Perspect* 102(Suppl 2): 125–130, 1994.

90. Koopman-Esseboom C, Morse D, Weisglas-Kuperus N, et al. Effects of dioxins and polychlorinated biphenyls on thyroid hormone status of pregnant women and their infants. *Pediatr Res* 36:468–473, 1994.

91. Kornilovskaya IN, Gorelaya MV, Usenko VS, et al. Histological studies of atrazine toxicity on the thyroid gland in rats. *Biomed Environ Sci* 9(1):60–66, 1996.

92. Cooper RL, Goldman JM, Rehnberg GL. Pituitary function following treatment with reproductive toxins. *Environ Health Perspect* 70:177–184, 1986.

93. Van den Berg KJ, van Raaij JA, Bragt PC, Notten WR. Interactions of halogenated industrial chemicals with transthyretin and effects on thyroid hormone levels in vivo. *Arch Toxicol* 65(1):15–19, 1991.

94. Ferris CF. The rage of innocents. *Sciences* Mar–Apr: 22–26, 1996.

95. Safe S. Environmental and dietary estrogens and human health: Is there a problem? *Environ Health Perspect* 103:346–351, 1995.

96. Hajek RA, Van NT, Johnston DA, et al. Early exposure to 17-alpha estradiol is tumorigenic in mice. *Proc Am Assoc Cancer Res* 36:632, 1995.

97. Bedding ND, McIntyre AE, Perry L, Lester JN. Organic contaminants in the aquatic environment. I. Sources and occurrence. *Sci Total Environ* 25:143–167, 1982.

98. Jobling S, Reynolds T, White R, et al. A variety of environmentally persistent chemicals, including some phthalate plasticizers, are weakly estrogenic. *Environ Health Perspect* 103(6):582–587, 1995.

99. Smith AH. Infant exposure assessment for breast milk dioxins and furans derived from waste incineration emissions. *Risk Anal* 7(3):347–353, 1987.

100. Wall St J, Feb 20, 1992.

101. Birnbaum LS. The mechanism of dioxin toxicity: Relationship to risk assessment. *Environ Health Perspect* 102(Suppl 9):157–167, 1994.

102. Huff J. Dioxins and mammalian carcinogenesis. In: Schecter A (ed), *Dioxins and health*. New York: Plenum Press, 1994.

103. Olson JR, Holscher MA, Neal RA. Toxicity of 2,3,7,8-tetrachlorodibenzo-p-dioxin in the Golden Syrian hamster. *Toxicol Appl Pharmacol* 55:67–78, 1980.

neoplasia of the prostate in young male patients. *J Urol* 150:379–385, 1993.

70. Yasuda Y, Kihara T, Tanimura T. Effect of ethinyl estradiol on the differentiation of mouse fetal testis. *Teratology* 32:113–118, 1985.

71. Prener A, Hseih C, Engholm G et al. Birth order and risk of testicular cancer. *Cancer Causes Control* 3:265–272, 1992.

72. Depue RH, Pike MC, Henderson BE. Estrogen exposure during gestation and risk of testicular cancer. *J Natl Cancer Inst* 71:1151–1155, 1983.

73. Henderson BE, Benton B, Jing J, et al. Risk factors for cancer of the testis in young men. *Int J Cancer* 23:589, 1979.

74. Moss AR, Osmond D, Bacchetti P, et al. Hormonal risk factors in testicular cancer. *Am J Epidemiol* 124:39–52, 1986.

75. Stone R. Environmental estrogens stir debate. *Science* 265:308–310, 1994.

76. Carlsen E, Giwercman A, Keiding N, Skakkebaek NE. Evidence for decreasing quality of semen during the past 50 years. *Br Med J* 305:609–613, 1992.

77. Olsen GW, Bodner KM, Ramlow JM. Have sperm counts been reduced 50 percent in 50 years? A statistical model revisited. *Fertil Steril* 63:887–893, 1995.

78. Brake A, Kraus W. Decreasing quality of semen. *Br Med J* 305:1498, 1992.

79. Swan S, Elkin EP, Fenster L. Have sperm densities declined? A reanalysis of global trend data. *Environ Health Perspect* 105:1228–1232, 1997.

80. Fisch H, Goluboff ET. Geographic variations in sperm counts: A potential cause of bias in studies of semen quality. *Fertil Steril* 65:1044–1046, 1996.

81. Auger J, Kunstmann JM, Czyglik F, et al. Decline in semen quality among fertile men in Paris during the past 20 years. *N Engl J Med* 332(5):281–285, 1995.

82. Irvine S, Cawood E, Richardson D, et al. Evidence of deteriorating semen quality in the United Kingdom: Birth cohort study in 577 men in Scotland over 11 years. *Br Med J* 312:467–471, 1996.

83. Fisch H, Goluboff ET, Olson JH, et al. Semen analyses in 1,283 men from the United States over a 25-year period: No decline in quality. *Fertil Steril* 65: 1009–1014, 1996.

84. Paulsen CA, Berman NG, Wang C. Data from men in greater Seattle area reveals no downward trend in semen quality: Further evidence that deterioration of semen quality is not geographically uniform. *Fertil Steril* 65:1015–1020, 1996.

85. Pajarinen J, Laippala P, Penttila A, et al. Incidence of disorders of spermatogenesis in middle-aged Finnish men, 1981–1991: Two necropsy series. *Br Med J* 314: 13–18, 1997.

86. Giwercman A, Carlsen E, Keiding N, Skakkebaek NE. Evidence for increasing incidence of abnormalities of the human testis: A review. *Environ Health Perspect* 101(Suppl 2):65–71, 1993.

in women with estrogen-responsive breast cancer. *J Natl Cancer Inst* 86:232–234, 1994.

56. Krieger N, Wolff MS, Hiatt RA, et al. Breast cancer and serum organochlorines: A prospective study among white, black, and Asian women. *J Natl Cancer Inst* 86:589–599, 1994.

57. Unger M, Kiaer H, Blichert-Toft M, et al. Organochlorine compounds in human breast fat from deceased with and without breast cancer and in a biopsy material from newly-diagnosed patients undergoing breast surgery. *Environ Res* 34: 24–28, 1984.

58. Ahlborg UG, Lipworth L, Titus-Ernstoff L, et al. Organochlorine compounds in relation to breast cancer, endometrial cancer, and endometriosis: An assessment of the biological and epidemiological evidence. *Crit Rev Toxicol* 25(6):463–531, 1995.

59. Hunter DJ, Hankinson SE, Laden F, et al. Plasma organochlorine levels and the risk of breast cancer. *N Engl J Med* 337(18):1253–1258, 1997.

60. Safe S. Is there an association between exposure to environmental estrogens and breast cancer? *Environ Health Perspect* 105(Suppl 3):675–678, 1997.

61. Garnic MB. The dilemmas of prostate cancer. *Sci Am* 270:72–81, 1994.

62. Nagel SC, vom Saal F, Thayer KA, et al. Relative binding affinity-serum modified access (RBA-SMA) assay predicts the relative in vivo bioactivity of the xenoestrogens bisphenol-A and octylphenol. *Environ Health Perspect* 105:70–76, 1997.

63. Makela SI, Pylkkanen LH, Santti RS, et al. Dietary soybean may be antiestrogenic in male mice. *J Nutr* 125:437–445, 1995.

64. Habenicht UF, Schwartz K, Schweikert HU, et al. Development of a model for the induction of estrogen-related prostate hyperplasia in the dog and its response to the aromatase inhibitor 4-hydroxy-r-androstene-3, 17-dione. *Prostate* 8:181–194, 1986.

65. Habenicht UF, El Eltreby MF. The periurethral zone of the prostate of the cynomologus monkey is the most sensitive prostate part for an estrogenic stimulus. *Prostate* 13:305–316, 1988.

66. Strinivasan G, Campbell E, Bashirelahi N. Androgen, estrogen, and progesterone receptors in normal and aging prostates. *Micros Res Tech* 30(4):293–304, 1995.

67. Ho S, Roy R. Sex hormone–induced nuclear DNA damage and lipid peroxidation in the dorsolateral prostates of Noble rats. *Cancer Lett* 84:155, 1994.

68. Malins DC, Polissar NL, Gunselman SJ. Models of DNA structure achieve almost perfect discrimination between normal prostate, benign prostatic hyperplasia (BPH), and adenocarcinoma and have a high potential for predicting BPH and prostate cancer. *Proc Natl Acad Sci* 94:259, 1997

69. Sakr WA, Haas GP, Cassin BF. The frequency of carcinoma and intraepithelial

39. Telang NT, Katdare M, Bradlow HL, Osborne MP. Estradiol metabolism: An endocrine biomarker for modulation of human mammary carcinogenesis. *Environ Health Perspect* 105(Suppl 3):559–564, 1997.

40. Wilson JD, Foster DW (eds). *Williams' Textbook of Endocrinology*. 8th ed. Philadelphia: WB Saunders, 1992.

41. Toniolo PG, Levitz M, Zeleniuch-Jacquotte A, et al. A prospective study of endogenous estrogens and breast cancer in post-menopausal women. *J Natl Cancer Inst* 87:190–197, 1995.

42. Adlercreutz H, Gorbach SL, Goldin BR, et al. Estrogen metabolism and excretion in oriental and caucasian women. *J Natl Cancer Inst* 86:1076–1082, 1994.

43. Wolff MS, Weston A. Breast cancer risk and environmental exposures. *Environ Health Perspect* 105(Suppl 4):891–896, 1997.

44. Labreche FP, Goldberg MS. Exposure to organic solvents and breast cancer in women: A hypothesis. *Am J Ind Med* 32:1–14, 1997.

45. Morris JJ, Seifter E. The role of aromatic hydrocarbons in the genesis of breast cancer. *Med Hypotheses* 38:177–184, 1992.

46. Mutti A, Vescovi PP, Falzoi M, et al. Neuroendocrine effects of styrene on occupationally exposed workers. *Scand J Work Environ Health* 10:225–228, 1984.

47. Alessio L, Apostoli P, Feriolo A, Lombardi S. Interference of manganese on neuroendocrinal system in exposed workers. *Biol Trace Element Res* 21:249–253, 1989.

48. Lucchi L, Govoni S, Memo M, et al. Chronic lead exposure alters dopamine mechanisms in rat pituitary. *Toxicol Lett* 32:255–260, 1986.

49. Newcomb PA, Storer BE, Longnecker MP, et al. Lactation and a reduced risk of premenopausal breast cancer. *N Engl J Med* 330:81–87, 1994.

50. Yuan JM, Yu MC, Ross RK, et al. Risk factors for breast cancer in Chinese women in Shanghai. *Cancer Res* 48:1949–1953, 1988.

51. Liehr JG. Hormone-associated cancer: Mechanistic similarities between human breast cancer and estrogen-induced kidney carcinogenesis in hamsters. *Environ Health Perspect* 105(Suppl 3):565–569, 1997.

52. Wolff MS, Toniolo PG, Lee EW, et al. Blood levels of organochlorine residues and risk of breast cancer. *J Natl Cancer Inst* 85(8):648–652, 1993.

53. Mussalo-Rauhamaa H, Hasanen E, Pyysalo H, et al. Occurrence of beta-hexachlorocyclohexane in breast cancer patients. *Cancer* 66:2124–2128, 1990.

54. Falck F, Ricci A, Wolff M, et al. Pesticides and polychlorinated biphenyl residues in human breast lipids and their relation to breast cancer. *Arch Env Health* 47(2):143–146, 1992.

55. Dewailly E, Dodin S, Verreault R, et al. High organochlorine body burden

in the rat by systemic and ovarian intrabursal administration of the fungicide sodium dimethyldithiocarbamate. *Reprod Toxicol* 11(2–3):185–190, 1997.

26. Mably TA, Moore RW, Peterson RE. In utero and lactational exposure of male rats to 2,3,7,8-tetrachlorodibenzo-p-dioxin: 1. Effects on androgenic status. *Toxicol Appl Pharmacol* 114:97–107, 1992.

27. DeVito MJ, Birnbaum LS, Farland WH, Gasiewicz TA. Comparisons of estimated body burdens of dioxinlike chemicals and TCDD body burdens in experimentally exposed animals. *Environ Health Perspect* 103(9):820–831, 1995.

28. Gibbs PE, Pascoe PL, Burt GR. Sex change in the female dog-whelk, Nucella lapillus, induced by tributyl tin from antifouling paints. *J Mar Bio Assoc UK* 68: 715–731, 1988.

29. Purdom CE, Hardiman PA, Bye VJ, et al. Estrogenic effects of effluents from sewage treatment works. *Chem Ecol* 8:275–285, 1994.

30. Jobling S, Sheahan D, Osborne JA, et al. Inhibition of testicular growth in rainbow trout (*Oncorhyncus mykiss*) exposed to alkylphenolic chemicals. *Environ Toxicol Chem* 15:194–202, 1996.

31. Guillette LJ, Crain DA, Rooney A, Pickford DB. Organization versus activation: The role of endocrine-disrupting contaminants (EDCs) during embryonic development in wildlife. *Environ Health Perspect* 103(Suppl 7):157–164, 1995.

32. Fry M. Reproductive effects in birds exposed to pesticides and industrial chemicals. *Environ Health Perspect* 103(Suppl 7):165–171, 1995.

33. Fox GA. Epidemiological and pathobiological evidence of contaminant-induced alterations in sexual development in free-living wildlife. In: Colborn T, Clement C (eds), *Chemically-Induced Alterations in Sexual and Functional Development: The Wildlife/Human Connection*. Princeton, NJ: Princeton Scientific Publishing Co. 1992.

34. Reijnders PJH. Reproductive failure in common seals feeding on fish from polluted coastal waters. *Nature* 324:456–457, 1986.

35. Brouwer A, Reijnders PJH, Koeman JH. Polychlorinated biphenyl (PCB)-contaminated fish induces vitamin A and thyroid hormone deficiency in the common seal (*Phoca vitulina*). *Aquatic Toxicol* 15:99–105, 1989.

36. Woodward AR, Percival HF, Jennings ML, Moore CT. Low clutch viability of American alligators on Lake Apopka. *Fla Sci* 56:52–63, 1993.

37. Guillette Jr LJ, Gross TS, Masson GR, Matter JM, Percival HF, Woodward AR. Developmental abnormalities of the gonad and abnormal sex hormone concentrations in juvenile alligators from contaminated and control lakes in Florida. *Environ Health Perspect* 102:680–688, 1994.

38. Parker SL, Tong T, Bolden S, et al. Cancer statistics. *CA Cancer J Clin* 65:5–27, 1996.

stantial increase since 1960. *Br Med J* 293:1401–1404, 1986.

11. Paulozzi LJ, Erickson JD, Jackson RJ. Hypospadias trends in two US surveillance systems. *Pediatrics* 100:831–834, 1997.

12. Kimmel CA. Approaches to evaluating reproductive hazards and risks. *Environ Health Perspect* 101(Suppl 2):137–143, 1993.

13. US General Accounting Office. *Reproductive and Developmental Toxicants.* Washington DC: US General Accounting Office, October 1991.

14. Giusti RM, Iwamoto K, Hatch EE. Diethylstilbesterol revisited: A review of the long-term health effects. *Ann Intern Med* 122(10):778–788, 1995.

15. Herbst AL, Scully RE. Adenocarcinoma of the vagina in adolescence: A report of 7 cases including 6 clear-cell carcinomas (so-called mesonephromas). *Cancer* 25: 745–747, 1970.

16. Gill WB, Schumacher GFB, Bibbo M, et al. Association of diethylstilbesterol exposure in utero with cryptorchidism, testicular hypoplasia, and semen abnormalities. *J Urol* 122:36–39, 1979.

17. Colton T, Greenberg ER, Noller K, et al. Breast cancer in mothers prescribed diethylstilbesterol in pregnancy. Further follow-up. *JAMA* 269(16):2096–2100, 1993.

18. Tarttelin MF, Gorski RA. Postnatal influence of diethylstilbesterol on the differentiation of the sexually dimorphic nucleus in the rat is as effective as perinatal treatment. *Brain Res* 456:271–274, 1988.

19. Reinisch JM, Ziemba-Davis M, Sanders SA. Hormonal contributions to sexually dimorphic behavior in humans. *Psychoneuroendocrinology* 16(1–3):213–278, 1991.

20. Bolander F. *Molecular Endocrinology*. 2d ed. San Diego, CA: Academic Press, 1994.

21. Damassa DA, Cates JM. Sex hormone-binding globulin and male sexual development. *Neurosci Biobehav Rev* 19(2):165–175, 1995.

22. Eil C, Nisula BC. The binding properties of pyrethroids to human skin fibroblast androgen receptors and to sex hormone binding globulin. *J Steroid Biochem* 35(3–4):409–414, 1990.

23. Adlercreutz H, Hockerstedt K, Bannwart C, et al. Effect of dietary components, including lignans and phytoestrogens, on enterohepatic circulation and liver metabolism of estrogens and on sex hormone binding globulin (SHBG). *J Steroid Biochem* 27(4–6):1135–1144, 1987.

24. McKinney JD, Waller CL. PCBs as hormonally active structural analogues. *Environ Health Perspect* 102(3):290–297, 1994.

25. Goldman JM, Parrish MB, Cooper RL, McElroy WK. Blockade of ovulation

31(8):533–542, 1993.

174. Jackson RJ. California EPA. *Evaluation of the Health Risks Associated with the Metam Spill in the Upper Sacramento River.* September 1992.

175. Schneider K. EPA failed to evaluate warnings on at least 10 dangerous pesticides. *NY Times,* August 23, 1991.

176. Coye MJ. *An Investigation of Spontaneous Abortions Following a Metam Sodium Spill into the Sacramento River.* California Department of Health Services, March 1993.

177. Morrissey RE, Schwetz BA, Lamb JC, et al. Evaluation of rodent sperm, vaginal cytology, and reproductive weight data from National Toxicology Program 13-week studies. *Fund Appl Toxicol* 11:343–358, 1988.

## 第6章

1. Dodds EC, Lawson W. Molecular structure in relation to oestrogenic activity. Compounds without a phenanthrene nucleus. *Proc Royal Soc London, B,* 125:222–232, 1938.

2. Burlington H, Lindeman VF. Effect of DDT on testes and secondary sex characters of white leghorn cockerels. *Proc Soc Exp Biol Med* 74:48–51, 1950.

3. Colborn T, Dumanoski D, Myers JP. *Our Stolen Future.* New York: Dutton, 1996.

4. McLachlan JA (ed). *Estrogens in the Environment.* Amsterdam: Elsevier Science, 1985.

5. Guillette LJ, Gross TS, Masson GR, et al. Developmental abnormalities of the gonad and abnormal sex hormone concentrations in juvenile alligators from contaminated and control lakes in Florida. *Environ Health Perspect* 102(8):680–688, 1994.

6. Tillet DE, Ankley GT, Giesy JP, et al. Polychlorinated biphenyl residues and egg mortality in double-breasted cormorants from the Great Lakes. *Environ Toxicol Chem* 11:1281–1288, 1992.

7. McMaster ME, Portt CB, Munkittrick KR, Dixon DG. Milt characteristics, reproductive performance, and larval survival and development of white sucker exposed to bleached kraft mill effluent. *Ecotoxicol Environ Saf* 23:103–117, 1992.

8. Rajpert-De-Meyts E, Skakkeboek NE. The possible role of sex hormones in the development of testicular cancer. *Eur Urol* 23:54–61, 1993.

9. Chilvers C, Pike MC, Forman D, et al. Apparent doubling of frequency of undescended testicles in England and Wales 1962–81. *Lancet* i:330–332, 1984.

10. Jackson MB, Chilvers C, Pike MC, et al. Cryptorchidism: An apparent sub-

158. Final report on the reproductive toxicity of Iowa pesticide/fertilizer mixture (IWA) in CD-1 Swiss mice: vol 1. NTIS Technical Report (NTIS/PB93-109270), 1992.

159. Meisner LF, Roloff BD, Belluck DA. In vitro effects of n-nitrosoatrazine on chromosome breakage. *Arch Environ Contam Toxicol* 24:108–112, 1993.

160. *Pesticides for Evaluation as Candidate Toxic Air Contaminants*. HEH 96-01, Sacramento, California EPA, Department of Pesticide Regulation, 1996.

161. Landrigan PJ. Ethylene oxide. In: Rom WN (ed), *Environmental and Occupational Medicine,* 2d ed. Boston: Little, Brown, 1992.

162. Frink CR, Bugbee GJ. Ethylene dibromide: Persistence in soil and uptake by plants. *Soil Sci* 148(4):303–307, 1989.

163. Amir D, Volcano R. Effects of dietary ethylene dibromide on bull semen. *Nature* 206:99–100, 1965.

164. Amir D. The sites of the spermicidal action of ethylene dibromide in bulls. *J Reprod Fertil* 35:519–525, 1973.

165. Snellings WM, Maronpot RR, Zelenak JP, et al. Teratology study in Fischer 344 rats exposed to ethylene oxide by inhalation. *Toxicol Appl Pharmacol* 64:476–481, 1982.

166. Lynch DW, Lewis TR, Moorman WJ, et al. Toxic and mutagenic effects of ethylene oxide and propylene oxide on spermatogenic functions in cynomolgus monkeys. *Toxicologist* 3:60–68, 1983.

167. Generoso WM, Cain KT, Krishan M, et al. Heritable translocation and dominant lethal mutation induction with ethylene oxide in mice. *Mutat Res* 129:89–102, 1980.

168. LaBorde JB, Kimmel CA. The teratogenicity of ethylene oxide administered intravenously to mice. *Toxicol Appl Pharmacol* 56:16–22, 1980.

169. Methyl Bromide Fact Sheet. San Francisco: Pesticide Action Network North America, 1996.

170. Eustis SL, Haber SB, Drew RT, et al. Toxicology and pathology of methyl bromide in F344 rats and B6C3F1 mice following repeated inhalation exposure. *Fundam Appl Toxicol* 11:594–610, 1988.

171. Kato N, Morinobu S, Ishizu S. Subacute inhalation experiment for methyl bromide in rats. *Ind Health* 24:87–103, 1986.

172. Hurtt ME, Working PK. Evaluation of spermatogenesis and sperm quality in the rat following acute inhalation exposure to methyl bromide. *Fundam Appl Toxicol* 10(3):490–498, 1988.

173. Kaneda M, Hatakenada N, Teramoto S, Maita K. A two-generation reproduction study in rats with methyl bromide-fumigated diets. *Food Chem Toxicol*

estrogen action: Limited interaction with estrogen receptor binding. *J Toxicol Environ Health* 43:197–211, 1994.

142. Tennant MK, Hill DS, Eldridge JC, et al. Anti-estrogenic properties of chloro-S-triazines in rat uterus. *J Toxicol Environ Health* 43:183–186, 1994.

143. Wetzel LT, Luempert LG, Breckenridge CB, et al. Chronic effects of atrazine on estrus and mammary tumor formation in female Sprague-Dawley and Fischer 344 rats. *J Toxicol Environ Health* 43(2):169–182, 1994.

144. Connor K, Howell J, Chen I, et al. Failure of chloro-S-triazine-derived compounds to induce estrogen receptor–mediated responses in vivo and in vitro. *Fundam Appl Toxicol* 30:93–101, 1995.

145. Tran DQ, Kow KY, McLachlan JA, Arnold SF. The inhibition of estrogen receptor–mediated responses by chloro-S-triazine-derived compounds is dependent on estradiol concentration in yeast. *Biochem Biophys Res Community* 227(1): 140–146, 1996.

146. Bradlow HL, Davis DL, Lin G, et al. Effects of pesticides on the ratio of 16-alpha/2-hydroxyestrone: A biologic marker of breast cancer risk. *Environ Health Perspect* 103(Suppl 7):147–150, 1995.

147. 59 FR 1788–1844.

148. Hansen WH, Quaife ML, Haberman RT, et al. Chronic toxicity of 2,4-dichlorophenoxyacetic acid in rats and dogs. *Toxicol Appl Pharmacol* 20(1):122–129, 1971.

149. Lerda D, Rizzi R. Study of reproductive function in persons occupationally exposed to 2,4-D. *Mutat Res* 262:47–50, 1991.

150. Munro IC, Carlow GL, Orr JC, et al. A comprehensive, integrated review and evaluation of the scientific evidence relating to the safety of the herbicide 2,4-D. *J Am Coll Toxicol* 11(5):559–664, 1992.

151. US EPA. IRIS database, 1984.

152. Simic B, Kniewald J, Kniewald Z. Effects of atrazine on reproductive performance in the rat. *J Appl Toxicol* 14(6):401–404, 1994.

153. Kniewald J, Osredecki V, Gojmerac T, et al. Effect of s-triazine compounds on testosterone metabolism in the rat prostate. *J Appl Toxicol* 15(3):215–218, 1995.

154. US EPA. IRIS database, 1993.

155. Savage P, Scheidt B, Brockington L. A cyanazine–birth defects link? *Chem Week* 136(20):11–12, 1985.

156. Kutz FW, Cook BT, Carter-Pokras OD, et al. Selected pesticide residues and metabolites in urine from a survey of the US general population. *J Toxicol Environ Health* 37:277–291, 1992.

157. US EPA. IRIS database, 1986.

125. Kaloyanova F, Ivanova-Chemishanska L. Dose effect relationship for some specific effects of dithiocarbamates. *J Hyg Epidem Microbiol Immunol* 33(1):11–17, 1989.

126. Kackar R, Srivastava MK, Raizada RB. Induction of gonadal toxicity to male rats after chronic exposure to mancozeb. *Ind Health* 35(1):104–111, 1997.

127. Lankas GR, Wise DL. Developmental toxicity of orally administered thiabendazole in Sprague-Dawley rats and New Zealand white rabbits. *Food Chem Toxicol* 31(3):199–207, 1993.

128. 生殖に関する動物試験の概要については、Registry of Toxic Effects of Chemical Substances (NIOSH) のデータベースも参照。

129. Lim J, Miller MG. The role of the benomyl metabolite carbendazim in benomyl-induced testicular toxicity. *Toxicol Appl Pharmacol* 142(2):401–410, 1997.

130. Munley SM, Hurtt ME. Developmental toxicity study of benomyl in rabbits. *Toxicologist* 30(1 pt 2):192, 1996.

131. Cummings AM, Ebron-McCoy MT, Rogers JM, et al. Exposure to carbendazim during early pregnancy produces embryolethality and developmental defects. *Biol Reprod* 44(Suppl 1):131, 1991.

132. Hess RA, Moore B. The fungicide benomyl (methyl 1-(butylcarbamoyl)-2-benzamidol-carbamate) causes testicular dysfunction by inducing the sloughing of germ cells and occlusion of efferent ductules. *Fund Appl Toxicol* 17:733–745, 1991.

133. Gray LE, Ostby JS, Kelce WR. Developmental effects of an environmental antiandrogen. *Toxicol Appl Pharmacol* 129(1):46–52, 1994.

134. Janardan A, Sattur PB, Sisodia P. Teratogenicity of methyl benzimidazole carbamate in rats and rabbits. *Bull Environ Contam Toxicol* 33:257–263, 1984.

135. Nakai M, Hess RA. Morphological changes in the rat Sertoli cell induced by the microtubule poison carbendazim. *Tissue Cell* 26(6):917–927, 1994.

136. Petrova-Vergieva T, Ivanova-Tchemishanska L. Assessment of the teratogenic activity of dithiocarbamate fungicides. *Food Cosmet Toxicol* 11:239–244, 1973.

137. Stoker TE, Goldman JM, Cooper RL, et al. The dithiocarbamate fungicide thiram disrupts the hormonal control of ovulation in the female rat. *Reprod Toxicol* 7(3):211–218, 1993.

138. Mishra VK, Srivastava MK. Testicular toxicity of thiram in rat: Morphological and biochemical evaluations. *Ind Health* 31(2):59–67, 1993.

139. Calderoni P. *Herbicides: Chemical Economics Handbook*. Menlo Park, CA: SRI Consulting, 1994.

140. US EPA, IRIS database, 1993.

141. Tennant MK, Hill DS, Elderidge JC, et al. Chloro-S-triazine antagonism of

250, 1989.

109. Dikshith TS, Srivastava MK, Raizada RB. Fetotoxicity of hexachlorocyclohexane in mice: Morphological, biochemical, and residue evaluations. *Vet Hum Toxicol* 32(6):524–527, 1990.

110. Lindenau A, Fischer B, Seiler P, Beier HM. Effects of persistent chlorinated hydrocarbons on reproductive tissues in female rabbits. *Hum Reprod* 9(5):772–780, 1994.

111. US EPA. IRIS database, 1990.

112. Malaviya M, Husain R, Seth PK, Husain R. Perinatal effects of two pyrethroid insecticides on brain neurotransmitter function in the neonatal rat. *Vet Hum Toxicol* 35(2):119–122, 1993.

113. Ahlbom J, Fredriksson A, Eriksson P. Neonatal exposure to a type-1 pyrethroid (bioallethrin) induces dose-response changes in brain muscarinic receptors and behavior in neonatal and adult mice. *Brain Res* 645:318–324, 1994.

114. US EPA. IRIS database, 1988.

115. Eil C, Nisula BC. The binding properties of pyrethroids to human skin fibroblast androgen receptors and to sex hormone binding globulin. *J Steroid Biochem* 35 (3/4):409–414, 1990.

116. Husain R, Malaviya M, Seth PK. Differential responses of regional brain polyamines following an in utero exposure to synthetic pyrethroid insecticides: A preliminary report. *Bull Environ Contam Tox* 49:402–409, 1992.

117. US EPA. IRIS database, 1986.

118. Ecobichon DJ. Toxic effects of pesticides. In: Amdur MO, Doull J, Klaassen CD (eds), *Casarett and Doull's Toxicology,* 4th ed. New York: McGraw-Hill, 1991.

119. Houeto P, Bindoula G, Hoffman JR. Ethylenebisdithiocarbamates and ethylenethiourea: Possible human health hazards. *Environ Health Perspect* 103:568–573, 1995.

120. Larsson KS, Arnander C, Cekanova E, Kjellberg M. Studies of teratogenic effects of the dithiocarbamates maneb, mancozeb, and propineb. *Teratology* 14(2): 171–183, 1976.

121. Lu MH, Kennedy GL. Teratogenic evaluation of mancozeb in the rat following inhalation exposure. *Toxicol Appl Pharmacol* 84(2):355–368, 1986.

122. Beck SL. Prenatal and postnatal assessment of maneb-exposed CD-1 mice. *Reprod Toxicol* 4(4):283–290, 1990.

123. Maci R, Arias E. Teratogenic effects of the fungicide maneb on chick embryos. *Ecotoxicol Environ Saf* 13(2):169–173, 1987.

124. Munk R, Schulz V. Study of possible teratogenic effects of the fungicide maneb on chick embryos. *Ecotoxicol Environ Saf* 17(2):112–118, 1989.

of interaction of cadmium and lindane in rats. *Acta Pharmacol Toxicol* 59(3):175–178, 1986.

96. Fry MD, Toone KC, Speich SM, Peard JR. Sex ratio skew and breeding patterns of gulls: Demographic and toxicological considerations. *Stud Avian Biol* 10: 26–43, 1987.

97. Fry M. Reproductive effects in birds exposed to pesticides and industrial chemicals. *Environ Health Perspect* 103(Suppl 7):165–171, 1995.

98. Vom Saal FS, Nagel SC, Palanza P, et al. Estrogenic pesticides: Binding relative to estradiol in MCF-7 cells and effects of exposure during fetal life on subsequent territorial behavior in male mice. *Toxicol Lett* 77(1–3):343–350, 1995.

99. Swartz WJ, Corkern M. Effects of methoxychlor treatment of pregnant mice on female offspring of the treated and subsequent pregnancies. *Reprod Toxicol* 6(5): 431–437, 1992.

100. Soto AM, Chung KL, Sonnenschein C. The pesticides endosulfan, toxaphene, and dieldrin have estrogenic effects on human estrogen-sensitive cells. *Environ Health Perspect* 102:380–383, 1994.

101. Di Muccio A, Camoni I, Citti P, Pontecorvo D. Survey of DDT-like compounds in dicofol formulations. *Ecotoxicol Environ Saf* 16(2):129–132, 1988.

102. MacLellan KN, Bird DM, Fry DM, Cowles JL. Reproductive and morphological effects of o,p′-dicofol on two generations of captive American kestrels. *Arch Environ Toxicol* 30(3):364–372, 1996.

103. MacLellan KN, Bird DM, Shutt LJ, Fry DM. Behavior of captive American kestrels hatched from o,p′-dicofol-exposed females. *Arch Environ Contam Toxicol* 32(4):411–415, 1997.

104. Guillette LJ, Gross TS, Masson GR, et al. Developmental abnormalities of the gonad and abnormal sex hormone concentrations in juvenile alligators from contaminated and control lakes in Florida. *Environ Health Perspect* 102(8):680–688, 1995.

105. Lemonica IP, Garrido Dos Santos AM, Bernardi MM. Effect of administration of organochlorine pesticide (dicofol) during gestation on neurobehavioral development of rats. *Teratology* 46(3):25A, 1992.

106. Singh SK, Pandy RS. Effect of subchronic endosulfan exposures on plasma gonadotropins, testosterone, testicular testosterone, and enzymes of androgen biosynthesis in rats. *Indian J Exp Biol* 28(10):953–956, 1990.

107. Pandey N, Gundevia F, Prem AS, Ray PK. Studies on the genotoxicity of endosulfan, an organochlorine insecticide, in mammalian germ cells. *Mutat Res* 242(1):1–7, 1990.

108. Hastings FL, Brady UE, Jones AS. Lindane and fenitrothion reduce soil and litter mesofauna on Piedmont and Appalachian sites. *Environ Entomol* 18(2):245–

101(6):230–232, 1994.

80. Altamirano-Lozano MA, Del Camacho-Manzanilla CM, Loyola-Alvarez R, et al. Mutagenic and teratogenic effects of diazinon. *Rev Int Contam Ambient* 5(1): 49–58, 1989.

81. Spyker JM, Avery DL. Neurobehavioral effects of prenatal exposure to the organophosphate diazinon in mice. *J Toxicol Environ Health* 3(5–6):989–1002, 1977.

82. Afifi NA, Ramadan A, Abd el-Aziz MI, et al. Influence of dimethoate on testicular and epididymal organs, testosterone plasma level and their tissue residues in rats. *Dtsch Tieraerztl Wochenschr* 98(11):419–420, 1991.

83. Prakash N, Narayana K, Murthy GS, et al. The effect of malathion, an organophosphate, on the plasma FSH, 17,beta-estradiol and progesterone concentrations and acetylcholinesterase activity and conception in dairy cattle. *Veter Hum Toxicol* 34(2):116–119, 1992.

84. US EPA. IRIS database, 1987.

85. US EPA. IRIS database, 1994.

86. Kumar KB, Devi KS. Teratogenic effects of methyl parathion in developing chick embryos. *Vet Hum Toxicol* 34(5):408–410, 1992.

87. Collins TFX, Hansen WH, Keeler HV. The effect of carbaryl (Sevin) on reproduction of the rat and gerbil. *Toxicol Appl Pharmacol* 19:202–216, 1971.

88. Strachan W, Eriksson G, Kylin H, Jensen S. Organochlorine compounds in pine needles: Methods and trends. *Environ Toxicol Chem* 13(3):443–451, 1994.

89. *EXTOXNET Pesticide Information Notebook*. Ithaca, NY: Pesticide Management Education Program, Cornell University.

90. Cooper RL, Chadwick RW, Rehnberg GL, et al. Effect of lindane on hormonal control of reproductive function in the female rat. *Toxicol Appl Pharmacol* 99(3):384–394, 1989.

91. Chadwick RW, Cooper RL, Chang J, et al. Possible antiestrogenic activity of lindane in female rats. *J Biochem Toxicol* 3:147–158, 1988.

92. Sircar S, Lahiri P. Lindane (gamma-HCH) causes reproductive failure and fetotoxicity in mice. *Toxicology* 59(2):171–177, 1989.

93. Chowdhury AR, Gautam AK, Bhatnager VK. Lindane induced changes in morphology and lipids profile of testes in rats. *Biomed Biochim Acta* 49(10):1059–1065, 1990.

94. Das SN, Paul BN, Saxena AK, Ray PK. Effect of in utero exposure to hexachlorohexane on the developing immune system of mice. *Immunopharmacol Immunotoxicol* 12(2):293–310, 1990.

95. Saxena DK, Murthy RC, Chandra SV. Embryotoxic and teratogenic effects

65. Mohammad O, Walid AA, Ghada K. Chromosomal aberrations in human lymphocytes from two groups of workers occupationally exposed to pesticides in Syria. *Environ Res* 70:24–29, 1995.

66. Gianessi LP, Anderson JE. *Pesticide Use in US Crop Production: National Summary Report.* Washington DC: National Center for Food and Agricultural Policy, February 1995.

67. Ciesielski S, Loomis DP, Mims SR, Auer A. Pesticide exposures, cholinesterase depression, and symptoms among North Carolina migrant farmworkers. *Am J Public Health* 84:446–451, 1994.

68. Chanda SM, Pope CN. Neurochemical and neurobehavioral effects of repeated gestational exposure to chlorpyrifos in maternal and developing rats. *Pharmacol Biochem Behav* 53(4):771–776, 1996.

69. Muto MA, Lobelle F, Bidanset JH, Wurpel J. Embryotoxicity and neurotoxicity in rats associated with prenatal exposure to Dursban. *Vet Hum Toxicol* 34(6): 498–501, 1992.

70. Breslin WJ, Liberacki AB, Dittenber DA, Quast JF. Evaluation of the developmental and reproductive toxicity of chlorpyrifos in the rat. *Fundam Appl Toxicol* 29(1):119–130, 1996.

71. Gupta RC, Rech RH, Lovell KL, et al. Brain cholinergic, behavioral, and morphological development in rats exposed in utero to methylparathion. *Toxicol Appl Pharmacol* 77(3):405–413, 1985.

72. Spyker JM, Avery DL. Neurobehavioral effects of prenatal exposure to the organophosphate diazinon in mice. *J Toxicol Environ Health* 3(5–6):989–1002, 1977.

73. Lauder JM. Neurotransmitters as morphogens. *Prog Brain Res* 73:365–387, 1988.

74. Ahlbom J, Fredriksson A, Eriksson P. Exposure to an organophosphate (DFP) during a defined period in neonatal life induces permanent changes in muscarinic receptors and behavior in adult mice. *Brain Res* 677:13–19, 1995.

75. Whitney KD, Seidler FJ, Slotkin TA. Developmental neurotoxicity of chlorpyrifos: Cellular mechanisms. *Toxicol Appl Pharmacol* 134:53–62, 1995.

76. Dobbing J, Sands J. Comparative aspects of the brain growth spurt. *Early Hum Dev* 3:79–83, 1979.

77. Rattner BA, Michael SD. Organophosphorous insecticide induced decrease in plasma luteinizing hormone concentration in white-footed mice. *Toxicol Lett* 24(1):65–69, 1985.

78. US EPA. IRIS database, 1986.

79. Abd el-Aziz MI, Salab AM, Abd el-Khalik M. Influence of diazinon and deltamethrin on reproductive organs and fertility of male rats. *Dtsch Tieraerztl Wochenschr*

49. Fenster L, Coye MJ. Birthweight of infants born to Hispanic women employed in agriculture. *Arch Environ Health* 45:46–52, 1990.

50. Robison LL, Buckley JD, Bunin G. Assessment of environmental and genetic factors in the etiology of childhood cancers: The children's cancer group epidemiology program. *Environ Health Perspect* 103(Suppl 6):111–116, 1995.

51. Daniels JL, Olshan AF, Savitz DA. Pesticides and childhood cancers. *Environ Health Perspect* 105:1068–1077, 1997.

52. Davis JR, Brownson RC, Garcia RB, et al. Family pesticide use and childhood brain cancer. *Arch Environ Contam Toxicol* 24:87–92, 1993.

53. Laval G, Tuyns AJ. Environmental factors in childhood leukaemia. *Br J Ind Med* 45:843–844, 1988.

54. Robison LL, Buckley JD, Bunin G. Assessment of environmental and genetic factors in the etiology of childhood cancers: The children's cancer group epidemiology program. *Environ Health Perspect* 103(Suppl 6):111–116, 1995.

55. Potashnik G, Porath A. Dibromochloropropane (DBCP): A 17-year reassessment of testicular function and reproductive performance. *J Occup Environ Med* 37(11):1287–1292, 1995.

56. Ratcliffe JM, Schrader SM, Steenland K, et al. Semen quality in papaya workers with long-term exposures to ethylene dibromide. *Br J Ind Med* 44:317–326, 1987.

57. Lerda D, Rizzi R. Study of reproductive function in persons occupationally exposed to 2,4-dichlorophenoxyacetic acid (2,4-D). *Mutat Res* 262:47–50, 1991.

58. Kloos H. 1,2 Dibromo-3-chloropropane (DBCP) and ethylene dibromide (EDB) in well water in the Fresno/Clovis metropolitan area, California. *Arch Environ Health* 51(4):291–299, 1996.

59. O'Toole K. Three giants battle suit against pesticide. *Oakland (CA) Tribune,* January 24, 1983, p. 7.

60. Wharton D, Milby TH, Krauss RM, Stubbs HA. Testicular function in DBCP exposed pesticide workers. *J Occup Med* 21(3):161–166, 1979.

61. Kloos H. Chemical contaminants in public drinking water wells in California. In: Majumdar SK, Brenner FJ, Miller EW, Rosenfield LM (eds), *Environmental Contaminants and Health.* Easton, PA: Pennsylvania Academy of Science, 1995.

62. Thrupp, LA. Sterilization of workers from pesticide exposure: The causes and consequences of DBCP-induced damage in Costa Rica and beyond. *Int J Health Serv* 21(4):731–757, 1991.

63. Dulout FN, Pastori MC, Olivero OA, et al. Sister-chromatid exchanges and chromosomal aberrations in a population exposed to pesticides. *Mutat Res* 143: 237–244, 1985.

64. Nehez M, Berencsi G, Paldy A, et al. Data on the chromosome examinations of workers exposed to pesticides. *Reg Toxicol Pharmacol* 1:116–122, 1981.

34. Restrepo M, Munoz N, Day NE, et al. Prevalence of adverse reproductive outcomes in a population occupationally exposed to pesticides in Colombia. *Scand J Work Environ Health* 16:232–238, 1990.

35. Goulet L, Theriault G. Stillbirth and chemical exposure of pregnant workers. *Scand J Work Environ Health* 17:25–31, 1991.

36. Nurminen T, Rantala K, Kurppa K, Holmberg PC. Agricultural work during pregnancy and selected structural malformations in Finland. *Epidemiology* 6:23–30, 1995.

37. Garry VF, Schreinemachers D, Harkins ME, et al. Pesticide appliers, biocides, and birth defects in rural Minnesota. *Environ Health Perspect* 104:394–399, 1996.

38. Munger R, Isacson P, Hu S, et al. Intrauterine growth retardation in Iowa communities with herbicide-contaminated drinking water supplies. *Environ Health Perspect* 105:308–314, 1997.

39. Hemminki K, Mutanen P, Luoma K, Saloniemi I. Congenital malformations by the parental occupation in Finland. *Int Arch Occup Environ Health* 46:93–98, 1980.

40. McDonald AD, McDonald JC, Armstrong B, et al. Congenital defects and work in pregnancy. *Br J Ind Med* 45:581–588, 1988.

41. Schwartz DA, Newsum LA, Markowitz-Heifetz R. Parental occupation and birth outcome in an agricultural community. *Scand J Work Environ Health* 12:51–54, 1986.

42. Schwartz DA, LoGerfo JP. Congenital limb reduction defects in the agricultural setting. *Am J Public Health* 78:654–658, 1988.

43. Bjerkedal T. Use of medical registration of birth in the study of occupational hazards to human reproduction. In: Hemminki K, Sorsa M, Vainio H (eds), *Occupational Hazards and Reproduction*. Washington DC: Hemisphere Publishing Co., 1985.

44. Restrepo M, Munoz N, Day N, et al. Birth defects among children born to a population occupationally exposed to pesticides in Colombia. *Scand J Work Environ Health* 16:239–246, 1990.

45. Brender JD, Suarez L. Paternal occupation and anencephaly. *Am J Epidemiol* 131:517–521, 1990.

46. McDonald JC, Lavoie J, Cote R, et al. Chemical exposures at work in early pregnancy and congenital defect: A case-referent study. *Br J Ind Med* 44:527–533, 1987.

47. Lin S, Marshall EG, Davidson GK. Potential parental exposure to pesticides and limb reduction defects. *Scand J Work Environ Health* 20:166–179, 1994.

48. Zhang J, Cai W, Lee DJ. Occupational hazards and pregnancy outcomes. *Am J Ind Med* 21:397–408, 1992.

search Council. *Pesticides in the Diets of Infants and Children.* Washington DC: National Academy Press, 1993.

19. Simcox NJ, Fenske RA, Wolz SA, et al. Pesticides in household dust and soil: Exposure pathways for children of agricultural families. *Environ Health Perspect* 103: 1126–1134, 1995.

20. de Cock J, Westveer K, Heederik D, et al. Time to pregnancy and occupational exposure to pesticides in fruit growers in the Netherlands. *Occup Environ Med* 51: 693–699, 1994.

21. Easter EP, Nigg HN. Pesticide protective clothing. *Rev Environ Contam Toxicol* 129:1–16, 1992.

22. Fenske RA, Black KG, Elkner KP, et al. Potential exposure and health risks of infants following indoor residential pesticide applications. *Am J Public Health* 80: 689–693, 1990.

23. Guruanthan S, Robson M, Freeman N, et al. Accumulation of chlorpyrifos on residential surfaces and toys accessible to children. *Environ Health Perspect* 106: 9–16, 1998.

24. Lewis RG, Fortmann RC, Camann DE. Evaluation of methods for monitoring the potential exposure of small children to pesticides in the residential environment. *Arch Environ Contam Toxicol* 26:37–46, 1993.

25. Needham LL, Hill RH, Ashley DL, et al. The priority toxicant reference range study: Interim report. *Environ Health Perspect* 103(Suppl 3):89–94, 1995.

26. Hill RH, Head SL, Baker S, et al. Pesticide residues in urine of adults living in the United States: Reference range concentrations. *Environ Res* 71:99–108, 1995.

27. Alavanja MCR, Sandler DP, McMaster SB, et al. The agricultural health study. *Environ Health Perspect* 104:362–369, 1996.

28. Rupa DS, Reddy PP, Reddi OS. Reproductive performance in population exposed to pesticides in cotton fields in India. *Environ Res* 55:123–128, 1991.

29. Hemminki K, Niemi ML, Saloniemi I, et al. Spontaneous abortions by occupation and social class in Finland. *Int J Epidemiol* 9:149–153, 1980.

30. Lindbohm ML, Hemminki K, Kyyronen P. Parental occupational exposure and spontaneous abortions in Finland. *Am J Epidemiol* 120:370–378, 1984.

31. McDonald AD, McDonald JC, Armstrong B, et al. Occupation and pregnancy outcome. *Br J Ind Med* 44:521–526, 1987.

32. Heidam LZ. Spontaneous abortions among dental assistants, factory workers, painters, and gardening workers: A follow-up study. *J Epidemiol Community Health* 38:149–155, 1984.

33. Rita P, Reddy PP, Venkatram R. Monitoring of workers occupationally exposed to pesticides in grape gardens of Andhra Pradesh. *Environ Res* 44:1–5, 1987.

## 第5章

1. US EPA. Pesticides industry sales and usage: 1994 and 1995. Market estimates, 1997.

2. Weisenburger DD. Human health effects of agrichemical use. *Hum Pathol* 24(6): 571–576, 1993.

3. US EPA. *Prevention, Pesticides, and Toxic Substances, Selected Terms and Acronyms, Office of Pesticide Programs*. June 1994.

4. Whitmore RW, Immerman FW, Camann DE, et al. Nonoccupational exposures to pesticides for residents of two U.S. cities. *Arch Environ Contam Toxicol* 26: 1–13, 1993.

5. *Soc Environ Toxicol Chem News* 11(4):9, 1991.

6. Brooks P. *House of Life: Rachel Carson at Work*. Boston: Houghton Mifflin, 1972.

7. Crowcroft P. *Elton's Ecologists: A History of the Bureau of Animal Population*. Chicago: University of Chicago Press, 1991.

8. Elton C. *The Pattern of Animal Communities*. New York: Methuen, 1966.

9. Galison P, Hevely B. *Big Science: The Growth of Large-Scale Research*. Stanford: Stanford University Press, 1992.

10. Bright DA, Dushenko WT, Grundy SL, Reimer KJ. Effects of local and distant contaminant sources: Polychlorinated biphenyls and other organochlorines in bottom-dwelling animals from an Arctic estuary. *Sci Total Environ* 15:265–283, 1995.

11. Dewailly E, et al. Inuit exposure to organochlorines through the aquatic food chain in Arctic Quebec. *Environ Health Perspect* 101(7):618–20, 1993.

12. Wargo, J. *Our Children's Toxic Legacy*. New Haven, CT: Yale University Press, 1996.

13. Moses M. *Designer Poisons*. San Francisco: Pesticide Education Center, 1995.

14. Davis JR, Brownson RC, Garcia R. Family pesticide use in the home, garden, orchard, and yard. *Arch Environ Contam Toxicol* 22(3):260–266, 1992.

15. Wasserstrom R, Wiles R. *Field Duty: US Farmworkers and Pesticide Safety*. Washington DC: World Resources Institute, 1985.

16. Mobed K, Gold EB, Schenker MB. Occupational health problems among migrant and seasonal farmworkers. *West J Med* 157(3):367–373, 1992.

17. Brown P. Race, class, and environmental health: A systematization of the literature. *Environ Res* 69:15–30, 1995.

18. Committee on Pesticides in the Diets of Infants and Children. National Re-

of nurse anesthetists. *Anesthesiology* 41:341–344, 1974.

242. Tola S, Vilhunen R, Jarvinen E, et al. A cohort study on workers exposed to trichloroethylene. *J Occup Med* 22:737–740, 1980.

243. Chia S-E, Goh VHH, Ong CN. Endocrine profiles of male workers with exposure to trichloroethylene. *Am J Ind Med* 32:217–222, 1997.

244. Goh VH-H, Chia S-E, Ong C-N. Effects of chronic exposure to low doses of trichloroethylene on steroid hormone and insulin levels in normal men. *Environ Health Perspect* 106:41–44, 1998.

245. Chia S-E, Ong C-N, Tsakok MF, Ho A. Semen parameters in workers exposed to trichloroethylene. *Reprod Toxicol* 10(4):295–299, 1996.

246. Durant JL, Chen J, Hemond HF, Thilly WG. Elevated incidence of childhood leukemia in Woburn, Massachusetts: NIEHS Superfund Basic Research Program Searches for Causes. *Environ Health Perspect* 103(Suppl 6):93–98, 1995.

247. Mirkova E, Zaikov C, Antov G, Mikhailova A, Khinkova L, Benchev I. Prenatal toxicity of xylene. *J Hyg Epi Micro Immun* 27:337–343, 1983.

248. NIOSH. *Pocket Guide to Chemical Hazards*. Washington, DC: U.S. Department of Health and Human Services, June 1990.

249. Marks TA, Ledoux TA, Moore JA. Teratogenicity of a commercial xylene mixture in the mouse. *J Toxicol Environ Health* 9:97–105, 1982.

250. Hudak A, Ungvary G. Embryotoxic effects of benzene and its methyl derivatives: Toluene, xylene. *Toxicology* 11:55–63, 1978.

251. Ungvary G, Tatrai E. Studies on the embryotoxic effects of ortho- meta- and para-xylene. *Toxicology* 18:61–74, 1980.

252. Ungvary G. The possible contribution of industrial chemicals (organic solvents) to the incidence of congenital defects caused by teratogenic drugs and consumer goods—an experimental study. *Prog Clin Biol Res* 163B:295–300, 1985.

253. Hass U, Lund SP, Simonsen L, Fries AS. Effects of prenatal exposure to xylene on postnatal development and behavior in rats. *Neurotoxicol Teratol* 17(3):341–349, 1995.

254. Ungvary G, Bertalan V, Horvath E, Tatrai E, Folly G. Study on the role of maternal sex steroid production and metabolism in the embryotoxicity of para-xylene. *Toxicology* 19:263–268, 1981.

255. Ungvary G. Solvent effects on reproduction: Experimental toxicity. *Prog Clin Biol Res* 220:169–177, 1986.

256. Kucera J. Exposure to fat solvents: A possible cause of sacral agenesis in man. *J Pediatr* 72:857–859, 1968.

of maternal rats to trichloroethylene. *Toxicology* 14:153–166, 1979.

228. Beliles RP, Brucik DJ, Mecler FJ. *Teratogenic-Mutagenic Risk of Workplace Contaminants: Trichloroethylene, Perchloroethylene, and Carbon Disulfide.* Contract no. 210-77-0047. Washington, DC: U.S. Department of Health, Education and Welfare, 1980.

229. Hardin BD, Bond GP, Sikov MR, et al. Testing of selected workplace chemicals for teratogenic potential. *Scand J Work Environ Health* 7(Suppl 4):66–75, 1981.

230. Schwetz BA, Leong KJ, Gehring PJ. The effect of maternally inhaled trichloroethylene, perchloroethylene, methyl chloroform, and methylene chloride on embryonal and fetal development in mice and rats. *Toxicol Appl Pharmacol* 32:84–96, 1975.

231. Cosby NC, Dukelow WR. Toxicology of maternally ingested trichloroethylene (TCE) on embryonal and fetal development in mice and of TCE metabolites on *in vitro* fertilization. *Fundam Appl Toxicol* 19:268–274, 1992.

232. Fort DJ, Stover EL, Rayburn JR, et al. Evaluation of the developmental toxicity of trichloroethylene and detoxification metabolites using Xenopus. *Teratog Carcinog Mutagen* 13:35–45, 1993.

233. Dawson BV, Johnson PD, Goldberg SJ, Ulreich JB. Cardiac teratogenesis of trichloroethylene and dichloroethylene in a mammalian model. *J Am Coll Cardiol* 16:1304–1309, 1990.

234. Dawson BV, Johnson PD, Goldberg SJ, et al. Cardiac teratogenesis of halogenated hydrocarbon-contaminated drinking water. *J Am Coll Cardiol* 21:1466–1472, 1993.

235. Loeber CP, Hendrix MJC, Diez de Pinos S, Goldberg SJ. Trichloroethylene: A cardiac teratogen in developing chick embryos. *Pediatr Res* 24:740–744, 1988.

236. 石川自然、野崎善郎、常見享久、近岡弘「鶏胎における Trichloroethylene の催心奇形実験 第 1 報」『第 30 回日本先天異常学会学術集会（宮崎市）抄録集』p. 76（1990 年）

237. Isaacson LG, Taylor DH. Maternal exposures to 1,1,2-trichloroethylene affects myelin in the hippocampal formation of the developing rat. *Brain Res* 488: 403–407, 1989.

238. Noland-Gerbec EA, Pfohl RJ, Taylor DH, et al. 2-Deoxyglucose uptake in the developing rat brain upon pre- and postnatal exposure to trichloroethylene. *Neurotoxicology* 7:157–164, 1986.

239. Taylor DH, Lagory KE, Zaccaro DJ, et al. Effect of trichloroethylene on the exploratory and locomotor activity of rats exposed during development. *Sci Total Environ* 47:415–420, 1985.

240. Fredriksson A, Danielsson BRG, Eriksson P. Altered behavior in adult mice orally exposed to tri- and tetrachloroethylene as neonates. *Toxicol Lett* 66:13–19, 1993.

241. Corbett TH, Cornell RG, Enders JL, Leiding K. Birth defects among children

211. Jones HE, Balster RL. Neurobehavioral consequences of intermittent prenatal exposure to high concentrations of toluene. *Neurotoxicol Teratol* 19:305–313, 1997.

212. Thiel H, Chahoud I. Postnatal development and behaviour of Wistar rats after prenatal toluene exposure. *Arch Toxicol* 71:258–265, 1997.

213. Hersh JH, Podruch PE, Rogers G, Weisskopf B. Toluene embryopathy. *J Pediatr* 106:922–927, 1985.

214. Goodwin TM. Toluene abuse and renal tubular acidosis. *Obstet Gynecol* 71: 715–718, 1988.

215. Svensson B-G, Nise G, Erfurth E-M, Nilsson A, Skerfving S. Hormone status in occupational toluene exposure. *Am J Ind Med* 22:99–107, 1992.

216. Suzuki T, Kashimura S, Umetsu K. Thinner abuse and aspermia. *Med Sci Law* 23:199–202, 1983.

217. Ono A, Sekita K, Ogawa Y, et al. Reproductive and developmental toxicity studies of toluene. II. Effects of inhalation exposure on fertility in rats. *J Environ Pathol Toxicol Oncol* 15:9–20, 1996.

218. Office of Environmental Health Hazard Assessment. *Safe Drinking Water and Toxic Enforcement Act of 1986 (Prop. 65): Status Report.* Sacramento: California Environmental Protection Agency, January 1994.

219. Wallace LA, Pellizzari ED, Leaderer B, et al. Emissions of volatile organic compounds from building materials and consumer products. *Atmos Environ* 21:385–395, 1987.

220. Wallace LA, Pellizzari ED, Hartwell TD, et al. The influence of personal activities on exposure to volatile organic compounds. *Environ Res* 50:37–55, 1989.

221. Andelman JB. Human exposures to volatile halogenated organic chemicals in indoor and outdoor air. *Environ Health Perspect* 62:313–318, 1985.

222. Andelman JB. Inhalation exposure in the home to volatile organic contaminants of drinking water. *Sci Total Environ* 47:443–460, 1985.

223. Manson JM, Murphy M, Richdale N, Smith MK. Effect of oral exposure to trichloroethylene on female reproductive function. *Toxicology* 32:229–242, 1984.

224. Land PC, Owen EL, Linde HW. Morphologic changes in mouse spermatozoa after exposure to inhalation anesthetics during early spermatogenesis. *Anesthesiology* 54:53–56, 1981.

225. Zenick H, Blackburn K, Hope E, et al. Effects of trichloroethylene exposure on male reproductive function in rats. *Toxicology* 31:237–250, 1984.

226. Healy TEJ, Poole TR, Hopper A. Rat fetal development and maternal exposure to trichloroethylene 100 p.p.m. *Br J Anaesth* 54:337–341, 1982.

227. Dorfmueller MA, Henne SP, York RG, Bornschein RL, Molina G, Manson JM. Evaluation of teratogenicity and behavioral toxicity with inhalation exposure

195. Harkonen H, Holmberg PC. Obstetric histories of women occupationally exposed to styrene. *Scand J Work Environ Health* 8:74–77, 1982.

196. Harkonen H, Tola S, Korkala ML, Hernberg S. Congenital malformations, mortality, and styrene exposure. *Ann Acad Med Singapore* 13(2 Suppl):404–407, 1984.

197. Hemminki K, Lindbohm ML, Hemminki T, Vainio H. Reproductive hazards and plastics industry. *Prog Clin Biol Res* 141:79–87, 1984.

198. Lindbohm ML, Hemminki K, Kyyronen P. Spontaneous abortion among women employed in the plastics industry. *Am J Ind Med* 8:579–586, 1985.

199. いずれも次の文献で要約してある。Brown NA. Reproductive and developmental toxicity of styrene. Reprod Toxicol 5 : 3 -29m 1991.

200. Mutti A, De Carli S, Ferroni C, Franchini I. Adverse reproductive effects of styrene exposure. In: Hogstedt C, Reuterwall C (eds), *Progress in Occupational Epidemiology*. Amsterdam: Elsevier, 1988.

201. Lemasters GK, Hagen A, Samuels SJ. Reproductive outcomes in women exposed to solvents in 36 reinforced plastic companies, 1: Menstrual dysfunction. *J Occup Med* 27:490–494, 1985.

202. Mutti A, Vescovi PP, Falzoi M, Arfini G, Valenti G, Franchini I. Neuroendocrine effects of styrene on occupationally exposed workers. *Scand J Environ Health* 10:225–228, 1984.

203. Jelnes JE. Semen quality in workers producing reinforced plastics. *Reprod Toxicol* 2:209–212, 1988.

204. Sethi N, Srivastava RK, Singh RK. Safety evaluation of a male injectible antifertility agent, styrene maleic anhydride, in rats. *Contraception* 39:217–226, 1989.

205. Brown NA. Reproductive and developmental toxicity of styrene. *Reprod Toxicol* 5:3–29, 1991.

206. Bjÿrge C, Brunborg G, Wiger R, et al. A comparative study of chemically induced DNA damage in isolated human and rat testicular cells. *Reprod Toxicol* 10: 509–519, 1996.

207. Wilkins-Haug L. Teratogen update: Toluene. *Teratology* 55:145–151, 1997.

208. Donald JM, Hooper K, Hopenhayn-Rich C. Reproductive and developmental toxicity of toluene: A review. *Env Health Perspect* 94:237–244, 1991.

209. Shigeta S, Aikawa H, Misawa T, Yoshida T, Momotani H, Suzuki K. Learning impairment in rats following low-level toluene exposure during brain development—a comparative study of high avoidance rats and Wistar rats. *Ind Health* 24: 203–211, 1986.

210. Kostas J, Hotchin J. Behavioral effects of low-level perinatal exposure to toluene in mice. *Neurobehav Teratol Toxicol* 3:467–469, 1981.

180. Jones-Price C, Ledoux TA, Reel FR, Fisher PW, Langhoff-Paschke L. *Teratologic Evaluation of Phenol* (CAS No. 108-95-2) *in CD Rats*. NTIS PB83-247726. Washington, DC: National Technical Information Service, 1983.

181. Jones-Price C, Ledoux TA, Reel FR, Langhoff-Paschke L, Maur MC, Kimmel CA. *Teratologic evaluation of phenol* (CAS No. 108-95-2) *in CD-1 Mice*. NTIS PB85-104451. Washington, DC: National Technical Information Service, 1983.

182. Bulsiewicz H. The influence of phenol on chromosomes of mice *Mus musculus* in the process of spermatogenesis. *Folia Morphol* (Warsz.) 36(1):13–22, 1977.

183. Kolesnikova TN. Effect of phenol on sexual cycle of animals in chronic inhalation poisoning. *Gig Sanit* 37(1):105–106, 1972.

184. Scow K, Goyer M, Payne E, et al. *An Exposure and Risk Assessment for Phenol.* Washington, DC: Office of Water Regulations and Standards, US EPA, 1981.

185. Wysowski DK, Flynt JW, Goldfield M, Altman R, Davis AT. Epidemic neonatal hyperbilirubinemia and use of a phenolic disinfectant detergent. *Pediatrics* 61: 165–170, 1978.

186. Doan MH, Keith L, Shennan AT. Phenol and neonatal jaundice. *Pediatrics* 64:324–325, 1979.

187. *Sci News,* Sept 17, 1994: 191.

188. Izumova AS. The action of small concentrations of styrol on the sexual function of rats. *Gig Sanit* 37:29–30, 1972, as discussed in: Brown NA (ed), Reproductive and developmental toxicity of styrene. *Reprod Toxicol* 5:3–29, 1991.

189. Brown NA. Reproductive and developmental toxicity of styrene. *Reprod Toxicol* 5:3–29, 1991.

190. Ragule N. The problem of the embryotropic action of styrol. *Gig Sanit* 85-6, 1974, as discussed in: Brown NA (ed), Reproductive and developmental toxicity of styrene. *Reprod Toxicol* 5:3–29, 1991.

191. Vergieva T, Zaikov KH, Palatov S. Study of the embryotoxic action of styrene. *Khig Zdraveopaz* 22:39–43, 1979, as discussed in: Brown NA (ed), Reproductive and developmental toxicity of styrene. *Reprod Toxicol* 5:3–29, 1991.

192. Vainio H, Hemminki K, Elovaara E. Toxicity of styrene and styrene oxide on chick embryos. *Toxicology* 8:319–325, 1977.

193. Shigeta S, Maiyake K, Aikawa H, Misawa T. Effects of postnatal low-levels of exposure to styrene on behavior and development in rats. *J Toxicol Sci* 14(4): 279–286, 1989.

194. Lindbohm M-L. Effects of styrene on the reproductive health of women: A review. In: Sorsa M, Vainio H, Hemminki K (eds), *Butadiene and Styrene: Assessment of Health Hazards*. IARC Scientific Publications no. 127. Lyon: International Agency for Research on Cancer, 1993.

165. N-メチルピロリドンの胎児毒性研究の結果を提出する、BASF Corporation からの書簡。EPA/OTS, Doc 89-910000111, Washington, DC:Environmental Protection Agency, 1992.

166. Hass U, Lund S, Elsner J. Effects of prenatal exposure to N-methylpyrrolidone on postnatal development and behavior in rats. *Neurotoxicol Teratol* 16:241–249, 1994.

167. Solomon GM, Morse EP, Garbo MJ, Milton DK. Stillbirth after occupational exposure to *N*-methyl-2-pyrrolidone. *J Occup Environ Med* 38(7):705–716, 1996.

168. Wallace D, Groth E. *Upstairs, Downstairs: Perchlorethylene in the Air in Apartments above New York City Dry Cleaners*. Yonkers, NY: Consumers Union, October 1995.

169. Popp W, Muller G, Baltes-Schmitz B, et al. Concentrations of tetrachloroethene in blood and trichloroacetic acid in urine in workers and neighbors of dry-cleaning shops. *Int Arch Occup Environ Health* 63:393–395, 1992.

170. Aggazzotti G, Fantuzzi G, Predieri G, Righi E, Moscardelli S. Indoor exposure to perchloroethylene (PCE) in individuals living with dry cleaning workers. *Sci Total Environ* 156:133–137, 1994.

171. Aschengrau A, Ozonoff K, Paulu C, et al. Cancer risk and tetrachloroethylene-contaminated drinking water in Massachusetts. *Arch Environ Health* 48: 284–292, 1993.

172. Rachootin P, Olsen J. The risk of infertility and delayed conception associated with exposures in the Danish workplace. *J Occup Med* 253:394–402, 1983.

173. Olsen J, Hemminki K, Ahlborg G, et al. Low birthweight, congenital malformations, and spontaneous abortions among dry-cleaning workers in Scandinavia. *Scand J Work Environ Health* 16:163–168, 1990.

174. Ahlborg G. Pregnancy outcome among women working in laundries and dry-cleaning shops using tetrachlorethylene. *Am J Ind Med* 17:567–575, 1990.

175. Bagnell PC, Ellenberger HA. Obstructive jaundice due to a chlorinated hydrocarbon in breast milk. *Can Med J* 5:1047–1048, 1977.

176. Schreiber JS. Predicted infant exposure to tetrachlorethylene in human breast-milk. *Risk Anal* 13:515–524, 1993.

177. van der Gulden JW, Zielhuis GA. Reproductive hazards related to perchlorethylene: A review. *Int Arch Occup Environ Health* 61:235–242, 1989.

178. Korshunov SF. Early and late embryotoxic effects of phenol (Experimental data). *Gig Tr Sostoyanie Spetsificheskikh funkts RAB Neftekhm Khim. Promsti.* 149–153, 1974. (as cited in *Chem Abstr* 87-16735).

179. Minor JL, Becker BA. A comparison of the teratogenic properties of sodium salicylate, sodium benzoate, and phenol. *Toxicol Appl Pharmacol* 19:373, 1971.

29–37, 1980

151. Hardin BD, Manson JM. Absence of dichloromethane teratogenicity with inhalation exposure to rats. *Toxicol Appl Pharmacol* 52:22–28, 1980.

152. Kelly M. Case reports of individuals with oligospermia and methylene chloride exposure. *Reprod Toxicol* 2:13–17, 1988.

153. Taskinen H, Lindbohm M-L, Hemminki K. Spontaneous abortions among women working in the pharmaceutical industry. *Br J Ind Med* 43:199–205, 1986.

154. Norman CA, Halton DM. Is carbon monoxide a workplace teratogen? A review and evaluation of the literature. *Br Occup Hyg Soc* 34:335–347, 1990.

155. Koren G, Sharav T, Patuszak A, et al. A multicenter prospective study of fetal outcome following accidental carbon monoxide poisoning in pregnancy. *Reprod Toxicol* 5:397–403, 1991.

156. Akhter SA, Barry BW. Absorption through human skin of ibuprofen and flurbiprofen: Effect of dose variation, deposited drug films, occlusion, and the penetration enhancer N-methyl-2-pyrrolidinone. *J Pharm Pharmacol* 37:27–37, 1985.

157. Schmidt R. Tierexperimentelle Untersuchungen zur embryotoxischen und teratogenen Wirkung von N-methyl-pyrrolidon (NMP). *Biol Rundsch* 14:35–41, 1976.

158. Zeller H, Peh J. *BASF Corporation Report on Testing of N-Methylpyrrolidone for Possible Mouse Teratogenicity*. EPA/OTS, Doc 88-920003050. Washington, DC: Environmental Protection Agency, 1970.

159. Becci PJ, Knickerbocker MJ, Reagan EL, Parent RA, Burnette LW. Teratogenicity study of N-methylpyrrolidone after dermal application to Sprague-Dawley rats. *Fund Appl Toxicol* 2:73–76, 1982.

160. N-メチルピロリドンが Sprague-Dawley ラットに及ぼし得る催奇形効果の試験に関する報告書について、情報を提出する BASF Corporation からの書簡。EPA/OTS、Doc 88-920003049.

161. Jakobsen BM, Hass U. Prenatal toxicity of N-methylpyrrolidone inhalation in rats: A teratogenicity study. Presentation at the 18th conference of the European Teratology Society. *Teratology* 42:18A–19A, 1990.

162. Lee KP, Chromey NC, Culik R, Barnes JR, Schneider PW. Toxicity of N-methyl-2-pyrrolidone (NMP): Teratogenic, subchronic, and two-year inhalation studies. *Fund Appl Toxicol* 9:222–235, 1987.

163. Exxon Biomedical Sciences Inc. *Multi-Generational Rat Reproduction Study on N-Methyl-2-Pyrrolidone*. EPA/OTS, Doc 89-900000099. Washington, DC: Environmental Protection Agency, 1991.

164. N-メチル-2-ピロリドンの発達毒性研究の予備的結果を添付資料付きで提出する、GAF Chemicals Corporation の US EPA への書簡。EPA/OTS, Doc 89-910000217, Washington, DC : Environmental Protection Agency, 1991.

135. Welch LS. Organic solvents. In: Paul M (ed), *Occupational and Environmental Reproductive Hazards: A Guide for Clinicians*. Baltimore: Williams & Wilkins, 1993.

136. Hooper K, LaDou J, Rosenbaum JS, Book SA. Regulation of priority carcinogens and reproductive or developmental toxicants. *Am J Ind Med* 22:793–808, 1992.

137. Rioux JP, Myers RAM. Methylene chloride poisoning: A paradigmatic review. *Emerg Med* 6:227–238, 1988.

138. Stewart RD, Hake CL. Paint-remover hazard. *JAMA* 235(4):398–401, 1976.

139. Gabrielli A, Layon AJ. Carbon monoxide intoxication during pregnancy: A case presentation and pathophysiologic discussion, with emphasis on molecular mechanisms. *J Clin Anesth* 7:82–87, 1995.

140. Sorokin Y. Asphyxiants. In: Paul M (ed), *Occupational and Environmental Reproductive Hazards: A Guide for Clinicians*. Baltimore: Williams & Wilkins, 1993.

141. Fechter LD, Annau Z. Toxicity of mild prenatal carbon monoxide exposure. *Science* 197:680–682, 1977.

142. Mactutus CF, Fechter LD. Moderate prenatal carbon monoxide exposure produces persistent, and apparently permanent, memory deficits in rats. *Teratology* 31:1–12, 1985.

143. Singh J, Scott LH. Threshold for carbon monoxide induced fetotoxicity. *Teratology* 30:253–257, 1984.

144. Astrup P, Trolle D, Olsen HM, Kjeldsen K. Effect of moderate carbon monoxide exposure on fetal development. *Lancet* 2:1220–1222, 1972.

145. Bailey LJ, Johnston MC, Billet J. Effects of carbon monoxide and hypoxia on cleft lip in A/J mice. *Cleft Palate—Craniofacial J* 32(1):14–19.

146. Ginsburg MD, Myers RE. Fetal brain damage following maternal carbon monoxide intoxication: An experimental study. *Acta Obstet Gynecol Scand* 53:309–317, 1974.

147. *Ginsburg MD, Myers RE.* Fetal brain injury after maternal carbon monoxide intoxication. *Neurology* 26:15–23, 1976.

148. Singh J, Smith CB, Moore-Cheatum L. Additivity of protein deficiency and carbon monoxide on placental carboxyhemoglobin in mice. *Am J Obstet Gynecol* 167(3):843–846, 1992.

149. Schwetz BA, Leong BK, Gehring PJ. The effect of maternally inhaled trichloroethylene, perchloroethylene, methyl chloroform, and methylene chloride on embryonal and fetal development in mice and rats. *Toxicol Appl Pharmacol* 32:84–96, 1975.

150. Bornschein RL, Hastings L, Manson JM. Behavioral toxicity in the offspring of rats following maternal exposure to dichloromethane. *Toxicol Appl Pharmacol* 52:

121. *Glycol Ethers.* HESIS Fact Sheet No. 8. Berkeley, CA: Hazard Evaluation System and Information Service, January 1989.

122. Foster PMD, Creasy DM, Foster JR, Thomas LV, Cook MW, Gangolli SD. Testicular toxicity of ethylene glycol monomethyl and monoethyl ether in the rat. *Toxicol Appl Pharmacol* 69:385–399, 1983.

123. Chapin RE, Dutton SL, Ross MD, Lamb JC. Effects of ethylene glycol monomethyl ether (EGME) on mating performance and epididymal sperm parameters in F344 rats. *Fundam Appl Toxicol* 5:182–189, 1985.

124. Lamb JC, Gulati DK, Russell VS, Hommel L, Sabharwal PS. Reproductive toxicity of ethylene glycol monoethyl ether tested by continuous breeding of CD-1 mice. *Environ Health Perspect* 57:85–90, 1984.

125. Linder RE, Strader LF, Slott VL, Suarez JD. Endpoints of spermatotoxicity in the rat after short duration exposures to fourteen reproductive toxicants. *Reprod Toxicol* 6(6):491–505, 1992.

126. Hardin BD, Bond GP, Sikov MR, Andrew FD, Beliles RP, Niemeier RU. Testing of selected workplace chemicals for teratogenic potential. *Scand J Work Environ Health* 7 (Suppl 4):66–75, 1981.

127. Doe JE. Ethylene glycol monoethyl ether and ethylene glycol monoethyl ether acetate teratology studies. *Environ Health Perspect* 57:33–41, 1984.

128. Tyl RW, Pritts IM, France KA, Fisher LC, Tyler TR. Developmental toxicity evaluation of inhaled 2-ethoxy-ethanol acetate in Fischer 344 rats and New Zealand white rabbits. *Fundam Appl Toxicol* 10:20–39, 1988.

129. Nelson BK, Brightwell WS, Burg JR, Massari VJ. Behavioral and neurochemical alterations in the offspring of rats after maternal or paternal inhalation exposure to the industrial solvent 2-methoxyethanol. *Pharmacol Biochem Behav* 20: 269–279, 1984.

130. National Institute for Occupational Safety and Health. *Health Hazard Evaluation Report: Precision Castparts Corporation.* HETA 85-415-1688. 1986.

131. Bolt HM, Golka K. Maternal exposure to ethylene glycol monomethyl ether acetate and hypospadias in offspring: A case report. *Br J Ind Med* 47:352–353, 1990.

132. Swan SH, Beaumont JJ, Hammond SK, et al. Historical cohort study of spontaneous abortion among fabrication workers in the Semiconductor Health Study: Agent-level analysis. *Am J Ind Med* 28(6):751–769, 1995.

133. Eskenazi B, Gold EB, Lasley BL, et al. Prospective monitoring of early fetal loss and clinical spontaneous abortion among female semiconductor workers. *Am J Ind Med* 26:833–846, 1995.

134. Eskenazi B, Gold EB, Samuels SJ, et al. Prospective assessment of fecundability of female semiconductor workers. *Am J Ind Med* 28:817–831, 1995.

to epichlorohydrin transiently decreases rat sperm velocity. *Fundam Appl Toxicol* 15:597–606, 1990.

105. Dabney BJ. Cytogenetic findings in employees with potential exposure to epichlorohydrin. *Prog Clin Biol Res* 207:59–73, 1986.

106. Milby TH, Whorton MD, Stubbs HA, Ross CE, Joyner RE, Lipshultz LI. Testicular function among epichlorohydrin workers. *Br J Ind Med* 38:372–377, 1981.

107. Venable JR, McClimans CD, Flake RE, Dimick DB. A fertility study of male employees engaged in the manufacture of glycerine. *J Occup Med* 22:87–91, 1980.

108. Landrigan PJ. Formaldehyde. In: Rom WN (ed), *Environmental and Occupational Medicine*. Boston: Little, Brown, 1992.

109. Majumder PK, Kumar VL. Inhibitory effects of formaldehyde on the reproductive system of male rats. *Indian J Physiol Pharmacol* 39(1):80–82, 1995.

110. Shah BM, Vachharajani KD, Chinoy MJ, Chowdhury AR. Formaldehyde-induced changes in testicular tissue of rats. *J Reprod Biol Comp Endocrinol* 7:42–52, 1987.

111. Chowdhury AR, Gautam AK, Patel KG, Trivedi HS. Steroidogenic inhibition in testicular tissue of formaldehyde exposed rats. *Indian J Physiol Pharmacol* 36: 162–168, 1992.

112. Maronpot RR, Miller RA, Clarke WJ, Westerberg RB, Decker JR, Moss OR. Toxicity of formaldehyde vapor in B6C3F1 mice exposed for thirteen weeks. *Toxicology* 41:253–266, 1986.

113. Discussed in: Formaldehyde. Dabney BJ (ed), *Reprotext Database*. Tomes+ Vol. 32, CD-Rom ed. Englewood, CO: Micromedex, 1996.

114. 次の文献中で議論している。Formaldehyde. Dabney BJ (ed), *Reprotext Database*. Tomes+ Vol. 32, CD-ROM ed. Englewood, CO : Micromedex, 1996.

115. Gofmekler VA. Effect on embryonic development of benzene and formaldehyde in inhalation experiments. *Hyg Sanit* 33:327–332, 1968.

116. Hurni H, Ohder H. Reproduction study with formaldehyde and hexamethylenetetramine in beagle dogs. *Food Cosmet Toxicol* 11:459–462, 1973.

117. Griesemer RA, Ulsamer AG, Arcos JC, et al. Report of the federal panel on formaldehyde. *Environ Health Perspect* 43:139–168, 1982.

118. Shumilina AV. Menstrual and reproductive functions of workers with occupational exposure to formaldehyde. *Gig Tr Prof Zabol* 12:18–21, 1975.

119. John EM, Savitz DA, Shy CM. Spontaneous abortions among cosmetologists. *Epidemiology* 5:147–155, 1994.

120. Petrelli G, Traina ME. Glycol ethers in pesticide products: A possible reproductive risk? *Reprod Toxicol* 9:401–402, 1995.

*Toxicol* 2:821–833, 1979.

92. Land PC, Owen EL, Linde HW. Mouse sperm morphology following exposure to anesthetics during early spermatogenesis. *Anesthesiology* 51:259, 1979.

93. Land PC, Owen EL, Linde HW. Morphologic changes in mouse spermatozoa after exposure to inhalation anesthetics during early spermatogenesis. *Anesthesiology* 54:53–56, 1981.

94. Gulati DK, Hope E, Mounce RC, et al. *Chloroform: Reproduction and Fertility Assessment in CD-1 Mice When Administered by Gavage.* Report by Environmental Health Research and Testing, Inc., Lexington, KY, to National Toxicology Program, National Institute of Environmental Health Sciences, Research Triangle Park, NC, 1988.

95. Jorgenson TA, Rushbrook CJ. *Effects of Chloroform in the Drinking Water of Rats and Mice: Ninety-day Subacute Toxicity Study.* Report by SRI International, Menlo Park, CA, to Health Effects Research Laboratory, Office of Research and Development, USEPA, Cincinnati, OH, 1980.

96. National Cancer Institute. *Report on Carcinogenesis Bioassay of Chloroform.* Bethesda, MD: Carcinogenesis Program, NCI, 1976.

97. Heywood R, Sortwell RJ, Noel PRB, et al. Safety evaluation of toothpaste containing chloroform. III. Long-term study in beagle dogs. *J Environ Pathol Toxicol* 2:835–851, 1979.

98. Tylleskar-Jensen J. Chloroform—a cause of pregnancy toxaemia? *Nordisk Medicin* 77:841–842, 1967. As discussed in: Welch LS. Organic solvents. In: Paul M (ed), *Occupational and Environmental Reproductive Hazards: A Guide for Clinicians.* Baltimore: Williams & Wilkins, 1993.

99. Aschengrau A, Zierler S, Cohen A. Quality of community drinking water and the occurrence of late adverse pregnancy outcomes. *Arch Environ Health* 48:105–113, 1993.

100. Kanitz S, Franco Y, Patrone V, et al. Association between drinking water disinfection and somatic parameters at birth. *Environ Health Perspect* 104:516–520, 1996.

101. Wallace LA, Pellizzari ED, Hartwell TD, et al. The influence of personal activities on exposure to volatile organic compounds. *Environ Res* 50:37–55, 1989.

102. Morris RD, Audet A-M, Angelillo IF, Chalmers TC, Mosteller F. Chlorination, chlorination by-products, and cancer: A meta-analysis. *Am J Public Health* 82: 955–963, 1992.

103. John JA, Quast JF, Murray FJ, Calhoun LG, Staples RE. Inhalation toxicity of epichlorohydrin: Effects on fertility in rats and rabbits. *Toxicol Appl Pharmacol* 68:415–423, 1983.

104. Slott VL, Suarez JD, Simmons JE, Perreault SD. Acute inhalation exposure

*Report*. Cincinnati: National Institute for Occupational Safety and Health, May 28, 1992.

78. Feingold L, Savitz DA, John EM. Use of a job-exposure matrix to evaluate parental occupation and childhood cancer. *Cancer Causes Control* 3:161–169, 1992.

79. Van Steensel-Moll HA, Valkenburg HA, Van Zanen GE. Childhood leukemia and parental occupation: A register-based case-control study. *Am J Epidemiol* 121: 216–224, 1985.

80. Magnani C, Pastore G, Luzzatto L, Terracini B. Parental occupation and other environmental factors in the etiology of leukemias and non-Hodgkin's lymphomas in childhood: A case control study. *Tumor* 76:413–419, 1990.

81. Johnson CC, Annegers JF, Frankowski RF, et al. Childhood nervous system tumors—an evaluation of the association with paternal occupational exposure to hydrocarbons. *Am J Epidemiol* 126:605–613, 1987.

82. Wilkins JR, Sinks TH. Occupational exposures among fathers of children with Wilms' tumor. *J Occup Med* 26:427–435, 1984.

83. Hakulinen T, Salonen T, Teppo L. Cancer in the offspring of fathers in hydrocarbon-related occupations. *Br J Prev Soc Med* 30:138–140, 1976.

84. Agency for Toxic Substances and Disease Registry (ATSDR). *Draft Toxicological Profile for Chloroform*. Atlanta, GA: U.S. Department of Health and Human Services, ATSDR, February 1996.

85. IARC. Chloroform. *Internation Agency for Research on Cancer Monographs on the Evaluation of the Carcinogenic Risk of Chemicals to Humans,* 20:401–427, 1979.

86. Schwetz BA, Leong BKJ, Gehring PJ. Embryo- and fetotoxicity of inhaled chloroform in rats. *Toxicol Appl Pharmacol* 28:442–451, 1974.

87. Murray FJ, Schwetz BA, McBride JG, Staples RE. Toxicity of inhaled chloroform in pregnant mice and their offspring. *Toxicol Appl Pharmacol* 50:515–522, 1979.

88. Baeder C, Hofmann T. *Inhalation Embryotoxicity Study of Chloroform in Wistar Rats*. Frankfurt: Pharma Research Toxicology and Pathology, Hoechst Aktiengesellschaft, 1988. As discussed in: *Agency for Toxic Substances and Disease Registry. Draft Toxicological Profile for Chloroform*. Atlanta, GA: U.S. Dept of Health and Human Services, ATSDR, February 1996.

89. Ruddick JA, Villeneuve DC, Chu I. A teratological assessment of four trihalomethanes in the rat. *J Environ Sci Health* B18(3):333–349, 1983.

90. Thompson DJ, Warner SD, Robinson VB. Teratology studies on orally administered chloroform in the rat and rabbit. *Toxicol Appl Pharmacol* 29:348–357, 1974.

91. Palmer AK, Street AE, Roe FJC, Worden AN, Van Abbe NJ. Safety evaluation of toothpaste containing chloroform. II. Long-term studies in rats. *J Environ Pathol*

61. Kwa SL, Fine LJ. The association between parental occupation and childhood malignancy. *J Occup Med* 22:792–794, 1980.

62. Vianna NJ, Kovasznay B, Polan A, Ju C. Infant leukemia and paternal exposure to motor vehicle exhaust fumes. *J Occup Med* 26:679–682, 1984.

63. Shu XO, Gao YT, Brinton LA, et al. A population-based case-control study of childhood leukemia in Shanghai. *Cancer* 62:635–644, 1988.

64. Lowengart RA, Peters JM, Cicioni C, et al. Childhood leukemia and parents' occupational and home exposures. *J Natl Cancer Inst* 79:39–46, 1987.

65. O'Leary LM, Hicks AM, Peters JM, London S. Parental occupational exposures and risk of childhood cancer: A review. *Am J Ind Med* 20:17–35, 1991.

66. Cutler JJ, Parker GS, Rosen S, Prenney B, Healey R, Caldwell GG. Childhood leukemia in Woburn, Massachusetts. *Public Health Rep* 101:201–205, 1986.

67. Durant JL, Chen J, Hemond HF, Thilly WG. Elevated incidence of childhood leukemia in Woburn, Massachusetts: NIEHS Superfund Basic Research Program Searches for Causes. *Environ Health Perspect* 103(Suppl 6):93–98, 1995.

68. Beavers JD, Himmelstein JS, Hammond SK, Smith TJ, Kenyon EM, Sweet CP. Exposure in a household using gasoline-contaminated water. *J Occup Environ Med* 38:35–38, 1996.

69. Ahlborg G, Hogstedt C, Bodin L, Barany S. Pregnancy outcome among working women. *Scand J Work Environ Health* 15:227–233, 1989.

70. Lindbohm ML, Hemminki K, Kyyronen P. Parental occupational exposure and spontaneous abortions in Finland. *Am J Epidemiol* 120:370–378, 1984.

71. Taskinen H. Effects of parental occupational exposure on spontaneous abortion and congenital malformations (Review). *Scand J Work Environ Health* 16:297–314, 1990.

72. Baker EL. A review of recent research on health effects of human occupational exposure to organic solvents. *J Occup Med* 36:1079–1092, 1994.

73. *Draft Hazard Identification of the Developmental and Reproductive Toxic Effects of Benzene*. Sacramento: Office of Environmental Health Hazard Assessment, California Environmental Protection Agency, September 1997.

74. Michon S. Disturbances of menstruation in women working in an atmosphere polluted with aromatic hydrocarbons [Abstract]. *Pol Tyg Lek* 20:1648–1649, 1965.

75. Mikhailova LM, Kobyets GP, Lyubomudrov VE, Braga GF. The influence of occupational factors on diseases of the female reproductive organs. *Pediatriya Akusherstvo Ginekologiya* 33:56–58, 1971.

76. Witkowski KM, Johnson NE. Organic solvent water pollution and low birth weight in Michigan. *Soc Biol* 39(1–2):45–54, 1992.

77. Louik C, Mitchell AA. *Occupational Exposures and Birth Defects: Final Performance*

46. Olsen J. Risk of exposure to teratogens amongst laboratory staff and painters. *Dan Med Bull* 30:24–28, 1983.

47. Strakowski SM, Butler MG. Paternal hydrocarbon exposure and Prader-Willi Syndrome. *Lancet* 2:1458, 1987.

48. Eskenazi B, Wyrobek AJ. A study of the effect of perchlorethylene exposure on semen quality in dry cleaning workers. *Am J Ind Med* 20:575–591, 1991.

49. Kelsey KT, Wiencke JK, Little FF, Baker EL Jr, Little JB. Sister chromatid exchange in painters recently exposed to solvents. *Environ Res* 50:248–255, 1989.

50. Taskinen H, Anttila A, Lindbohm ML, Sallmen M, Hemminki K. Spontaneous abortions and congenital malformations among the wives of men occupationally exposed to organic solvents. *Scand J Work Environ Health* 15:345–352, 1989.

51. Eskenazi B, Fenster L, Hudes M, et al. A study of the effect of perchlorethylene exposure on the reproductive outcomes of wives of dry-cleaning workers. *Am J Ind Med* 20:593–600, 1991.

52. Welch LS, Schrader SM, Turner TW, Cullen MB. Effects of exposure to ethylene glycol ethers on shipyard painters: II. Male reproduction. *Am J Ind Med* 14: 509–526, 1988.

53. National Institute for Occupational Safety and Health. *Methylene Chloride*. Current Intelligence Bulletin 46. Atlanta, GA: U.S. Department of Health and Human Services, NIOSH, 1986.

54. Cook RR, Bodner KM, Kolesar RC, et al. A cross-sectional study of ethylene glycol monomethyl ether process employees. *Arch Environ Health* 37:346–351, 1982.

55. Gold EB, Sever LE. Childhood cancers associated with parental occupational exposures. *Occup Med Rev* 9:495–539, 1994.

56. Peters J, Preston-Martin S, Yu MC. Brain tumors in children and occupational exposure of parents. *Science* 213:235–236, 1981.

57. Olsen JH, de Nully Brown P, Schulgen G, Jensen OM. Parental employment at time of conception and risk of cancer in offspring. *Eur J Cancer* 27:958–965, 1991.

58. Peters JM, Garabrant DH, Wright WE, Bernstein L, Mack TM. Uses of a cancer registry in the assessment of occupational cancer risks. *Natl Cancer Inst Monogr* 69:157–161, 1985.

59. Fabia J, Thuy TD. Occupation of father at time of birth of children dying of malignant diseases. *Br J Prev Soc Med* 28:98–100, 1974.

60. Kantor AF, Curnen MGM, Meigs JW, Flannery JT. Occupation of fathers of patients with Wilms' tumor. *J Epidemiol Community Health* 33:253–256, 1979.

527–533, 1987.

31. Tikkanen J, Heinonen OP. Cardiovascular malformations and organic solvent exposure during pregnancy in Finland. *Am J Ind Med* 14:1–8, 1988.

32. Tikkanen J, Heinonen OP. Occupational risk factors for congenital heart disease. *Int Arch Occup Environ Health* 64:59–64, 1992.

33. Lagakos S, Wessen BJ, Zelen M. An analysis of contaminated well water and health effects in Woburn, Massachusetts. *J Am Statistical Assoc* 81:583–596, 1984.

34. Magee CA, Loffredo CA, Correa-Villaseñor A, Wilson PD. Environmental factors in occupations, home, and hobbies. In: Ferencz C, Rubin JD, Magee CA, Loffredo CA (eds), *Epidemiology of Congenital Heart Disease: The Baltimore-Washington Infant Study, 1981–1989*. Armonk, NY: Futura Publishing, 1993.

35. Sallmen M, Lindbohm ML, Kyyronen P. Reduced fertility among women exposed to organic solvents. *Am J Ind Med* 27:699–713, 1995.

36. Smith EM, Hammonds-Ehlers M, Clark MK, Kirchner HL, Fuortes L. Occupational exposures and risk of female infertility. *J Occup Environ Med* 39(2):138–147, 1997.

37. Kramer MD, Lynch CF, Isacson P, et al. The association of waterborne chloroform with intrauterine growth retardation. *Epidemiology* 3(5):407–413, 1992.

38. Berry M, Bove F. Birth weight reduction associated with residence near a hazardous waste landfill. *Environ Health Perspect* 105:856–861, 1997.

39. Savitz DA, Andrews KW, Pastore LM. Drinking water and pregnancy outcome in central North Carolina: Source, amount, and trihalomethane levels. *Environ Health Perspect* 103(6):592–596, 1995.

40. Eskenazi, B, Bracken M, Holford TR, Grady J. Exposure to organic solvents and hypertensive disorders of pregnancy. *Am J Ind Med* 14:177–188, 1988.

41. Hollenberg NK. Vascular injury to the kidney. In: Braunwald E, Isselbacher KJ, Petersdorf RG, et al. (eds), *Harrison's Principles of Internal Medicine,* 11th ed. New York: McGraw-Hill, 1987, 1204.

42. Wess JA. Reproductive toxicity of ethylene glycol monomethyl ether, ethylene glycol monoethyl ether and their acetates. *Scand J Work Environ Health* 18 (Suppl 2):43–45, 1992.

43. Daniell WE, Vaughan TL. Paternal employment in solvent related occupations and adverse pregnancy outcomes. *Br J Ind Med* 45:193–197, 1988.

44. Hoglund CV, Iselius EL, Knave BG. Children of male spray painters: Weight and length at birth. *Br J Ind Med* 49:249–253, 1992.

45. Brender JD, Suarez L. Paternal occupation and anencephaly. *Am J Epidemiol* 131:517–521, 1990.

16. Deane M, Swan SH, Harris JA, Epstein DM, Neutra RR. Adverse pregnancy outcomes in relation to water contamination, Santa Clara County, California, 1980–1981. *Am J Epidemiol* 129:894–904, 1989.

17. Wrensch M, Swan S, Lipscomb J, et al. Pregnancy outcomes in women potentially exposed to solvent-contaminated drinking water in San Jose, California. *Am J Epidemiol* 131:283–300, 1990.

18. Bosco MG, Figa-Talamanca I, Salerno S. Health and reproductive status of female workers in dry cleaning shops. *Int Arch Occup Environ Health* 59:295–301, 1986.

19. Waller K, Swan SH, DeLorenze, Hopkins B. Trihalomethanes in drinking water and spontaneous abortion. *Epidemiology* 9:134–140, 1998.

20. Goldberg SJ, Lebowitz MD, Graver EJ, Hicks S. An association of human congenital cardiac malformations and drinking water contaminants. *J Am Coll Cardiol* 16:155–164, 1990.

21. Sever LE. Congenital malformations related to occupational reproductive hazards. *Occ Med Rev* 9:471–494, 1994.

22. Swan SH, Shaw G, Harris JA, Neutra RR. Congenital cardiac anomalies in relation to water contamination, Santa Clara County, California, 1981–1983. *Am J Epidemiol* 129:885–893, 1989.

23. Bove FJ, Fulcomer MC, Klotz JB, Esmart J, Dufficy EM, Savrin JE. Public drinking water contamination and birth outcomes. *Am J Epidemiol* 41(9):850–862, 1995.

24. Holmberg PC, Nurminen M. Congenital defects of the central nervous system and occupational factors during pregnancy. *Am J Ind Med* 1:167–176, 1980.

25. Holmberg PC. Central nervous system defects in children born to mothers exposed to organic solvents during pregnancy. *Lancet* 2:177–179, 1979.

26. Holmberg PC, Hernberg S, Kurppa K, Rantala K, Riala R. Oral clefts and organic solvent exposure during pregnancy. *Int Arch Occup Environ Health* 50:371–376, 1982.

27. Kurppa K, Holmberg PC, Hernberg S, Rantala K, Riala R, Nurminen T. Screening for occupational exposures and congenital malformations. *Scand J Work Environ Health* 9:89–93, 1983.

28. Cordier S, Ha MC, Ayme S, Goujard J. Maternal occupational exposure and congenital malformations. *Scand J Work Environ Health* 18:11–17, 1992.

29. Cordier S, Bergeret A, Goujard J, et al. Congenital malformations and maternal occupational exposure to glycol ethers. Occupational Exposure and Congenital Malformations Working Group. *Epidemiology* 8:355–363, 1997.

30. McDonald JC, LaVoie J, Cote R, McDonald D. Chemical exposures at work in early pregnancy and congenital defect: A case-referent study. *Br J Ind Med* 44:

## 第4章


1. MacFarland HN. Toxicology of solvents. *Am Ind Hyg Assoc J* 47:704–707, 1986.

2. Dowty BJ, Laseter JL, Storer J. The transplacental migration and accumulation in blood of volatile organic constituents. *Pediatr Res* 10:696–701, 1976.

3. Fisher J, Mahle D, Bankston L, Greene R, Gearhart J. Lactational transfer of volatile chemicals in breast milk. *Am Indust Hyg Assoc J* 58:425–431, 1997.

4. Weisel CP, Jo W-K. Ingestion, inhalation, and dermal exposures to chloroform and trichloroethene from tap water. *Environ Health Perspect* 104:48–51, 1996.

5. Lindbohm ML, Taskinen H, Sallmen M, Hemminki K. Spontaneous abortions among women exposed to organic solvents. *Am J Ind Med* 17:449–463, 1990.

6. Lindbohm ML, Taskinen H, Kyyronen P, Sallmen M, Anttila A, Hemminki K. Effects of parental occupational exposure to solvents and lead on spontaneous abortion. *Scand J Work Environ Health* 18 (Suppl 2):37–39, 1992.

7. Taskinen H, Kyyronen P, Hemminki K, et al. Laboratory work and pregnancy outcome. *J Occup Med* 36:311–319, 1994.

8. Agnesi R, Valentini F, Mastrangelo G. Risk of spontaneous abortion and maternal exposure to organic solvents in the shoe industry. *Int Arch Occup Environ Health* 69:311–316, 1997.

9. Lipscomb JA, Fenster L, Wrensch M, Shusterman D, Swan S. Pregnancy outcomes in women potentially exposed to occupational solvents and women working in the electronics industry. *J Occup Med* 33:597–604, 1991.

10. Pastides H, Calabrese EJ, Hosmer DW Jr, Harris DR Jr. Spontaneous abortion and general illness symptoms among semiconductor manufacturers. *J Occup Med* 30:543–551, 1988.

11. Schenker MB, Gold EB, Beaumont JJ, et al. Association of spontaneous abortion and other reproductive effects with work in the semiconductor industry. *Am J Ind Med* 28(6):639–659, 1995.

12. Correa A, Gray RH, Cohen R, et al. Ethylene glycol ethers and risks of spontaneous abortion and subfertility. *Am J Epidemiol* 143(7):707–717, 1996.

13. Windham GC, Shusterman D, Swan SH, et al. Exposure to organic solvents and adverse pregnancy outcome. *Am J Ind Med* 20:241–259, 1991.

14. Kyyronen P, Taskinen H, Lindbohm ML, Hemminki K, Heinonen OP. Spontaneous abortions and congenital malformations among women exposed to tetrachloroethylene in dry cleaning. *J Epidemiol Community Health* 43:346–351, 1989.

15. Ng TP, Foo SC, Yoong T. Risk of spontaneous abortion in workers exposed to toluene. *Br J Ind Med* 49:804–808, 1992.

92. Tabacova S. Maternal exposure to environmental chemicals. *Neurotoxicology* 7: 421–440, 1986.

93. Gray LE, Laskey JW. Multivariate analysis of the effects of manganese on the reproductive physiology and behavior of the male house mouse. *J Toxicol Environ Health* 6:861–867, 1980.

94. Laskey JW, Rehnberg GL, Hein JF, Carter SD. Effects of chronic manganese ($Mn_3O_4$) exposure on selected reproductive parameters in rats. *J Toxicol Environ Health* 8:677–687, 1982.

95. Gennart J-P, Buchet J-P, Roels H, Ghyselen P, Ceulemans E, Lauwerys R. Fertility of male workers exposed to cadmium, lead, or manganese. *Am J Epidemiol* 135:1208–1219, 1992.

96. Allessio L, Apostoli P, Ferioli A, Lombardi S. Interference of manganese on neuroendocrinal system in exposed workers: Preliminary report. *Biol Trace Elem Res* 21:249–253, 1989.

97. Webster WS, Valois AA. Reproductive toxicology of manganese in rodents. *Neurotoxicology* 8:437–444, 1987.

98. Cotzias GC, Miller ST, Papavasiliou PS, Tang LC. Interactions between manganese and brain dopamine. *Med Clin North Am* 60:729–738, 1976.

99. Kostial K, Kello D, Jugo S, Rabar I, Maljkovic T. Influence of age on metal metabolism and toxicity. *Env Health Perspect* 25:81–86, 1978.

100. Tabacova S. Maternal exposure to environmental chemicals. *Neurotoxicology* 7:421–440, 1986.

101. Webster WS, Valois AA. Reproductive toxicology of manganese in rodents. *Neurotoxicology* 8:437–444, 1987.

102. Sanchez DJ, Domingo JL, Llobet M, Keen CL. Maternal and developmental toxicity of manganese in the mouse. *Toxicol Lett* 69:45–52, 1993.

103. Tsuchiya H, Shima S, Kurita H, et al. Effects of maternal exposure to six heavy metals on fetal development. *Bull Environ Contam Toxicol* 38:580–587, 1987.

104. Kilburn CJ. Manganese, malformations and motor disorders: Findings in a manganese-exposed population. *Neurotoxicology* 8:421–430, 1987.

105. Lown BA, Morganti JB, D'Agostino R, Stineman CH, Massaro EJ. Effects on the postnatal development of the mouse of preconception, postconception, and/or suckling exposure to manganese via maternal inhalation exposure to $MnO_2$ dust. *Neurotoxicology* 5:119–131, 1984.

77. Hood RD. Effects of sodium arsenite on fetal development. *Bull Environ Contam Toxicol* 7:216–222, 1972.

78. Ferm VH, Hanlon DP. Arsenate-induced neural tube defects not influenced by constant rate administration of folic acid. *Pediatr Res* 20:761–762, 1986.

79. Schroeder HA, Mitchener M. Toxic effects of trace elements on the reproduction of mice and rats. *Arch Environ Health* 23:102–106, 1971.

80. Willhite CC. Arsenic-induced axial skeletal (dysraphic) disorders. *Exp Mol Pathol* 34:145–158, 1981.

81. Osswald H, Goerttler K. Arsenic-induced leucoses in mice after diaplacental and postnatal application. *Verh Dtsch Ges Pathol* 26:289–293, 1971.

82. Borzsonyi M, Bereczky A, Rudnai P, Csanady M, Horvath A. Epidemiological studies on human subjects exposed to arsenic in drinking water in southeast Hungary. *Arch Toxicol* 66:77–78, 1992.

83. Zierler S, Theodore M, Cohen A, Rothman KJ. Chemical quality of maternal drinking water and congenital heart disease. *Int J Epidemiol* 17:589–594, 1988.

84. Aschengrau A, Zierler S, Cohen A. Quality of community drinking water and the occurrence of spontaneous abortion. *Arch Environ Health* 44:283–290, 1989.

85. Nordstrom S, Beckman L, Nordenson I. Occupational and environmental risks in and around a smelter in northern Sweden. I. Variations in birth weight. *Hereditas* 88:43–46, 1978.

86. Nordstrom S, Beckman L, Nordenson I. Occupational and environmental risks in and around a smelter in northern Sweden. III. Frequencies of spontaneous abortion. *Hereditas* 88:51–54, 1978.

87. Nordstrom S, Beckman L, Nordenson I. Occupational and environmental risks in and around a smelter in northern Sweden. V. Spontaneous abortion among female employees and decreased birth weight in their offspring. *Hereditas* 90:291–296, 1979.

88. Nordstrom S, Beckman L, Nordenson I. Occupational and environmental risks in and around a smelter in northern Sweden. VI. Congenital malformations. *Hereditas* 90:297–302, 1979.

89. Earnest NM, Hood RD. Effects of chronic prenatal exposure to sodium arsenite on mouse development and behavior. *Teratology* 24:53A, 1981.

90. Nagaraja TN, Desiraju T. Regional alterations in the levels of brain biogenic amines, glutamate, GABA, and GAD activity due to chronic consumption of inorganic arsenic in developing and adult rats. *Bull Environ Contam Toxicol* 50:100–107, 1993.

91. Nagaraja TN, Desiraju T. Effects on operant learning and brain acetylcholine esterase activity in rats following chronic arsenic intake. *Hum Exp Toxicol* 13:353–356, 1994.

62. Ali MM, Murthy RC, Chandra SV. Developmental and longterm neurobehavioral toxicity of low level in-utero cadmium exposure in rats. *Neurobehav Toxicol Teratol* 8(5):463–468, 1986.

63. Le XC, Cullen WR, Reimer KJ. Human urinary arsenic excretion after one-time ingestion of seaweed, crab, and shrimp. *Clin Chem* 40:617–624, 1994.

64. Goldsmith JR, Deane M, Thom J, Gentry G. Evaluation of health implications of elevated arsenic in well water. *Water Res* 6:1133–1136, 1972.

65. Valentine JL, Hang HK, Spivey G. Arsenic levels in human blood, urine, and hair in response to exposure via drinking water. *Environ Res* 20:24–31, 1979.

66. Hopenhayn-Rich C, Smith AH, Goeden HM. Human studies do not support the methylation threshold hypothesis for the toxicity of inorganic arsenic. *Environ Res* 60:161–177, 1993.

67. Kerr HD, Saryan LA. Arsenic content of homeopathic medicines. *Clin Toxicol* 24:451–459, 1986.

68. Holland RH, McCall MS, Lanz HC. A study of inhaled $^{74}$As in man. *Cancer Res* 19:1154–1156, 1959.

69. Wester RC, Maibach HI, Sedik L, Melendres J, Wade M. In vivo and in vitro percutaneous absorption and skin decontamination of arsenic from water and soil. *Fundam Appl Toxicol* 20:336–340, 1993.

70. Lindgren A, Danielsson BRG, Dencker L, Vahter M. Embryotoxicity of arsenite and arsenate: Distribution in pregnant mice and monkeys and effects on embryonic cells *in situ*. *Acta Pharmacol Toxicol* 54:311–320, 1984.

71. Hanlon DP, Ferm VH. Concentration and chemical status of arsenic in the blood of pregnant hamsters during critical embryogenesis. 1. Subchronic exposure to arsenate utilizing constant rate administration. *Environ Res* 40:372–379, 1986.

72. Tabacova S, Baird DD, Balabaeva I, Lolova D, Petrov I. Placental arsenic and cadmium in relation to lipid peroxides and glutathione levels in maternal-infant pairs from a copper smelter area. *Placenta* 15:873–881, 1994.

73. Reproductive and Cancer Hazard Assessment Section. *Evidence on Developmental and Reproductive Toxicity of Inorganic Arsenic*. Sacramento: Office of Environmental Health Hazard Assessment, California Environmental Protection Agency, October 1996.

74. Vahter M. Metabolism of arsenic. In: Fowler BA (ed), *Biological and Environmental Effects of Arsenic,* vol. 6, pp. 171–198. Amsterdam: Elsevier, 1983.

75. Peters HA, Croft WA, Woolson EA, Darcey BA, Olson MA. Seasonal arsenic exposure from burning chromium-copper-arsenate-treated wood. *JAMA* 251(18): 2393–2396, 1984.

76. Beaudoin AR. Teratogenicity of sodium arsenate in rats. *Teratology* 10:153–158, 1974.

and spontaneous abortions. *Br J Ind Med* 48:375–381, 1991.

46. Ericson A, Kallen B. Pregnancy outcome in women working as dentists, dental assistants, or dental technicians. *Int Arch Occup Environ Health* 61:329–333, 1989.

47. Sikorsky R, Juszkiewicz T, Paszkowski T, Szprengier-Juszkiewicz T. Women in dental surgeries: Reproductive hazards in occupational exposure to metallic mercury. *Int Arch Occup Environ Health* 59:551–557, 1987.

48. Agency for Toxic Substances and Disease Registry (ATSDR). *Case Studies in Environmental Medicine: Cadmium Toxicity*. Atlanta, GA: U.S. Department of Health and Human Services, ATSDR, June 1990.

49. Rom WN. *Environmental and Occupational Medicine*. 2d ed. Boston: Little, Brown, 1988.

50. Parizek J, Zahor Z. Effects of cadmium salts on testicular tissue. *Nature* 177: 1036–1038, 1956.

51. Gunn SA, Gould TC, Anderson WAD. Zinc protection against cadmium injury to rat testis. *Arch Pathol* 71:274–281, 1961.

52. Saksena SK, Dahlgren L, Lau IF, Chang MC. Reproductive and endocrinological features of male rats after treatment with cadmium chloride. *Biol Reprod* 16: 609–613, 1977.

53. Mason HJ. Occupational cadmium exposure and testicular endocrine function. *Hum Exp Toxicol* 9:91–94, 1990.

54. Benoff S, Hurley IR, Barcia M, Mandel FS, Cooper GW, Hershlag A. A potential role for cadmium in the etiology of varicocele-associated infertility. *Fertil Steril* 67(2):336–347, 1997.

55. Levin A, Miller RK. Fetal toxicity of cadmium in the rat: Decreased uteroplacental blood flow. *Toxicol Appl Pharmacol* 58:297–306, 1981.

56. Levin AA, Plautz JR, Di Sant'Agnese PA, Miller RK. Cadmium: Placental mechanisms of fetal toxicity. *Placenta* 3:303–318, 1981.

57. Weir PJ, Miller RK, Maulik D, Di Sant'Agnese PA. Toxicity of cadmium in the perfused human placenta. *Toxicol Appl Pharmacol* 105:156–171, 1990.

58. Bryce-Smith D, Despande R, Hughes J, Waldron HA. Lead and cadmium levels in stillbirths. *Lancet* 1:1159, 1977.

59. Daston G. Toxic effects of cadmium on the developing lung. *J Toxicol Environ Health* 9:51–61, 1982.

60. Agency for Toxic Substances and Disease Registry. *Draft Toxicological Profile for Cadmium*. Atlanta, GA: U.S. Department of Health and Human Services, ATSDR, October 1991.

61. Ragan HA, Mast TJ. Cadmium inhalation and male reproductive toxicity. *Rev Environ Contam Toxicol* 114:1–22, 1990.

*cal Profile for Mercury*. Atlanta, GA: U.S. Department of Health and Human Services, ATSDR, October 1992.

32. West CR, Smith CM (eds). *Mercury in Massachusetts: An Evaluation of Sources, Emissions, Impacts, and Controls*. Draft. Boston: Massachusetts Department of Environmental Protection, November 1995.

33. Bakir F, Damluji SF, Amin-Zaki L, et al. Methylmercury poisoning in Iraq. *Science* 181:230–241, 1973.

34. Marsh DO, Myers GJ, Clarkson TW, Amin-Zaki L, Tikriti S, Majeed MA. Fetal methylmercury poisoning: Clinical and toxicological data on 29 cases. *Ann Neurol* 7:348–355, 1980.

35. Harada H. Congenital Minamata disease: Intrauterine methylmercury poisoning. *Teratology* 18:285–288, 1978.

36. Cox C, Clarkson TW, Marsh DO, Amin-Zaki L, Tikriti S, Meyers GG. Dose-response analysis of infants prenatally exposed to methyl mercury: An application of a single compartment model to single-strand hair analysis. *Environ Res* 49:318–332, 1989.

37. Burbacher T, Rodier R, Weiss B. Methylmercury developmental neurotoxicity: A comparison of effects in humans and animals. *Neurotoxicol Teratol* 12:191–202, 1990.

38. Rodier PM, Aschner M, Sager PR. Mitotic arrest in the developing CNS after prenatal exposure to methylmercury. *Neurobehav Toxicol Teratol* 6:379–385, 1984.

39. Myers GJ, Davidson PW, Cox C, et al. Summary of the Seychelles child development study on the relationship of fetal methylmercury exposure to neurodevelopment. *Neurotoxicology* 16:711–716, 1995.

40. Myers GJ, Marsh DO, Davidson PW, et al. Main neurodevelopmental study of Seychellois children following in utero exposure to methylmercury from a maternal fish diet: Outcome at six months. *Neurotoxicology* 16:653–664, 1995.

41. Grandjean P, Weihe P, White RF, et al. Cognitive deficit in 7-year-old children with prenatal exposure to methylmercury. *Neurotoxicol Teratol* 19(6):417–428, 1997.

42. Miller RK, Bellinger D. Metals. In: Paul M (ed), *Occupational and Environmental Reproductive Hazards: A Guide for Clinicians*. Baltimore: Williams & Wilkins, 1993.

43. Lauwerys R, Roels H, Genet P, Toussaint G, Bouckaert A, De Cooman S. Fertility of male workers exposed to mercury vapor or to manganese dust: A questionnaire study. *Am J Ind Med* 7:171–176, 1985.

44. Alcser KH, Birx KA, Fine LJ. Occupational mercury exposure and male reproductive health. *Am J Ind Med* 15:517–529, 1989.

45. Cordier S, Deplan F, Mandereau L, Hemon D. Paternal exposure to mercury

ATSDR, April 1993.

17. Lindbohm M-L, Taskinen H, Kyyronen P, Sallmen M, Anttila A, Hemminki K. Effects of parental occupational exposure to solvents and lead on spontaneous abortion. *Scand J Work Environ Health* 18 (Suppl 2):37–39, 1992.

18. Murphy M, Graziano J, Popovac D. Past pregnancy outcomes among women living in the vicinity of a lead smelter in Kosovo, Yugoslavia. *Am J Public Health* 80:33–35, 1990.

19. Hu H. Knowledge of diagnosis and reproductive history among survivors of childhood plumbism. *Am J Public Health* 81:1070–1072, 1991.

20. McMichael AI, Vimpani GV, Robertson EF, Baghurst PA, Clark PD. The Port Pirie Study: Maternal blood lead and pregnancy outcome. *J Epidemiol Community Health* 40:18–25, 1986.

21. Needleman HL, Rabinowitz M, Leviton A, Linn S, Schoenbaum S. The relationship between prenatal exposure to lead and congenital anomalies. *JAMA* 251: 2956–2959, 1984.

22. Bellinger D, Sloman J, Leviton A, Rabinowitz M, Needleman HL, Waternaux C. Low-level lead exposure and children's cognitive function in the preschool years. *Pediatrics* 87:219–227, 1991.

23. Dietrich KN, Succop PA, Berger OG, Hammond PB, Bornschein RL. Lead exposure and the cognitive development of urban preschool children: The Cincinnati Lead Study cohort at age 4 years. *Neurotoxicol Teratol* 13:203–211, 1991.

24. Needleman HL, Schell A, Bellinger D, Leviton A, Allred EN. The long-term effects of exposure to low doses of lead in childhood: An 11-year follow-up report. *N Engl J Med* 322:83–88, 1990.

25. Davis JM, Svendsgaard DJ. Lead and child development. *Nature* 329:297–300, 1987.

26. Needleman HL, Gatsonis G. Low-level lead exposure and the IQ of children: A meta-analysis of modern studies. *JAMA* 263:673–678, 1990.

27. Needleman HL, Reiss JA, Tobin MJ, Biesecker GE, Greenhouse JB. Bone lead levels and delinquent behavior. *JAMA* 275:363–369, 1996.

28. Wasserman GA, Staghezza-Jaramillo B, Shrout P, et al. The effect of lead exposure on behavior problems in preschool children. *Am J Public Health* 88:481–486, 1998.

29. Rice DC. Lead-induced changes in learning. *Neurotoxicology* 14:167–178, 1993.

30. Goyer RA. Toxic effects of metals. In: Amdur MO, Doull J, Klaassen CD (eds), *Casarett and Doull's Toxicology: The Basic Science of Poisons,* 4th ed. New York: McGraw-Hill, 1993.

31. Agency for Toxic Substances and Disease Registry (ATSDR). *Draft Toxicologi-*

## 第3章


1. Clarkson TW, Nordberg GF, Sagar PR. Reproductive and developmental toxicity of metals. *Scand J Work Environ Health* 11:145–154, 1985.

2. Goyer RA. Transplacental transport of lead. *Environ Health Perspect* 89:101–105, 1990.

3. Silbergeld EK. Implications of new data on lead toxicity for managing and preventing exposure. *Environ Health Perspect* 89:49–54, 1990.

4. Brody DJ, Pirkle JL, Kramer RA, et al. Blood lead levels in the US population. *JAMA* 272:277–283, 1994.

5. Pirkle JL, Brody DJ, Gunter EW, et al. The decline in blood lead levels in the United States. *JAMA* 272:284–291, 1994.

6. Crocette AF, Mushak P, Schwartz J. Determination of numbers of lead-exposed women of childbearing age and pregnant women: An integrated summary of a report to the U.S. Congress on childhood lead poisoning. *Environ Health Perspect* 89:121–124, 1990.

7. Winder C. Reproductive and chromosomal effects of occupational exposure to lead in the male. *Reprod Toxicol* 3:221–233, 1989.

8. Thomas JA, Brogan WC. Some actions of lead on the sperm and on the male reproductive system. *Am J Ind Med* 4:127–134, 1983.

9. Rom W. Effects of lead on the female and reproduction: A review. *Mt Sinai J Med* 43:542–552, 1976.

10. Lancranjan I, Popescu HI, Gavanescu O, Klepsch I, Serbanescu, M. Reproductive ability of workmen occupationally exposed to lead. *Arch Environ Health* 30:127–132, 1975.

11. Hu WY, Wu SH, et al. A toxicological and epidemiological study on reproductive functions of male workers exposed to lead. *J Hyg Epi Micro* 36:25–30, 1992.

12. Alexander BH, Checkoway H, van Netten C, et al. Semen quality of men employed at a lead smelter. *Occup Environ Med* 53:411–416, 1996.

13. Cullen MR, Kayne RD, Robins JM. Endocrine and reproductive dysfunction in men associated with occupational inorganic lead intoxication. *Arch Environ Health* 39:431–440, 1984.

14. Braunstein GD, Dahlgren J, Loriaux DL. Hypogonadism in chronically lead-poisoned men. *Infertility* 1:33–51, 1978.

15. Uzych L. Teratogenesis and mutagenesis associated with the exposure of human males to lead: A review. *Yale J Biol Med* 58:9–17, 1985.

16. Agency for Toxic Substances and Disease Registry (ATSDR). *Toxicological Profile for Lead.* Atlanta, GA: U.S. Department of Health and Human Services,

3. Cummings A, Harris S. Carbendazim and maternally mediated early pregnancy loss in the rat. *Biol Repro* 42:66, 1990.

4. Herbst AL, Scully RE. Adenocarcinoma of the vagina in adolescence: A report of 7 cases including 6 clear-cell carcinomas. *Cancer* 25:745–757, 1970.

5. Hill AB. The environment and disease. *Proc Roy Soc Med* 58:295–300, 1965.

6. Fox GA. Practical causal inference for ecoepidemiologists. *J Toxicol Environ Health* 33:359–373, 1991.

7. Connor T. *Burdens of Proof: Science and Public Accountability in the Field of Environmental Epidemiology, with a Focus on Low Dose Radiation and Community Health Studies.* Columbia, SC: Energy Research Foundation, 1997.

8. Rehder H, Sanchioni F, Cefes G, Gropp A. Pathological-embryological investigations in cases of abortion related to the Seveso accident. *J Swiss Med* 108:1817–1825, 1978.

9. Mastroiacovo P, Spagnolo A, Marni E, Meazza L, Bertollini R, Segni G. Birth defects in the Seveso area after TCDD contamination. *JAMA* 259:1668–1672, 1988.

10. Mocarelli P, Brambilla P, Gerthoux PM, Patterson DG, Needham LL. Change in sex ratio with exposure to dioxin. *Lancet* 348:409, 1996.

11. Edmonds LD, Layde PM, James LM, Flynt JW, Erickson JD, Oakley GP. Congenital malformations surveillance: Two American systems. *Int J Epidemiol* 10(3):247–252, 1981.

12. Holtzman NA, Khoury MJ. Monitoring for congenital malformations. *Annu Rev Public Health* 7:237–266, 1986.

13. Klingberg MA, Papier CM, Hart J. Birth defects monitoring. *Am J Ind Med* 4:309–328, 1983.

14. Texas Department of Health. *An Investigation of a Cluster of Neural Tube Defects in Cameron County, Texas.* Texas, 1992.

15. American companies across border blamed for birth defects in Texas. *Environ Health Lett,* August 1997, p. 110.

16. Cedillo Becerril LA, Harlow SD, Sanchez RA, Sanchez Monroy D. Establishing priorities for occupational health research among women working in the maquiladora industry. *Int J Occup Environ Health* 3:221–230, 1997.

17. Blatter BM, van der Star M, Roeleveld N. Review of neural tube defects: Risk factors in parental occupation and the environment. *Environ Health Perspect* 102(2):140–145, 1994.

18. Shaw GM, Jensvold NG, Wasserman CR, Lammer EJ. Epidemiologic characteristics of phenotypically distinct neural tube defects among 0.7 million California births, 1983–1987. *Teratology* 49:143–149, 1994.

5. Swaab DF, Hofman MA. Sexual differentiation of the human hypothalamus: Ontogeny of the sexually dimorphic nucleus of the preoptic area. *Dev Brain Res* 44:314–18, 1988.

6. Kimmel CA, Buelke-Sam J (eds). *Developmental Toxicology*. 2nd ed. New York: Raven Press, 1994, p 69.

7. Sharpe RM, Fisher JS, Millar MM, et al. Gestational and lactational exposure of rats to xenoestrogens results in reduced testicular size and sperm production. *Environ Health Perspect* 103(12):1136–1143, 1995.

8. Witorsch RJ (ed). *Reproductive Toxicology*. 2d ed. New York: Raven Press, 1995, pp. 112–113.

9. Witorsch RJ (ed). *Reproductive Toxicology*. 2d ed. New York: Raven Press, 1995, p. 203.

10. Kimmel CA, Buekle-Sam J (eds). *Developmental Toxicology*. 2d ed. New York: Raven Press, pp. 337–339.

11. Nelson K, Holmes LB. Malformations due to presumed spontaneous mutations in newborn infants. *New Engl J Med* 320:19–23, 1989.

12. Mably TA, Moore RW, Peterson RE. In utero and lactational exposure of male rats to 2,3,7,8-tetrachlorodibenzo-p-dioxin: 1. Effects on androgenic status. *Toxicol Appl Pharmacol* 114:97–107, 1992.

13. Kimmel CA, Buelke-Sam J (eds). *Developmental Toxicology*. 2nd ed. New York: Raven Press, 1994, p. 54.

14. Shenefelt RE. Morphogenesis of malformations in hamsters caused by retinoic acid: Relation to dose and stage of treatment. *Teratology* 5:103–118, 1972.

15. Kimmel CA, Buelke-Sam J (eds). *Developmental Toxicology*. 2d ed. New York: Raven Press, 1994, p. 254.

16. Wilcox AJ, Weinberg CR, O'Connor JF, et al. Incidence of early loss of pregnancy. *N Engl J Med* 319(4):189–194, 1988.

17. Dobbing J, Sands J. Comparative aspects of the brain growth spurt. *Early Hum Dev* 3(1):79–83, 1979.

18. Marcus M, Silbergeld E, Mattison D, et al. A reproductive hazards research agenda for the 1990s. *Environ Health Perspect* 101 (suppl 12):175–180, 1993.

## 第2章

1. Daston GP. Do thresholds exist for developmental toxicants? In: Kalter H (ed), *Issues and Reviews in Teratology,* Vol. 6, New York: Plenum Press, 1993.

2. Mcmaster SB. Developmental toxicity, reproductive toxicity, and neurotoxicity as regulatory endpoints. *Toxicol Lett* 68:225–230, 1993.

# 原 注

## 序

1. Mosher W, Pratt W. *Fecundity, infertility, and reproductive health in the United States, 1982*. DHHS (PHS) 87-1990. Hyattsville, MD: National Center for Health Statistics, 1987.

2. Wilcox AJ, Weinberg CR, O'Connor JF, et al. Incidence of early loss of pregnancy. *N Engl J Med* 319:189–194, 1988.

3. Shepard TH, Fantel AG, Mirkes PE. Developmental toxicology: Prenatal period. In Paul M (ed.), *Occupational and Environmental Reproductive Hazards: A Guide for Clinicians*. Baltimore: Williams & Wilkins, 1993.

4. Carlsen E, Giwercman A, Keiding N, Skakkebaek NE. Evidence for decreasing quality of semen during the past 50 years. *Br Med J* 305:609–613, 1992.

5. Bleyer WA. What can be learned about childhood cancer from "Cancer Statistics Review 1973–1988." *Cancer* 71 (Suppl):3229–3236, 1993.

## 第1章

1. Carr BR, Blackwell RE (eds). *Textbook of Reproductive Medicine*. Norwalk, CT: Appleton and Lange.

2. Polin RA, Fox WW (eds). *Fetal and Neonatal Physiology*. 2d ed. Philadelphia: WB Saunders, 1998.

3. Wilson JD, Foster DW (eds). *Williams' Textbook of Endocrinology*. 8th ed. Philadelphia: WB Saunders, 1992.

4. Paul M (ed). *Occupational and Environmental Reproductive Hazards: A Guide for Clinicians*. Baltimore: Williams & Wilkins, 1993.

## わ　行

## や　行



## ら　行

## ま　行

## な 行



## は 行

## さ　行

## か　行

# 索　引

## 数　字



## あ　行

## [コラム]

# 図表一覧

## 著者紹介

### テッド・シェトラー (Ted SCHETTLER)

医学博士、公衆衛生学修士。ボストン医科大学附属医療センターの医療スタッフ、また東ボストン地域健康センターで臨床医として勤務。ＧＢＰＳＲ（社会的責任のための拡大ボストン医師会）の人間の健康と環境プロジェクトの共同議長。著書に *In Harm's Way : Toxic Threats to Child Development*（共著、GBPSR、2000）、*Life Support: The Environment and Human Health*（共著、MIT Press、近刊）などがある。

### ジーナ・ソロモン (Gina SOLOMON)

1969年、ニューヨーク市生まれ。医学博士、公衆衛生学修士。全米自然資源防衛会議（NRDC）の上級科学者、カリフォルニア大学サンフランシスコ校医学教授。著書に *Handbook of Pediatric Environmental Health*（共著、American Academy of Pediatrics、1999）、*Life Support : The Environment and Human Health*（共著、MIT Press、近刊）などがある。

### マリア・バレンティ (Maria VALENTI)

ＧＢＰＳＲの環境プログラムディレクター、また環境・健康問題のコンサルタント。環境研究・教育組織 One Person's Impact の創立者・所長。各地で環境・環境正義の運動を組織した。

### アネット・ハドル (Annette HUDDLE)

1965年、テキサス州生まれ。ライター、環境教育者。環境学修士。著作に1993年度版 *Island Press Bibliography of Environmental Literature*（共編著、Island Press）などがある。

## 監訳者紹介


松崎早苗（まつざき・さなえ）

1941年、静岡県生まれ。1964年、静岡大学文理学部卒。現在、産業技術総合研究所研究員。環境化学。著書に『環境ホルモンとは何か Ⅰ・Ⅱ』（共著、藤原書店、1998年）、訳書にビーダー『グローバルスピン』（創芸出版、1999年）、スタイングラーバー『がんと環境』（藤原書店、2000年）、クリムスキー『ホルモン・カオス』（共訳、藤原書店、2001年）などがある。

中山健夫（なかやま・たけお）

1961年、東京都生まれ。1987年、東京医科歯科大学医学部卒。現在、京都大学大学院医学研究科社会健康医学専攻系医療システム情報学助教授。医学博士。公衆衛生学、疫学。著訳書に、グルメク『エイズの歴史』（共訳、藤原書店、1993年）、ローズ『予防医学のストラテジー』（医学書院、1998年）、共編書に『社会医学辞典』（朝倉書店、近刊）などがある。


## 訳者紹介


平野由紀子（ひらの・ゆきこ）

1957年、長野県生まれ。明治学院大学英文科卒。現在、フリーの翻訳者。訳書に『七つの巨大事故』（創芸出版、1999年）『国家生物多様性計画策定ガイドライン』（共訳、WWF Japan、1997年）『世界の資源と環境』（共訳、中央法規出版、隔年刊）などがある。



**胎児の危機** ―― 化学物質汚染から救うために

2002年2月28日　初版第1刷発行©

監訳者　松崎早苗他

発行者　藤原良雄

発行所　株式会社 藤原書店

〒162-0041　東京都新宿区早稲田鶴巻町523

TEL　03（5272）0301
FAX　03（5272）0450
振替　00160-4-17013

印刷・製本　美研プリンティング

落丁本・乱丁本はお取り替えします
定価はカバーに表示してあります

Printed in Japan
ISBN4-89434-274-X

**市民の立場から考える新雑誌**

# 環境ホルモン 【文明・社会・生命】

Journal of Endocrine Disruption
Civilization, Society, and Life
（年２回刊）

「環境ホルモン」という人間の生命の危機に、どう立ち向かえばよいのか。国内外の第一線の研究者が参加する画期的な雑誌、遂に創刊！

## vol. 1 〈特集・**性のカオス**〉

〔編集〕綿貫礼子・吉岡斉

堀口敏宏／大嶋雄治・本城凡夫／水野玲子／松崎早苗／貴邑冨久子

J・P・マイヤーズ／S・イエンセン／Y・L・クオ／森千里／上見幸司／趙顯書／坂口博信／阿部照男／小島正美／井田徹治／村松秀他

［コラム］川那部浩哉／野村大成／黒田洋一郎／山田國廣／植田和弘

菊変並製　312頁　**3600円**
（2001年1月刊）◇4-89434-219-7

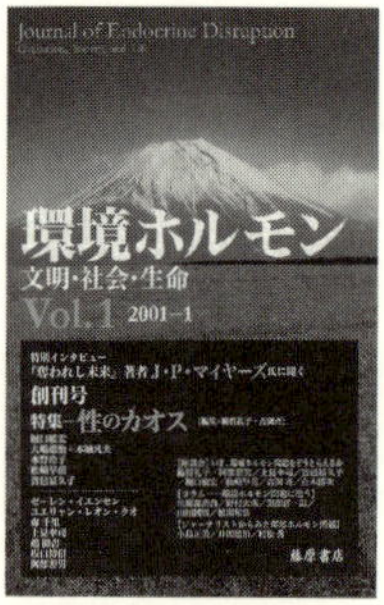


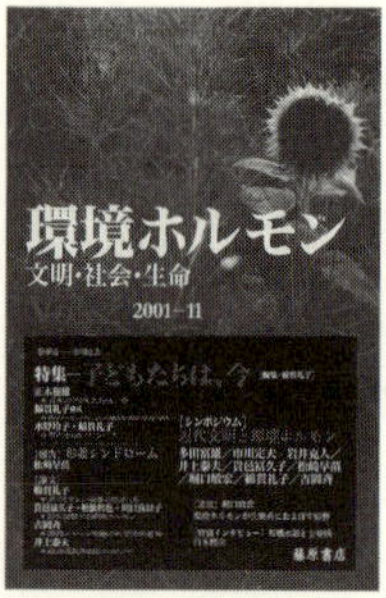


## vol.2〈特集・**子どもたちは、今**〉

〔編集〕綿貫礼子

正木健雄／水野玲子／綿貫礼子

［報告・杉並シンドローム］松崎早苗

［シンポジウム・近代文明と環境ホルモン］
多田富雄／市川定夫／岩井克人／井上泰夫
貴邑冨久子／松崎早苗／堀口敏宏

吉岡斉／白木博次他

菊変並製　256頁　**2800円**
（2001年11月刊）◇4-89434-262-6

---

日本版『奪われし未来』

## 環境ホルモンとは何か I・II

I〔リプロダクティブ・ヘルスの視点から〕
綿貫礼子＋武田玲子＋松崎早苗

II〔日本列島の汚染をつかむ〕
綿貫礼子編　松崎早苗　武田玲子
河村宏　棚橋道郎　中村勢津子

環境学、医学、化学、そして市民運動の現場の視点を総合した画期作。
A5並製　I一六〇、II二九六頁
I一五〇〇円、II一九〇〇円
（一九九八年四月、九月刊）
I◇4-89434-099-2　II◇4-89434-108-5

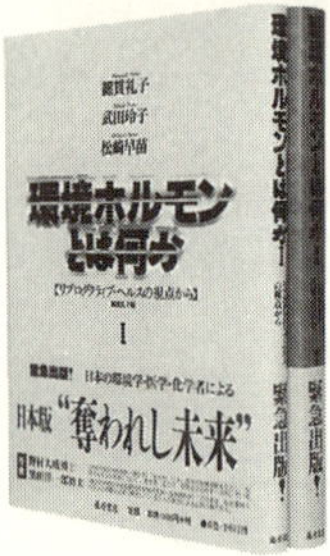

第二の『沈黙の春』

## がんと環境

（患者として、科学者として、女性として）

S・スタイングラーバー
松崎早苗訳

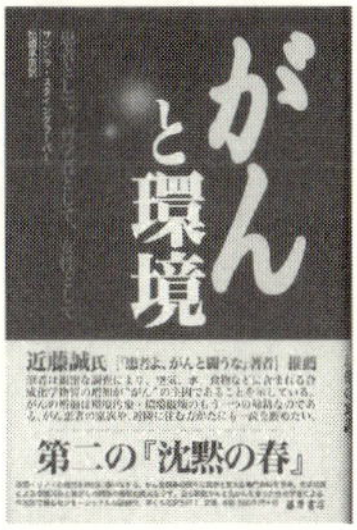


自らもがんを患う女性科学者による、現代の寓話。故郷イリノイの自然を謳いつつ、がん登録などの膨大な統計・資料を活用、化学物質による環境汚染と発がんの関係の衝撃的真実を示す。

［推薦］近藤誠氏

四六上製　四六四頁　三六〇〇円
（二〇〇〇年一〇月刊）
◇4-89434-202-2

*LIVING DOWNSTREAM*　Sandra STEINGRABER

世界の論争を徹底検証

## ホルモン・カオス

（「環境エンドクリン仮説」の科学的・社会的起源）

S・クリムスキー
松崎早苗・斉藤陽子訳

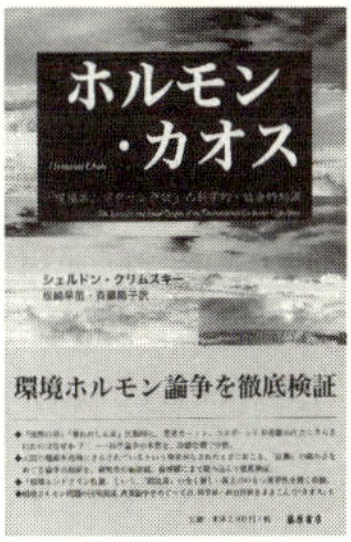


『沈黙の春』『奪われし未来』をめぐる世界の科学論争の本質を冷静な眼で分析、環境ホルモン問題が科学界、政界をまきこみ「カオス」化する過程を検証する。

四六上製　四三二頁　二九〇〇円
（二〇〇一年九月刊）
◇4-89434-249-9

HORMONAL CHAOS　Sheldon KRIMSKY

総合的視角の初成果

## エイズの歴史

M・D・グルメク
中島ひかる・中山健夫訳

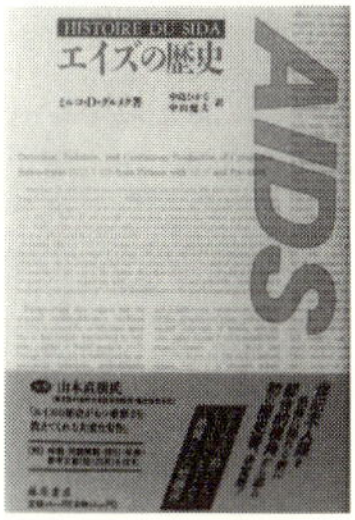


アナール派の医学史家が、ウイルス学・感染学・免疫学ほか、最新の科学的成果を駆使して総合的に迫る初の「歴史」書、決定版。「ウイルスを前にしたシャーロック・ホームズ」と世界で絶賛。〔附〕解題・用語解説・索引・年表・参考文献

A5上製　四八六頁　五六三一円
（一九九三年一一月刊）
◇4-938661-81-0

*HISTOIRE DU SIDA*　Mirko D. GRMEK

「南北問題」の構図の大転換

## 新・南北問題

（地球温暖化からみた二十一世紀の構図）

さがら邦夫

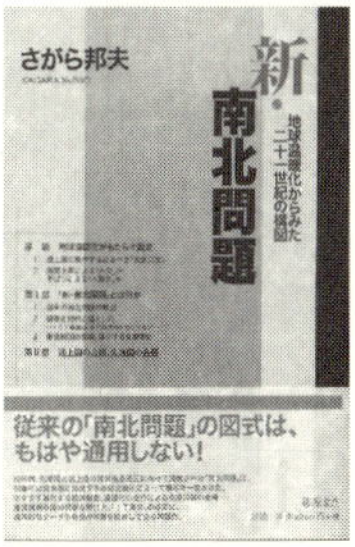


六〇年代、先進国と途上国の経済格差を俎上に載せた「南北問題」は、急加速する地球温暖化でその様相を一変させた。経済格差の激化、温暖化による気象災害の続発——重債務貧困国の悲惨な現状と、「IT革命」の虚妄に、具体的数値や各国の発言を総合して迫る。

A5並製　二四〇頁　二八〇〇円
（二〇〇〇年七月刊）
◇4-89434-183-2

「環境学」生誕宣言の書

## 環境学 第三版

〔遺伝子破壊から地球規模の環境破壊まで〕

市川定夫

多岐にわたる環境問題を統一的な視点で把握・体系化する初の試み＝「環境学」生誕宣言の書。一般市民も加害者となる現代の問題の本質を浮彫る。図表・注・索引等、有機的立体構成で「読む事典」の機能も持つ。環境ホルモンなどの最新情報を加えた増補決定版。

A５並製　五二八頁　**四八〇〇円**

（一九九九年四月刊）

◇4-89434-130-1

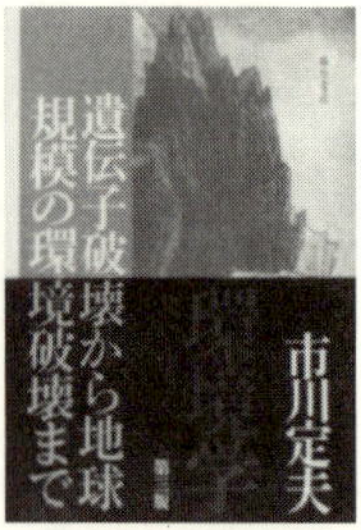


名著『環境学』の入門篇

## 環境学のすすめ 上・下

〔21世紀を生きぬくために〕

市川定夫

遺伝学の権威が、われわれをとりまく生命環境の総合的把握を通して、快適な生活を追求する現代人（被害者にして加害者）に警鐘を鳴らし、価値転換を迫る座右の書。図版・表・脚注を多数使用し、ビジュアルに構成。

A５並製　各二〇〇頁平均　**各一八〇〇円**

（一九九四年一二月刊）

上◇4-89434-004-6

下◇4-89434-005-4

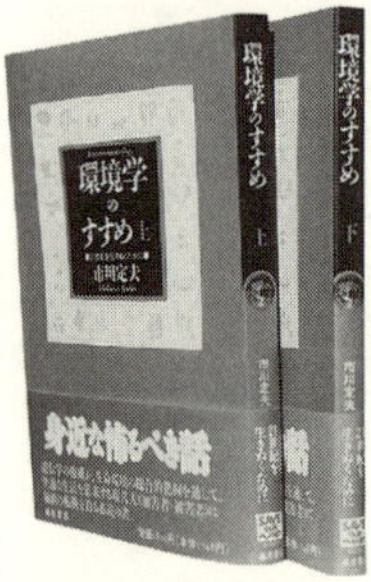


次世代の「いのち」のゆくえに警告

## 大地は死んだ

〔ヒロシマ・ナガサキからチェルノブイリまで〕

綿貫礼子

生命と環境をめぐる最前線テーマ「誕生前の死」を初めて提起する問題作。チェルノブイリから五年、子ども達に、そして未だ生まれぬ世代に何が起こっているのか？　遺伝学の最新成果を踏まえ、脱原発、開発と環境、生命倫理のあるべき方向を呈示する。

A５並製　二七二頁　**二一三六円**

（一九九一年七月刊）

◇4-938661-30-6

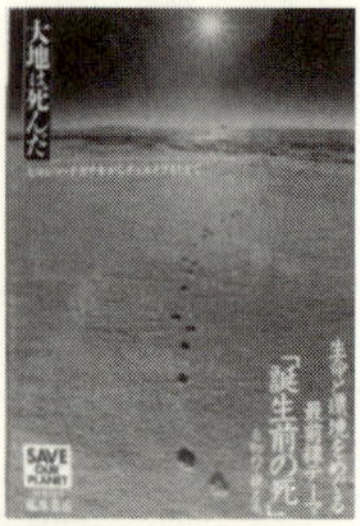


〝放射線障害〟の諸相に迫る

## 誕生前の死

〔小児ガンを追う女たちの目〕

綿貫礼子＋「チェルノブイリ被害調査・救援」女性ネットワーク編

我々をとりまく生命環境に今なにが起っているか？　次世代の生を脅かす〝放射線障害〟に女性の目で肉迫。その到達点の一つ、女性ネットワークの主催するシンポジウムを中心に、内外第一級の自然科学者が豊富な図表を駆使して説く生命環境論の最先端。

A５並製　三〇四頁　**二三三〇円**

（一九九二年七月刊）

◇4-938661-53-5

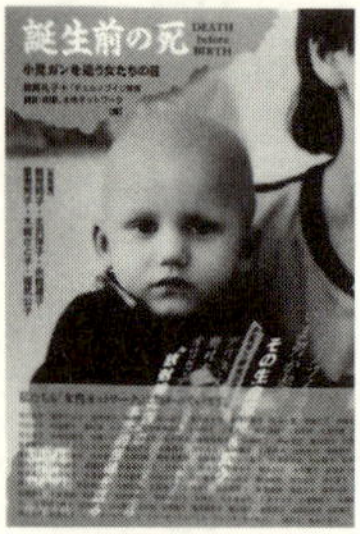

「環境の世紀」に向けて放つ待望のシリーズ

# シリーズ 21世紀の環境読本（全六巻 別巻一）

## ＩＳＯ 14000から環境ＪＩＳへ

山田國廣

Ａ５並製　予平均 250 頁　各巻予 2500 円

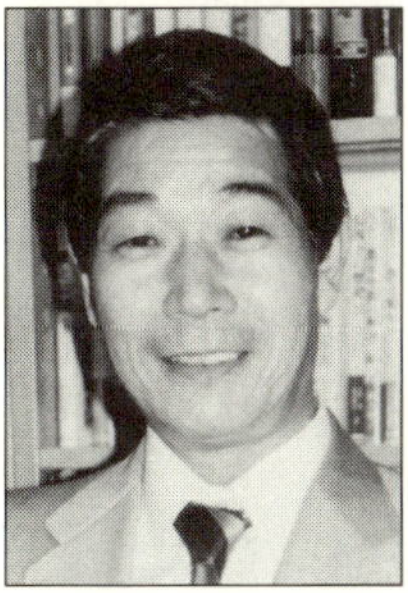

1　環境管理・監査の基礎知識
Ａ５並製 192 頁 1942 円（1995 年 7 月刊）
◇4-89434-020-8

2　エコラベルとグリーンコンシューマリズム
Ａ５並製 248 頁 2427 円（1995 年 8 月刊）
◇4-89434-021-6

3　製造業、中小企業の環境管理・監査
Ａ５並製 296 頁 3107 円（1995 年 11 月刊）
◇4-89434-027-5

4　地方自治体の環境管理・監査（続刊）

5　ライフサイクル・アセスメントと
グリーンマーケッティング

6　阪神大震災に学ぶリスク管理手法

別巻　環境監査員および環境カウンセラー入門

---

環境への配慮は節約につながる

## 1億人の環境家計簿

（リサイクル時代の生活革命）

山田國廣　イラスト＝本間都

標準家庭（四人家族）で月3万円の節約が可能。月一回の記入から自分のペースで取り組める、手軽にできる環境への取り組みを、イラスト・図版約二百点でわかりやすく紹介。環境問題の全貌を〈理論〉と〈実践〉から理解できる、全家庭必携の書。

Ａ５並製　二二四頁　一九〇〇円
（一九九六年九月刊）
◇4-89434-047-X

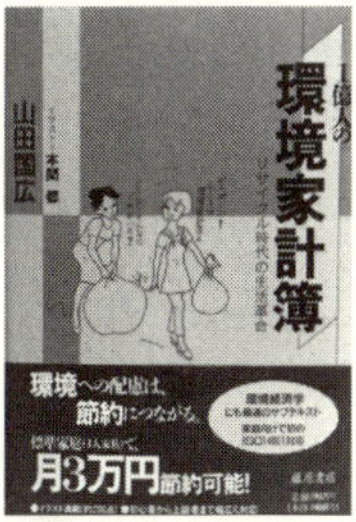


---

「循環科学」の誕生

## 環境革命　Ｉ入門篇

（循環科学としての環境学）

山田國廣

危機的な環境破壊の現状を乗り越え、「持続可能な発展」のために具体的にどうするかを提言。様々な環境問題を、「循環」の視点で総合把握する初の書。理科系の知識に弱い人にも、環境問題を科学的に捉えるための最適な環境学入門。著者待望の書き下し。

Ａ５並製　二三二頁　二一三六円
（一九九四年六月刊）
◇4-938661-94-2

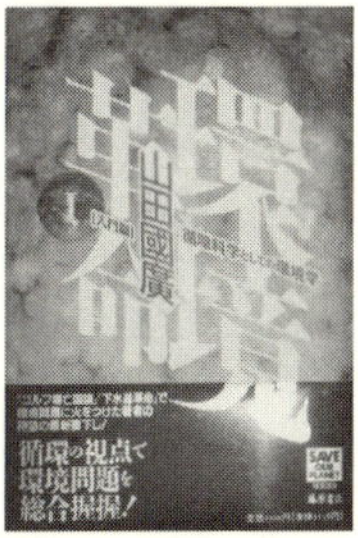

「医の魂」を問う

## 冒される日本人の脳
（ある神経病理学者の遺言）

白木博次

東大医学部長を定年前に辞し、ワクチン禍、スモン、水俣病訴訟などの法廷闘争に生涯を捧げてきた一医学者が、二〇世紀文明の終着点においてすべての日本人に向けて放つ警告の書。

四六上製　三二〇頁　**三〇〇〇円**
（一九九八年一二月刊）
◇4-89434-117-4

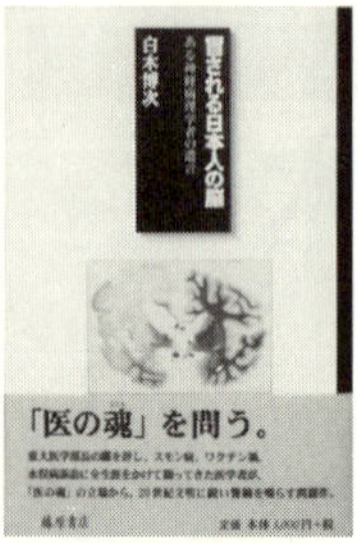


現代の親鸞が説く生命観

## 穢《え》土《ど》とこころ
（環境破壊の地獄から浄土へ）

青木敬介

長年にわたり瀬戸内・播磨灘の環境破壊と闘ってきた僧侶が、龍樹の「縁起」、世親の「唯識」等の仏教哲理から、環境問題の根本原因として「こころの穢れ」を抉りだす画期的視点を提言。足尾鉱毒事件以来の環境破壊をのりこえる道をやさしく説き示す。

四六上製　二八〇頁　**二八〇〇円**
（一九九七年一二月刊）
◇4-89434-087-9

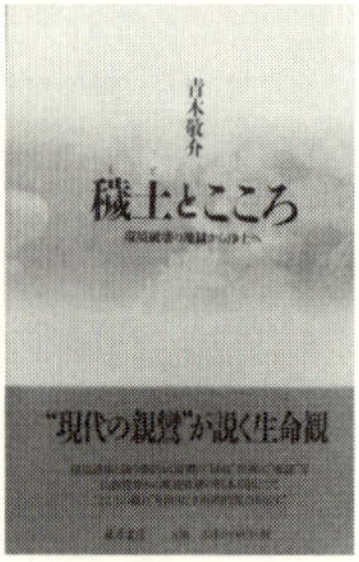


近代医学の選択を問う

## 世界史の中のマラリア
（一微生物学者の視点から）

橋本雅一

微生物学の権威であり、自身もマラリア罹患歴のある著者が、世界史の中のマラリアの変遷を通して人間と病の関係を考察し、病気の撲滅という近代医学の選択は正しかったか、と問う。マラリアとエイズの共存する現代を、いかに生きるかを考えさせる労作。

A5変上製　二四〇頁　**三一〇七円**
（一九九一年三月刊）
◇4-938661-21-7

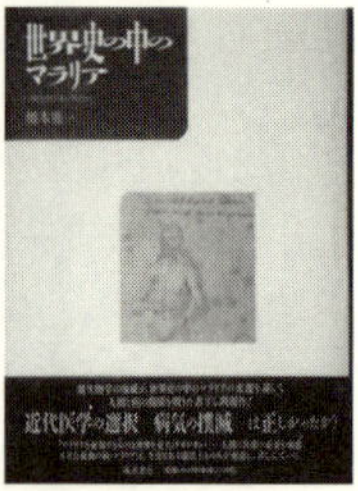


「水俣病」はこれから始まる

## 全身病
（しのびよる脳・内分泌系・免疫系汚染）

白木博次

末梢神経を冒す中毒症と位置づけられていた「水俣病」を、免疫・分泌系をも冒す「全身病」と看破した神経病理学の世界的権威が、「環境ホルモン」の視点から、有機水銀をはじめとする化学物質の隠された被害の存在を初めて明らかにする警告の書。

A5変型判上製　三〇四頁　**三二〇〇円**
（二〇〇一年九月刊）
◇4-89434-250-2

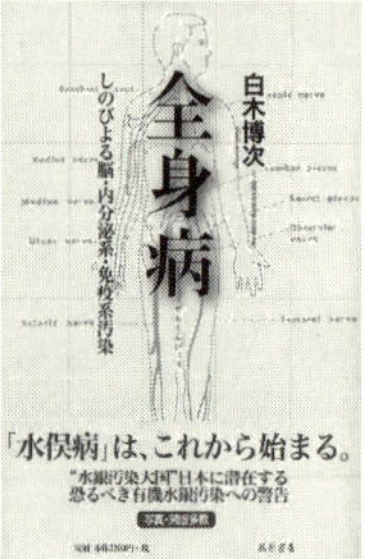